全国中等中医药学校教材

中药学

（供中医、中药、中医护理、针灸专业用）

主　编　吕广振

编　写　吕广振　陈孝敬　吴厚献　罗蜀玉
　　　　姜学进　陶镇岗

主　审　周凤梧

山东科学技术出版社
·济南·

图书在版编目（CIP）数据

中药学 / 吕广振主编. —济南：山东科学技术出版社，1990.6（2024.1重印）

ISBN 978-7-5331-0210-4

Ⅰ.①中… Ⅱ.①吕… Ⅲ.①中药学—中等专业学校—教材 Ⅳ.①R28

中国版本图书馆CIP数据核字(2019)第029239号

中药学
ZHONGYAO XUE

责任编辑：韩琳

装帧设计：魏然

主管单位：山东出版传媒股份有限公司

出 版 者：山东科学技术出版社

　　　　地址：济南市市中区舜耕路517号

　　　　邮编：250003　电话：（0531）82098088

　　　　网址：www.lkj.com.cn

　　　　电子邮件：sdkj@sdcbcm.com

发 行 者：山东科学技术出版社

　　　　地址：济南市市中区舜耕路517号

　　　　邮编：250003　电话：（0531）82098067

印 刷 者：山东华立印务有限公司

　　　　地址：山东省济南市莱芜高新区钱塘江街019号

　　　　邮编：271100　电话：（0531）76216033

规格：16开（184mm×260mm）

印张：21.5　　字数：480千

版次：1990年6月第1版　印次：2024年1月第57次印刷

定价：30.00元

前　言

卫生部曾于1960年组织北京、南京、上海、广州、成都等五所中医学院编写了一套中医中级教材，供全国中医学校和卫生学校中医班教学使用；1978年卫生部又组织编写了中等卫生学校有关中医课程的教材，为培养中等中医专业人才做出了贡献。

为适应中等中医药教育事业的发展，加强各专业系列教材的建设，卫生部于1985年8月在山东省莱阳县召开的全国中等中医教育工作座谈会期间，制订了中医士、针灸医士、中药士、中医护士四个专业的教学计划，并组织了中医士、中药士、中医护士专业教材的编写工作，成立了各门教材编审组，实行主编单位和主编负责制。同年11月及1988年5月，在安徽省芜湖市先后两次召开了本套教材教学大纲审定会议，审定了中医士、中药士、中医护士和针灸医士等专业38门中西医药课程的教学大纲。为提高教学质量，在编写过程中，力求突出中医特色，体现中专特点；坚持理论联系实际的原则；以教学计划、教学大纲为依据，对本学科的基础理论、基本知识和基本技能进行较为全面的阐述，加强实践性教学内容的比重，并注意各门学科之间的联系，以提高教学的思想性、科学性、启发性、先进性和适用性。

本套教材包括《语文》《中医基础学》《中药学》《方剂学》《古典医籍选》《中医内科学》《中医外科学》《中医妇科学》《中医儿科学》《中医五官科学》《针灸学》《推拿学》《中医学概要》《中药鉴定学》《中药炮制学》《中药药剂学》《中药化学》《内科学及护理》《外科学及护理》《妇科学及护理》《儿科学及护理》《中医食疗学》《针灸推拿医籍选》《经络学》《腧穴学》《刺灸学》《针灸治疗学》《中医伤科学》《药用植物学》《解剖学及组织胚胎学》《生理学》《病理学》《微生物与寄生虫学》《诊断学基础》《药理学》《内儿科学概要》《外科学概要》《生物化学》等38种。供中医药学校各专业使用。

教材是教师进行教学的主要依据，也是学生获得知识的重要工具。教材只有通过教学实践，并认真总结经验，加以修订，才能日臻完善与提高。为此，希望全国中等中医药学校师生和广大读者，在使用过程中提出宝贵意见，共同为我国中等中医药学校教材建设做贡献。

全国中等中医药学校教材编审委员会

编 写 说 明

中药学是中医药学校的一门基础课，也是一门与临床课紧密相联的课程。它内容丰富，实用性强，应用广泛。我们根据卫生部（86）卫中教字 18 号文件精神，成立了《中药学》编写组，编写了这本教材，以供全国中等中医药学校中医士、中药士、中医护士、针灸医士等专业使用。

全书分总论、各论和附录三部分。总论分为五章，较系统地介绍了中药的起源与发展、中药的采收、中药的性能、中药的炮制、中药的应用等基本理论知识。各论是本书的主体，分为十九章，共收载常用药物 468 味，其中附药 75 味。每章开头，均以简要文字说明本章药物的含义、作用、适应证、配伍应用及注意事项。然后按药物功效分为若干节。为叙述简要，将药物的来源、产地、采收、炮制等合写成一段。再按性味归经、功效、应用、用量用法、使用注意、参考文献等项，逐项讲述。附录包括药性歌括四百味、中药化学成分的有关常识、引用方剂索引、中药索引及教学大纲。

本书在编写过程中，承蒙全国有关兄弟院校的大力支持及同行老师们的热情帮助。成都中医学院刘继林、山东中医学院曲京峰、成都中医学校刘敏等同志参加了审定会，并提出了宝贵意见。在此一并致谢！

由于我们水平所限，书中定有缺点和不足之处，衷心希望同道通过教学实践，提出宝贵意见，以便修订再版，使其不断完善。

编　者

目 录

总 论

各 论

（255）　丝瓜络（256）　瓦楞子（256）

附　录

总　　论

　　在我国辽阔的大地和海域，分布着种类繁多、产量丰富的药材资源，包括植物、动物和矿物。仅典籍所载已达 5000 种以上，大多有长期应用的历史。几千年来，它作为防治疾病的主要武器，对保障人民健康和民族繁衍起着重要的作用。它是我国劳动人民长期同疾病作斗争的经验总结，蕴藏着丰富的科学内容。

第一章　中药的起源与发展

第一节　中药与中药学的概念

中药是在西方医药学传入我国以后，人们对我国传统药物的称呼。它主要是在传统的中医药学理论指导下应用的。

中药是以植物药为主，包括动物、矿物药及部分加工品（如神曲、阿胶、血余炭等）、化学制品（如轻粉、铅丹等）和外来药（如番泻叶、安息香等）。

中药学主要是研究中药的基本理论和各种中药的来源、采集、性味、功效及应用等知识的一门学科。是中医学的一个重要组成部分。

中药中植物药占大多数，使用也更为普遍，所以古来相沿把中药学称为"本草"学。如后蜀·韩保昇《蜀本草》序所谓："诸药中草类最多"，日本·森立之《神农本草经》序所谓："诸药以草为本"，即是此意。这里所谓的"草"，是泛指植物而言。

第二节　中药学的发展概况

中药学是在发现和应用药物的过程中逐渐形成的，同时它又不断地促进药物的发展，中药与中药学的发展有着不可分割的联系。

原始社会时期，生产力水平极低，我们的祖先靠采食植物和狩猎维持生活。在寻找食物的过程中，接触并了解某些植物和动物对人体可能产生的影响，不可避免地会引起某种药效反应或中毒现象，或造成痛苦甚至死亡，从而使人们懂得在寻觅食物时有所辨别和选择。通过长期实践经验的积累，人们逐渐熟悉了这些自然产物的性能，并开始有意识地用来解除某些病证，如便秘时，就服用能引起腹泻的自然产物；腹泻时，便服用能引起便秘的自然产物。经过无数次有意识地试用、观察、口尝身受，实际体验，逐渐创造并积累起一些用药知识。经过反复的实践和认识，不断总结和交流，逐渐形成了早期的药物疗法。随着历史递嬗，社会和文化的演进，生产力的发展，医学的进步，对于药物的需要与日俱增。药物来源已由野生药材逐渐发展到部分由人工栽培和驯养，并由植物、动物药扩展到天然矿物及若干人工制品。用药知识与经验愈见丰富。记录和传播这些知识的方式，最初由口耳相传，师弟相承，发展到文字记载。

中药学的发展很早，有正式的文字记载可以追溯到公元前1000多年。西周时（前1066～前771年）已有专业的"医师"，"聚毒药以供医事"。先秦（前221年）诸子书中有关药物的资料为数不少。《诗经》中有不少为诗人借以比喻吟咏的药物。《山海经》载有100余种植物和动物药，其中不少沿用至今；20世纪70年代初出土的帛书《五十二病方》载方约300个，涉及药物达240余种。到西汉（前206年～公元25年）本草学已成为医生必修的学科，说明中药学已具雏形，但专门的著述未能遗留下来。

东汉末年（200 年），我国现存最早的一部药学专著《神农本草经》问世。该书共三卷，分为上、中、下三品，载药 365 种，是汉以前药学知识和经验的总结。其所载的药物，大多今尚习用，如常山抗疟，黄连治痢，麻黄定喘，当归调经，阿胶止血，大黄泻下等等。书中还简要地记述了药物的性味、有毒无毒、配伍法度、服药方法及丸、散、膏、酒等多种剂型，为中药学的发展奠定了初步基础。是我国最早的珍贵药学文献。

南北朝时期，保存下来的重要本草学著作虽然不多，但已能反映汉以来的若干重大发展，如宋·雷敩著《雷公炮炙论》，叙述各种药物通过适当的炮炙，可以提高疗效，减轻毒性或烈性等作用，是中药学的一个重要内容。梁·陶弘景在《神农本草经》的基础上，搜集和整理了魏晋以来使用药物的经验，著成《本草经集注》七卷。该书载药 730 种，不仅丰富了《本草经》的内容，而且在注解和勘误方面作了一定的努力，并对药物产地、采制加工、真伪鉴别等作了较详的论述，首先指出药物的产地、采制加工与药物的疗效有密切关系。此外，又创用按药物自然属性（草、木、金、石等）分类的方法和按药物用途分类的方法（创立诸病通用药，如治风通用防风、防己、独活等），在药学的发展上有着重要的意义。

唐代由于生产力不断发展，政权统一，经济发达，航海、贸易事业日益繁荣，促进了中外文化交流，自海外输入的药材品种也日益增多，进一步丰富了我国药学宝库，促进了中药学的发展。在显庆四年（659 年）颁布了由苏敬等主持编写的《新修本草》（又称《唐本草》）。该书收载国产和外来药物 844 种，增加了药物图谱，并附以文字说明，这种图文对照的方法，开创了世界药学著作的先例。不仅反映了唐代药学的高度成就，而且对后世药学的发展也有深远影响。《新修本草》是世界上最早的一部药典，比欧洲纽伦堡政府颁布的药典早 883 年。对世界医学的发展作出了重要贡献。开元年间（713～741 年），陈藏器编写的《本草拾遗》增补了大量民间药物，同时在辨识品类方面，也极审慎。陈氏又将各种药物的功用概括为宣、通、补、泻等十类，更切合临床应用，为中药临床分类奠定了基础。

宋代中药学的发展，当以唐慎微著的《经史证类备急本草》（简称《证类本草》）为代表。该书载药 1455 种，每药都有附图和附方，这种图文并重，方药兼收的编写体例，较前代中药学又进了一步。书中不仅收载了许多医家和民间的单方验方，而且搜集采纳了大量有关药学的文献资料，内容丰富，这是十分宝贵的。自此以后，就是寇宗奭所著的《本草衍义》。寇氏认为，医生治病处方，全凭了解药性。所以，他在书中根据自己的经验，又参考各家之说，对《证类本草》的一些药物从药性方面作了进一步阐发。此外，在临床上，如何灵活用药，也有所论述，这给金元时期的医家启发很大。

金元时期，各派医家对药物的性味、功效等有新的发现，他们注重对常用药物奏效原理的探讨，运用阴阳五行等中医学基本理论加以论述，因而使中药学成为有系统理论的学科，其代表著作是张洁古著的《珍珠囊》。该书虽然只讨论了 100 种药物，但内容却很丰富，包括"辨药性之气味、阴阳、厚薄、升降、浮沉、补泻……随证用药之法"，以及药物归经的论述。元代忽思慧所著《饮膳正要》是饮食疗法的专门著作，记录了不少回、蒙古族食疗方药，并首次记载了用蒸馏法的工艺制酒。

明代杰出的医药学家李时珍，以毕生精力，广搜博采，实地考查，亲历实践，他以宋代《证类本草》为蓝本，"书考800余家，岁历三十年，稿凡三易"，编成了《本草纲目》这一科学巨著。全书52卷，约200万字，载药1897种，附方11000多个，改绘药图，订正错误，新增药374种，并按药物的自然属性和生态条件分为16纲，60类，是中古时代最完备的分类系统，是16世纪以前中药学成就的全面总结，是我国科学史上极其辉煌的硕果。它在17世纪末即传到国外，有拉丁文、日文、英文、德文、俄文、法文等译本，对世界药物学、生物学和自然科学的发展都有很大影响。

清代医家赵学敏搜集了大量有效的民间和外来药，于1765年刊行了他编辑的《本草纲目拾遗》，全书共载药921种。仅新增药就有716种，对《本草纲目》作了重要的补充和订正，有较大的实用和研究价值。吴其浚著的《植物名实图考》虽不是专门研究药物的著作，但所涉及的资料和论述的范围，以及编辑的体例，乃是继历代中药学而来，它绘图精致，收罗广泛，转录的文献不失其原貌，是研究药物的重要资料。

总之，我国中药学自汉代到清代，各个时代都有它的成就和特色，而且历代相承，日渐丰富。据统计，仅现存的古代中药学书籍约达400种以上。除去有较大代表性著作外，还有许多短小精悍，便于初学的著作，如清·汪昂著的《本草备要》；也有专业性较强的著作，如研究生药的明·李中立著的《本草原始》；或研究一个地区药物的明·兰茂著的《滇南本草》。在2000多年的发展中，文献资料相当丰富，内容十分广泛，记录了我国人民在医药方面的创造和成就，包含着丰富的经验和理论知识，确实是一个伟大的宝库。

鸦片战争以后近百年间，由于我国遭受帝国主义的武装侵略，以及反动统治阶级崇洋媚外，歧视和打击中医药学，致使中医药学的发展停滞不前。1929年国民党反动政府竟狂妄地抛出了"废止旧医以扫除医药卫生之障碍案"，使中医药事业遭到严重摧残，濒于被消灭的境地。

新中国成立以来，由于党和政府十分重视中医药学的继承、整理和发展工作，使中医药事业获得了新生，并得到前所未有的迅速发展。在继承整理丰富浩繁的药学遗产的同时，培养了一批批中药人才，建立了研究机构和基地，做了许多很有价值的工作。全国各地区先后多次进行了相当规模的中药资源普查，整理出版了具有特色的专门著作和地方药志，国家药典首次收载各种常用中药和成药，逐步制定了成套的质量控制标准，在一定程度上反映了我国当代药学科技水平和民族文化特色。许多流传在群众中的有效方药，陆续得到发掘和推广应用。由于中药技术的发展，药材产量和质量都有所提高。为了解决药源短缺和依靠进口的问题，对有些天然药材进行了专门研究。如不少药材已能就地生产、就地应用。北药南种、南药北移，野生变家种、家养，都取得了显著成效，为天麻、砂仁、丁香、麝香、鹿茸、三七等开辟了广阔药源。凡此种种，标志着中药科学的蓬勃发展和光辉前景。

近年来出版的《全国中草药汇编》和《中药大辞典》，集中地反映了我国中药的新成就。前者载药2200余种，后者载药达5767种之多，都是目前有代表性的中药学巨著。在机构设置上各省、市和多数县（有的市辖区）都成立了中药的专门机构，这对中药学的发展起到了积极的推动作用。

我国中药学源远流长，内容浩博，发展已进入崭新的阶段，在已取得的成绩的基础上，进一步做好继承和发扬工作。总结经验，发挥多学科的力量来发展中药科学，还有许多工作要做，任重而道远，愿同道们共同努力，为振兴中药学事业，为创造我国的新医学新药学而努力奋斗。

（吕广振）

第二章　中药的采收

中药大都是植物药材，各种植物在其生长发育的各个时期，根、茎、花、叶、实各个部分，由于所含有效成分的量各有不同，因而药性的强弱也往往有较大差异，因此，药材的采收，应该在有效成分含量最多的时候进行。有效成分的含量，不仅随着植物生长发育的不同阶段而变化，同时还受产地气候、土壤等环境条件的影响，只有掌握其变化规律，才能获得优质高产的药物。通常以入药部分的成熟程度作为依据，一般来说，可按药用部分归纳为以下几个方面：

一、叶、全草或全株　通常在植物生长最旺盛的时期，花将开放或盛开而果实尚未成熟时采收，此时性味全壮，药力雄厚，如大青叶、紫苏叶、益母草、荆芥、车前草等。对于大的草本植物，常割取地上部分；小的草本植物，则可以连根拔起全株。此外，有些特定的品种，如霜桑叶，则须在深秋或初冬经霜后采收。

二、花和花粉　花的采收，一般在花刚开放时采收，如菊花、合欢花等。有些花要求在含苞欲放时采收花蕾，如槐花、金银花、款冬花等。而红花则宜于花色由黄变橙红时采收为好。至于以花粉入药的，如蒲黄则应在花盛开时采收。不管何时采摘，都是取其药效最高的阶段适时采收。

三、果实和种子　除枳实、青皮、乌梅等少数药材要在果实未成熟时采收果实或果皮外，通常都在成熟时或将成熟时采收，如女贞子、枸杞子、栝楼等。至于种子入药的，则应在完全成熟后采收。

四、根和根茎　古时以二月、八月采者为佳。认为春初"津润始萌，未充枝叶，势力淳浓"，"至秋枝叶干枯，津润归流于下"，并指出"春宁宜早，秋宁宜晚"（《本草纲目》），是很正确的。因为早春及深秋时植物根或根茎中有效成分含量较多，此时采收则产量和质量也都较高，如苍术、桔梗、葛根、大黄等。但也有少数例外者，如半夏、延胡索需在夏季采收。

五、树皮和根皮　通常在春、夏季节植物生长旺盛，植物体内浆液充足时采收，此时药性较强，疗效较高，并容易剥离，如黄柏、厚朴等。另有些植物根皮则以秋后采取为宜，如桑白皮、苦楝根皮、地骨皮等。

中药的采收，除注意以上问题外，还应注意保护药源，做到合理采收，决不可只顾眼前，希图方便，随意采集。因此，还必须注意：①计划采收：既要满足当时医药的需要，又要从长远利益出发，做到用什么采什么，用多少采多少。贮存不宜过多，以免造成积压、浪费和变质。采收树皮，不应将其整个一圈剥下。或一次剥取过多，避免损害植物的生长。②留根保种：多年生的植物药，只用地上部分的，不要连根拔；药用地下部分的，采挖时宜留下一部分，以便自然更新。同时要注意采大留小，采密留稀。③充分利用：用根、根茎或树皮的药物，如果其他部分有相同的功效，应着重采用其他部分。

（吕广振）

6

第三章 中药的性能

中药的性能，是指药物的性味和功能，也就是中药的药性理论。其主要内容包括：性味、升降浮沉、归经、毒性等。

一切疾病的发生和发展过程，都是人体阴阳、邪正的互相消长，导致脏腑功能失常，所反映出来的阴阳偏盛偏衰的病理状态。中药治疗疾病的基本作用，不外是祛除病邪，消除病因，恢复脏腑功能的协调，纠正阴阳偏盛偏衰的病理状态。药物之所以能够针对病情发挥上述基本作用，是因为每种药物各具有一定的特性（偏性）决定的。而这些特性，归纳起来就是中药的性能。

药物性能的认识和定论，是前人在长期实践中逐步探索归纳出来的，并以阴阳、脏腑、经络、治疗法则等中医学基础理论为其理论根据，创造和逐步发展了中药基本理论，成为中医学理论体系中一个重要的组成部分。

第一节 性　　味

性味包括性和味两个方面。药物的功效与性味有着密切关系，是药物治病的主要理论根据，对指导临床实践有重要意义。

药物的性，即药性（狭义的），有寒、热、温、凉四种，故称四性，古时也称四气。四性中温、热和寒、凉属于两类不同的性质，而温与热，寒与凉则分别具有共同性，温次于热，凉次于寒。二者在共性中又有程度上的差异。此外，还有一些平性药，是指药物寒、热之性不甚显著，作用比较和缓的药物。而这些药物实质上仍有偏温或偏凉的不同，没有超出四性的范围。

药物四性是从药物作用于人体所发生的反应概括出来的，因此，它是与疾病属性的寒（寒证）、热（热证）相对而言的。凡能够减轻或消除热证的药物，一般属于寒性或凉性，如黄连、黄芩对于发热口渴、烦躁等热证，有清热解毒作用，表明这两种药物具有寒凉性；反之，能够减轻或消除寒证的药物，一般属于温性或热性，如干姜、吴茱萸对于腹中冷痛，脉沉无力等寒证，有温中散寒作用，表明这两种药物具有温热性。

药物四性的作用，一般说来，寒凉药多具有清热泻火、解毒、平肝等功效，常用于热证、阳证，如石膏、大青叶、石决明等。温热药多具有温中散寒、助阳、补气等功效，常用于寒证、阴证，如附子、干姜、党参等。

药物的味，主要有辛、甘、酸、苦、咸五种，故称五味。有些药物具有淡味或涩味，但通常以淡附于甘（有的药物味甘、淡兼有），而涩味又与酸味的功效相似，故习惯上仍用五味来概括。

五味与药物的实际滋味有一定的关系，但更主要的，是以药物的功效为主要标志。

不同的味有不同的作用。

辛味：有发散、行气、活血、开窍、化湿等功效。常用于表证、气滞、血瘀、窍闭神昏、湿阻等证，如麻黄、木香、红花、麝香、藿香等辛味药。

甘味：有补益、和中、缓急等功效。常用于虚证、胃不和、拘急疼痛等证，如党参、熟地、饴糖、甘草等甘味药。

酸味：有收敛、固涩的功效。常用于虚汗、久泻、遗精、遗尿、出血等证，如五味子、五倍子、赤石脂、乌梅等酸味药。

苦味：有泻和燥的功效。泻主要包括清热泻火、泻下通便、降泄肺气。常用于里热证、热结便秘、肺气上逆喘咳等证，如栀子、大黄、杏仁等。燥能燥湿，苦而温的药物，能燥寒湿，如苍术、草果等；苦而寒的药物，能清热燥湿，如黄连、黄芩等苦味药。

咸味：有软坚散结、泻下的功效。常用于瘰疬、痞块、燥热便秘等证，如昆布、瓦楞子、芒硝等咸味药。

此外，淡味有渗湿、利尿的功效。常用于水肿、小便不利等证，如茯苓、猪苓等淡味药。

性和味是辨识药物功效的重要依据。由于每一种药物都具有性和味，因此，两者必须综合起来全面地加以理解。如同样是寒性药，由于味不同，其功效亦不同：黄连苦寒，能清热燥湿；浮萍辛寒，能发散风热；芒硝咸寒，能软坚泻下。同样是甘味药，若性不同，其功效也不同：黄芪甘温，能益气升阳；玉竹甘寒，能养阴生津。性和味虽然要密切结合起来，但二者在决定药物功效上也有主次之分。对具体药物来说，有的药物侧重用性，如附子辛热。能温中回阳。有的药物侧重用味，如厚朴苦辛温，能燥湿、行气、降逆平喘。此外，还有许多一药兼有数味，如桂枝辛甘，犀角咸苦等，一般味愈多，往往其功效亦多。还必须注意的是，性味一般只能表示药物的大体功效和某些类似药物的共性，故即使性味相同的药物，其功效也各有所异，如苦寒的板蓝根能清热解毒，而苦寒的龙胆却能清热燥湿、泻火等。总之，只有认识和掌握每一药物的全部性能，以及性味相同药物之间同中有异的特性，才能全面而准确地了解和使用药物。

第二节　升降浮沉

升降浮沉是指药物在人体内作用的趋势，一般可分为升浮和沉降两种。它是和各种疾病在病机和症候上所表现出来的趋势（病势）相对而言的。疾病如表现为腹泻、脱肛、崩漏或表证不解等，说明其病势趋向是向下或向内的。如表现为呕吐、喘咳、肝阳上亢、自汗或盗汗等，说明其病势趋向是向上或向外的。能改善或消除这些病证的药物，相对来说它们就分别具有升浮或沉降的作用趋向。

一般说，升是上升，降是下降，浮是发散，沉是泄利。升浮药大多具有升阳、解表、催吐、开窍等功效。常用于腹泻、脱肛、表证、痰涎壅盛、宿食及窍闭神昏等证。沉降药大多具有清热泻火、泻下通便、降逆止呕、止咳平喘、潜阳熄风、利水渗湿等功效。常用于里热证、实热便秘、呕吐呃逆、喘咳、肝阳上亢、肝风内动、水肿、小便不利等证。

大部分药物升降浮沉的作用趋势是明显的，但有少部分药物升降浮沉的作用趋势不明显，或存在二向性，如麻黄既能发汗，又能平喘、利水。川芎既能上行巅顶止头痛，又能下行血海通月经。

药物升降浮沉的作用趋势，与药物本身的性味和质地有着密切的关系。具有升浮作用的药物，大多有辛、甘味和温热性。具有沉降作用的药物，大多有酸、苦、咸、涩味和寒凉性。所以，李时珍曾经指出："酸咸无升，辛甘无降，寒无浮，热无沉。"凡质轻的花、叶类药物，如薄荷、辛夷、桑叶等大都具有升浮作用。质重的根茎、果实种子、矿物及介壳类药物，如大黄、苏子、代赭石、石决明等大都具有沉降作用。以上所述仅为升降浮沉的一般规律，但也有不少例外情况，如"诸花皆升，旋复独降"；"诸子皆降，蔓荆独升"，"芫花沉降，苍耳子升浮"等等。

此外，药物升降浮沉的作用趋势，还常受到加工炮制和配伍的影响，如药物经酒炒则性升，姜汁炒则性散，醋炒则能收敛，盐水炒则能下行。药物在复方配伍中，升浮的药物，在同较多较强的沉降药物配伍时，其升浮之性可受到一定的制约。反之，沉降的药物同较多较强的升浮药物配伍时，则其沉降之性亦能受到一定程度的制约。这说明升降浮沉在一定条件下，是可以互相转化，而不是一成不变的。因此，临床用药时，除掌握一般原则外，还要了解它的转化规律，以便运用自如。

第三节 归　经

归经就是指药物对于人体某部分的选择作用。主要对某经（脏腑及其经络）或某几经的病变发生明显的作用，而对其他经则作用较小，或没有作用。也就是指明药物治病的适应范围。

药物在人体所发生的作用，皆有一定的适应范围，如同属寒性药，虽然都具有清热作用，但有的偏于清肺热，有的偏于清肝热。再如同一补药，则有补肺、或补脾等不同。因此，将各种药物对机体各部分的治疗作用进一步归纳，使之系统化，这样便形成了归经理论。

归经是以脏腑、经络理论为基础，以所治具体病证为依据。因为经络能沟通人体内外表里，在病变时，体表的疾病可以影响到内脏；内脏的病变也可以反映到体表。因此，人体各部分发生病变时所出现的症候，可以通过经络而获得系统的认识。如肺经病变，常出现喘、咳等症。肝经病变，则常出现胁痛、抽搐等症。心经病变，常出现神昏、心悸等症。根据药物的功效，与病机和脏腑、经络密切结合起来，就可以说明某药对某脏腑经络的病变起着主要作用，因而得出某药归某经或某些经的结论来。如贝母、杏仁能治喘咳胸闷，故归肺经。青皮、香附能治胁痛，天麻、钩藤能止抽搐，故归肝经。麝香能开窍醒神，酸枣仁、远志能养心安神治心悸，故归心经。这说明归经的理论，是具体指出药效的所在，是长期从疗效观察中总结出来的。

归经只是药物性能的一个方面，在应用药物的时候，如果只掌握药物的归经，而忽略了四性、五味、升降浮沉等性能，是不够全面的。因此，必须把几方面结合起来，以指导临床应用。因为某一脏腑、经络发生病变，可能有的属寒，有的属热，有的属虚，有的属实。所以，不可只注意归经，而将能归该经的药物不加区别地应用。相反，同归一经的药物，其作用有温、清、补、泻等的不同，如肺病咳喘，虽然黄芩、干姜、百合、葶苈子都能归肺经，可是在应用时却不一样，黄芩主要清肺热，干姜则能温肺寒，百合补肺虚，而葶苈子则泻肺实。如此等等，归其他脏腑、经络的药物，也是这样。

此外，还必须了解，由于脏腑、经络的病变可以相互影响，因此，在临床用药时，并不单纯地使用某一经的药物，如肺病而见脾虚者，每兼用补脾的药物，使肺有所养而逐渐向愈；肝阳上亢由于肾阴不足者，每配用滋补肾阴的药物，使肝有所涵而虚阳自潜。总之，既要了解每一药物的归经，又要掌握脏腑、经络之间的相互联系，才能更好地指导临床用药。

第四节　药物的毒性

药物的毒性或毒药，在古代医药文献中所指甚广。如前所述，药物都各有偏性，这种偏性就是"毒"。由此可见，毒药一词，基本上是药物的总称。如张子和说："凡药皆有毒也，非指大毒、小毒谓之毒。"张景岳云："药以治病，因毒为能，所谓毒药，是以气味之有偏也……其为故也，正以人之为病，病在阴阳偏胜耳。"张氏的论述，进一步解释了毒药的广义含义，并阐明了毒性作为中药性能之一，是一种偏性。但是为了确保用药安全，后世许多中药学在药物性味之下所标注的"大毒"、"小毒"，大多是指一些具有一定毒性或副作用的药物，用得不当可能导致中毒。所以"毒"的含义，已不是古时那样广义的概念。

中药学对于有毒性的药物，常根据其毒性强弱的程度，标明有毒（如天南星、甘遂等），或小毒（如常山、吴茱萸等）；具有明显的毒性作用的药物，常标以大毒（如巴豆、川乌等）。应用具有毒性的药物时，必须加以注意，要根据病人的体质强弱和病情轻重，适当选用和确定剂量。应用有大毒的药物，更要特别慎重，严格控制剂量。

（陶镇岗）

第四章 中药的炮制

炮制是药物在应用前或制成各种剂型以前必需的加工过程，包括对原药材进行一般修治整理和对部分药材的特殊处理，后者也称为"炮炙"。由于中药材大都是生药，其中不少药材必须经过特定的炮炙处理，才能更符合治疗需要，确保用药安全，充分发挥药效。

第一节 炮制目的

炮制的目的大致可以归纳为以下几点：

一、除杂

除去杂质和非药用部分，使药物纯净，才能用量准确，或利于服用。如一般植物药的根和根茎当洗去泥沙，捡去杂质，枇杷叶要刷去毛，远志去心，蝉蜕去头足等。

二、便于制剂和贮藏

一般植物类药材，用水浸润后便于切片，如泡润槟榔，盖润大黄等。矿物、动物甲壳、贝壳及某些种子类药物的粉碎处理，能使有效成分易于溶出，如煅磁石、煅龙骨等。有些药物在贮藏前，要进行烘、炒等干燥处理，使其不易霉变、腐烂，便于长期存放。

三、矫臭矫味

通过漂、洗、炒等制法，消除某些药物的腥臭和怪味，利于服用。如海藻、昆布漂去咸味，紫河车漂洗去腥味等。

四、转变药物的性能，使之更能适合病情需要

如地黄生用性寒而凉血，若制成熟地黄，则性微温以补血见长。何首乌生用泻下通便，制熟后则补肝肾等等。

五、减弱或消除药物的毒性、烈性或副作用

如川乌、草乌炮制后，可减轻毒性。巴豆去油取霜用，可降低剧烈的泻下作用。酒制常山可减轻其催吐的副作用等。

第二节 炮制方法

炮制的方法，是历代逐渐发展和充实起来的，参照前人的记载，根据现代炮制经验大致可分为五类。

一、修制

（一）纯净处理 采用挑、拣、簸、筛、刮、刷等方法，去掉灰屑、杂质及非药用部分，使药物清洁纯净。如拣去合欢花的枝叶，刷去枇杷叶、石韦叶背面的绒毛，刮去厚朴、肉桂的粗皮等。

（二）粉碎处理　采用捣、碾、镑、锉等方法，使药物粉碎，以符合制剂和其他炮制法的要求。如龙骨、牡蛎捣碎便于煎煮。犀角、羚羊角刨成薄片或锉成粉末，便于制剂和服用。

（三）切制处理　采用切、铡的方法，把药物切制成一定的规格，使药物有效成分易于溶出，并便于进行其他炮制，也利于干燥、贮藏和调剂时称量。根据药物的性质和医疗的需要，切制有很多规格。如天麻、槟榔宜切薄片，泽泻、白术宜切厚片，黄芪、鸡血藤宜切斜片，白芍、甘草宜切圆片，肉桂、厚朴宜切圆盘片，桑白皮、枇杷叶宜切丝，白茅根、麻黄宜切成段，茯苓、葛根宜切成小块等。

二、水制

（一）润　又称闷或伏。根据药物质地的软硬，用淋润、洗润、泡润、浸润等多种方法，使清水或其他液体辅料缓慢地渗透到药物内部，在不损失或少损失药效的前提下，使药物软化，便于切制加工。如淋润荆芥，泡润槟榔，酒洗润当归，姜汁浸润厚朴等。

（二）漂　将药物置宽水或长流水中浸渍一段时间，并反复换水，漂去腥味、盐分及毒性成分等非药用的杂质。如昆布、海藻、肉苁蓉漂去盐分，紫河车漂去腥味，半夏漂去毒性等。

（三）水飞　是将药物与水共研，分取其极细粉末的一种方法。具体操作是，将不溶于水的药材粉碎后，置乳钵或碾槽内加水共研，再加入多量的水，搅拌，较粗的粉粒即下沉，细粉混悬于水中，倾出；粗粒再飞再研，如此反复操作，至全部成为混悬液为止。然后将倾出的混悬液沉淀后，分出干燥，即成极细粉末。此法所制粉末既细，又减少了研磨中的飞扬损失。常用于矿物类、贝甲类药物的制粉。如飞朱砂、飞炉甘石、飞雄黄等。

三、火制

（一）炒　炒有加辅料和不加辅料的炒法。不加辅料炒，叫清炒。清炒有炒黄、炒焦、炒炭等程度不同的炒法。炒黄、炒焦使药物易于粉碎加工，并缓和药性。种子类药物炒后则煎煮时有效成分易于溶出。炒炭能缓和药物的烈性和副作用，或增强其收敛止血的功效。还有拌固体辅料如土、麸、米炒的，可减少药物的刺激性，增强疗效。如土炒白术，麸炒枳壳，米炒党参等。若与砂、滑石粉、蛤粉同炒的方法，称为烫。烫炒药物可使其受热均匀酥脆，易于煎出有效成分或便于服用。如砂炒穿山甲，蛤粉炒阿胶等。

（二）炙　是用液体辅料拌炒药物，使辅料渗透入药物内部的一种方法。具有改变药性，增强疗效，减少毒性或烈性的作用。通常使用的液体辅料有蜜、酒、醋、姜汁、童便、油等。如蜜炙黄芪、甘草可增强补中益气作用。蜜炙百部、款冬花可增强润肺止咳作用。酒炙常山可减轻催吐的副作用。酒炙川芎可增强活血之功。醋炙香附可增强疏肝止痛之效。盐炙杜仲可增强补肾功能。油炙虎骨可使其酥脆，利于制剂等。

（三）煅　是将药物用猛火直接或间接煅烧的一种方法。具有使质地松脆，易于粉碎，充分发挥疗效的作用。坚硬的矿物药或贝壳类药，如紫石英、海蛤壳等多直接用火煅烧，以煅至红透为度。间接煅是置药物于耐火容器中密闭煅烧，至容器底部红透为止，如煅血余炭、陈棕炭等。

（四）煨　是利用湿面粉或湿纸包裹药物，置热火灰中煨至面或纸焦黑为度。具有减轻药物的毒性和烈性的作用。如煨诃子、煨肉豆蔻等。

四、水火共制

（一）煮　是将药物置于清水或液体辅料中加热煮沸的一种方法。具有减低药物的毒性和烈性或增强疗效的作用。如醋煮芫花可减低毒性，酒煮黄芩可增强清肺之功等。

（二）蒸　是利用水蒸气或隔水加热药物的一种方法。具有改变药性，提高疗效或降低烈性的作用。如酒蒸大黄可缓和泻下作用。有些药物经反复蒸、晒才能获得适合医疗需要的作用。如何首乌经反复蒸晒后，不再有泻下之力，而有补肝肾、益精血之功。

（三）淬　是将药物煅烧红透后，迅速投入冷水或液体辅料中，使其松脆的一种方法。具有易于粉碎，辅料被药物吸收，可发挥预期疗效。如醋淬自然铜、鳖甲，黄连煮汁淬炉甘石等。

（四）焯　是将药物迅速放入沸水中，经短暂加热，立即取出的一种方法。常用于种子类药物的去皮和肉质多汁类药物的处理。如焯杏仁、桃仁以去皮。焯马齿苋、天门冬以便于晒干贮存等。

五、其他制法

常用的有发芽、发酵、制霜和部分法制法等。其目的在于改变药物原有性能，增加新的疗效，减少毒性或副作用。如稻、麦的发芽，发酵法制取神曲、淡豆豉，巴豆的去油取霜，法制半夏等。

（陶镇岗）

第五章 中药的应用

中药的应用，主要包括药物的配伍、用药禁忌、剂量和煎服法等几项内容。掌握这些内容，对于充分发挥药物的疗效和确保用药安全具有十分重要的意义。

第一节 配 伍

根据病情需要和用药法度，将两种以上的药物配合应用，称为配伍。药物经过配伍后，药与药之间就会发生某些相互作用，使其原有性能有所改变，从而产生不同的效果。因此，在药物配伍方面，就必须有所选择，这就提出了配伍关系问题。前人把单味药的应用同药与药之间的配伍关系总结为七个方面，称为药物"七情"。其中除单行（指用单味药物治病）外，其余六个方面都是指配伍关系。分述如下：

一、相须

即两种以上功效类似的药物配合应用，能明显地增强其原有疗效。如石膏与知母配伍，能明显地增强清热泻火的功效；乳香与没药配伍，能明显地增强活血止痛的效果。

一、相使

即在功效方面有某种共性的药物配伍应用，而以一种药物为主，另一种药物为辅，能提高主药的疗效。如补气利水的黄芪与利水健脾的茯苓配伍时，茯苓能提高黄芪补气利水的功效。清热泻火的黄芩与攻下泻热的大黄配伍时，大黄能提高黄芩清热泻火的功效。

三、相畏

即一种药物的毒性反应或副作用，能被另一种药物减轻或消除。如生半夏和生南星的毒性能被生姜减轻或消除，所以说生半夏和生南星畏生姜。

四、相杀

即一种药物能减轻或消除另一种药物的毒性或副作用。如生姜能减轻或消除生半夏和生南星的毒性或副作用，所以说生姜杀生半夏和生南星的毒。由此可见，相畏、相杀实际上是同一配伍关系的两种不同提法。正如李时珍所说"相畏者受彼之制也"；"相杀者，制彼之毒也"。

五、相恶

即两种药物合用后，能相互牵制而使原有疗效降低甚至丧失。如干姜能降低黄芩清热作用，而黄芩也能降低干姜温中回阳之功效。

六、相反

即两种药物合用后，能产生毒性反应或副作用。如"十八反"、"十九畏"中的若干药物。

上述六个方面的配伍关系，可以概括为以下四项：①相须、相使的配伍关系，能使药物产生协同作用增强疗效，是临床用药时要充分利用的一种方法。②相畏、相杀的配伍关系，能减轻或消除药物的毒性或副作用，在应用毒性药物或烈性药物时，必须选用的一种方法。③相恶的配伍关系，由于相互拮抗而减轻或抵消原有功效，用药时应注意的一种方法。④相反的配伍关系，能使药物产生毒性反应或强烈的副作用，属于配伍禁忌，原则上要避免应用的一种方法。

中药的配伍应用，是中医用药的主要形式。药物按一定法度加以组合，并确定适当的剂量和剂型，即成为方剂。药物配制成方剂后，不仅能使药物相互协调，加强疗效，并能减低或消除某些药物的毒性，从而充分发挥药物的疗效，同时能更好地适应比较复杂的病证。

第二节　用药禁忌

用药禁忌的范围，主要包括三个方面。

一、配伍禁忌

配伍禁忌是指药物之间有相反的关系，不能相互配伍，否则就会降低药效或产生毒性反应。这就是上述"配伍"一节中所提到的"相恶"和"相反"。历代关于配伍禁忌的认识和发展，在有关古籍中说法并不一致。金元时期概括为"十八反"和"十九畏"，并编成歌诀，便于习诵，现录其歌诀内容如下：

（一）十八反　甘草反甘遂、大戟、海藻、芫花。乌头反贝母、栝楼、半夏、白蔹、白及。藜芦反人参、沙参、丹参、玄参、细辛、芍药。

歌诀：本草明言十八反，半楼贝蔹及攻乌，藻戟遂芫俱战草，诸参辛芍叛藜芦（《珍珠囊补遗药性赋》）。

（二）十九畏　硫黄畏朴硝，水银畏砒霜，狼毒畏密陀僧，巴豆畏牵牛子，丁香畏郁金，川乌、草乌畏犀角，牙硝畏三棱，官桂畏赤石脂，人参畏五灵脂。

歌诀：硫黄原是火中精，朴硝一见便相争，水银莫与砒霜见，狼毒最怕密陀僧，巴豆性烈最为上，偏于牵牛不顺情，丁香莫与郁金见，牙硝难合荆三棱，川乌草乌不顺犀，人参最怕五灵脂，官桂善能调冷气，若逢石脂便相欺，大凡修合看顺逆，炮爁炙煿莫相依（《珍珠囊补遗药性赋》）。

"十八反"和"十九畏"诸药，相沿皆为配伍禁忌，但其中部分药物同实际应用有些出入，历代医家也有些论及。如感应丸中的巴豆与牵牛同用；甘遂半夏汤以甘草与甘遂合用；散肿溃坚汤、海藻玉壶汤均以甘草与海藻同用；十香返魂丹以丁香、郁金同用；大活络丹是以乌头与犀角同用等等。现代有些实验研究初步表明，如甘草、甘遂二药合用，毒性的大小主要取决于甘草的用量比例，甘草的用量若等于或大于甘遂，则毒性大；又如贝母和半夏分别与乌头配伍，未见明显毒性。而细辛配伍藜芦，则可导致实验动物中毒死亡。总之，"十八反"、"十九畏"从古至今，无一致结论。还有待于进一步作较深入的实验和观察，因此，目前应采取慎重态度，一般说来，对于其中一些药物，若无充分根据和应用经验，仍须避免盲目配用。

二、妊娠用药禁忌

由于某些药物有损害胎元以致坠胎的副作用，所以应该作为妊娠禁忌药物。根据药物对胎元损害的程度不同，一般可分为禁用和慎用二类。禁用的大多是毒性较强或药性猛烈的药物，如巴豆、牵牛子、甘遂、芫花、斑蝥、麝香、水蛭、虻虫、三棱、莪术等；慎用的包括通经祛瘀、行气破滞以及辛热等药物，如桃仁、红花、大黄、枳实、附子、干姜、肉桂等。

凡禁用的药物，绝对不能使用。慎用的药物，则可根据孕妇患病的情况，酌情使用，但没有特殊必要时，应尽量避免，以防发生事故。

三、服药时的饮食禁忌

饮食禁忌简称食忌，俗称忌口。在古代文献上有常山忌葱，地黄、何首乌忌葱、蒜、萝卜，薄荷忌鳖肉，茯苓忌醋，鳖甲忌苋菜，以及蜜反生葱等记载。这说明服用某些药物时不可同吃某些食物。另外，由于疾病的关系，在服药期间，凡属生冷、黏腻、腥臭等不易消化和有特殊刺激性的食物，都应根据需要予以避免。

第三节　剂　　量

由于中药大都通过配伍并制成各种剂型来应用，因此，剂量包含以下三方面的内容。即单味药物的成人1日量（本书各药物所标注的用量除特别注明外，都是指干燥后的生药在汤剂中的成人1日内服量）。方剂中各药的相对用量（一般非毒性的药物，单用时用量可稍大，而在复方中的用量可略小，主要药物的用量可稍大，辅助药物的用量可略小）和制剂的实际服用量。

中药剂量的大小与疗效有直接关系。剂量过小则达不到治疗目的，剂量过大不但达不到预期疗效，甚至可能造成不良后果。在确定剂量的时候，要根据药物的性质、病势轻重、剂型种类、处方用药的多少，以及年龄、体质的差别等具体情况全面考虑。

一、根据药物性能确定剂量

凡有毒、峻烈的药物，剂量宜小，应严格控制在安全限度内，并从小量开始，逐渐增加，病势减退即可减量或停服。一般药物，质地较轻，较易溶解的花、叶类，剂量宜小。质地较重，难于溶解的矿物、贝壳类，剂量宜重。

二、根据配伍、剂型确定剂量

一般说，处方用药多时，其中单味药剂量宜小，相反，处方用药少时，其中单味药剂量宜大。使用单味药治病时，剂量较复方为重。同样时药物入汤剂，比入丸、散剂剂量宜大。作酒剂、浸膏剂剂量可稍大。

三、根据病情、体质、年龄确定剂量

一般重病、急性病剂量宜大；轻病、慢性病剂量宜小。体质壮实剂量宜大；年老体弱剂量宜小。不同年龄的病人，药物用量尚无严格的规律可循。大体是：小儿在1岁以下，用成人量的1/4；1～5岁，用成人量的1/3；6～15岁，用成人量的1/2；16岁以上，可用成人量。

除毒性药、峻烈药和某些精制药剂外，一般中药的常用内服剂量（即有效剂量）约为5～10克，部分药物的常用量较大的为15～30克。

中药用量的计量单位，明清以来，普遍采用16进位制。即：1斤＝16两＝160钱。现在中药用量的计量单位，采用公制，即：1公斤＝1000克。为了处方和配药，特别是古方的配用需要进行换算时的方便，按如下规定近似值进行换算：1斤（16进位制）＝500克；1两＝30克；1钱＝3克；1分＝0.3克；1厘＝0.03克。

第四节　煎服法

中药煎服法的正确与否，对疗效有一定的影响，应加注意。

一、煎药法

为了使药物更好地发挥疗效，所以必须注意煎药的方法。汤剂是临床常用剂型，历代医家对汤剂的煎法很重视。如徐灵胎在《医学源流论》说："煎药之法，最宜深讲，药之效不效，全在乎此。"

（一）煎药用具　以砂锅为佳，价廉且不易发生化学变化。忌用铁锅，因有些药物用铁锅煎后会发生沉淀，降低溶解度，甚至会引起化学变化，产生副作用。

（二）煎药用水　除处方有特殊规定用水以外，一般以水质纯净为原则，如自来水、甜井水或蒸馏水等。用水量视药量大小而定，以漫过药物1寸左右为宜。

（三）煎药火候　一般宜先武后文，即开始用武火，煎沸后用文火。如《本草纲目》说："先武后文，如法服之，未有不效者。"

（四）煎药方法　煎药前，先将药物放入容器内，加冷水浸过药面，泡透后再煎煮，则有效成分易于煎出。煎药时不宜频频打开锅盖。以尽量防止气味走失，降低药效。

一般对于解表药、清热药、芳香类药物，宜武火急煎，以免药性挥发，降低药效。味厚滋补类药物，宜文火久煎，使药效尽出。又如乌头、附子、狼毒等毒性药，亦宜文火久煎，以减低毒性。如果药物煎煳应弃去，切勿加水再煎服。

另外，有些药物因性味质地不同，尚有特殊煎法（处方必须注明），介绍如下：

1. 先煎　介壳类、矿石类药物如龟板、鳖甲、石决明、代赭石、生龙骨、生牡蛎、磁石、生石膏等，因质坚，有效成分难以煎出，应打碎先煎，待煮沸10～20分钟后再下其他药。

2. 后下　凡气味芳香借挥发油取效的药物，如薄荷、木香、砂仁、豆蔻、沉香、青蒿以及大黄、钩藤等，宜在一般药物煎好前4～5分钟时下，以防止有效成分走散。

3. 包煎　对花粉、细小种子及研末的矿石类药物，如旋覆花、滑石、车前子、赤石脂等，宜用纱布或其他薄布将药包好，再放入锅内煎煮。避免煎后药液混浊，并可减少对咽喉和消化道的不良刺激。

4. 另炖或另煎　某些贵重药物，如人参、西洋参、鹿茸等，应切成小片，放入加盖盅内，隔水炖2～3小时，服时再兑入药液内。主要是为了尽量保存其有效成分，减少同煎时被其他药物吸收。

5. 磨汁　某些贵重或质地坚实的药物，如羚羊角、犀角、沉香等，可用水磨汁或锉成细粉调服。

6. 烊化（溶化）　凡属胶质、黏性大而且易溶化的药物，如阿胶、鹿角胶、芒硝等，服时兑入药液中搅匀化开或单独加温溶化，再兑入药液内搅匀。主要防止煎煮时粘锅煮焦，黏附他药，影响药效。

7. 冲服　对贵重或不耐高热而又难溶于水的药物，如三七、琥珀、朱砂、牛黄、麝香等，需研末冲服，服时用汤液或开水冲服。

二、服药法

服药方法，应视制剂的用药途径而定。

（一）内服药剂

1. 服药方法　汤剂一般都宜温服。发散风寒药最好热服。呕吐的病人，宜小量频服。用从治法时，有热药冷服或凉药热服的。丸、散等固体药剂，除特别规定以外，一般都用温开水送服。

2. 服药时间　需根据病情和药性而定。一般来说，滋补药宜在饭前服。驱虫药和泻下药，大多在空腹时服。健胃药和对胃肠刺激性较大的药物，宜于饭后服。治疟药宜在发作前 1～2 小时服。安眠药物则应在睡前服。其他药物一般也宜在饭后服。总之，无论饭前或饭后服药，均应略有间隔，如饭前、后 1 小时左右，以免影响疗效。

3. 服药次数　一剂中药，一天通常服 3 次，病缓可服 2 次。重病、急病者，可隔 4 小时左右服药 1 次，昼夜不停，使药效持续，有利于顿挫病势。

（二）外用药剂　汤剂外用，可熏洗疮痈、痒疹和赤眼。散剂外用，可撒布湿疮痒疹、溃疡、外伤出血。软膏药常用以涂敷疮肿。硬膏药可用以贴治风湿疼痛、跌打伤痛及疮痈。酒剂外用，可搽治风湿疼痛、跌打损伤。以上各药的用药次数和换药时间，可根据不同剂型的性能和所治病证而决定，一般可每日 1～3 次，硬膏药则可数日换药 1 次。

此外，如针剂有特殊的用法，是将药物制成注射剂，供皮下、肌内或静脉注射。

（陶镇岗）

各　论

第一章　解　表　药

凡以发散表邪，解除表证为主要功效的药物，称为解表药。

解表药多具有辛味，辛能发散走表，故主要具有发汗解表，解除表邪的功效。适用于恶寒，发热，头痛，身痛，无汗或有汗，鼻塞，流涕，脉浮等表证。此外，部分药物还可用于麻疹不透、咳喘、水肿或其他病证兼有表证者。

由于表证有风寒和风热两大类型，根据解表药的不同特性，故本章药物相应分为辛温解表药和辛凉解表药两类。

应用本类药物时，必须根据表证的类型、病人的体质等不同，选择适宜的解表药，并作相应的配伍。如风寒挟湿或痹证初起，当选用兼能祛风湿的辛温解表药，并配伍祛风湿药。风热表证、温病初起，当选用辛凉解表药，并配伍清热泻火及清热解毒药。若偏于气虚、阳虚者，当与补气、助阳药配伍；偏于阴虚、血虚者，当与补阴、养血药配伍。

本类药物大都味辛芳香，故不宜久煎，以免损失药效。使用发汗力强的解表药，应避免出汗过多，因汗出过多能耗散阳气，损伤津液。对于多汗、热病伤津、久患疮痛、失血及阴虚发热等，一般不用，以免劫伤阴血。

第一节　辛温解表药

辛温解表药性味多辛温，以发散风寒为主要功效，一般发汗作用较强。适用于外感风寒表证，症见恶寒，发热，无汗，头痛，身痛，舌苔薄白，脉浮紧等。部分药物对咳喘、水肿、疮疡兼有风寒表证及痹证初起也可应用。

本类药物因发汗作用较强，故体虚者当慎用。

麻　黄（《本经》）

为麻黄科多年生草本状小灌木植物草麻黄　Ephedra　sinica　Stapf. 中麻黄 Ephedra intermedia Schrenk et C. A. Mey. 或木贼麻黄 Ephedra equisetina Bge. 的干燥草质茎。主产于河北、山西、内蒙古、甘肃及辽宁、四川等地。立秋至霜降之间采收，阴干切段，生用或蜜炙用。

【性味归经】辛、微苦，温。归肺、膀胱经。

【功效】发汗解表，宣肺平喘，利水消肿（蜜炙后发汗力减弱，略有润肺止咳之功）。

【应用】

1. 用于外感风寒，恶寒发热，头身疼痛，无汗，脉浮紧等表实证，常与桂枝、杏仁等同用，以增强发汗解表、宣肺平喘之功，如麻黄汤。

2. 用于喘咳实证。风寒外束，肺气不宣，胸闷痰多之喘咳证，常与杏仁、甘草同用，以增强宣肺平喘止咳作用，如三拗汤。风寒外闭，内有寒饮，吐痰量多，质清稀之喘咳，常与干姜、细辛、半夏等同用，以温肺化饮，止咳平喘，如小青龙汤。若属热邪壅肺，发热喘咳，鼻翼扇动，又常与石膏、杏仁、甘草同用，共奏清肺平喘止咳之功，如麻杏石甘汤。

3. 用于水肿兼有表证，恶风发热，脉浮等，常与石膏、生姜等同用如越婢汤，汗泄津脱加白术，如越婢加术汤。

此外，取麻黄温经散寒作用，配伍相应的药物，亦可治疗风湿痹痛及阴疽等证。

【用量用法】1.5～9克。入汤剂。

【使用注意】因麻黄的发汗力强，故外感风寒轻证、心悸、失眠、肺虚喘咳等均应忌用或慎用。老人、体虚及小儿宜用炙麻黄。

【参考】含麻黄碱、伪麻黄碱等多种生物碱和挥发油。麻黄碱有缓解支气管平滑肌痉挛的作用，故常用于治哮喘病。对神经中枢有较强的兴奋作用，可引起失眠、不安，并能收缩皮肤黏膜和内脏血管，使血压升高，增强心肌收缩力。伪麻黄碱也有缓解支气管平滑肌痉挛的作用，还有明显的利尿作用。挥发油有发汗作用，并能抑制流感病毒。

桂枝（《本经》）

为樟科乔木植物肉桂 Cinnamomum cassia presl 的干燥嫩枝。主产于广西、广东及云南等地。春、夏季剪下嫩枝，晒干或阴干，切成薄片或小段用。

【性味归经】辛、甘，温。归心、肺、膀胱经。

【功效】发汗解表，温经止痛，助阳化气。

【应用】

1. 用于外感风寒表证，不论有汗、无汗均可应用。表虚有汗者，常与白芍、生姜、大枣等同用，以调和营卫，如桂枝汤。表实无汗者，常与麻黄等相须为用。以增强发汗解表之功，如麻黄汤。

2. 用于风湿痹痛、胃寒腹痛、经闭、痛经。风湿痹痛，肩臂肢节冷痛，常与附子、生姜、甘草等同用，以温经散寒止痛，如桂枝附子汤。胃寒腹痛，喜温喜按，常与饴糖、白芍、生姜等同用，共奏温中散寒之功，如小建中汤。血寒瘀滞，经闭腹痛或痛经，常与当归、川芎、吴茱萸等同用，以温经散寒，活血通经，如温经汤。心悸脉结代，常与炙甘草、人参等同用，如炙甘草汤。

3. 用于痰饮证和膀胱蓄水。心脾阳虚，水湿内停，胸胁胀满，咳逆头晕等痰饮证，常与白术、茯苓、甘草同用，以温运脾阳，化湿利水，如苓桂术甘汤。膀胱阳气不化而小便不利的蓄水证，常与茯苓、泽泻、猪苓等同用，以助阳化气利水，如五苓散。心阳虚，发汗过多，常与甘草同用，如桂枝甘草汤。

【用量用法】3～9克。入汤剂。

【使用注意】本品辛温助热，易伤阴动血，凡温热病及阴虚阳盛、血热妄行、孕妇胎热等均忌用。

【参考】含挥发油，油中主要为桂皮醛。挥发油能刺激汗腺神经，扩张血管，促进血液循环，故能发汗解热。还能促进唾液和胃液分泌，帮助消化，排除积气以及缓解胃肠痉挛疼痛。此外，尚有一定强心、镇痛等作用。

紫　苏（《本草经集注》）

为唇形科一年生草本植物紫苏 perilla frutescens（L. ）Britt. 的全草。我国南北各地均产。7～9 月采收，阴干切段用。如单用叶片，称为苏叶。

【性味归经】辛，温。归肺、脾经。

【功效】发汗解表，行气和胃，解鱼蟹毒（苏叶长于解表）。

【应用】

1. 用于外感风寒，恶寒发热，头痛鼻塞等，常与荆芥、防风、生姜等同用。若兼有肺气不宣咳嗽者，常与杏仁、前胡、桔梗等同用，以增强宣肺止咳作用，如杏苏散。兼有气滞胸闷，常配伍香附、陈皮、炙甘草同用，如香苏散。

2. 用于脾胃气滞，胸闷呕吐之证。偏寒者，常与藿香、半夏、生姜等同用；偏热者，常与黄连、竹茹等同用；偏气滞痰结者，又可与半夏、厚朴、陈皮等同用。此外，还可用于妊娠呕吐，胸腹满闷，胎动不安，常与行气和胃的陈皮、砂仁等同用，以加强止呕安胎之功。

3. 用于进食鱼蟹中毒引起腹痛、呕吐、腹泻等，可大量单用或配伍生姜、大蒜煎服。

【用量用法】3～9 克。入汤剂。治食鱼蟹中毒，可单用至 30 克。

【参考】含挥发油，油中主要为紫苏醛。能扩张皮肤血管，刺激汗腺神经而有发汗解热作用。能减少支气管分泌物，缓解支气管痉挛。并能促进胃肠蠕动和消化液分泌。有较强的防腐作用。煎剂对大肠杆菌、痢疾杆菌、葡萄球菌等有抑制作用。

附　苏梗

为紫苏的干燥茎。秋季果实成熟后采收，晒干切片用。性味辛，温。归肺、脾、胃经。能宽胸利膈；理气安胎。适用于胸腹气滞，痞闷作胀及胎动不安等，常与香附、陈皮等理气药同用。用量 5～10 克。入汤剂。

荆　芥（《本经》）

为唇形科一年生草本植物荆芥 Schizonepeta tenuifolia Briq. 的干燥地上部分。主产于江苏、浙江、江西及河北等地。夏、秋季花开到顶、穗绿时采收，阴干切段。单用穗称为荆芥穗。生用或炒炭用。

【性味归经】辛，微温。归肺、肝经。

【功效】祛风解表，透疹，止血（发散之力以荆芥穗为强，止血须炒炭用）。

【应用】

1. 用于外感风邪，恶寒发热，无汗头痛。因本品性较平和，故风寒、风热表证均可应用。属风寒者，常与防风、羌活、生姜等同用，以增强发散风寒的功效，如荆防败毒散；属风热者，常与金银花、连翘、薄荷等同用，以疏散风热，如银翘散。此外，尚可用于疮疡初起有表证或疹疹瘙痒等。

2. 用于麻疹透发不畅而有表证。属风寒者，常与防风、麻黄等同用，以助散寒透疹之功；属风热者，常与薄荷、蝉蜕等散风热，透疹毒药同用。

3. 用于衄血、便血、崩漏等出血证，根据不同的部位出血，常配伍其他止血药。

【用量用法】3～9克。入汤剂。

【参考】含挥发油，油中主要为右旋薄荷酮、混旋薄荷酮。煎剂内服，能促进皮肤血液循环，有微弱的发汗解热作用。实验证明荆芥炒炭后，能使出血时间和凝血时间缩短。此外，对结核杆菌有抑制作用。

防　风（《本经》）

为伞形科多年生草本植物防风 Ledebouriella divaricata（Turcz）. Hiroe 的干燥根。主产于黑龙江、吉林、辽宁等地。春、秋季采挖未抽花茎植株的根。除去须根及泥沙，润透切片用。

【性味归经】辛、甘，微温。归肺、膀胱、肝、脾经。

【功效】祛风解表，胜湿，止痉。

【应用】

1. 用于外感风邪，恶寒发热，头痛身痛等。本品性微温而不燥，甘缓而不峻，古有"为风药中之润剂"，故风寒、风热表证均可应用。属风寒者，常与荆芥、羌活、生姜等同用，共奏散寒解表之功，如荆防败毒散；属风热者，常与薄荷、牛蒡子、桑叶等疏散风热药同用。此外，对皮肤瘙痒、疮疡初起有表证者，亦可配用。

2. 用于外感风湿或风湿痹痛，常与羌活、独活、川芎等同用，以增强祛风除湿之功，如羌活胜湿汤。

3. 用于破伤风角弓反张，牙关紧闭，痉挛抽搐等，常与天南星、天麻、羌活等同用，以加强祛风化痰止痉作用，如玉真散。

【用量用法】3～9克。入汤剂。

【使用注意】痉病不因外风影响者要慎用。

【参考】含挥发油、酚类物质等。水煎剂及浸剂灌胃，对因注射伤寒混合菌苗引起发热的家兔有解热作用。临床上用本品配合绿豆、红糖、甘草煎服，治疗砷中毒，能使砷从尿中排出。此外，对痢疾杆菌、绿脓杆菌、金黄色葡萄球菌、溶血性链球菌、枯草杆菌有一定的抗菌作用，并对流感病毒、某些致病性皮肤真菌有抑制作用。

细　辛（《本经》）

为马兜铃科多年生草本植物北细辛 Asarum he terotropoides Fr. var. mandshuricum（Maxim.）Kitag 汉城细辛 Asarum sieboldii Miq. var. seoulense Nakai 或华细辛 Asarumsieboldii Miq. 的干燥全草。前两种习称"辽细辛"。辽细辛主产于辽宁、吉林、黑龙江，华细辛主产于陕西。夏季果熟期或初秋采挖，除去泥沙，阴干用。

【性味归经】辛，温。归肺、肾经。

【功效】发散风寒，祛风止痛，温肺化饮。

【应用】

1. 用于阳虚外感，恶寒发热，无汗脉沉等，常与麻黄、附子同用，以助阳解表，如麻黄附子细辛汤。若感冒风寒或风湿之头痛身痛者，则可与羌活、荆芥、防风等祛风止痛药同用。

2. 用于头痛、牙痛、痹痛。治疗风寒头痛，常用川芎、白芷、防风等祛风止痛药同用，如川芎茶调散。风冷牙痛，常与白芷、藁本等同用，以增强散寒止痛作用。若配伍清热泻火的石膏、黄芩等药，亦可治疗胃火牙痛。风湿痹痛，常与独活、威灵仙等祛风湿药同用。

3. 用于肺寒咳嗽，痰多清稀，常与干姜、半夏、麻黄等同用，以增强温肺化痰之功，如小青龙汤。

此外，本品走窜，能宣通鼻窍。常用于治鼻渊，鼻塞头痛，时流清涕，可与白芷、辛夷等配伍。亦可用于口舌生疮，以水调细辛末敷脐部，另以黄连汁涂患处。

【用量用法】1～3克。入汤剂。外用适量。

【使用注意】阴虚阳亢头痛、阴虚肺热咳嗽等忌用。用量不宜过大。不宜与藜芦同用。

【参考】两种细辛均含挥发油，其成分基本相同，主要为甲基丁香酚、黄樟油脑等。挥发油有解热、镇痛和局部麻醉作用。有抑制子宫收缩，兴奋呼吸等作用。大剂量挥发油，经动物实验证明，可使中枢神经先兴奋后麻痹，继而使呼吸随意运动渐渐减弱，反射消失，使呼吸麻痹而死亡。乙醇提出液对金黄色葡萄球菌、枯草杆菌、痢疾杆菌和伤寒杆菌有抑制作用。

白 芷（《本经》）

为伞形科多年生草本植物白芷 Angelica dahurica（Fisch. ex toffm.）Benth. et Hook. f. 或杭白芷 Angelica dahurica（Fisch. ex foffm.）Benth. et Hook. f. var. formosana（Boiss.）Shah et yuan 的干燥根。主产于浙江、湖北、四川等地。夏、秋间叶黄时采挖，除去须根，切片晒干用。

【性味归经】辛，温。归肺、胃经。

【功效】散寒通窍，祛风止痛，消肿排脓，燥湿止带。

【应用】

1. 用于外感风寒，头痛鼻塞，常与羌活、荆芥、防风等散寒解表药同用，如九味羌活汤。

2. 用于风邪所致的眉棱骨痛、头风痛和牙痛，可单用或与川芎、防风等祛风止痛药同用，如川芎茶调散。本品又为治疗鼻渊头痛的要药，常与苍耳子、辛夷等同用，以加强散寒通窍作用，如苍耳子散。

3. 用于疮疡肿痛，未溃者能消散，已溃者能排脓，为外科常用药。乳痈肿痛，常与栝楼、蒲公英、青皮等同用，以清热散结，解毒消肿。疮痈肿痛，则常与金银花、天花粉、当归等同用，共奏清热解毒，活血消肿之功，如仙方活命饮。

4. 用于寒湿带下，色白清稀，常与茯苓、白术、山药等渗湿、健脾药同用。若配伍清热燥湿、利湿的黄柏、车前子等药，亦可治疗湿热带下，色黄稠黏。

此外，本品还有祛风止痒功效，可用治皮肤瘙痒。

【用量用法】3～9克。入汤剂。

【参考】白芷含挥发油、白芷素、白芷醚等。杭白芷含香柠檬丙酯。白芷素对冠状动脉有明显扩张作用。

香　薷（《别录》）

为唇形科多年生草本植物海州香薷 Elsboltzia splendens Nakai exF. Maekawa 的干燥地上部分。主产于江西、河南等地。以江西产量大，质量好。夏、秋季茎叶茂盛，果实成熟后采收，晒干切段用。

【性味归经】辛，微温。归肺、脾、膀胱经。

【功效】发汗解表，和中化湿，利水消肿。

【应用】

1. 用于夏季贪风乘凉所致的风寒挟湿，恶寒发热，无汗，头胀痛等，常与藿香、佩兰等同用，以发汗散寒，化湿。因本品外能散寒，内能化湿，故尤多用于夏季乘凉饮冷，阳气为阴邪所遏，表里同病，证见恶寒发热，无汗，呕吐腹泻等，常与扁豆、厚朴同用，如香薷饮。

2. 用于水肿，小便不利，可单用或与白术配伍，以加强健脾利水之效，如薷术丸。尤宜于脾虚水肿。

【用量用法】3～9克。入汤剂。

【使用注意】本品发汗力较强，表虚有汗者忌用。煎汤热服，易致呕吐，故宜冷服。热服时亦可佐以杏仁、黄芩等苦降之品。利水退肿须浓煎。

【参考】含挥发油。本品所含挥发油经过肾脏排泄时，能促进肾血管扩张充血，滤过压增大，故有利尿作用。

羌　活（《药性论》）

为伞形科多年生草本植物羌活 Notopterygium incisum Ting ex H. T. Chang 或宽叶羌活 Notopterygium forbesii Boiss 的干燥根茎及根。主产于四川、甘肃、云南等地。春、秋季采挖，除去须根，切片晒干用。

【性味归经】辛、苦，温。归膀胱、肾经。

【功效】解表散寒，祛风胜湿，止痛。

【应用】

1. 用于外感风寒，恶寒发热，头痛身痛等，常与防风、白芷、细辛等解表散寒药同用，如九味羌活汤。

2. 用于风湿痹痛，以项背、肢节等上半身疼痛较重者最为适宜，常与防风、片姜

24

黄、赤芍等同用，共奏祛风除湿，活血通络之功，如蠲痹汤。

【用量用法】3～9 克。入汤剂。

【参考】含挥发油。羌活煎剂或酒浸剂能治疗面神经麻痹。据介绍，用羌活 12～15 克，配伍板蓝根 30 克，水煎服，治急性感冒发热，有较好疗效。

藁 本 (《本经》)

为伞形科多年生草本植物藁本 Ligusticum sinense oljv 或辽藁本 Ligusticum jeholense Nakai et Kitag 的干燥根茎及根。主产于湖南、四川、辽宁、河北等地。秋季茎叶枯萎或次春出苗时采挖，除去芦头、须根，切片晒干用。

【性味归经】辛，温。归膀胱经。

【功效】解表散寒，祛风胜湿，止痛。

【应用】

1. 用于外感风寒所致的头痛、巅顶痛，痛连齿颊及偏头痛等，常与白芷、川芎、细辛等同用，以增强散寒止痛作用，如神术散。

2. 用于风寒湿痹，肢节冷痛等，常与羌活、独活、威灵仙等同用。

【用量用法】3～9 克。入汤剂。

【参考】含挥发油。对中枢神经有镇静、镇痛作用，并有轻度降压作用。对常见性皮肤真菌有较强的抑制作用，对流感病毒也有抑制作用。

辛 夷 (《本经》)

为木兰科落叶灌木植物望春花 Magnolia biondii Pamp. 玉兰 Magnolia denuda—ta Dear. 或武当玉兰 Magnolia sprengeri Pamp. 的干燥花蕾。主产于河南、安徽、四川等地。冬末春初花未开放时采摘，除去枝梗，阴干用。

【性味归经】辛，温。归肺、胃经。

【功效】散风寒，通鼻窍。

【应用】用于鼻病，如鼻渊所致的鼻塞，不闻香臭，常流浊涕等。为治鼻渊要药。偏于风寒，常与细辛、白芷等同用；偏于风热，常与薄荷、黄芩等同用。

多用于慢性鼻炎、过敏性鼻炎、肥厚性鼻炎、上颌窦炎等鼻腔疾病，除用煎剂内服外，还可制成油剂、乳剂和散剂局部滴用或吹敷，均有较好的疗效。

【用量用法】3～9 克。入汤剂。外用适量。

【参考】含有挥发油，油中主要为柠檬醛、丁香油酚、桂皮醛等。挥发油有收缩鼻黏膜血管的作用，可代替麻黄碱，有通鼻消炎之效。非挥发性成分的提取物，静脉注射或口服，均有收缩子宫和降血压作用。对常见皮肤真菌有抑制作用。

生 姜 (《别录》)

为姜科多年生草本植物姜 Zingiber officinale (willd.) Rosc. 的新鲜根茎。全国子地均产。秋、冬季采挖，除去须根，切片用。捣汁名生姜汁、取皮名生姜皮、煨熟名煨姜。

【性味归经】辛，微温。归肺、脾、胃经。

【功效】发汗解表，温中止呕，温肺止咳（煨熟用长于温中止呕）。

【应用】

1. 用于外感风寒，恶寒发热，头痛鼻塞等。因本品发汗力较弱，故多作为辛温解表剂中之辅助品，以增强发汗散寒功效，如桂枝汤等方剂中均有生姜。若风寒感冒轻证，可单用煎汤加红糖热服，或与葱白同用，如连须葱白汤。

2. 用于胃寒呕吐，可单用或与半夏同用，以增强降逆止呕作用，如小半夏汤。随配伍之不同，可用于多种呕吐。如胃热呕吐，常与竹茹、黄连等清胃止呕药同用。

3. 用于风寒咳嗽，痰白清稀，常与其他散寒止咳药同用。

此外，本品还用于炮制半夏、天南星，以制其毒；或用于服半夏、天南星引起的喉舌麻痹、疼痛等不良反应。

【用量用法】3～9克。入汤剂。

【参考】含挥发油，油中主要为姜醇、姜烯等。又含辣味成分姜辣素、姜酮等。对呼吸和血管运动中枢均有兴奋作用，能增进血液循环，促进发汗。姜辣素对口腔和胃黏膜有刺激作用，能促进消化液的分泌，增加食欲。姜并有增加胃肠蠕动、抑制肠内异常发酵和促进气体排出的功效，有健胃作用。大量口服生姜，可引起口干、喉痛，吸收后由肾排泄，故能刺激肾脏发炎。姜汁在试管内有杀灭阴道滴虫的作用。

附　生姜皮

为生姜根茎剥下的外皮。性味辛，凉。能利水消肿。主要用于水肿，小便不利，常与茯苓皮、大腹皮、陈皮等同用，如五皮饮。用量3～9克。入汤剂。

葱　白（《本经》）

为百合科多年生草本植物葱 Allium fistulosum L. 近根部的鳞茎。全国各地均产。随时可采，切段鲜用。

【性味归经】辛，温。归肺、胃经。

【功效】发汗解表，散寒通阳，解毒散结。

【应用】

1. 用于外感风寒轻证，常与生姜同用，以增强发汗解表功效，如连须葱白汤。

2. 用于阴寒内盛，格阳于外之腹泻，厥冷，面赤，脉微等，常与附子、干姜同用，共奏温里散寒通阳之功，如白通汤。若单用炒热，外熨脐腹，有温里散寒之功，可用于寒凝气滞，腹部冷痛，或膀胱气化失司，小便不通等。

3. 用于疮痈疔毒，可单用捣烂敷患处，若加蜂蜜，其解毒散结之力更佳。

【用量用法】3～9克。入汤剂。外用适量。

【使用注意】不宜与蜂蜜共同内服。

【参考】含挥发油（葱油），油中主要为大蒜辣素。能促进汗腺分泌，有发汗解热作用。葱油由肺呼出的成分，能轻度刺激支气管分泌，有祛痰作用。并能促进消化液分泌，有健胃作用。对痢疾杆菌有较强的抑制作用，对常见皮肤真菌亦有抑制作用。葱白滤液试管内有杀灭阴道滴虫的作用。

石胡荽（《食性本草》）

为菊科一年生草本植物石胡荽 CentiPeda minima（L.）A. Brauv. et Aschers. 的全株。又叫鹅不食草。我国南北各地均产。夏季采收，晒干用或鲜用。

【性味归经】辛，温。归肺、肝经。

【功效】散寒通窍，止咳化痰，解毒消肿，止痛。

【应用】

1. 用于鼻渊所致的鼻塞，流涕，头痛等，内服、外用均可。内服常与辛夷、苍耳子、细辛等同用，以增强散寒通窍之功；外用以鲜品揉烂塞鼻，半小时取出，或捣汁滴鼻，或制成 10％软膏涂鼻腔。

2. 用于风寒咳嗽或寒痰咳嗽，常与紫苏、杏仁、麻黄等同用，以增强散寒止咳化痰作用。亦可治疗顿咳，可单用制成糖浆内服，有一定疗效。

3. 用于疮痈肿毒及毒蛇咬伤，内服、外用均可。内服常与金银花、紫花地丁、野菊花等清热解毒药同用；外用可以鲜品捣烂外敷。

4. 用于跌打肿痛、风湿痹痛，可单用浸酒服或外搽，亦可与活血止痛或祛风湿药同用。

现代多用于治疗过敏性鼻炎、慢性鼻炎等鼻腔疾病。

此外，用本品塞鼻取嚏，有退翳明目和截疟的功效。

【用量用法】3～9 克。入汤剂。外用适量。

【使用注意】本品味辛辣，对胃有刺激性，凡胃热疼痛、吐血等要慎用。

【参考】含蒲公英甾醇、β—谷甾醇、豆甾醇、挥发油、黄酮类、有机酸等。挥发油和乙醇提取液有止咳、化痰、平喘作用。对绿脓杆菌、变形杆菌、伤寒杆菌、痢疾杆菌、金黄色葡萄球菌、结核杆菌和流感病毒均有抑制作用。据报道，本品治疗面神经麻痹 40 例，痊愈 30 例，治愈率为 75％。

苍耳子（《本经》）

为菊科一年生草本植物苍耳 Xanthium sibiricum Patr. 的干燥成熟带总苞的果实。全国各地均产。秋季果实成熟时采收，晒干炒去硬刺用。

【性味归经】辛、苦，温。有小毒。归肺经。

【功效】散风寒，通鼻窍，祛风湿，止痛。

【应用】

1. 用于鼻渊、风寒头痛及头风痛。鼻渊时流浊涕，不闻香臭，常与辛夷、白芷等同用，共奏散寒通窍之功，如苍耳子散。风寒及头风头痛，常与防风、白芷、藁本等解表散寒止痛药同用。

2. 用于风湿痹痛，四肢拘挛，麻木疼痛等，可单用或与威灵仙、独活、秦艽等祛风湿药同用。

【用量用法】3～9 克。入汤剂。

【使用注意】本品有小毒，过量服用可导致中毒，引起上腹胀闷，恶心呕吐，有时腹痛腹泻，头痛烦躁等。

【参考】含苍耳甙、脂肪油、维生素C、生物碱等。从苍耳果实中又分得一种黄白色结晶状具有甙类性质的物质，暂名为 AA2，可能是苍耳子的主要毒性成分。在动物试验中，其主要作用之一是使血糖急剧下降而致惊厥和死亡。煎剂有镇咳作用。对心脏有抑制作用，能使心率减慢，收缩力减弱。体外试验对伤寒杆菌、痢疾杆菌、金黄色葡萄球菌有抑制作用。

附　苍耳草　苍耳虫

1. 苍耳草：为苍耳的全草。夏、秋季采收，切段晒干用。性味苦、辛，微寒。有小毒。有与苍耳子相似的祛风湿，止痛的功效。此外，又能解毒，祛风止痒等。可用于风湿痹痛、痢疾、痈疮疔疖、毒蛇咬伤、湿疹瘙痒及麻风病等。单用或配伍应用，内服、外用均可。用量 6～15 克。入汤剂。

2. 苍耳虫：为寄居在苍耳茎中的一种昆虫的幼虫。夏秋间捕捉，焙干用。能解毒消肿，专供外用。主要用于痈肿、疔毒、痔疮等，常配伍白僵蚕或雄黄、冰片等，蜜调敷贴或捣敷患处。

芸香草（《四川中药志》）

为禾本科多年生草本植物芸香草 Cymbopogon distans（Nees）A. Camus. 的全草。产于云南、贵州、四川等地。夏、秋季采收，晒干切段用。

【性味归经】辛、苦，温。归肺、脾经。

【功效】发散风寒，祛风胜湿，止咳平喘。

【应用】

1. 用于外感风寒所致的恶寒，发热，无汗，身痛等，单用或与防风、荆芥、紫苏等同用，以增强散寒解表之功。

2. 用于风湿痹痛，四肢拘急，常与苍术、羌活、独活等祛风除湿药同用。

3. 用于外感风寒，咳嗽喘息，胸闷痰多，常与紫苏、麻黄、杏仁等散寒止咳药同用。若属寒痰喘咳，则可与干姜、半夏、陈皮等同用，以加强温肺止咳的功效。

本品具有松弛支气管平滑肌的作用，现代多用于治疗慢性支气管炎、支气管哮喘等。

【用量用法】9～30 克。入汤剂。

【参考】含挥发油，油中主要为胡椒酮。挥发油及其胡椒酮有显著的缓解支气管痉挛的作用，又能止咳、祛痰。此外，对胃肠道有一定刺激性。

柽　柳（《开宝本草》）

为柽柳科落叶灌木或小乔木植物柽柳 Tamarix chinensis Lour. 桧柽柳 Tamarix juniperina Bge. 多枝柽柳 Tamarix ramossima Ledeb. 的细嫩枝叶。全国各地均产。5～6月开花时采收，晒干切段用。

【性味归经】辛，平。归肺、胃、心经。

【功效】解表透疹。

【应用】用于麻疹初期，透发不畅，或因风寒外袭，疹毒内陷等，常与竹叶、牛蒡子、蝉蜕等同用，以增强解表透疹之功，如竹叶柳蒡汤。同时亦可煎汤熏洗。

此外，因具有祛风止痒功效，故外用煎水洗浴，可治疗皮肤瘙痒性疾病。

【用量用法】3～9克。入汤剂。外用适量。

【使用注意】麻疹已透者不宜用。用量过大能令人心烦。

【参考】含柳甙，即水杨素、树脂、槲皮黄碱素等。体外试验，柽柳煎剂对肺炎球菌、甲型链球菌、白色葡萄球菌及流感杆菌均有抑制作用。

第二节　辛凉解表药

辛凉解表药性味多辛凉，以发散风热为主要功效，发汗力一般较弱。适用于外感风热或温病初起，证见发热，微恶风寒，咽干口渴，舌苔薄黄，脉浮数等。部分药物因兼有清头目，利咽喉，宣肺止咳和透疹等作用，故风热目疾、咽喉肿痛、风热咳嗽及疹出不透等证也多应用。并常与清热、解毒药配伍。

本类药物因发汗作用较弱，一般无伤阴耗液之弊，故无严格的禁忌。

薄　荷（《新修本草》）

为唇形科多年生草本植物薄荷 Mentha haplocalyx Briq. 的干燥地上部分。我国南北各地均产，尤以江苏、江西、浙江产者为著名。夏、秋季茎叶茂盛或花开时，分次采收，阴干切段用。

【性味归经】辛，凉。归肺、肝经。

【功效】疏散风热，清头目，利咽喉，透疹毒。

【应用】

1. 用于外感风热及温病初起，发热恶风，头痛无汗等，常与金银花、牛蒡子、连翘等同用，共奏疏散风热，清热解毒之功，如银翘散。

2. 用于风热上攻所致的头痛、目赤或咽喉肿痛。前者，常与菊花、桑叶、蔓荆子等散风热，清头目药同用；后者，常与牛蒡子、桔梗等散风热，利咽喉药同用，

3. 用于麻疹初起，或风热外袭疹发不畅。常与蝉蜕、葛根、牛蒡子等同用，以增强透疹功效，如加减葛根汤。对于风疹瘙痒亦可应用。

此外，还用于肝郁气滞，胸胁胀痛，常与疏肝、柔肝的柴胡、白芍、当归等同用，如逍遥散。

【用量用法】3～9克。入汤剂。

【参考】含挥发油，油中主要为薄荷脑、薄荷酮。挥发油小量内服，有兴奋中枢神经作用，并能使皮肤毛细血管扩张，促进汗腺分泌，故有发汗解热作用。能促进肠蠕动，缓解肠管痉挛，制止肠内异常发酵，有制腐作用。作用于感觉神经末梢，可使其感觉迟钝，有镇痛、止痒作用。煎剂对人型结核杆菌、伤寒杆菌有抑制作用。挥发油体外试验，对阴道滴虫有很强的杀灭作用。

蝉 蜕 (《别录》)

为蝉科昆虫黑蚱（蝉）Cryptotympana pustulata Fabricius 羽化时脱落的皮壳。全国大部分地区均产。夏、秋季收集，去净泥土，晒干用。

【性味归经】甘，寒。归肺、肝经。

【功效】疏散风热，透疹止痒，明目退翳，熄风止痉。

【应用】

1. 用于外感风热及温病初起，发热恶风，头痛咽痛，脉浮数等，常与菊花、薄荷、金银花等同用，共奏疏散风热，清热解毒之功。若表里热盛，发热恶风，口渴引饮，可并用石膏、知母等，以清解表里热邪。风热所致的失音、咽痛者，则可与桔梗、牛蒡子、胖大海等同用。

2. 用于麻疹初期，疹出不畅，以及风疹块、皮肤瘙痒等。前者，常与牛蒡子、葛根、升麻等同用，以透发疹毒；后者，常与荆芥、防风、薄荷等同用，以增强祛风止痒作用。

3. 用于风热目赤多泪或翳障。前者，常与菊花、木贼、蒙花等同用，以疏风明目，如蝉花散；后者，常与石决明、草决明、夏枯草等同用，以退翳明目。

4. 用于破伤风和小儿惊风。破伤风，牙关紧闭，角弓反张，常与天麻、全蝎等熄风止痉药同用，如五虎追风散。小儿惊风，发热抽搐，常与钩藤、黄芩、羚羊角等同用，共奏清热息风止痉之功。

【用量用法】3～9克。入汤剂。熄风止痉可用至15～30克。

【参考】含大量甲壳质。据试验，蝉蜕能引起家兔活动减少，安静，能降低反射反应和横纹肌紧张度，有定惊、镇痉作用。并对神经节有阻断作用。近年有将本品配苏叶、益母草等，试用治慢性肾炎去尿蛋白，初步观察有一定疗效，但用量须大。

葛 根 (《本经》)

为豆科多年生落叶藤本植物野葛 pueraria lobata（willd.）Ohwi 或甘葛藤 Pueraria thomsonii Benth. 的干燥根。我国各地均产。冬、春季采挖，切片晒干，生用或煨用。

【性味归经】甘、辛，凉。归脾、胃经。

【功效】发表解肌，升阳止泻，解热生津，透疹（煨葛根长于升脾胃清阳）。

【应用】

1. 用于外感发热，头痛无汗，项背强痛等。若属风寒所致者，常与麻黄、桂枝、生姜等辛温解表药同用，如葛根汤；属风热所致者，常与柴胡、黄芩、石膏等同用，以增强疏散清解作用，如柴葛解肌汤。

2. 用于湿热泻痢及脾虚腹泻等。前者，常与黄芩、黄连等清热燥湿药同用，如葛根芩连汤；后者，常与党参、白术等健脾补气药同用，如七味白术散。

3. 用于热病口渴或消渴证，常与麦门冬、天花粉、生地等同用，以加强清热生津止渴作用，如玉泉散。

4. 用于麻疹初起，透发不畅，常与升麻、芍药、甘草同用，共奏清热解毒透疹之功，如升麻葛根汤。

此外，现代还用于治疗高血压脑病，对改善头痛，眩晕，项强，肢体麻木等症状有一定的效果，临床多与其他降压药物配伍应用。

【用量用法】9～16克。入汤剂。

【参考】含黄酮类，主要为葛根素、葛根黄甙、大豆甙、大豆黄酮等，并含大量淀粉。有解热、降低血糖及温和的降压作用。能扩张脑、冠状动脉血管，增加脑、冠状动脉的血流量。葛根黄酮对因垂体后叶素所引起的心肌缺血反应有保护作用。大豆甙有镇静作用。水煎剂对痢疾杆菌有抑制作用。

附　葛花

为葛的未开放的花蕾。立秋后当花未开放时采收，去掉梗叶，晒干用。性味甘，平。能解酒醒脾。主要用于饮酒过度，头痛，头昏，烦渴，胸膈胀闷，呕吐酸水等，常与白蔻仁、橘皮、木香等同用，如葛花解酒汤。用量3～12克。入汤剂。

柴　胡（《本经》）

为伞形科多年生草本植物柴胡（北柴胡）。Bupleurum chinense Dc. 或狭叶柴胡（南柴胡）Bupleurum scorzonerifolium Willd。的干燥根或全草。北柴胡主产于辽宁、甘肃、河北、河南等地；南柴胡主产于湖北、江苏、四川等地。春、秋季采收，晒干切段，生用或醋炒用。

【性味归经】苦、辛，微寒。归肝、胆经。

【功效】和解退热，疏肝解郁，升举阳气（醋炒用于疏肝解郁）。

【应用】

1. 用于伤寒邪在少阳，寒热往来，胸胁苦满，口苦，咽干，目眩等，常与黄芩、半夏、生姜等同用，如小柴胡汤。本品长于疏解半表半里之邪，故为治疗少阳证之要药。对于外感发热头痛者，亦可应用，常与甘草配伍，如柴胡汤。疟疾的寒热往来，亦为常用之品，可与黄芩、青蒿、常山等配伍，以清热截疟。

2. 用于肝郁气滞所致的胸胁胀痛、月经不调、痛经，常与白芍、当归、薄荷等同用，以加强疏肝，柔肝，活血，养血之功，如逍遥散、加味逍遥散等；若属肝胆湿热郁结之胁肋疼痛，则又常与茵陈、栀子、黄芩等同用，以加强清热利湿之力。

3. 用于气虚下陷所致的脱肛、子宫脱垂、胃下垂等，常与人参、黄芪、升麻等补气升阳药同用，如补中益气汤。

【用量用法】3～9克。入汤剂。

【使用注意】本品性能升散，故阴虚火旺、肝阳上亢之证忌用。

【参考】含皂甙、挥发油、脂肪油、柴胡醇、α—菠菜甾醇（二者可能为同一物质）、侧金盏花醇、β—谷甾醇、芸香甙等。有利胆、抗脂肪肝和抗肝损伤的作用。柴胡醇有舒、收、软肝脾的作用，小剂量（6～12克）即可达到舒软肝脾的目的；中剂量（15～21克）与大剂量（24～45克）可收软肝脾，但易于中毒。粗制皂甙部分经动物口服后，有镇静、镇痛、镇咳、降压作用。又能降低血管通透性，促进回肠收缩等。

31

煎剂有解热作用。还能抑制疟原虫生长发育，进而使之消灭。对结核杆菌、流感病毒有抑制作用。

升　麻（《本经》）

为毛茛科多年生草本植物大三叶升麻 Cimicifuga heracleifolia Kom. 兴安升麻 Cimicifuga dahurica（Turcz.）Maxim. 或升麻 Cimicifuga foetida L. 的干燥根茎。主产于辽宁、黑龙江、湖南、山西等地。夏、秋季采挖，除去须根，晒干切片，生用或蜜炙用。

【性味归经】辛、甘，微寒。归肺、脾、胃、大肠经。

【功效】发表透疹，清热解毒，升举阳气（多蜜炙用）。

【应用】

1. 用于麻疹初期，透发不畅，常与葛根、芍药、甘草同用，以增强凉血解毒透发之力，如升麻葛根汤；若热毒较盛者，又常与紫草、连翘、薄荷等同用。

2. 用于热毒所致的多种病证。如阳明胃热之头痛、牙龈肿痛、口舌生疮等，常与黄连、牡丹皮、生地等同用，共奏清热泻火解毒之功，如清胃散。风热上壅，咽喉肿痛，常与桔梗、牛蒡子、黄芩等同用，以散风热，利咽喉，如牛蒡子汤。若与金银花、连翘、紫花地丁等清热解毒药同用，可治疗热毒疮肿。温病发斑，常与大青叶、牡丹皮、赤芍等同用。

3. 用于气虚下陷所致的脱肛、子宫脱垂等，常与人参、黄芪、柴胡等同用，共奏补气升阳之功，如补中益气汤、举元煎。

【用量用法】3～9克。入汤剂。

【使用注意】本品有升浮之性，凡阴虚火旺和喘满气逆者，均当忌用。

【参考】含升麻苦味素、升麻碱、升麻醇、水杨酸、鞣质、咖啡酸、阿魏酸等。兴安升麻有解热、镇静和降压作用。对动物离体肠管和妊娠子宫有抑制作用，对膀胱和未孕子宫有兴奋作用。补中益气汤有兴奋子宫和加强子宫及其附近组织的张力等作用，去掉升麻、柴胡则作用减弱。升麻在体外实验对结核杆菌及多种皮肤真菌有抑制作用。

牛蒡子（《别录》）

为菊科二年生草本植物牛蒡 Arctium lappa L. 的干燥成熟果实。主产于河北、浙江等地。秋季果实成熟时采收，晒干，生用或炒后捣碎用。

【性味归经】辛、苦。寒。归肺、胃经。

【功效】疏散风热，解毒透疹，利咽消肿（炒后具有特异香气，增强药效）。

【应用】

1. 用于外感风热，咳嗽咳痰不利及咽喉肿痛，常与薄荷、金银花、连翘等同用，以加强散风热，利咽喉的功效，如银翘散。

2. 用于麻疹初期，透发不畅，常与金银花、薄荷、蝉蜕等同用。

3. 用于热毒疮肿，常与金银花、连翘、紫花地丁等清热解毒药同用。

【用量用法】3～9克。入汤剂。

【使用注意】本品具有滑肠通便作用，便溏者慎用。

【参考】含牛蒡甙、脂肪油、维生素 A、维生素 B_1，等。本品内服有解毒、消炎、排脓、利尿等作用。煎剂对金黄色葡萄球菌有显著抗菌作用。对多种皮肤真菌亦有不同程度的抑制作用。

桑　叶（《本经》）

为桑科落叶小乔木植物桑 Morus alba L. 的干燥叶。全国各地均产。初霜后采收，晒干，生用或蜜炙用。

【性味归经】苦、甘，寒。归肺、肝经。

【功效】疏散风热，清肝明目（蜜炙用长于润肺止咳）。

【应用】

1. 用于外感风热或温病初起，发热，头痛，咳嗽等，常与菊花、桔梗、杏仁等同用，以加强疏散风热，宣肺止咳功效，如桑菊饮。若燥热伤肺，咳嗽痰稠，口鼻干燥，常与杏仁、麦门冬、贝母等同用，共奏清热润肺，化痰止咳之功，如桑杏汤、清燥救肺汤。

2. 用于肝火或风热所致的目赤涩痛，多泪等，常与菊花、木贼、决明子等同用，以清肝明目，亦可煎汤外洗。若属肝阴不足，眼目昏花，视物不清，也可配伍黑芝麻做蜜丸服，如桑麻丸。

【用量用法】3～9 克。入汤剂。

【参考】含异槲皮甙、有机酸、胆碱、胡萝卜素、维生素 B_1。等。有降低血压和利尿作用。对动物实验性高血糖症有降低血糖的作用。对伤寒杆菌有明显抑制作用，又能抑制葡萄球菌的生长。据报道，桑叶制成 10% 的注射液，结合绑扎疗法，治疗丝虫性下肢象皮肿，初步观察有一定效果。

菊　花（《本经》）

为菊科多年生草本植物菊 Chrysanthemum morifolium Ramat. 的干燥头状花序。由于产地和花色及加工方法不同，又分为黄菊花、白菊花、杭菊花、滁菊花等品种。主产于浙江、安徽、河南及四川等地。9～11 月花盛开时采收，阴干用。

【性味归经】辛、甘、苦，微寒。归肺、肝经。

【功效】疏散风热，平肝明目，清热解毒（疏散清泻的功效黄菊花较强，白菊花兼能养肝）。

【应用】

1. 用于外感风热或温病初起，发热，头痛，咳嗽等，常与桑叶、杏仁、连翘等同用，以增强疏散风热，宣肺止咳功效，如桑菊饮。

2. 用于肝阳上亢或风热、肝火目疾。肝阳上亢所致的头目眩晕，头痛等，常与石决明、钩藤、白芍等平肝潜阳药同用。风热或肝火所致的目赤肿痛，多泪等，常与桑叶、夏枯草、谷精草等同用。如属肝肾阴虚，眼目昏花等虚证目疾，亦可应用，常与枸杞子、山茱萸、熟地等补肝肾药同用，如杞菊地黄丸。

3. 用于热毒疮肿，常与紫花地丁、蒲公英、金银花等清热解毒药同用。

【用量用法】9～15克。入汤剂。

【参考】含挥发油、菊甙、腺嘌呤、胆碱、水苏碱、黄酮类、微量维生素 A 类物质、维生素 B$_1$，等。有镇静、解热作用。能扩张周围血管而有降压作用。有扩张冠状动脉及增加冠状动脉血流量的作用。煎剂湿敷对局部炎症有明显作用。对葡萄球菌、链球菌、绿脓杆菌、痢疾杆菌、人型结核杆菌、感冒病毒及皮肤真菌等，均有抑制作用。

附　野菊花

为菊科多年生草本植物野菊 Chrysanthemum indicum L. 的干燥头状花序。秋、冬季花初开放时采收，晒干用或鲜用。性味苦、辛，微寒。能清热解毒。主要用于痈肿、疔疮、咽喉肿痛、风火赤眼等。常与清热解毒、明目和利咽喉药配伍应用，内服外用均可。用量9～15克。入汤剂。外用适量。

蔓荆子（《本经》）

为马鞭草科落叶小灌木植物单叶蔓荆 Vitex trifolia L. var. simplicifolia Cham. 或蔓荆 Vitex trifolia L. 的干燥成熟果实。主产于山东、江西、浙江、福建等地。秋季果实成熟时采收，阴干，炒至焦黄色用。

【性味归经】辛、苦，微寒。归膀胱、肝、胃经。

【功效】疏散风热，清利头目。

【应用】

1. 用于外感风热，头痛或偏头痛，单用或与川芎、菊花、羌活等同用，以散风热止痛，如菊芎饮。

2. 用于风热所致的目赤肿痛，多泪，常与菊花、蝉蜕、青葙子等同用，共奏疏散风热，清肝明目之功。若配伍补益肝肾药，亦可治疗虚证目疾。

此外，还可用于风湿痹痛，肢体挛急，常与防己、木瓜、秦艽等祛风湿药同用。

【用量用法】3～9克。入汤剂。

【参考】含挥发油、生物碱、黄酮类及维生素 A 类物质。有镇静、止痛作用，可用于神经性头痛、高血压头痛。并能调节体温中枢，有退热作用，但对稽留性高热不甚理想。据介绍，蔓荆子9克，水煎服，每日1剂，可治疗呃逆。

淡豆豉（《别录》）

为豆科一年生草本植物大豆 Glycine max（L.）Merr. 的成熟种子的发酵加工品。全国各地均产。制法为，取桑叶、青蒿各70～100克，加水煎煮，滤过，煎液拌入净大豆1000克中，俟吸尽后，蒸透，取出，稍晾，再置容器内，用煎过的桑叶、青蒿渣覆盖，闷，使发酵至黄衣上遍时，取出，除去药渣，洗净，置容器内再闷15～20天，至充分发酵、香气溢出时，取出，略蒸，干燥即得。此外，有的地方用苏叶、麻黄为辅料，经发酵而或的，则性味辛，微温。只宜于外感风寒之证。

【性味归经】苦、辛，凉。归肺、胃经。

【功效】解表，除烦。

【应用】

1. 用于外感风寒或外感风热表证。外感风寒，恶寒，发热，头痛，常与葱白同用，如葱豉汤；外感风热，发热，微恶风，头痛，咽痛，常与薄荷、牛蒡子、金银花等同用，共奏疏散风热，清热解毒之功，如银翘散。

2. 用于热病胸中烦闷，不眠等，常与栀子同用，以清热除烦，如栀子豉汤。

【用量用法】6～12克。入汤剂。

【参考】含脂肪、蛋白质和酶等。

附 大豆黄卷

又名清水豆卷。采用黑大豆浸水湿润发芽，晒干而成。性味甘，平。能清热利湿。多用于暑湿、湿温、湿热内蕴，发热汗少，胸闷不舒及湿痹筋挛，膝胫关节痛等。用量9～15克。入汤剂。

浮 萍（《本经》）

为浮萍科多年生水生漂浮草本植物紫萍 Spirodela polyrrhiza（L.）Schleid. 的干燥全草。全国各地均产。6～9月采收，除去杂质，晒干用。

【性味归经】辛，寒。归肺、膀胱经。

【功效】疏散风热，透疹，祛风止痒，利水消肿。

【应用】

1. 用于外感风热，身热无汗等，常与薄荷、菊花、桑叶等同用，以加强疏散风热之功。

2. 用于麻疹初期，透发不畅，常与牛蒡子、葛根、蝉蜕等辛凉透疹药同用。

3. 用于风热疹块，皮肤瘙痒，常与荆芥、防风、蝉蜕等祛风止痒药同用。亦可煎水外洗或浸酒涂擦患处。

4. 用于水肿，小便不利，兼有表证者尤为适宜，常与车前子、茯苓、麻黄等同用，以加强利水消肿之功。

【用量用法】3～9克。入汤剂。外用适量。

【参考】含芷草素、牡荆素、木樨草黄素、醋酸钾、氯化钾、碘等。煎剂和浸剂有微弱的解热作用。所含钾盐有利尿作用。此外，对衰弱的蛙心有强心作用。

木 贼（《嘉祐本草》）

为木贼科多年生常绿草本隐花植物木贼 Equisetum hiemale L. 的干燥地上部分。产于东北、华北、内蒙古和长江流域各省。夏、秋季采收，除去须根，切段用。

【性味归经】甘、苦，平。归肺、肝经。

【功效】散风热，退目翳，止血。

【应用】

1. 用于风热目赤多泪或翳障，为眼科常用药，一般不用于风热表证。前者，常与菊花、桑叶等疏散风热明目之品同用；后者，常与蝉蜕、谷精草、炙甘草等散风热，退翳药同用，如神消散。

2. 用于便血、痔疮出血，常与地榆、槐花等止血药同用。

【用量用法】3～9克。入汤剂。

【参考】含大量硅酸盐，并含烟碱、二甲基矾、木贼酸、鞣质、黄酮甙等。硅酸盐和鞣盾有收敛作用，从而对于接触部位有消炎止血的作用。

（陶镇岗）

第二章　清热药

凡以清泄里热为主要功效的药物，称为清热药。

清热药性多寒凉，具有清热泻火、解毒、凉血、清虚热等功效。主要用于里热证。证见高热，口渴，小便黄，大便干，舌红苔黄，脉数等。此外，亦可用于泻痢、目疾、疮肿等而有里热表现者。

由于发病因素和部位不一，病情发展变化的阶段不同，以及患者体质情况的差异，因而里热证有实热（气分实热）、湿热、热毒、血热和虚热等证型。根据清热药的性能和特长，一般分为清热泻火、清热燥湿、清热解毒、清热凉血和清退虚热药五类。

应用本类药物时，要分清里热所在的部位以及属实热还是虚热等，选择适宜的清热药，根据病情并作相应的配伍。如里热兼有表证者，可配伍解表药。气分热兼血分热者，宜泻火药和凉血药同用。热盛毒盛者，当以泻火药和解毒药同用。热盛兼阴津不足者，可与养阴生津药配伍。脾胃虚弱者，宜配伍补气健脾药等。

本类药物性多寒凉，易伤脾胃，影响运化，故对脾胃虚弱、胃纳不佳、肠滑易泻的患者要慎用。并要注意中病即止，勿使过剂，以免克伐太过，损伤正气。

第一节　清热泻火药

热与火为六淫之一，热为火之渐，火为热之极，两者只是程度上的不同，无本质差异。故凡能清热的药物，大抵皆能泻火。

清热泻火药性味大多甘寒，主要具有清热泻火功效。因多具有甘味，故在清热的同时，还多兼有生津润燥之功。适用于急性热病之高热，汗出，烦渴，谵语，发狂，小便短赤，舌苔黄燥，脉洪数等证。以及肺热、胃热、心热等多种实热证。

应用本类药物时，体质虚弱者，当考虑顾护正气，必要时适当配伍扶正药物。其次，要根据各药作用部位的不同（如清肺热、心热等），有针对性地选择应用。

石　膏　（《本经》）

为硫酸盐类矿物硬石膏族石膏，主含含水硫酸钙（$CaSO_4 \cdot 2H_2O$）。分布极广，几乎全国各地均有蕴藏，主产于湖北、安徽、甘肃、四川。以湖北、安徽产者为最佳。采挖后，除去泥沙及杂石，碾碎，生用或煅用（煅石膏）。

【性味归经】辛、甘，大寒。归肺、胃经。

【功效】清热泻火，除烦止渴，收敛生肌（用煅石膏）。

【应用】

1. 用于温热病邪在气分，高热，烦渴，汗出，脉洪大等，常与知母、粳米、甘草同用，共奏清热泻火作用，如白虎汤。若热邪渐入，高热发斑等气血两燔，则又常与知母、犀角、玄参等同用，以增强清热解毒，凉血化斑之功，如化斑汤、清瘟败毒饮等。

2. 用于肺热喘咳，心烦口渴，鼻翼扇动等，常与杏仁、麻黄、甘草同用，以清宣肺热，止咳平喘，如麻杏石甘汤。

3. 用于胃火上炎之头痛，牙龈肿痛，常与生地、知母、牛膝等同用，以增强泻火，滋阴凉血的作用，如玉女煎。

4. 用于湿疹、疮疡溃而不敛、水火烫伤等，可单用或配伍黄柏、煅龙骨等外用，以清热收湿敛疮。

【用量用法】15～60克。入汤剂。外用适量。

【使用注意】须打碎先煎久煎。

【参考】生石膏主要成分为含水硫酸钙。此外，尚含有少量硅酸、氢氧化铝、硫化物及微量的铁、镁等。煅石膏的主要成分为脱水硫酸钙。内服经胃酸作用，一部分变成可溶性钙盐，至肠吸收入血后，能增加血清内钙离子的浓度，可抑制体温调节中枢、减轻骨骼肌的兴奋性，减少血管通透性，故有解热、镇痉、消炎等作用。煅石膏外用，能减少黏膜的分泌物而起收敛生肌之功。

知　母（《本经》）

为百合科多年生草本植物知母 Anemarrhena asphodeloides Bge. 的干燥根茎。主产于河北、山西等地。春、秋季采挖，除去须根，洗净晒干，习称"毛知母"：除去外皮，洗净晒干，习称"知母肉"。生用或盐炒用。

【性味归经】苦、甘，寒。归肺、胃、肾经。

【功效】清热泻火，滋阴润燥（盐炒取其滋肾泻火）。

【应用】

1. 用于温热病邪在气分，高热，烦渴，汗出，脉洪大等，常与石膏、粳米、甘草同用，以增强清热泻火除烦的作用，如白虎汤。对肺热咳嗽，痰黄稠黏等，常与黄芩、贝母、栝楼等清肺化痰止咳药同用。

2. 用于阴虚火旺，骨蒸潮热，盗汗及消渴证。前者，常与黄柏、地黄、山茱萸同用，以滋阴降火，如知柏地黄丸；后者，常与养阴生津的天花粉、麦门冬、天门冬等同用，如二冬汤。

【用量用法】6～12克。入汤剂。

【使用注意】本品性质寒润，能滑肠致泻，故脾虚便溏者不宜用。

【参考】含皂式、黏液质、鞣质、烟酸、胆碱等。有解热、镇静、降压、降血糖、利尿和祛痰作用。经动物实验证明，不论对高热或低热，均有一定的清解作用。对神经系统的镇静作用，可能与所含烟酸有关。煎剂体外试验对痢疾、伤寒、副伤寒、霍乱、大肠、绿脓等七种革兰氏阴性菌及葡萄球菌、溶血性链球菌、肺炎双球菌、百日咳杆菌等五种革兰阳性菌，均有较强的抗菌作用。在试管内对常见的致病性皮肤癣菌亦有较强的抗菌作用。

栀 子（《本经》）

为茜草科常绿灌木植物栀子 Gardenia jasminoides Ellis 的干燥成熟果实。产于长江以南各省。9～11 月果实成熟呈红黄色时采收，晒干，生用或炒焦用。

【性味归经】苦，寒。归心、肝、肺、胃经。

【功效】泻火除烦，清热利湿，凉血止血（常用焦栀子）。

【应用】

1. 用于热病心烦，躁扰不宁等，常与淡豆豉同用，以清热除烦，如栀子豉汤。若热毒炽盛，神昏谵语等，则又常与清热泻火解毒的黄连、黄芩、黄柏同用，如黄连解毒汤。

2. 用于湿热所致的黄疸或小便赤涩热痛。前者，常与茵陈、大黄同用，以增强利胆退黄的功效，如茵陈蒿汤；后者，常与木通、车前子、滑石等利尿通淋药同用，如八正散。本品为治疗湿热黄疸和湿热淋证的常用要药。

3. 用于血热妄行的吐血、衄血、尿血等，根据不同的出血部位，配伍凉血止血药。

此外，生栀子粉用水或醋调成糊状外敷，对于疮疡灼热肿痛或外伤肿痛，有消肿止痛的作用。

【用量用法】3～9 克。入汤剂。外用适量。

【参考】含栀子甙、栀子次甙、栀子素、藏红花酸、熊果酸、胆碱、β—谷甾醇、鞣质等。有解热、镇静、降压等作用。又能促进胆汁分泌，降低血中胆红素。能抑制发热中枢，作用似黄芩、黄连，但作用较弱。对由于热性病引起的脑部充血和神经兴奋所致的心烦、失眠有镇静作用。对金黄色葡萄球菌、脑膜炎双球菌、卡他球菌及多种皮肤真菌有抑制作用。水煎剂还能杀死钩端螺旋体和血吸虫成虫。

夏枯草（《本经》）

为唇形科多年生草本植物夏枯草 Prunella vulgaris L. 的干燥带花的果穗。我国各地均产，主产于江苏、浙江、安徽、河南等地。夏季果穗呈棕红色时采收，晒干用。

【性味归经】苦、辛，寒。归肝、胆经。

【功效】清肝明目，散结消肿。

【应用】

1. 用于肝火目赤肿痛，羞明流泪，头痛眩晕等，常与石决明、决明子、菊花等清肝明目药同用。若肝虚有热的目痛，亦可与当归、白芍等养血补肝药同用，如夏枯草散。本品为治疗肝火目疾及肝阳上亢之头痛眩晕的常用药。

2. 用于痰火郁结所致的瘰疬、瘿瘤等，可单用煎服或熬膏服，亦可与海藻、昆布、玄参等同用，以加强软坚散结之功。

现代常用于治疗高血压、甲状腺肿大、淋巴结结核、乳腺增生症等。此外，又可用于肺结核、淋巴肉瘤及纵隔肿瘤等。

【用量用法】9～15 克。入汤剂。

【参考】含夏枯草甙、芸香甙、金丝桃甙、咖啡酸、鞣质、无机盐（氯化钾、硫酸钾）挥发油等。无机盐部分有降压作用。煎剂临床上对高血压患者能降低血压和减轻症状。并有明显的利尿作用。此外，水煎剂对家兔离体子宫有兴奋作用，能使离体兔肠蠕动增加。体外实验，对绿脓杆菌、结核杆菌、伤寒杆菌、痢疾杆菌、葡萄球菌、溶血性链球菌等有抑制作用。

芦　根（《别录》）

为禾本科多年生草本植物芦苇 Phragmites communis Trin. 的新鲜或干燥根茎。我国各地均产。全年均可采挖，除去芽、须根及膜状叶，晒干用或鲜用。

【性味归经】甘，寒。归肺、胃经。

【功效】清热除烦，生津止渴，清胃止呕。

【应用】

1. 用于热病伤津，心烦口渴，舌燥少津等，常与知母、天花粉、麦门冬等同用，共奏清热生津之功。

2. 用于胃热呕吐、呃逆，常与竹茹、生姜等同用，如芦根饮。

3. 用于肺热或风热咳嗽，常与桔梗、桑叶、黄芩等清泄肺热、宣肺止咳药同用。还可用于肺痈咳吐脓痰，有类似苇茎的功效，常与薏苡仁、冬瓜仁、鱼腥草等同用，以增强清热解毒，化痰排脓的作用。

此外，本品还具有清热利尿的作用，可用于热淋涩痛，多与车前子、滑石、石韦等利尿通淋药同用。

【用量用法】15～30克。入汤剂。

【参考】含天冬酰胺、糖类、蛋白质、薏苡素。可溶解胆结石。民间用于解河豚毒。

天花粉（《本经》）

为葫芦科多年生草质藤本植物栝楼 Trichosanthes kirilowii Maxim. 或日本栝楼 Trichosanthes japonica Regel 的干燥根。我国各地均产。秋、冬季采挖，洗去泥土，刮去外皮，切片晒干用。

【性味归经】甘、微苦，微寒。归肺、胃经。

【功效】清热生津，消肿排脓。

【应用】

1. 用于热病伤津，心烦口渴及消渴证。前者，常与知母、麦门冬、生地等同用，以清热生津；后者，常与葛根、山药、知母等同用，如玉液汤。本品亦能清肺热，润肺燥，对肺热咳嗽或燥咳等，常与贝母、射干、马兜铃等同用，共奏清肺润燥止咳的作用，如射干兜铃汤。

2. 用于痈肿疮疡，红肿热痛等，常与金银花、赤芍、乳香等同用，共奏清热解毒，活血消肿之功，如仙方活命饮。内服外敷均可。

此外，现代还用于中期妊娠引产、宫外孕、恶性葡萄胎、绒毛膜上皮癌等。

【用量用法】10～15克。入汤剂。外用适量。

【使用注意】脾胃虚弱，大便滑泻者忌用。

【参考】含蛋白质、皂甙、淀粉等。以天花粉、皂角、狼毒、细辛组成的民间验方，制成糊剂或栓剂，阴道给药，用于人工流产等有较好的效果。经研究证明，本方主药为天花粉，有效成分为一种植物蛋白。现已提取制成天花粉注射剂，供肌内注射或静脉滴注。该植物蛋白能使胎盘绒毛膜滋养叶细胞变性、坏死，阻断胎盘血液循环，导致胎儿死亡，然后娩出。除用于中期妊娠引产外，又扩大用于宫外孕等。此外，天花粉还对动物某种移植性肿瘤的生长有抑制作用。据观察对恶性葡萄胎疗效较好，能使尿绒毛膜促性腺激素大幅度下降。

本品（植物蛋白）注射给药能引起发热、头痛、关节痛、皮疹等不良反应，故须做皮下试验。

竹　叶（《别录》）

为禾本科多年生常绿竹状乔木或灌木植物淡竹 Phyllostachys nigra Munrovarhenis (Mits) Stapf. ex Rendle 的干燥叶片。主产于长江流域。初出未展开的嫩叶，称"竹叶卷心"。随时采收，晒干用。

【性味归经】甘、淡，寒。归心、肺、胃经。

【功效】清热除烦，生津，利尿（竹叶卷心，长于清心热）。

【应用】

1. 用于热病后余热未尽，烦热口渴，常与石膏、麦门冬、人参等同用，以加强清热生津作用，如竹叶石膏汤。温病热入心包，神昏谵语等，常与犀角尖、连翘心、玄参心等同用，共奏清心解毒之功，如清宫汤。

2. 用于热淋及心火移于小肠所致的口舌生疮，小便淋痛等，常与木通、生地、甘草梢同用，如导赤散。

【用量用法】6～15克。入汤剂。

淡竹叶（《本草纲目》）

为禾本科多年生草本植物淡竹叶 Lopha therum gracile Brongn. 的干燥茎叶。主产于长江流域及南部各省。夏季未抽花穗前采收，切段，晒干用或鲜用。

【性味归经】甘、淡，寒。归心、胃、小肠经。

【功效】清热除烦，利尿通淋。

【应用】

1. 用于热病心烦口渴，常与芦根、天花粉等清热生津药同用。

2. 用于热淋及心火移于小肠所致的口舌生疮，小便赤涩热痛，常与灯心草、车前子、木通等同用，以清心、利尿通淋。

【用量用法】6～12克。入汤剂。

【参考】含三萜化合物（芦竹素、即白茅素、蒲公英赛醇和无羁萜）。实验证明，淡竹叶确有解热和利尿作用，但效果轻微，此外，还有增高血糖作用。水煎剂试管内对金黄色葡萄球菌有一定抑制作用。

密蒙花 （《开宝本草》）

为马钱科落叶灌木植物密蒙花 Buddle jaofficinalis Maxim. 的干燥花蕾及其花序。主产于湖北、四川、甘肃、陕西、河南、广东、广西、云南、贵州等地。春季花未开放时采收，除去杂质，晒干用。

【性味归经】甘，微寒。归肝经。

【功效】清肝明目，退翳。

【应用】用于肝火目赤肿痛，多眵多泪，目昏生翳，常与木贼、石决明等同用，共奏清肝明目退翳之功，如密蒙花散。若肝虚目昏干涩或生翳障，可与养肝明目的枸杞子、菟丝子、山茱萸等同用。本品为眼科清肝明目的常用药。

【用量用法】3～9克。入汤剂。

【参考】含醉鱼草甙、刺槐素等多种黄酮类。刺槐素与槲皮素相似，有维生素 P 样作用。动物试验，刺槐素还有某些解痉作用，其解痉效力为罂粟碱的 75％。据报道，本品可作为治疗视神经萎缩的主药之一。

谷精草 （《开宝本草》）

为谷精草科一年生草本植物谷精草 Eriocaulon buergerianum Koern. 的干燥带花茎的头状花序。主产于浙江、江苏、安徽、江西、湖南、广东、广西等地。秋季采收，拔取全草或剪取花序，切段晒干用。

【性味归经】辛、甘，平。归肝、肺经。

【功效】疏散风热，明目退翳。

【应用】用于风热目赤，羞明多泪，目生翳障，常与龙胆草、赤芍、荆芥等同用，以增强清肝、活血、散风之功，如谷精龙胆散。

【用量用法】6～15克。入汤剂。

【参考】对绿脓杆菌和皮肤真菌有抑制作用。

青葙子 （《本经》）

为苋科一年生草本植物青葙 Celosia argenten L. 的干燥成熟种子。产于我国中部及南部各省。秋季果实成熟时采收，除去杂质，晒干用。

【性味归经】苦，微寒。归肝经。

【功效】清热明目，退翳。

【应用】用于肝火目赤肿痛，目生翳膜，常与决明子，夏枯草、菊花等同用，以清肝明目。

此外，现代还用于高血压病而属于肝阳上亢型者，常与夏枯草、石决明、钩藤等平肝潜阳药同用。

【用量用法】9～15克。入汤剂。

【使用注意】本品清热力强，且有扩散瞳孔的作用，故对于肝肾阴虚之目疾和青光眼的患者要忌用。

【参考】含脂肪油，油中主要成分为青葙子油脂。据报道，用青葙子 15 克，配玄明粉 4.5 克（冲），酸枣仁 12 克，密蒙花 9 克，决明子 9 克，茯苓 12 克，白扁豆 15 克，水煎服。试用治慢性葡萄膜炎，初步观察，效果尚好，可以控制炎症和提高视力。

鸭跖草（《本草拾遗》）

为鸭跖草科一年生草本植物鸭跖草 Comme lina communis L. 的干燥地上部分。我国各地均产。夏、秋季采收，洗净切段，晒干用或鲜用。

【性味归经】甘、苦，寒。归肺、胃、膀胱经。

【功效】清热，利尿，解毒。

【应用】

1. 用于温病初起或气分实热证。温病初起，发热恶寒，头痛咽痛等，常与薄荷、牛蒡子、菊花等疏散风热药同用。气分实热，证见高热口渴，脉洪大等，常与石膏、知母等清热泻火药同用。

2. 用于热淋小便涩痛或水肿有热者，常与车前子、木通、滑石等利尿通淋药同用。

3. 用于咽喉肿痛、痈肿疮毒、毒蛇咬伤等。咽喉肿痛，常与山豆根、射干、桔梗等同用，共奏解毒利咽之功。痈肿、蛇伤，常与紫花地丁、蒲公英、半边莲等清热解毒药同用，内服外用均可。

【用量用法】15～30 克。入汤剂。外用适量。

【参考】含飞燕草式、鸭跖草素等。有缓和持久的降温作用。据报道，本品对高热烦渴，血吸虫病急性感染发热有迅速退热功效，但需用较大剂量。体外试验，对金黄色葡萄球菌、甲型和乙型链球菌有抑制作用。对细菌和病毒感染有较好的清热消炎作用。

第二节　清热燥湿药

清热燥湿药的性味多属苦寒，苦能燥湿，寒能清热，故具有清热燥湿的功效。主要用于湿热证。如肠胃湿热所致的泄泻、痢疾、痔瘘。肝胆湿热所致的胁肋胀痛、黄疸、口苦。下焦湿热所致的小便淋沥涩痛、带下。其他如关节肿痛、湿疹、痈肿，耳痛流脓等证，亦多与湿热有关，均属本类药的应用范围。

本类药物苦寒多能伐胃、伤阴，故用量一般不宜过大。对脾胃虚弱和津液亏耗者当慎用，必要时，可配伍健胃或养阴药物。此外，本类药多兼有泻火、解毒作用，可与清热泻火、清热解毒药互参。

黄　芩（《本经》）

为唇形科多年生草本植物黄芩 Scute llaria baicalensis Georgi 的干燥根。主产于河北、山西、内蒙古、河南及陕西等地。以山西产量最多，河北承德产的质量最好。春、秋季采挖，除去须根，切片晒干，生用、酒炒或炒炭用。

【性味归经】苦，寒。归肺、胆、胃、大肠经。

【功效】清热燥湿，泻火解毒，止血，安胎（酒炒长于清上焦热，炒炭用于止血）。

【应用】

1. 用于湿热所致的泄泻、痢疾、湿温、黄疸、热淋等。湿热泻痢，里急后重者，常与芍药、甘草、大枣同用，如黄芩汤。湿温发热，胸闷，苔腻者，常与滑石、茯苓、通草等同用，如黄芩滑石汤。湿热黄疸，常与茵陈、栀子等同用。膀胱湿热，小便涩痛，常与生地、木通同用，共奏清热利尿通淋之功，如火府丹。

2. 用于肺热咳嗽或温热病高热烦躁。前者常与桑白皮、知母等清肺止咳药同用，如清肺汤；后者常与黄连、黄柏、栀子同用，以增强泻火解毒之功，如黄连解毒汤。

3. 用于热毒疮肿及咽喉肿痛。前者常与金银花、连翘、野菊花等清热解毒药同用；后者常与山豆根、桔梗、射干等解毒利咽药同用。

4. 用于内热炽盛，迫血妄行所致的出血，常与其他凉血止血用。

5. 用于胎热不安，常与白术、当归等同用，如当归散。

此外，现代还用于高血压、动脉硬化而属于肝阳上亢型，有眩晕、头痛、面赤、心烦等症。

【用量用法】3～9克。入汤剂。

【参考】含黄芩甙、黄芩素、汉黄芩甙、汉黄芩素和黄芩新素等。黄芩水蒸后能破坏黄芩酶，保护有效成分。经酒炒后，水浸时能增加有效成分的浸出量。有解热、镇静、降压、利尿和降低毛细血管的通透性及抑制肠管蠕动等作用。动物实验证明，黄芩的解热作用，其有效成分为黄芩甙元，作用强度稍弱于安替匹林。黄芩煎剂对金黄色葡萄球菌、霍乱弧菌、伤寒杆菌、副伤寒杆菌、痢疾杆菌、白喉杆菌、溶血性链球菌、大肠杆菌、绿脓杆菌、肺炎球菌以及皮肤真菌、流感病毒等均有抑制作用。

黄　连（《本经》）

为毛茛科多年生草本植物黄连 Coptis chinensis Franch. 三角叶黄连 Coptis del-toidea C. Y. Cheng et Hsiao 或云连 Coptis teetoides C. Y. Cheng 的干燥根茎。主产于我国中部和南部各省，四川、云南产量较大。秋季采挖 5～7 年的植株，除去须根、泥土，干燥，生用或姜汁炒用。

【性味归经】苦，寒。归心、肝、胃、大肠经。

【功效】清热燥湿，泻火解毒（姜汁炒以制其苦寒之性，并利于止呕）。

【应用】

1. 用于湿热所致的多种病证，尤多用于肠胃湿热所引起的腹泻、痢疾和呕吐。湿热泻痢，里急后重者，常与木香同用，以增强行气止痛作用，如香连丸。若湿热泻痢兼发热恶寒等表证者，又常与葛根、黄芩、甘草同用，共奏清热止痢、解表之功，如葛根黄芩黄连汤。若纯下脓血，肛门灼热等热毒血痢者，则可与白头翁、黄柏、秦皮同用，以加强清热解毒，凉血止痢的作用，如白头翁汤。肝火犯胃，呕吐吞酸，胁痛者，常配伍吴茱萸，以加强疏肝和胃，降逆止呕的作用。如左金丸；或与半夏、竹茹、橘皮同用，共奏清热降逆止呕之功，如黄连橘皮竹茹半夏汤。

2. 用于心、胃、肝、胆等脏腑的实火证，并以泻心经实火见长。如心火亢盛，烦躁不眠，常与朱砂、生地、当归等同用，共奏清心、养心、安神之功，如朱砂安神丸。热病高热心烦，神昏谵语，常与黄芩、黄柏、栀子清热泻火解毒药同用，如黄连解毒汤。胃火炽盛，消谷善饥，烦渴多饮的中消证，常与天花粉、芦根、地黄等清热生津药同用。肝火目赤，肿痛多泪，常与栀子、菊花、龙胆草等清肝明目药同用，亦可单用浸汁点眼。血热之吐血、衄血者，常与大黄、黄芩泻火凉血止血药同用，如泻心汤。

3. 用于痈肿疔毒、湿疮痒疹、耳脓、口舌生疮等，常与黄芩、栀子、龙胆草等泻火解毒药同用。内服外用均可。

【用量用法】1.5～4.5克。入汤剂。研末服，每次 0.6～1.5 克。外用适量。

【参考】含有大量小檗碱（黄连素）及少量黄连碱、甲基黄连碱等。近年临床常用黄连须代替黄连应用。化学分析证明，黄连须中也含有黄连素。体外抑菌试验显示，50%的黄连须煎剂与 10%黄连煎剂的抗菌能力相同。小檗碱在体内、体外可加强白细胞的吞噬能力。有利胆、扩张末梢血管、降血压及解热作用。黄连有广谱抗菌作用，体外试验对葡萄球菌、链球菌、肺炎双球菌、炭疽杆菌、痢疾杆菌有强大抑制作用。对肺炎球菌的抑制强度不亚于青霉素。对金黄色葡萄球菌的抗菌力优于青霉素。对百日咳杆菌也有显著的抑制作用。此外，对白喉杆菌、鼠疫杆菌、布氏杆菌、变形杆菌、伤寒杆菌、结核杆菌、钩端螺旋体等均有抑制作用。单味使用时，细菌易产生耐药性，复方使用则不易产生耐药性。

附 马尾连

为毛茛科多年生草本植物多叶唐松草 Thalictrum foliolosum DC. 等多种同属植物的干燥根茎和根。全国各地均产。夏、秋季采挖，洗净晒干用。有类似黄连的性能，但苦寒之性及功效均较黄连弱。主要用于胃肠或肝经湿热所致的泻痢、呕吐、黄疸、目赤及热毒疮肿等证。内服外用均可。用量 6～12 克。入汤剂。外用适量。

黄　柏（《本经》）

为芸香科落叶乔木植物黄皮树 Phellodendron dhinense Schneid。或黄檗 Phellodendron amurensc Rnpr. 的干燥树皮。前者习称"川黄柏"，主产于四川、贵州、湖北、云南等地。后者习称"关黄柏"，主产于辽宁、吉林、河北等地。立夏至夏至间剥取树皮，刮去粗皮，晒干压平切片，生用或盐炒用。

【性味归经】苦，寒。归肾、膀胱、大肠经。

【功效】清热燥湿，泻火解毒、退虚热（盐炒退虚热）。

【应用】

1. 用于多种湿热证。如泻痢脓血，里急后重。常与白头翁、黄连、秦皮同用，共奏清热燥湿，凉血止痢之功，如白头翁汤。黄疸，小便黄赤，常与栀子、甘草同用，以增强利湿退黄作用，如栀子柏皮汤。带下黄稠，常与车前子、山药、白果等同用，以加强清热利湿，健脾止带作用，如易黄汤。足膝红肿疼痛，常与苍术、牛膝同用，如三妙丸。热淋小便涩痛，常与木通、滑石、瞿麦等利尿通淋药同用。总之，黄柏清热燥湿及泻火解毒的作用与黄连相似，但黄连主要去中焦湿热，黄柏主要去下焦湿热。

2. 用于热毒疮疡、湿疹等，可内服或外用。热毒疮疡，内服常与黄连、黄芩、栀子泻火解毒药同用，如黄连解毒汤；外用可研细末以鸡蛋清或猪胆汁调涂患处。湿疹，内服常与土茯苓、苦参、白鲜皮等清热燥湿，解毒止痒药同用；外用可与滑石、甘草为末撒敷，或煎水洗患处。

3. 用于阴虚发热，骨蒸盗汗及遗精等，常与知母、熟地、山茱萸等同用，共奏滋阴泻火之功，如知柏地黄丸。

【用量用法】3～12克。入汤剂。外用适量。

【参考】黄柏树皮含小檗碱，并含少量的掌叶防己碱、黄柏碱、棕榈碱、木兰花碱等多种生物碱。另外，还含有黄柏酮、黄柏内脂、脂肪油、黏液质、甾醇类等。黄皮树树皮的成分，与黄柏树皮相似。抗菌谱与抗菌效力和黄连相似。对血小板有保护作用，使其不易破碎。外用可促进皮下渗血的吸收。此外，还有利胆、降酶、降絮、利尿、降压、降血糖及解热等作用，但效力不及黄连。

龙胆草（《本经》）

为龙胆科多年生草本植物条叶龙胆 Gentiana manshurica Kitag. 龙胆 Gentiana scabra Bge 三花龙胆 Gentiana triflora pall. 或坚龙胆 Gentiana regescens Franch. 的干燥根及根茎。前三种习称"龙胆草"，后一种习称"坚龙胆草"。全国各地均产。春、秋季采挖，晒干切段用。

【性味归经】苦，寒。归肝、胆经。

【功效】清热燥湿，泻肝胆火。

【应用】

1. 用于湿热黄疸、带下、湿疹等。湿热黄疸，常与茵陈、栀子、虎杖等清热利湿退黄药同用。带下黄稠、湿疹瘙痒，常与黄柏、苦参、白鲜皮等清热燥湿药同用。本品为清利肝胆经及下焦湿热的常用药。

2. 用于肝胆经实火所致的胁痛，口苦，目赤，耳聋等，常与栀子、黄芩等清肝泻火药同用，如龙胆泻肝肠。亦可用于热极生风，高热惊厥，手足抽搐等，常与牛黄、钩藤等清热息风止痉药同用，如凉惊丸。

【用量用法】3～6克。入汤剂。

【参考】含龙胆苦甙、龙胆碱、龙胆糖。龙胆碱有镇静、降压作用，并有利胆作用，可促进肝脏胆汁分泌使胆囊收缩。有降低谷丙转氨酶的作用。龙胆苦甙能促进胃液分泌，使游离酸增加。少量食前服用，有促进消化的作用；若食后服用或剂量过大，反使消化机能减退，分泌减少，甚或引起恶心呕吐，头痛眩晕等副作用。煎剂对绿脓杆菌、变形杆菌、伤寒杆菌、金黄色葡萄球菌和某些皮肤真菌，以及钩端螺旋体有一定的抑制作用。龙胆苦甙对疟原虫有抑杀作用。

苦　参（《本经》）

为豆科多年生落叶亚灌木植物苦参 Sophora flavescens Ait. 的干燥根。全国各地均产。春、秋季采挖，除去芦头、须根，晒干切片用。

【性味归经】苦，寒。归心、肝、胃、大肠、膀胱经。

【功效】清热燥湿，杀虫止痒，利尿。

【应用】

1. 用于湿热所致的黄疸、泻痢、带下、阴痒等多种病证。黄疸，常与茵陈、栀子、板蓝根等同用，以增强利湿退黄的作用。泻痢里急后重，常与木香同用，如香参丸。带下黄稠及阴肿阴痒等，常与黄柏、白鲜皮、龙胆草等清热燥湿药同用。

2. 用于皮肤瘙痒、疥癣、脓疱疮、麻风等，内服外用均可。如单用煎汤浴洗，治皮肤瘙痒、脓疱疮。配伍枯矾、硫黄制成软膏，外涂治疥癣。与大风子、苍耳子等祛风杀虫药同用，可治麻风。

3. 用于湿热蕴结，小便不利，灼热涩痛，常与木通、石韦、萹蓄等利尿通淋药同用。配当归、贝母，即当归贝母苦参丸。治妊娠小便不利。

此外，近年用本品治疗阴道滴虫病有良效。

【用量用法】3～9克。入汤剂。外用适量。

【使用注意】不宜与藜芦同用。

【参考】含有多种生物碱，其中主要有效成分为苦参碱和氧化苦参碱。另外，还有苦参烯碱、苦参醇碱等。有利尿作用，能明显增加尿中氯化钠的排出。有抗心律失常的作用，动物试验，能使心率变慢，传导延长，心肌兴奋性降低。有平喘和升高白细胞的作用。苦参碱和氧化苦参碱对某些实验性动物肿瘤的生长有明显的抑制作用。苦参煎剂对金黄色葡萄球菌、痢疾杆菌、多种皮肤真菌和阴道滴虫有抑制作用。

白鲜皮（《本经》）

为芸香科多年生草本植物白鲜 Dictamnus dasycarpus Turcz. 的干燥根皮。主产于辽宁、河北、四川、江苏等地。春、秋季采挖，除去泥沙及粗皮，剥取根皮，切片晒干用。

【性味归经】苦，寒。归脾、胃、膀胱经。

【功效】清热燥湿，解毒止痒。

【应用】用于湿热疮疡、湿疹和疥癣，多脓或黄水淋漓，肌肤湿烂等，常与苦参、黄柏、龙胆草等清热燥湿，解毒杀虫药同用。内服或外用。

此外，亦可治疗湿热黄疸及湿热痹证。

【用量用法】3～9克。入汤剂。外用适量。

【参考】含白鲜碱、白鲜内脂等。白鲜皮浸出液经动物实验有解热作用。对多种皮肤真菌均有不同程度的抑制作用。

第三节　清热解毒药

清热解毒药具有清热解毒的功效。主要用于各种火热毒邪所致的病证。如温病发热、咽喉肿痛、痈肿疮疡、热毒泻痢等。部分清热解毒药还可用于毒蛇咬伤及癌症等。

应用本类药物时，必须根据热毒症候的不同表现，有针对性地选择，并做适当的配伍。如热毒在血分，当配伍清热凉血药；火热炽盛，当配伍清热泻火药；挟湿者，当配伍清热燥湿或利湿药。若正气虚弱，可配伍补虚药以固护正气。

金银花（《别录》）

为忍冬科多年生半常绿缠绕性木质藤本植物忍冬 Lonicera Japonica Thunb. 红腺忍冬 Lonicera hypoglauca Miq. 、山银花 Lonicera confusa DC. 或毛花柱忍冬 Lonicera dasystyla Rehd. 的干燥花蕾或带初开的花。又称银花。全国各地均产。夏初花开放前采收，阴干。生用、炒炭或制为露剂用。

【性味归经】甘，寒。归肺、心、胃、大肠经。

【功效】清热解毒（炒炭利于止血，制露剂长于解暑）。

【应用】

1. 用于外感风热或温病初起，发热微恶风寒，咽痛，脉浮数等，常与连翘、薄荷、牛蒡子等清热解毒，疏散风热药同用，如银翘散。若温病热入气分，壮热，烦渴，脉洪大等，可与石膏、知母等清热泻火药同用。温病热入营血，斑疹隐隐，神烦少寐，舌绛而干等，又常与生地、牡丹皮、赤芍等清营凉血药同用。因本品既能清热解毒，又能轻宣疏散，故对温病各个阶段的症候均可配伍应用。

2. 用于热毒疮痈疔疖有红、肿、热、痛等症，可以大剂量单用，或与紫花地丁、蒲公英、野菊花等清热解毒药同用，如五味消毒饮。乳痈肿痛，常与蒲公英、青皮等清热解毒，疏肝散结药同用。治肠痈，又常与苡仁、当归等解毒消痈药同用，如清肠饮。本品为外科清热解毒之常用药。内服外用均可。

3. 用于热毒泻痢，便脓血，可单用煎服；重症可与黄连、白头翁等解毒、凉血止痢药同用。

金银花制露有清热解暑的功效，可用于小儿热疖和暑热心烦等。

此外，现代用本品配伍黄芩，制成银黄片，治疗上呼吸道感染、急性咽喉炎、扁桃体炎等有较好的疗效。

【用量用法】6～15克。入汤剂。外用适量。

【参考】含木樨草黄素、肌醇、皂甙等。有解热消炎作用。能降低血脂，减少肠内胆固醇的吸收。还能抑制某些肿瘤细胞的生长。具有较广的抗菌谱，对痢疾杆菌、伤寒杆菌、大肠杆菌、百日咳杆菌、白喉杆菌、绿脓杆菌、结核杆菌、葡萄球菌、肺炎双球菌、脑膜炎双球菌及某些皮肤真菌均有抑制作用。对流感病毒、疱疹病毒和钩端螺旋体也有抑制作用。金银花水浸剂的抗菌作用比煎剂为强。

附 忍冬藤

为忍冬科植物忍冬 Lonicera japonica Thunb. 的干燥茎枝。又叫银花藤。秋、冬季采收，切段晒干用。性味功用与金银花相似，用于痈肿疮毒，常与黄芪、甘草等同用，如神效托里散。因兼能通络，故亦常用于风湿热痹，关节红、肿、热、痛等。用量9～30克。入汤剂。

连 翘（《本经》）

为木樨科落叶灌木植物连翘 Forsythia suspensa（Thunb.）vahl 的干燥果实。产于东北、华北、长江流域及云南等地。秋季果实初熟尚带绿色时采收，习称"青翘"；果实熟透时采收，习称"黄翘"。以青翘为佳。晒干用。

【性味归经】苦，微寒。归肺、心、胆经。

【功效】清热解毒，消痈散结。

【应用】

1. 用于外感风热或温病初起，发热微恶风寒，头痛，咽痛，脉浮数等，常与金银花、薄荷、牛蒡子等疏散风热，清热解毒药同用，如银翘散。若温病热邪入营，身热夜甚，烦躁不眠，时有谵语，或斑疹隐隐等，又常与生地、玄参、犀角等清营凉血解毒药同用，如清营汤。

2. 用于热毒所致的各种疮疡肿毒、乳痈或瘰疬结核等。疮疡肿毒，常与金银花、紫花地丁、蒲公英等清热解毒药同用。乳痈肿痛，常与蒲公英、栝楼等清热解毒，消肿散结药同用。瘰疬结核，常与夏枯草、浙贝母、牡蛎等同用，以增强软坚散结之功。本品在清热解毒方面，常与金银花相须为用。前人称连翘为疮家圣药。

【用量用法】6～15克。入汤剂。

【参考】含连翘粉、甾醇、齐墩果酸、皂甙和芦丁等。有消炎作用，对无菌性炎症有明显的抗渗出及降低炎症病灶微血管壁脆性作用。煎剂有解热、镇吐和降血压作用。齐墩果酸有强心利尿作用。动物实验证明，连翘可使转氨酶下降，肝脂肪性变减少，坏死区大部分得到恢复，细胞中的糖原和核糖核酸含量接近正常。有较广的抗菌作用。煎剂对伤寒杆菌、霍乱弧菌、大肠杆菌、白喉杆菌、鼠疫杆菌、人型结核杆菌、金黄色葡萄球菌、肺炎球菌有较强的抑制作用。醇提取物能杀灭钩端螺旋体。

附 连翘心

为连翘的种子。一般是在采收青翘后，蒸熟晒干，筛取种子用。性味苦，微寒，能清心热。主要用于温热病热入心包，神昏谵语等，常与玄参心、连心麦冬、莲子心等同用，如清宫汤。用量3～6克。入汤剂。

大青叶（《别录》）

为十字花科二年生草本植物菘蓝 Istis indigotica Fort. 的干燥叶。主产于江苏、安徽、河北、河南、浙江等地。夏、秋季分2～3次采收，晒干用或鲜用。

此外，全国各地作大青叶用的植物尚有：爵床科多年生灌木状草本植物马蓝 Baphicacanthus cusia Bremek. 的叶。主产于福建、广西、广东、江西及西南等地。蓼科一年生草本植物蓼蓝 Polygonum tinctorium Ait. 的叶。主产于河北、山西等地。马鞭草科落叶灌木植物路边青 Clerodendron cyrtophyllum Turcz. 等的叶。主产于湖南、湖北、江西等地。

【性味归经】苦，寒。归心、肺、胃经。

【功效】清热解毒，凉血消斑。

【应用】

1. 用于温热病邪入血分，壮热，神昏，发斑，烦躁等，常与犀角，栀子等同用，共奏凉血解毒之功，如犀角大青汤。亦可用于外感风热或温病初起，发热微恶风寒，头痛，咽痛等，可与辛凉解表，清热解毒之薄荷、牛蒡子、金银花等同用。

2. 用于热毒所致的丹毒、口疮、咽喉肿痛等。单用或与其他清热解毒药同用。

现代多用于上呼吸道感染、流行性感冒、流行性乙型脑炎、病毒性肺炎、病毒性肝炎、流行性腮腺炎及细菌性痢疾和急性肠炎等，有较好的疗效。

【用量用法】9～15克。入汤剂。

【参考】菘蓝叶含大青素B，马蓝和蓼蓝的叶含靛青甙。大青素B易被弱碱水解生成吲哚醇，靛青甙被酸水解也生成吲哚醇。吲哚醇在空气中易氧化而转为靛蓝。此外，尚含靛玉红。有明显增加胆汁分泌的作用。蓼蓝叶有解热、抗炎作用，又能降低皮肤毛细血管通透性，增强白细胞的吞噬能力，菘蓝亦有较明显的抗炎作用。有广谱抗菌作用，煎剂对金黄色葡萄球菌、链球菌、脑膜炎双球菌、肺炎双球菌、卡他球菌、伤寒杆菌、大肠杆菌、流感杆菌、白喉杆菌、痢疾杆菌均有抑制作用。对钩端螺旋体也有一定的抑制作用。

附　板蓝根

为菘蓝的根。秋季采挖，洗净晒干，切片用。性味苦，寒。有类似大青叶的功用，而更以解毒散结见长。主要用于大头瘟，头面红肿，咽喉不利等，常与连翘、黄芩、牛蒡子等清热解毒药同用，如普济消毒饮。现代多用于流行性乙型脑炎、流行性腮腺炎、流行性感冒、病毒性肝炎等。用量9～15克。入汤剂。

紫花地丁（《本草纲目》）

为堇菜科多年生草本植物紫花地丁 viola yedoensis Makino 的全草。产于长江流域及南部各省。春、秋季采挖，洗净切段，晒干用或鲜用。

此外，全国各地作紫花地丁用的植物尚有：豆科多年生草本植物米口袋 Gueldensta－edtia multiflora Bge. 小米口袋 G. Pauciflora（Rall.）Fish. 的全草。为东北、华北、山东及江苏等地习用。堇菜科一年生草本植物犁头草 viola japonicaIangsd. 或长萼堇菜 V. inconspicua BI. 和白花堇菜 V. patrinli DC. 香堇 V. oxycentra Juz. 的全草。为甘肃、江苏、浙江、广东、陕西、新疆等地习用。罂粟科一年或二年生矮小草本植物紫堇 Corydalis bungeana Turcz. 的全草。为东北、西北、华北等地习用。龙胆科一年生草本植物华南龙胆 Gentiana loureiri Griseb。的全草。为广东、广西等地习用。

【性味归经】苦、辛，寒。归心、肝经。

【功效】清热解毒。

【应用】用于痈疖疔疮、乳痈、肠痈和毒蛇咬伤等。痈疖疔疮，常与金银花、蒲公英、野菊花等清热解毒药同用，如五味消毒饮。乳痈肿痛，常与蒲公英、连翘、栝楼等解毒散结药同用。肠痈疼痛，常与败酱、红藤、赤芍等清热解毒，活血消肿药同用。毒蛇咬伤，则可单用鲜品取汁服，其渣加雄黄少许捣匀外敷。本品为治疗疮之常用要药。

此外，还具有清肝明目的功效，可用于肝火目赤肿痛，常与夏枯草、决明子、菊花等清肝明目药同用。

【用量用法】15～30克。入汤剂。外用适量。

【参考】含甙类、黄酮类、蜡。对金黄色葡萄球菌、卡他球菌、甲型链球菌、肺炎双球菌等有不同程度的抑制作用。临床多用于外科化脓性炎症。

蒲公英（《新修本草》）

为菊科多年生草本植物蒲公英 Taraxaoum mongolicum Hand. Mazz.、碱地蒲公英 Taraxacum sinicum Kitag. 或同属数种植物的全草。全国各地均产。春至秋季花初开时采挖，洗净切段，晒干用或鲜用。

【性味归经】苦、甘，寒。归肝、胃经。

【功效】清热解毒，清肝明目，利尿除湿。

【应用】

1. 用于乳痈肿痛、痈疖疔疮、肺痈、肠痈等。本品解毒消痈作用与紫花地丁相似，常相须为用。为治乳痈之常用药。乳痈肿痛，常与穿山甲、天花粉、连翘等同用，以加强解毒散结作用。痈疖疔疮，常与金银花、紫花地丁、野菊花等同用，共奏清热解毒之功，如五味消毒饮。肺痈、肠痈，常与鱼腥草、败酱、赤芍等解毒、活血、消肿药同用。

2. 用于肝火所致的目赤肿痛，可单用煎水熏洗，或配伍菊花、夏枯草、黄连等清肝明目药内服。

3. 用于热淋小便涩痛、湿热黄疸等。前者常与石韦、车前子、滑石等利尿通淋药同用；后者常与茵陈、栀子、金钱草等利湿退黄药同用。

此外，现代又用治疗上呼吸道感染、急性扁桃体炎和慢性胃炎等。

【用量用法】9～15克。入汤剂。外用适量。

【参考】含蒲公英甾醇、蒲公英赛醇、蒲公英素、蒲公英苦素及维生素 A、维生素 B、维生素 C 等。有较强的利胆作用。蒲公英叶有疏通阻塞乳腺管的作用，故常用于治疗乳腺炎。用鲜品制成流浸膏外涂可治下肢溃疡。煎剂对金黄色葡萄球菌有显著的抑制作用，对溶血性链球菌、伤寒杆菌、痢疾杆菌、绿脓杆菌、变形杆菌、人型结核杆菌也有抑制作用。临床实践证明，本品对革兰氏阳性球菌、耐药性金黄色葡萄球菌和溶血性链球菌引起的感染，有良好的疗效。水浸剂对多种皮肤真菌有抑制作用。

牛　黄（《本经》）

为牛科动物牛 Bos taurus domestieus Gmelin 的干燥胆结石，称天然牛黄。产于我国西北、东北及河南、河北、江苏等地。宰牛时，如发现有牛黄，即滤去胆汁，取出牛黄，除去外部薄膜，阴干用。由牛胆汁或猪胆汁经提取加工而成的称人工牛黄。

【性味归经】苦，凉。归心、肝经。

【功效】清热解毒，熄风止痉，化痰开窍。

【应用】

1. 用于热毒郁结所致的咽喉肿痛、口舌生疮及痈疽肿毒等证。前者，可单用吹患处，亦可与黄芩、雄黄等同用，以增强清热解毒之功，如牛黄解毒丸；后者，常与麝香、乳香等解毒、活血、散结药同用，如犀黄醒消丸。亦可与没药、黄米饭等同用，如犀黄丸。

2. 用于温热病高热谵语，痉挛抽搐等，常与犀角、大青叶，朱砂等同用，以加强清热息风止痉的作用。若重在熄风止痉，则又可与蝎尾、钩藤等熄风止痉药同用，如牛黄散。

3. 用于温热病热入心包或中风、惊风、癫痫等痰热阻闭心窍所致的神昏、口噤等，常与麝香、犀角、黄连等同用，共奏清热解毒，豁痰开窍之功，如安宫牛黄丸。

【用量用法】每次 0.15～0.3 克，入丸、散剂。外用适量。

【参考】含胆酸、胆红素、胆固醇、麦角固醇、钙盐、维生素 D、铜、铁、锌、镁等。有镇静、抗惊厥及解热作用。有类似洋地黄的强心作用。调整造血机能，能使红细胞和血红蛋白增多。有利胆祛痰作用，能使肠平滑肌松弛，并能松弛奥狄氏括约肌，使胆汁排出。

鱼腥草（《别录》）

为三白草科多年生草本植物蕺菜 Houttuynia cordata Thunb. 的干燥地上部分。产于我国长江流域以南各省。夏季茎叶茂盛花穗多时采收，洗净，阴干用或鲜用。

【性味归经】辛，微寒。归肺经。

【功效】清热解毒，消痈排脓，利尿通淋。

【应用】

1. 用于肺痈咳吐脓血及肺热咳嗽，痰黄而稠等。前者，常与桔梗、芦根、冬瓜仁等可用：以加强清热解毒，消肿排脓作用；后者，常与黄芩、贝母、桑白皮等清肺化痰止咳药同用。本品为治肺痈之要药。

2. 用于热毒疮疡，常与紫花地丁、金银花、连翘等清热解毒药同用。内服外用均可。

3. 用于热淋小便涩痛，常与木通、滑石、车前子等利尿通淋药同用。

现代多用治肺脓疡，肺炎，急、慢性气管炎，尿路感染等。

【用量用法】15～30 克。入汤剂。外用适量。

【参考】含挥发油，油中主要为癸酰乙醛。此外，还含有甲基正壬酮、月桂醛、钾盐等。叶中含槲皮式。花及果中含异槲皮式，能增强机体免疫力。鱼腥草素能增强白细胞的吞噬能力。有明显的利尿作用。还有镇痛、止咳、止血、促进组织再生等作用。对金黄色葡萄球菌、溶血性链球菌、肺炎双球菌、卡他球菌、白喉杆菌、变形杆菌、痢疾杆菌、结核杆菌和皮肤真菌及流感病毒、钩端螺旋体均有抑制作用。

射 干（《本经》）

为鸢尾科多年生草本植物射干 Belamcanda chinensis（L.）DC. 的根茎。主产于湖北、河南、江苏、安徽等地。春初刚发芽或秋末茎叶枯萎时采挖，除去须根，洗净晒干，切片曳。

【性味归经】苦，寒。归肺经。

【功效】解毒利咽，祛痰止咳。

【应用】

1. 用于热毒所致的咽喉肿痛，兼有痰热者尤为适宜，可单用捣汁含咽；复方中可与黄芩、桔梗、牛蒡子等解毒利咽药同用。

2. 用于肺热咳嗽，痰黄稠黏，常与栝楼、贝母、桑白皮等清热化痰止咳药同用。如配伍温肺化痰，止咳平喘的麻黄、细辛等药，也可用于寒痰壅肺，痰鸣气喘或咳嗽痰多之证，如射干麻黄汤。

【用量用法】3～9克。入汤剂。

【参考】含鸢尾黄酮甙、鸢尾甙、芒果甙等。有消炎、利尿、止痛、解热和祛痰作用能消除上呼吸道炎性渗出物。乙醇提取物能促进唾液分泌。醇溶液有降压作用。对结核杆菌、皮肤真菌和病毒有抑制作用。

白头翁 （《本经》）

为毛茛科多年生草本植物白头翁 Pulsatilla chinensis（Bge.）Regel 的根。产于东北、内蒙古、华北等地。春、秋季采挖，除去须根，保留根头白绒毛，洗净晒干用。

【性味归经】苦，寒。归胃、大肠经。

【功效】清热解毒，凉血止痢。

【应用】用于湿热和热毒痢疾，发热腹痛，纯下脓血，里急后重等，可单用或与黄连、黄柏、秦皮同用，以增强清热解毒，凉血止痢的作用，如白头翁汤。本品为治热毒血痢的要药。

现代临床证实本品治疗细菌性痢疾和阿米巴痢疾均有良好的疗效。此外，同苦参、蛇床子煎汤熏洗，治疗阴道滴虫病，亦有一定效果。

【用量用法】6～15克。入汤剂。

【参考】含原白头翁素、白头翁素。二者皆为本品的有效成分。白头翁酒精提取物有镇静、镇痛和抗痉挛的作用。对肠黏膜有收敛止泻、止血的作用。煎剂对痢疾杆菌、伤寒杆菌、枯草杆菌、绿脓杆菌、金黄色葡萄球菌、大肠杆菌有抑制作用。能抑制阿米巴原虫的生长，杀灭阴道滴虫。对流感病毒和皮肤真菌也有抑制作用。

败 酱 （《新修本草》）

为败酱科多年生草本植物黄花败酱 Patrinia scabiosaefolia Fisch. ex Link. 或白花败酱 P. villosa. Juss. 的带根全草。产于长江流域中下游各省。秋季采收，洗净阴干，切段用。

此外，我国北方地区习惯以菊科多年生草本植物苣荬菜 Sonchus brachyotus DC. 的带根全草作败酱用。南方地区习惯以十字花科一年生草本植物菥蓂 Thlaspi arvens L. 的带果全草作败酱用。

【性味归经】辛、苦，微寒。归胃、大肠、肝经。

【功效】清热解毒，消痈排脓，祛瘀止痛。

【应用】

1. 用于热毒痈肿，并善治内痈，尤多用于肠痈，为治肠痈要药。肠痈脓未成者，常与金银花、牡丹皮、赤芍等同用，共奏清热解毒，活血消肿的作用；肠痈脓已成者，常与薏苡仁、附子同用，如薏苡附子败酱散。肺痈咳吐脓血，常与鱼腥草、芦根、桔梗等同用，以增强解毒排脓之功。热毒疮疖，单用内服并以鲜品捣敷患处，或配伍清热解毒的金银花、连翘、紫花地丁等。

2. 用于血瘀所致的胸腹疼痛，可单用煎服，或与五灵脂、延胡索、乳香等活血止痛药同用。

此外，现代又治疗急性结膜炎、急性黄疸型肝炎、肝脓疡、细菌性痢疾、急性肠炎等病。

【用量用法】9～15克。入汤剂。外用适量。

【参考】两种败酱均含挥发油和多种皂式。此外，黄花败酱还含鞣质、香豆精类。本品能促进肝细胞增生，防止肝细胞变性；其干燥果枝能疏通门静脉循环，促进肝细胞再生，因而有降酶、降絮作用。对中枢神经系统有镇静作用。大量应用时，可引起暂时性白细胞减少和头昏、恶心等。对金黄色葡萄球菌、链球菌、痢疾杆菌、伤寒杆菌、绿脓杆菌、大肠杆菌有抑制作用，并有抗病毒作用。

穿心莲（《岭南采药录》）

为爵床科一年生草本植物穿心莲 Andrographis paniculata (Burro. f.) Nees 的地上部分。产于华南、华东及西南等地。秋初茎叶茂盛时采收，切段，晒干用或鲜用。

【性味归经】苦，寒。归心、肺、大肠、膀胱经。

【功效】清热解毒，燥湿。

【应用】

1. 用于温病初起，发热微恶寒，头痛口渴，以及肺热喘咳、肺痈、咽喉肿痛等。温病初起或咽喉肿痛者，常与薄荷、金银花、桔梗等疏散风热，解毒利咽药同用。肺热喘咳，痰稠色黄，常与清肺化痰，止咳平喘的黄芩、贝母、杏仁等同用。肺痈咳吐脓痰，常与鱼腥草、冬瓜仁、桔梗等清热解毒，消肿排脓药同用。

2. 用于湿热泻痢、热淋、湿疹等。湿热泻痢，可单用或与黄芩、黄连、马齿苋等解毒燥湿止痢药同用。热淋，小便短赤涩痛，常与车前子、海金沙、石韦等利尿通淋药同用。湿疹，可研粉用甘油调涂。

此外，以鲜品捣烂可敷疔肿及毒蛇咬伤。

穿心莲为近年临床应用的新品种，具有较强的清热解毒，抗感染的作用，可广泛用于呼吸道、消化道、泌尿系及皮肤化脓性等多种感染性疾病。

【用量用法】6～9克。入汤剂。多作丸、散、片剂。外用适量。

【使用注意】本品苦寒，不宜多服久服，以免损伤胃气。

【参考】含脱氧穿心莲内脂、穿心莲内脂、新穿心莲内脂、脱水穿心莲内脂和黄酮类。能增强机体防御能力，煎剂有促进白细胞吞噬作用。有明显抗炎和解热作用。对金黄色葡萄球菌、变形杆菌、绿脓杆菌、肺炎双球菌、溶血性链球菌、痢疾杆菌、伤寒杆菌和钩端螺旋体均有抑制作用。

蚤　休（《本经》）

为百合科多年生草本植物蚤休（七叶一枝花）Paris polyphylla Smith 及同属多种植物的根茎。我国南北各地均产，主产于长江流域及南方各省。秋末冬初采挖，洗净晒干，切片用。

【性味归经】苦，微寒。有小毒。归肝经。

【功效】清热解毒，消肿止痛，熄风止痉。

【应用】

1. 用于热毒疮肿和毒蛇咬伤，可单用煎服，或研末醋调敷患处；亦可与金银花、黄连等清热解毒药同用，如夺命丹。

2. 用于温热病高热神昏及惊风抽搐，常与犀角、黄芩、钩藤等同用，以增强清热解毒，熄风止痉作用。

此外，还可用于外伤出血，或瘀肿疼痛等，内服外用均可。

现代有配伍大青叶、板蓝根等清热解毒药，防治流行性乙型脑炎、腮腺炎等病，有一定疗效。

【用量用法】6～9克。入汤剂。外用适量。

【参考】含蚤休式、蚤休士宁式、生物碱、氨基酸等。煎剂对右旋糖酐所致的无菌性炎症有抗炎作用。蚤休式有镇静、镇痛作用。煎剂尚有止咳、平喘作用。对流感病毒有较强的抑制作用。对痢疾杆菌、副伤寒杆菌、沙门氏菌、副大肠杆菌、绿脓杆菌、金黄色葡萄球菌、溶血性链球菌、脑膜炎双球菌等均有抑制作用。

半枝莲（《江苏植物志》）

为唇形科多年生草本植物半枝莲 Scutellaria barbara D. Don 的全草。产于浙江、江苏、江西、广东、广西、四川、福建、陕西等地。夏、秋季茎叶茂盛时采收，洗净晒干，切段用。

【性味归经】辛、苦，寒。归肺、肝、胃、肾经。

【功效】清热解毒，活血化瘀，利湿。

【应用】

1. 用于热毒疮疡、毒蛇咬伤及肺痈、肠痈等。前者，常配伍金银花、连翘、紫花地丁等清热解毒药，内服外用均可；后者，常与鱼腥草、败酱、桔梗等解毒消肿药同用。

2. 用于水肿，小便不利及湿热黄疸。前者，常与茯苓、泽泻、车前子等利水退肿药同用；后者，常与茵陈、栀子、金钱草等利湿退黄药同用。

3. 用于跌打损伤，瘀血肿痛，常与活血止痛的苏木、乳香、没药等同用。

此外，现代还用于多种肿瘤，如消化道肿瘤、肝癌、肺癌、宫颈癌、恶性葡萄胎、绒毛膜上皮癌等。

【用量用法】15～30克。入汤剂。治肿瘤可用至150克。外用适量。

【参考】含生物碱、黄酮甙、酚类、甾体、鞣质等。对动物实验性肿瘤，如肉瘤180、艾氏腹水癌、脑瘤22均有抑制作用。还有利尿、祛痰、止咳、平喘作用。煎剂对金黄色葡萄球菌、痢疾杆菌、伤寒杆菌、绿脓杆菌、大肠杆菌有抑制作用。

半边莲 （《本草纲目》）

为桔梗科多年生蔓生草本植物半边莲 Lobelia chinensis Thunb. 的全草。全国各地均有分布，主产于湖北、湖南、江西、安徽、四川、江苏、广东等地。夏季采收，洗净，晒干用或鲜用。

【性味归经】辛，寒。归心、小肠、肺经。

【功效】清热解毒，利尿消肿。

【应用】

1. 用于毒蛇咬伤、蜂蝎刺螫、疔疮初起等，内服外用均可。内服常与其他清热解毒药同用；外用可以本品捣烂外敷。

2. 用于大腹水肿，面足浮肿，小便不利等，可与茯苓、泽泻、猪苓等利水消肿药同用。

现代多用治疗血吸虫病腹水、肝硬化腹水等。近年亦常试用治疗癌症。

【用量用法】9～15克。入汤剂。外用适量。

【使用注意】虚证水肿忌用。

【参考】含生物碱、黄酮甙、皂甙、氨基酸等。动物实验有显著而持久的利尿作用，同时能使血压下降。正常人口服煎剂，尿量及氯化物或钠排出量均有明显增加。体外试验对某些致病性真菌有抑制作用。

土茯苓 （《本草纲目》）

为百合科多年生常绿藤本植物光叶菝葜 Smilax glabra Roxb. 的根茎。产于长江流域南部各省。夏、秋季采挖，除去须根，洗净切片，晒干用。

【性味归经】甘、淡，平。归肝、胃经。

【功效】清热解毒，除湿，利关节。

【应用】

1. 用于湿热疮肿、湿疹、瘰疬、梅毒等。湿热疮肿、湿疹，常与白鲜皮、苦参、黄柏等清热燥湿，解毒止痒药同用。瘰疬，常与瓦楞子、夏枯草、昆布等软坚散结药同用。梅毒或因梅毒而服汞剂所致的肢体拘挛者，可单用大量煎服，或配伍金银花、白鲜皮等解毒药，如复方土茯苓汤。

2. 用于热痹关节肿痛，屈伸不利和热淋尿赤涩痛。前者，常与忍冬藤、防己、威灵仙等同用，共奏祛风湿，清热通络之功；后者，常与木通、石韦、车前子等同用，以加强利尿通淋作用。

此外，本品与金银花，甘草配伍，对治疗慢性汞中毒有一定解毒作用，并可治疗银屑病初起。

【用量用法】5～60克。入汤剂。

【使用注意】服药期间忌饮茶。

【参考】含皂甙、鞣质、树脂、淀粉、生物碱、甾醇、挥发油、亚油酸等。能杀死各类螺旋体，可用治钩端螺旋体病。据报道，治疗急慢性肾炎，每日90克，水煎分3次服，消肿作用较好。

山豆根（《开宝本草》）

为豆科蔓生性矮小灌木植物越南槐 Sophora tonkinensis Gapnep. 的根及根茎。主产于广西、广东、江西、贵州等地。全年可采，以秋季采者为佳。洗净切片，晒干用。

【性味归经】苦，寒。归肺、胃经。

【功效】清热解毒，消肿利咽。

【应用】用于肺胃火毒上攻所致的咽喉或牙龈肿痛。轻者单用煎服并含漱；重者常与射干、桔梗、牛蒡子等同用，以增强解毒利咽之功。本品为治热毒咽喉肿痛的要药，常与射干相互为用。

此外，现代还用于口腔炎、宫颈炎，可研末外用。

【用量用法】3～9克。入汤剂。外用适量。

【参考】含苦参碱、氧化苦参碱、臭豆碱、甲基金雀花碱、山豆根碱、蝙蝠葛碱、紫檀素等。对网状内皮系统有兴奋作用，使吞噬细胞增多。对金黄色葡萄球菌、絮状表皮癣菌和白色念珠菌有抑制作用，对结核杆菌有高效的抗菌作用。对某些癌细胞和小鼠宫颈癌有抑制作用。

附 北豆根

为防己科多年生藤本植物蝙蝠葛 Menispermum dauricum DC. 的根茎。产于东北、华北及陕西等地。为北方习用。春、秋季采挖，洗净晒干，切片用。性能类似山豆恨，除用于咽喉和牙龈肿痛外，并有降压作用，可治疗高血压病。又具有抗癌活性，临床上用于肝癌有一定疗效。用量3～9克。入汤剂。

马　勃（《别录》）

为灰包科植物脱皮马勃 Lasiosphaera fenzlii Reich.、大马勃 Calvatia gigantea（Batsch ex Pers.）Lloyd 或紫色马勃 Calvatia lilacina（Mont. et Berk.）loyd 的子实体。主产于内蒙古、甘肃、吉林、辽宁等地。夏、秋季子实体成熟时采收，去净泥沙，晒干用。

【性味归经】辛，平。归肺经。

【功效】清热解毒，利咽，止血。

【应用】

1. 用于热邪火毒所致的咽喉肿痛或咳嗽失音。前者，常与桔梗、山豆根、射干等解毒利咽药同用；后者，常与黄芩、胖大海等清肺止咳药同用。

2.用于血热吐血、衄血，可单用或与其他凉血止血药同用。外伤出血，可单用马勃粉撒敷伤口。

此外，还可外敷治疗冻疮或溃疡久不愈合者。

【用量用法】1.5～6克。入汤剂。宜包煎。外用适量。

【参考】含磷酸钠、马勃素、麦角甾醇、亮氨酸、酪氨酸、尿素、类脂质等。有机械性止血作用，但不易被组织吸收。对某些皮肤真菌有抑制作用。

马齿苋（《新修本草》）

为马齿苋科一年生肉质草本植物马齿苋 Portulaca oleracea L. 的全草。全国各地均产。夏、秋季采收。略蒸或烫后晒干用或鲜用。

【性味归经】酸，寒。归大肠、肝经。

【功效】清热解毒，凉血止血。

【应用】

1.用于热毒或湿热痢疾、腹泻，可单用鲜品绞汁服，或与黄芩、黄连等同用，以增强解毒止痢的作用。

2.用于热毒疮痈，可单用煎汤服，并以鲜品捣敷患处。

3.用于月经过多、崩漏和产后出血，单用煎服，或与益母草、地榆、茜草等止血药配伍应用。

【用量用法】9～15克。入汤剂。外用适量。

【参考】含去甲肾上腺素和维生素 B_1、维生素 B_2、维生素 B_3、维生素C，胡萝卜素、鞣质、氨基酸、枸橼酸、草酸、尿素、硝酸钾、氯化钾、硫酸钾、黄酮类等。对血管有显著收缩作用，有增强子宫平滑肌收缩的作用。并有利尿作用。能促进溃疡的愈合。对大肠杆菌、痢疾杆菌、伤寒杆菌、金黄色葡萄球菌、结核杆菌和皮肤真菌有抑制作用。

秦　皮（《本经》）

为木樨科落叶乔木植物苦枥白蜡树 Fraxinus thynchophylla Hance、白蜡树 Fraxinus chinensis Roxb. 尖叶白蜡树 Fraxinus chinensis Roxb. var. acum－inata Lingelsh. 或宿柱白蜡树 Fraxinus stylosa Lingelsh. 的枝皮或干皮。产于吉林、辽宁及河南等地。春、秋季剥取，晒干用。

【性味归经】苦，寒。归肝、胆、大肠经。

【功效】清热解毒，清肝明目。

【应用】

1.用于热毒泻痢，里急后重等，常与白头翁、黄连、黄柏同用，共奏清热解毒，凉血止痢之功，如白头翁汤。

2.用于肝火目赤肿痛，目生翳障，常与黄连、滑石同用，以增强清肝明目的作用，如秦皮散。亦可单用本品煎汁洗眼。

【用量用法】6～12克。入汤剂。外用适量。

【参考】苦枥白蜡树皮和白蜡树皮中含有七叶树甙、七叶树素、秦皮素等。秦皮素和七叶树甙对中枢神经系统有抑制作用，并有镇痛作用。七叶树素和七叶树甙均有镇咳祛痰作用，并能松弛支气管平滑肌，具有对抗组织胺的作用，而呈现明显的平喘效能。对痢疾杆菌有强大的抗菌作用，较高浓度可以杀菌。据报道，秦皮对多种肠道致病菌有抑制作用。苦枥白蜡树皮的抑菌作用最强，抑菌力与黄连相似。七叶树甙对金黄色葡萄球菌、卡他球菌、链球菌、奈瑟氏双球菌有抑制作用。

红　藤（《图经本草》）

为木通科落叶木质藤本植物大血藤 Sargentodoxa cuneata Rehd. et wils. 的藤茎。主产于江西、湖北，湖南、江苏等地。秋、冬季采收，除去枝叶，砍成短节，趁鲜切片，晒干用。

【性味归经】苦，平。归大肠经。

【功效】清热解毒，活血止痛。

【应用】

1. 用于肠痈发热腹痛，常与金银花、连翘、乳香等同用，共奏清热解毒，活血消肿之功，如红藤煎。亦可用于热毒痈肿。本品长于清热解毒，消肿止痛，故为治肠痈腹痛之要药。

2. 用于跌打损伤、风湿痹痛和痛经。跌打伤痛，常与乳香、没药、苏木等活血止痛药同用。风湿痹痛，常与独活、五加皮、威灵仙等祛风湿药同用。痛经，常与当归、桃仁、红花等活血通经止痛药同用。

【用量用法】9～15克。入汤剂。大剂量可用至30克。

【参考】对金黄色葡萄球菌、甲型及乙型链球菌、卡他球菌、绿脓杆菌、大肠杆菌等有抑制作用。

白花蛇舌草（《广西中药志》）

为茜草科一年生草本植物白花蛇舌草 Oldenlandia diffusa（willd.）Roxb. 的全草。产于我国长江以南各省。夏、秋季采收，洗净晒干，切段用。

【性味归经】甘、淡，微寒。归胃、肺、大肠、膀胱经。

【功效】清热解毒，消痈散结，利尿除湿。

【应用】

1. 用于肠痈、肺痈、疮疖肿痛、毒蛇咬伤等。内服或外用均可。肠痈，常与败酱、红藤、金银花等清热解毒药同用。肺痈，常与鱼腥草、桔梗、芦根等解毒消肿药同用。疮疖肿痛，常与清热解毒的金银花、连翘、野菊花等同用。毒蛇咬伤，可外用捣敷患处，或配伍紫花地丁、半边莲等内服。

2. 用于热淋小便不利，常与木通、滑石、瞿麦等利尿通淋药同用。

此外，现代试用治疗胃癌、食道癌、直肠癌等多种癌症，但其疗效需待进一步研究。

【用量用法】15～60克。入汤剂。治肿瘤可用至120克。外用适量。

【参考】含三十一烷、豆甾醇、谷甾醇、乌索酸、对香豆酸、白花蛇舌草素（可能为香豆精类）、黄酮甙等。能显著增强机体的免疫能力，如刺激网状内皮细胞增生，使吞噬活跃，促进抗体形成，并使淋巴结、脾、肝等组织中嗜银物质呈致密化改变。有抗肿瘤作用。在体外对急性淋巴细胞型、粒细胞型、单核细胞型以及慢性粒细胞型的肿瘤细胞有较强的抑制作用；对吉田肉瘤和艾氏腹水癌有抑制作用。能增强肾上腺皮质功能，并有镇痛、镇静和催眠作用。体外抗菌作用不明显，高浓度煎剂对绿脓杆菌、伤寒杆菌、金黄色葡萄球菌、变形杆菌、痢疾杆菌、流感杆菌、肺炎球菌、溶血性链球菌、奈氏球菌有抑制作用。

垂盆草

为景天科多年生肉质草本植物垂盆草 Sedum sarmentoaum Bunge. 的全草。我国大部分地区均有野生。夏、秋季植株生长茂盛时采收，晒干用或鲜用。

【性味归经】甘、淡，凉。归肝、胆、小肠经。

【功效】清热解毒。利湿退黄。

【应用】

1. 用于痈肿疮疡、毒蛇咬伤及水火烫伤等。前者，常与紫花地丁、半边莲、野菊花等清热解毒药同用；后者，常与地榆、大黄等共为细末，外敷患处。

2. 用于湿热黄疸，小便不利，常与茵陈、金钱草、虎杖等利湿退黄药同用。

现代用于治疗急性、慢性及迁延性肝炎有一定疗效，对降低血清转氨酶有一定作用，并可使患者的口苦、胃纳不佳、小便黄赤等湿热症状减轻或消除。此外，近年又用于治疗癌症。

【用量用法】15～30 克。入汤剂。外用适量。

【参考】含果糖、蔗糖、景天庚醛糖。能降低谷—丙转氨酶。对卡他球菌有抑制作用。

四季青（《本草纲目》）

为冬青科常绿乔木植物冬青 Ilex chinensis sims 的叶。主产于江苏、浙江、广西、广东和西南各省。秋、冬季采收，晒干切碎用。

【性味归经】苦、涩，寒。归肺、心经。

【功效】清热解毒，凉血，敛疮。

【应用】

1. 用于烧烫伤、下肢溃疡、湿疹、热毒疮疡等证，又长于治疗烧烫伤。治疗烧烫伤及下肢溃疡，可单用本品研细粉，麻油调敷。治疗湿疹，可用干粉直接撒布。治疗热毒疮疡，可用鲜叶洗净，加食盐少许同捣敷。

2. 用于风热感冒，发热恶寒、肺热咳嗽、咽喉肿痛、小便淋沥涩痛及湿热痢疾等。根据不同的症候，适当配伍相应的药物。

现代多用于流行性感冒、上呼吸道感染、小儿肺炎、支气管炎、咽喉炎、扁桃体炎、细菌性痢疾、胆道感染和肾盂肾炎等。

【用量用法】15～30克。入汤剂。外用适量。

【使用注意】水剂、乳剂外用时，有一过性疼痛。肌肉注射有时可见局部红肿，少数病人有皮疹反应。

【参考】含原儿茶酸、原儿茶醛、乌索酸、黄酮甙及鞣质等。煎剂涂布于烧伤创面，能迅速与创面的渗出液结成较牢固的保护性痂膜，以防止感染、抗渗出，不增加创面深度。试管实验，本品煎剂、注射剂对绿脓杆菌、大肠杆菌、伤寒杆菌、痢疾杆菌、产气杆菌、枯草杆菌及金黄色葡萄球菌均有不同程度的抑制作用，且不易产生耐药性。

金果榄（《本草纲目拾遗》）

为防己科多年生常绿藤本植物青牛胆 Tinospora sagittata（Oliv.）Gagnep. 或金果榄 Tinospora capillipes Gagnep. 的地下块茎。产于长江以南及广东、广西和西南各省。秋、冬季采挖，除去须根，晒干切片用。

【性味归经】苦，寒。归肺、胃、大肠经。

【功效】清热解毒，止痛。

【应用】

1. 用于咽喉肿痛及痈肿疔毒、毒蛇咬伤。前者，可单用煎服，或与山豆根、桔梗、牛蒡子等同用，共奏解毒利咽之功；后者，常与金银花、紫花地丁、半边莲等清热解毒药同用，亦可捣烂外敷。

2. 用于因热所致的脘腹疼痛或腹泻，可单用水煎服，或研末冲服。

【用量用法】3～9克。入汤剂。外用适量。

【参考】含掌叶防己碱、掌叶防己内脂、黄酮甙、氨基酸、糖类等。对金黄色葡萄球菌、抗酸性分枝杆菌有较强的抑制作用，对钩端螺旋体亦有抑制作用。

酸　浆（《本经》）

为茄科多年生草本植物酸浆 Physalis alkekengi L. var. franchetii（Mast.）Makino 的宿萼或带果实的宿萼。又叫锦灯笼。我国各地均产。秋季果实成熟，宿萼呈红色或橙红色时采收，晒干用或鲜用。

【性味归经】苦，寒。归肺、心、膀胱经。

【功效】清热解毒，利咽，化痰，利尿。

【应用】

1. 用于咽喉肿痛或天疱疮、湿疹等。前者，常与射干、桔梗、黄芩等解毒利咽药同用；后者，可单用捣敷，或研末清水调搽。

2. 用于肺热咳嗽，痰多黄稠，常与贝母、栝楼、前胡等清热化痰止咳药同用。

3. 用于热淋小便短赤涩痛或湿热黄疸。前者，常与萹蓄、瞿麦、车前子等利尿通淋药同用；后者，常与茵陈、栀子、虎杖等同用，共奏清热利湿退黄之功。

【用量用法】3～9克。入汤剂。外用适量。

【参考】主含微量生物碱、枸橼酸、维生素C、酸浆红素和酸浆苦素A、B、C及酸浆根素等。酸浆根素对大鼠离体子宫有收缩作用，可用以催产。果实也有催产作用。

有降压作用。对金黄色葡萄球菌、绿脓杆菌有抑制作用。

凤尾草（《植物名实图考》）

为凤尾蕨科多年生常绿草本植物凤尾草（井口边草）Pteris multifida Poir. 的全株。我国各省均产。全年均可采收，洗净切段，晒干用或鲜用。

【性味归经】苦，寒。归大肠、膀胱经。

【功效】清热解毒，止血，利尿。

【应用】

1. 用于热毒或湿热痢疾、腹泻，常与黄芩、马齿苋、黄连等同用，以清热燥湿，解毒止痢。

2. 用于血热所致的尿血、便血、痔疮出血，可单用或与其他凉血止血药同用。

3. 用于热淋或湿热黄疸。前者，常与车前子、滑石、木通等利尿通淋药同用；后者，可与茵陈蒿汤同用。

此外，现代有用本品治疗绒毛膜上皮癌、恶性葡萄胎，收到较好疗效。

【用量用法】9～15克。入汤剂。

【参考】含黄酮类、甾醇、氨基酸、内脂或脂类、酚性成分等。对金黄色葡萄球菌、溶血性链球菌、大肠杆菌、痢疾杆菌、伤寒杆菌有抑制作用。

天葵子（《分类草药性》）

为毛茛科多年生草本植物天葵 Semiaquilegia adoxoides（DC.）Makino 的块根。主产于江苏、湖南、湖北。安徽、广西、贵州、云南、江西、浙江等地亦产。夏初采挖，除去须根，洗净，晒干用或鲜用。

【性味归经】甘、苦，寒。归肝、胃经。

【功效】清热解毒，消肿散结。

【应用】

1. 用于痈肿疔疮、乳痈肿痛和毒蛇咬伤。痈肿疔疮，常与金银花、紫花地丁、野菊花等同用，共奏清热解毒的作用，如五味消毒饮。乳痈肿痛，常与蒲公英、王不留行、穿山甲等同用，以增强解毒消肿散结之功。毒蛇咬伤，可单用外敷。

2. 用于瘰疬，可单用，如《救生苦海》用本品捣碎泡酒服，亦可外敷。在复方中常与昆布、海藻、牡蛎等软坚散结药同用。

此外，现代又用治肝癌、乳癌、淋巴肿瘤等。

【用量用法】9～15克。入汤剂。外用适量。

【参考】含生物碱、内脂、香豆精类、酚性成分、氨基酸等。对金黄色葡萄球菌有抑制作用。

附 天葵草

为天葵的全草，又叫紫背天葵。春季采收，洗净晒干用。性味甘，寒。能清热解毒，利尿通淋。主要用于热毒疮疡、毒蛇咬伤、热淋小便不利等。用量3～9克。入汤剂。外用适量。

白蔹（《本经》）

为葡萄科多年生藤本植物白蔹 Ampelopsis japonica（Thunb.）Makino 的块根。产于东北、华北、华东及河北、陕西、河南、湖北、四川等地。春、秋季采挖，以春采为好。洗净，剥去外皮，切片晒干用。

【性味归经】苦，寒。归心、胃、肝经。

【功效】清热解毒，敛疮生肌。

【应用】用于痈肿疮疡及烧烫伤。前者，可单用或配伍金银花、连翘、紫花地丁等清热解毒药。若疮疡溃破，脓净疮口久不敛者，又常与白及、络石藤敛疮生肌药同用，如白蔹散。后者，可单用研末外搽，或与地榆、大黄等同用。亦可用治外伤出血等。

此外，治疗疝气腹痛及外敷扭挫伤，有一定疗效。

【用量用法】3～9克。入汤剂。外用适量。

【参考】含黏液质、淀粉等。水浸剂在试管内对同心性毛癣菌、奥杜盎氏小芽孢癣菌、腹股沟和红色表皮癣菌等皮肤真菌有不同程度的抑制作用。

千里光（《本草图经》）

为菊科多年生草质藤本植物千里光 Senecio scandens Buch.—Ham. 的全草。产于我国中部、南部和西南各地。秋季采收，洗净切段，晒干用或鲜用。

【性味归经】苦，寒。归肺、肝、大肠经。

【功效】清热解毒，清肝明目。

【应用】

1. 用于痈肿疮疡、肠痈、丹毒、湿疹等，单用内服或外用均可。在复方中，可根据不同的症候，适当配伍其他清热解毒药。

2. 用于热毒或湿热痢疾、腹泻，单用或与白头翁、秦皮、马齿苋等同用，以增强清热解毒、燥湿止痢之功。

3. 用于肝火目赤肿痛，羞明多泪，常与夏枯草、决明子、菊花等同用，共奏清肝明目的作用。

此外，现代又用本品制成片剂，治疗上呼吸道感染、肺炎、扁桃体炎、尿路感染等有一定疗效。

【用量用法】15～30克。入汤剂。外用适量。

【参考】含黄酮化合物、有机酸、酚性物质、鞣质、毛茛黄素等。有广谱抗菌作用，对金黄色葡萄球菌、伤寒杆菌、甲型副伤寒杆菌、乙型副伤寒杆菌、痢疾杆菌、绿脓杆菌、大肠杆菌和钩端螺旋体均有较强的抑制作用。

金荞麦（《新修本草》）

为蓼科多年生草本植物野荞麦（天荞麦）Fagopyrum cymosum Meissn. 的根茎。产于陕西、江苏、浙江、江西、河南、湖北、湖南、广西、广东、四川、云南等地。夏季采挖，洗净晒干，切成段或小块用。

【性味归经】苦、辛，平。归肺、脾、胃经。

【功效】清热解毒，清肺化痰，健脾消食。

【应用】

1. 用于肺痈咳痰浓稠腥臭、瘰疬、疮疖及毒蛇咬伤等。对肺痈有较显著的作用，可单用或与鱼腥草、苇茎、薏苡仁等同用，以增强解毒消肿排脓之功。瘰疬则常与夏枯草、牡蛎、昆布等软坚散结药同用。疮疖或毒蛇咬伤，常与其他清热解毒药同用，内服并外用。

2. 用于肺热咳嗽，咽喉肿痛，常与黄芩、桔梗、桑白皮等清热止咳，利咽止痛药同用。

3. 用于脾失健运所致的腹胀少食或疳积消瘦，可单用同猪瘦肉炖熟，吃肉喝汤；或与山药、白术、陈皮等同用，共奏健脾和胃的作用。

此外，还可用于风湿痹痛、跌打损伤等。

【用量用法】15～30克。入汤剂。外用适量。

【参考】含羟基蒽醌类化合物和野荞麦甙。对金黄色葡萄球菌、肺炎球菌、痢疾杆菌、伤寒杆菌、绿脓杆菌有抑制作用，酒剂作用大于水剂。

青　黛（《药性论》）

为爵床科多年生灌木状草本植物马蓝 Baphicacanthus cusia（Nees）Bremek.、豆科植物野青树 Indigofera suffruticosa Mill.、蓼科一年生草本植物蓼蓝 Polyg—onum tinctorium Ait. 或十字花科二年生草本植物菘蓝 Isatis indigotica Fort. 的叶或茎叶，经加工制得的干燥粉末或团块。产于福建、河北、河南、山东、四川、江苏等地。水飞后用。

【性味归经】咸，寒。归肝经。

【功效】清热解毒，凉血消斑，收湿敛疮。

【应用】

1. 用于热毒发斑或血热所致的吐血、咯血、衄血等。前者，常与生地、栀子、石膏等同用，共奏清热解毒，凉血消斑之力，如青黛石膏汤；后者，常与侧柏叶、白茅根，仙鹤草等凉血止血药同用。

2. 用于小儿惊风，发热痉挛等，常与牛黄、钩藤、龙胆草等同用，以增强清热息风止痉之力。如凉惊丸。

3. 用于痄腮或湿疹疮痒、口舌咽喉溃疡。前者，可单用或配冰片加水调敷患处；后者，可配黄连、黄柏等研末外用。

此外，现代还用于治疗慢性粒细胞型白血病有较好的疗效，且无骨髓抑制等不良反应。

【用量用法】1.5～3克。宜入丸、散剂。外用适量。

【参考】含靛蓝、靛玉红及 β—谷甾醇。煎剂对金黄色葡萄球菌、炭疽杆菌、痢疾菌、霍乱弧菌等有抗菌作用。对白血病细胞有抑制作用。

漏　芦（《本经》）

为菊科多年生草本植物祁州漏芦 Rhaponticum uniflorum（L.）DC. 或禹州漏芦 Echinops latifolius Tausch. 的根。前者主产于东北、华北、西北；后者主产于河南、安徽、江苏、湖北等地。春、秋季采挖，除去须根，洗净晒干，切片用。

【性味归经】苦，寒。归胃经。

【功效】清热解毒，消痈下乳。

【应用】

1. 用于疮痈肿痛，尤多用于乳痈肿痛，常与蒲公英、连翘、王不留行等同用，以增强解毒散结之力。

2. 用于热邪壅滞，乳房作胀，乳汁不下，常与王不留行、穿山甲、路路通等通乳药同用。

【用量用法】3～9克。入汤剂。

【参考】祁州漏芦含挥发油。

山慈姑（《本草拾遗》）

为兰科多年生草本植物杜鹃兰 Cremastra variabilis（Bl.）Nakai 和独蒜兰 Pleione bulbocodioides（Franch.）Rolfe 的假球茎。前者产于黄河流域至西南、华南等地；后者产于西南地区。5～6月挖取，除去茎叶须根，洗净晒干用。

【性味归经】辛，寒。有小毒。归肝、胃经。

【功效】清热解毒，消痈散结。

【应用】用于痈疽发背、疔肿恶疮，常与其他清热解毒药同用。

此外，现代还用于抗肿瘤，多用于乳腺癌、鼻咽癌、肺癌、食管癌、宫颈癌、皮肤癌等。

【用量用法】3～6克。入汤剂。外用适量。

【参考】杜鹃兰根茎含黏液及葡配甘露聚糖、甘露糖、葡萄糖。

地锦草（《嘉祐本草》）

为大戟科一年生草本植物地锦草 Euphorbia humifusa willd. 的全草。全国各地均产，尤以长江流域及南方各省为多。夏秋季采收，洗净晒干，切段用。

【性味归经】苦、辛，平。归肝、胃、大肠经。

【功效】清热解毒，收敛止血，清热利湿。

【应用】

1. 用于热毒泻痢、痈肿及毒蛇咬伤。泻痢便脓血者，常与黄连、黄芩、马齿苋等解毒止痢药同用。痈肿、毒蛇咬伤者，可用鲜品捣烂外敷，或配伍其他清热解毒药。

2. 用于便血、尿血、崩漏及外伤出血等多种出血证。治便血，常与地榆、槐花等同用。治尿血，常与白茅根、小蓟等同用。崩漏者，常与茜草、蒲黄等同用。外伤出血，可单用研末外敷。

3. 用于湿热黄疸，小便不利，常配伍茵陈蒿汤等同用，共奏清热利湿退黄的作用。

【用量用法】15～30 克。入汤剂。外用适量。

【参考】含没食子酸、槲皮素和鞣质等。本品低浓度有抑制作用，高浓度有杀菌作用。对白喉杆菌、金黄色葡萄球菌、甲型和乙型链球菌、变形杆菌、卡他球菌、绿脓杆菌、伤寒杆菌、副伤寒杆菌、痢疾杆菌，肠炎杆菌、百日咳杆菌等均有抑制作用。有止血作用。

绿　豆（《开宝本草》）

为豆科一年生草本植物绿豆 Phaseolus radiatus L. 的种子。全国大部分地区均产。立秋后种子成熟时采收，洗净晒干，捣碎或研粉用。

【性味归经】甘，寒。归心、胃经。

【功效】清热解毒，消暑。

【应用】

1. 用于暑热烦渴或痈肿疮毒。前者，可单用煎汤饮服；后者，可单用研粉加冷开水浸泡，滤汁内服。外用可与大黄研末，用生薄荷汁入蜜调涂。

2. 用于因服巴豆、附子、砒石、苍耳草等中毒，烦躁闷乱，呕吐口渴，可单用连皮生研，加冷开水浸泡，滤汁内服。亦可与黄连、甘草等同用。本品为解毒良药。

【用量用法】15～30 克。入汤剂。外用适量。

【参考】含蛋白质、脂肪、碳水化合物、钙、磷、铁、胡萝卜素、硫胺素、烟酸等。

附　绿豆衣

为绿豆的种皮。将绿豆用清水浸泡后取皮，晒干用。性味甘，寒。功用同绿豆，但清暑之力稍逊，清热解毒之功较优，并能退目翳。治疗斑痘目翳。用量 6～12 克。入汤剂。

鸦胆子（《本草纲目拾遗》）

为苦木科常绿灌木或小乔木植物鸦胆子 Brucea javanica（L.）Merr. 的成熟果实。产于广西、广东等地。秋季果实成熟时采收，晒干，去壳取仁用。

【性味归经】苦，寒。有小毒。归大肠、肝经。

【功效】清热解毒，截疟，止痢，腐蚀赘疣。

【应用】

1. 用于热毒血痢，下脓血，里急后重等，如《本草纲目拾遗》至圣丹即单用本品，以龙眼肉包裹服。本品为治疗热毒血痢和休息痢的要药。

2. 用于疟疾，单用装入胶囊或以龙眼肉包服。

3. 用于鸡眼、寻常疣，用本品捣烂涂敷患处，或取油局部涂敷。

现代多用于阿米巴痢疾、间日疟、三日疟、恶性疟和滴虫性阴道炎等。

【用量用法】治疟疾，每次 10～15 粒。治阿米巴痢疾，每次 10～30 粒。因味极苦，不宜入汤剂，故可装入胶囊或用龙眼肉包裹吞服。外用适量。

【使用注意】本品有小毒，对胃肠道及肝肾均有损害，不宜多用久服。胃肠出血及肝肾病患者，应忌用或慎用。

【参考】含鸦胆子甙、脂肪油、苦味质、生物碱、酚性化合物、脂肪酸。本品在体内外均能直接杀灭溶组织阿米巴原虫。鸡疟实验和临床应用，均证明有抗疟作用，不仅可抑制疟原虫的生长和繁殖，并可使疟原虫发生变形和破坏，最后完全被消灭。其油对赘疣细胞有毒性作用，能使细胞破坏，细胞核固缩，最后细胞坏死脱落。动物实验证明，鸦胆子油能杀伤肝癌细胞。体外观察，鸦胆子水剂和10％鸦胆子油静脉乳剂，对艾氏腹水癌细胞、肝癌腹水型癌细胞都有直接杀伤作用，能损害癌细胞的细胞膜和细胞。此外，对鞭虫、蛔虫和绦虫也有一定的驱除作用。毒性实验证明，本品可引起呕吐，腹泻，胃肠道充血及出血，肝脏脂肪变性和充血，肾脏充血和变性等。

第四节　清热凉血药

清热凉血药多为苦甘咸寒之品，具有清解营分、血分热邪的功效。主要用于温热病热入营血，证见斑疹隐隐或出血（如衄血、吐血、便血等），以及烦躁不眠，神昏谵语，舌质红绛等。亦可用于其他疾病的血热证，如肺痨咳血、血淋、崩漏或疮痈红肿等。

在本类药物中，有的兼有养阴增液的作用，对于热入营血，伤阴耗液者最为适宜。临床应用要注意适当配伍，如气血两燔，可配伍清热泻火药。血热证而火毒炽盛，可配伍清热解毒药。

犀　角（《本经》）

为犀科动物犀牛的角，分"暹罗"角和"广角"两类。"暹罗"角的原动物为亚洲产的印度犀 Rhinoceros unicornis L.、爪哇犀 R. sondaicus Desmarest. 和苏门答腊犀 R. suna trensis Cuvier.；"广角"的原动物为非洲产的黑犀 R. bicornis L. 和白犀 R. simus Cottoni.。"暹罗"角主产于印度、尼泊尔、缅甸、泰国、马来西亚及印度尼西亚等地。"广角"主产于非洲东部及东南部。均系进口药材。一般锯成片，再分小条如筷，名犀角条。以沸水浸后（或蒸软），刨成薄片，名犀角片。或锉为细末，名犀角粉。或磨汁服。

【性味归经】苦、咸，寒。归心、肝、胃经。

【功效】凉血止血，泻火解毒，安神定惊。

【应用】

1. 用于血热所致的吐血、衄血等，常与生地、牡丹皮、赤芍同用，共奏清热凉血之功，如犀角地黄汤。

2. 用于温热病火热炽盛，身热发斑，其色紫暗，常与石膏、知母、玄参等同用，以增强泻火解毒，凉血消斑之力，如化斑汤；亦可与大青叶、栀子、淡豆豉同用，如犀角大青汤。

3. 用于温热病邪陷心包，壮热不退，神昏谵语，或邪陷心肝，高热谵语，痉挛抽搐等。前者，常与玄参、连翘、麦门冬等同用，共奏清热解毒，清心凉血之功，如清官汤；后者，常与羚羊角、玄参、麝香等同用，以增加泻火解毒，熄风开窍之力，如紫雪丹。

对血小板减少性紫癜、猩红热、流行性乙型脑炎、流行性脑脊髓膜炎等见有上述症状者，有较好的疗效。

【用量用法】1.5～6克。入汤剂。锉末服，每次0.6～1.5克。

【使用注意】不宜与川乌、草乌同用。

【参考】主要含角蛋白。此外，还含有其他蛋白质、肽类及游离氨基酸、胍衍生物、甾醇类等。动物实验证明，水煎剂对正常和衰弱的心脏均有慢心作用，尤其对衰弱的心脏作用更为明显。对血管则呈现先有短暂的收缩而后有明显的扩张作用。对血压则表示为先升后降，然后持续上升。

附 水牛角

为牛科动物水牛 Bubalus bubalis Linnaeus. 的角。我国南方各地均产。有类似犀角的性能。适用于温热病高热，斑疹，神昏谵语，惊厥等。用量15～60克。入汤剂。锉末服，每次1.5～6克。本品沿用已久，早在《别录》中就有记载："疗时气寒热，头痛"。《日华子本草》云："治热毒风并壮热"。近年广东、天津、江西等地报道，用水牛角代替犀角，治疗温热病及小儿热证，疗效良好，药理作用与犀角相似。

生地黄（《本经》）

为玄参科多年生草本植物地黄 Rehmannia glutinosa Libosch. 的块根。主产于河南、河北、东北及内蒙古等地。秋季采挖，除去芦头、须根，切片。晒干用或鲜用。

【性味归经】甘、苦，寒。归心、肝、肾经。

【功效】清热凉血，养阴生津。

【应用】

1. 用于温热病热入营血，身热口干，斑疹隐隐等，常与犀角、玄参、金银花等同用，共奏清营凉血解毒之功，如清营汤。亦用于温热病后期，低热不退以及慢性病的阴虚内热，常与青蒿、鳖甲、知母等同用，以增强滋阴清热之力，如青蒿鳖甲汤。

2. 用于血热妄行的吐血、衄血、便血、崩漏等，常与犀角、牡丹皮，赤芍同用，共奏清热凉血之力，如犀角地黄汤。

3. 用于热病伤津，口渴多饮或消渴等证。前者。常与麦门冬、沙参、玉竹等养阴生津药同用，如益胃汤；后者，常与葛根、天花粉、麦门冬等养阴生津止渴药同用，如玉泉散。

此外，还可用于热病伤阴肠燥便秘之证，常与麦门冬、玄参同用，以增强养阴润燥通便之功，如增液汤。

【用量用法】9～15克。入汤剂。

【参考】含地黄素、甘露醇、葡萄糖、铁质、维生素A类物质、生物碱、氨基酸等。乙醇提取物能促进血液的凝固，生药能缩短出血时间。中等剂量对动物的心脏有直接加强心肌收缩的作用，对衰弱的心脏其作用更为明显。有中枢性的升高血压作用。水、酒制剂对大鼠实验性甲醛性关节炎有明显的消肿作用。有降低血糖的作用，能抑制党参所含碳水化合物引起的持久性高血糖。对须疮癣菌、石膏样小芽孢癣菌、羊毛状小芽孢癣菌等有抑制作用。此外，尚有保肝作用和抗放射性损伤作用。

玄　参（《本经》）

为玄参科多年生草本植物玄参 Scrophularia ningpoensis Hemsl. 的根。产于长江流域及陕西、福建等地。冬季茎叶枯萎时采挖，反复曝晒，至内部色黑，切片用。

【性味归经】甘、苦、咸，寒。归肺、胃、肾经。

【功效】凉血养阴，清热解毒。

【应用】

1. 用于温热病热入营分，身热口干，斑疹隐隐，常与犀角、生地、金银花等同用，共奏清营凉血解毒之功，如清营汤。又可用于温热病邪陷心包，神昏谵语等，常与犀角、连翘心、麦门冬等同用，以增强清热解毒，清心开窍之力，如清宫汤。此外，还有养阴润肠的作用，对温热病后期，阴亏津伤的肠燥便秘，常与生地、麦门冬养阴增液药同用。如增液汤。

2. 用于咽喉肿痛、瘰疬、痰核。咽喉肿痛由外感风热引起的，可与薄荷、牛蒡子、金银花等散风热、利咽喉药同用；由内热所致的，可与桔梗、麦门冬、甘草等清热利咽药同用，如玄麦甘桔汤。瘰疬、痰核，常与牡蛎、浙贝母同用，共奏软坚散结之功，如消瘰丸。

此外，现代还用于治疗血栓闭塞性脉管炎，常与金银花、当归、甘草配用，有一定疗效，如四妙勇安汤。

【用量用法】9～15 克。入汤剂。

【参考】含玄参素、单萜甙类、甾醇、生物碱、脂肪酸、氨基酸、L—天冬酰胺等。水浸剂和煎剂均有显著的降压作用，对肾型高血压的狗其降压作用较健康狗更明显。浸剂有强心作用。有轻微的降低血糖作用，并且有镇静之功效。对多种皮肤真菌有抑制作用。

牡丹皮（《本经》）

为毛茛科多年生落叶小灌木植物牡丹 Paeonia suffruticosa Andr. 的根皮。主产于安徽、山东等地。秋季采挖，除去细根，剥取根皮，切片晒干用。

【性味归经】苦、辛，微寒。归心、肝、肾经。

【功效】清热凉血，活血化瘀。

【应用】

1. 用于温热病热入血分，吐衄发斑及其他疾病的血热吐血、衄血等，常与犀角、生地、赤芍同用，共奏清热凉血之功，如犀角地黄汤。

2. 用于温热病后期，夜热早凉及阴虚内热等，常与青蒿、鳖甲、知母等同用，以滋阴清热，如青蒿鳖甲汤。

3. 用于血瘀经闭、痛经或癥瘕等，常与桂枝、茯苓、桃仁等同用，以增强温经活血化瘀之力，如桂枝茯苓丸。亦可用于跌打损伤，瘀肿疼痛之症，则可与乳香、没药等活血止痛药同用。

4. 用于肠痈及痈肿疮毒。前者，常与大黄、桃仁、冬瓜仁等同用，共奏泻热化瘀，消肿排脓之力，如大黄牡丹汤；后者，常与金银花、连翘、紫花地丁等清热解毒药同用。

此外，现代还用于治疗高血压及动脉硬化，常与石决明、夏枯草、菊花等平肝、清肝药同用。

【用量用法】6～12克。入汤剂。

【使用注意】孕妇慎用。

【参考】含牡丹酚原甙（易受牡丹皮中的酶水解生成牡丹皮甙）、丹皮酚、苯甲酸、挥发油、甾醇等。动物实验证明，丹皮酚有抗炎作用，能减轻大白鼠实验性后肢足跖浮肿。能降低毛细血管的通透性。有解热、镇痛、镇静、抗惊厥的作用。丹皮酚及去丹皮酚的水煎剂均有降血压作用，其作用强度依次降低。能使子宫内膜充血，有通经作用。体外试验，对金黄色葡萄球菌、痢疾杆菌、鼠疫杆菌、伤寒杆菌、副伤寒杆菌、白喉杆菌、霍乱弧菌、变形杆菌、绿脓杆菌、大肠杆菌、肺炎球菌、链珠菌、皮肤真菌等均有抑制作用。

赤　芍（《本经》）

为毛茛科多年生草本植物芍药 Paeonia lactiflora Pall. 或川赤芍 Paeoniaveitchi-iLynch. 的根。主产于内蒙古、四川及东北各地。春、秋季采挖，除去芦头、须根，刮去粗皮，晒干切片用。

【性味归经】苦，微寒。归肝经。

【功效】清热凉血，祛瘀止痛。

【应用】

1. 用于温热病热入血分，吐衄发斑及其他疾病的血热吐血、衄血等，常与犀角、生地黄、牡丹皮同用，共奏清热凉血之功，如犀角地黄汤。

2. 用于血瘀经闭、痛经及跌打伤痛。前者，常与当归、川芎、肉桂等活血通经药同用，如滋血汤；后者，常与乳香、没药、姜黄等同用，以增强活血止痛之力。

3. 用于疮痈红肿疼痛及肝火目赤肿痛，羞明流泪。前者，常与金银花、连翘、紫花地丁等清热解毒药同用；后者，常与石决明、夏枯草、菊花等清肝明目药同用。

【用量用法】6～12克。入汤剂。

【使用注意】不宜与藜芦同用。

【参考】含挥发油、脂肪油、苯甲酸、树脂样物、鞣质、天冬素等。有镇静、镇痛作用，尤其对肠痉挛引起的腹痛，有明显缓解作用。对痢疾杆菌、伤寒杆菌、绿脓杆菌、金黄色葡萄球菌等有抑制作用。有人认为对于肝功能不好的患者，赤芍不宜大量长期服用。

紫　草（《本经》）

为紫草科多年生草本植物新疆紫草 Arnebia euchroma（Royle）Johnst. 或紫草

Lithospermum erythrorhizon Sieb. et Zuce. 的根。主产于新疆、辽宁、湖南、湖北等地。春、秋季采挖，晒干切段用。

【性味归经】甘、咸，寒。归心、肝经。

【功效】凉血活血，解毒透疹。

【应用】

1. 用于麻疹或其他热病发斑，色紫暗或疹出不畅等，常与赤芍、蝉蜕、甘草等同用，以增强解毒凉血透疹之力，如紫草祛斑汤；或与当归、红花、牛蒡子等同用，如当归红花饮。亦常与牛蒡子、连翘等同用，如紫草消毒饮。

2. 用于疮疡、湿疹、阴痒及水火烫伤等，可单用或与白芷、当归、血竭等同用，如生肌玉红膏。

【用量用法】3～9克。入汤剂。外用适量。

【参考】含紫草素、乙酰紫草素、β—二甲基丙烯酰紫草素、β—羟基异戊酰紫草素等。动物实验，本品有强心、解热作用，对心脏有明显的兴奋作用。有明显的抑制小鼠动情周期和生育力的作用，并有对抗垂体促性腺激素及抗绒毛膜促性腺激素的作用。此外，对绒毛膜上皮癌和葡萄胎有一定的治疗作用。体外试验，对金黄色葡萄球菌、绿脓杆菌、大肠杆菌、痢疾杆菌、流感病毒及皮肤真菌等均有抑制作用。

第五节 清退虚热药

清退虚热药具有清退虚热的功效。主要用于温热病后期，邪热未尽，伤阴劫液，夜热早凉及其他疾病因阴血不足所致的潮热骨蒸，手足心热，虚烦不寐，盗汗，舌红少苔，脉细数等虚热证。

应用本类药物时，通常要配伍养阴药，以标本兼顾。

青 蒿 （《本经》）

为菊科一年或二年生草本植物黄花蒿 Artemisia annua L. 的地上部分。全国各地均产。秋季花盛开时采收，切段。晒干用或鲜用。

【性味归经】苦、辛，寒。归肝、胆经。

【功效】退虚热，截疟，解暑。

【应用】

1. 用于阴虚发热，骨蒸潮热，手足心热或温病后期，热入阴分，夜热早凉等。前者，常与秦艽、鳖甲、地骨皮等同用，共奏滋阴清热之力，如秦艽鳖甲汤；后者，常与鳖甲、牡丹皮、知母等滋阴透热药同用，如青蒿鳖甲汤。

2. 用于疟疾寒热，如《肘后方》单用较大量的鲜品，加水捣汁服，治疗疟疾寒热往来。因本品又能清解暑热，故历来对于疟疾兼感暑邪者尤为常用。疟疾发热心烦、胸闷苔腻等兼感暑湿之邪者，则又常与黄芩、淡竹茹、赤茯苓等同用，以增强清热利湿之功，如蒿芩清胆汤。

3. 用于外感暑热，发热，头痛，脉数等，常与金银花、连翘、荷叶等清热解暑药同用。鲜青蒿配伍车前草，还可用于小儿感受暑热，发热心烦，小便不利等。

【用量用法】3~9克。入汤剂。

【参考】含挥发油，油中主要含青蒿酮、桉叶素、乙酸青蒿醇脂。近年又从青蒿叶中得到一种过氧缩酮倍半萜内脂，定名为"青蒿素"。经药理和临床验证，青蒿素对间日疟和恶性疟原虫有强大而快速的杀灭作用。对疟原虫杀灭速度和转阴时间较快，但疟原虫再现和症状复发也比较快。此外，对皮肤真菌有抑制作用。

地骨皮（《本经》）

为茄科落叶灌木植物枸杞 Lycium chinense Mill. 或宁夏枸杞 Lyciumbar－barum L. 的根皮。我国南北各地均产。初春或秋后采挖，剥取根皮，洗净晒干，切段用。

【性味归经】甘，寒。归肺、肾经。

【功效】凉血退蒸，清泻肺热。

【应用】

1. 用于阴虚潮热，骨蒸盗汗等，常与知母、鳖甲、银柴胡等同用，以滋阴清热，如地骨皮汤。

2. 用于肺热喘咳，常与桑白皮、粳米、甘草同用，以清肺止咳，如泻白散。

3. 用于血热妄行的吐血、衄血等，常与白茅根、侧柏叶、生地等同用，以加强凉血止血的作用。

此外，本品还有泄热止渴的功效，若配伍养阴生津的地黄、麦门冬、天花粉等，可治疗消渴。

【用量用法】9~15克。入汤剂。

【参考】含桂皮酸和多量酚类物质。此外，还含甜菜碱、β—谷甾醇、亚油酸、亚麻酸等。对结核病引起的低热有解热作用；对实验性发热的家兔有显著的退热作用。浸剂、煎剂、酊剂和注射剂均有明显的降压作用。对家兔有轻度的降血糖作用。并有降低血清总胆固醇含量的作用。对未孕鼠的子宫有明显兴奋作用，使收缩增强。有抗过敏作用。对伤寒杆菌、副伤寒杆菌、痢疾杆菌有较强的抑制作用。

白　薇（《本经》）

为萝藦科多年生草本植物白薇　Cynanchum atratum Bge. 或蔓生白薇 Cynan-chum versicolor Bge. 的根及根茎。我国南北各地均产。春、秋采挖，洗净晒干，切段用。

【性味归经】苦、咸，寒。归胃、肝、肾经。

【功效】凉血退热，利尿通淋，解毒疗疮。

【应用】

1. 用于温热病热入营血，阴血暗耗，以致午后身热，低热不退，或阴虚潮热，骨蒸盗汗，以及产后虚热等证。治温热病热入营血之虚热证，常与青蒿、牡丹皮、鳖甲等滋阴透热药同用。阴虚潮热，常与生地黄、地骨皮、银柴胡等滋阴清热药同用。产后虚热证，则又常与当归、人参、甘草同用，共奏益气养血，滋阴清热之力，如白薇汤。若与薄荷、淡豆豉、葳蕤等同用，亦可用于阴虚外感风热之证，如加减葳蕤汤。

2. 用于热淋、血淋，小便赤涩热痛，常与木通、滑石、石韦等利尿通淋药同用。

3. 用于疮痈肿毒、咽喉肿痛，以及毒蛇咬伤等，内服外用均可。常配伍其他清热解毒药。

【用量用法】3～9 克。入汤剂。外用适量。

【参考】含白薇醇、挥发油、强心甙。据报道，治疗肾炎初、中期，能改善症状。

银柴胡（《本草纲目拾遗》）

为石竹科多年生草本植物银柴胡 Stellaria dichotoma L. var. lanceolata Bge. 的根。产于我国西北部及内蒙古等地。春、夏季植株萌发或秋后茎叶枯萎时采挖，除去须根，洗净晒干，切片用。

【性味归经】甘，微寒。归肝、胃经。

【功效】退虚热，清疳热。

【应用】

1. 用于阴虚发热，潮热骨蒸，盗汗，常与青蒿、鳖甲、胡黄连等同用，共奏滋阴清热之功，如清骨散。

2. 用于小儿疳积，低热不退，消瘦，食减纳呆，常与胡黄连、党参、白术等清疳热，健脾胃药同用。

【用量用法】3～9 克。入汤剂。

【参考】含皂甙。

胡黄连（《新修本草》）

为玄参科多年生草本植物胡黄连 Picrorhiza scrophulariiflora Pennell. 的根茎。主产于云南、西藏。秋季采挖，除去泥土，晒干切片用。

【性味归经】苦，寒。归心、肝、胃、大肠经。

【功效】退虚热，清疳热，除湿热。

【应用】

1. 用于阴虚骨蒸，潮热盗汗等，常与银柴胡、地骨皮、鳖甲等同用，以增强滋阴清热之力，如清骨散。

2. 用于小儿疳积发热，食减，腹胀，腹泻，消瘦等，常与党参、白术、使君子等同用，共奏清热健脾杀虫之力，如肥儿丸。

3. 用于湿热泻痢或痔疮肿痛。前者，常与黄芩、黄柏、秦皮等清热燥湿止痢药同用；后者，常与地榆、槐花等清热凉血消肿药同用。本品有类似黄连除湿热和解毒的功效，临床可代替黄连应用。

【用量用法】3～9 克。入汤剂。

【参考】含胡黄连甙、香草酸、D-甘露醇、胡黄连醇等。

（陶镇岗）

第三章　泻下药

凡以通利大便，排除肠内积滞和体内积水为主要功效的药物，称为泻下药。

泻下药能通利大便，以清除肠道内的宿食、燥屎及有害物质，使其从大便排出，并能清热泻火，使体内热毒通过泻下而得到解除；又能逐水消肿，使水邪从二便排出，以达到祛除停饮、消退水肿之目的。

根据泻下药泻下强度的差异，一般可分为攻下药、润下药和峻下药三类。攻下药和峻下药作用猛烈，尤以后者为甚，润下药作用则较缓和。

应用本类药物时，要根据邪气的盛衰，体质的强弱，以及兼症的不同，加以适当选择及配伍，如邪盛正气不虚者，宜用攻下药或峻下药；年老体弱、胎前产后、月经期或血虚津少，肠燥便秘者，宜用润下药。腹满胀痛者，常与行气药同用；高热便秘者，常与清热药同用；有表证者，常与解表药同用；邪盛正虚者，可与补虚药同用。

作用强烈的泻下药奏效迅速，但易伤正气，应中病即止。年老体弱者尤须慎用。部分药物具有活血化瘀作用，故月经期、孕妇均应忌用。此外，病情较缓，只需缓下者，除可用润下药外，并常制成丸剂内服。

第一节　攻下药

本类药物大多为苦寒沉降之品，既能攻下通便，又能降泻火热。主要用于肠胃积滞，里热炽盛，大便秘结，腹满急痛等里实证。部分药物与温里药同用，也可治疗寒积便秘。

此外，攻下药治里热内炽，火热上炎的头痛、头晕、目赤、咽肿、牙痛、吐血、衄血等，有导热下行，釜底抽薪之效。痢疾初起，腹痛，里急后重，泻而不畅者，也可用攻下药导邪外出。目前，中西医结合治疗多种急腹症，均以攻下药为主，常配清热解毒药、活血化瘀药、行气药，收到了良好的效果。

大　黄（《本经》）

为蓼科多年生草本植物掌叶大黄（北大黄）Rheum palmatum L. 唐古特大黄 R. tanguticum Maxim. ex Regel. 和南大黄 R. officinale Baill. 的根茎。掌叶大黄主产于四川、甘肃、青海等地，唐古特大黄主产于青海、甘肃等地，南大黄主产于四川、云南、贵州、湖北等地。秋末茎叶枯萎或次春发芽前采挖，除去须根，刮去外皮，大者对剖成瓣，长者横切成段，阴干或烤干，生用或酒制、蒸熟、炒炭用。

【性味归经】苦，寒。归脾、胃、大肠、肝、心包经。

【功效】攻下积滞，凉血解毒，逐瘀通经，利胆退黄（酒制偏于清上而活血，蒸熟则性缓，炒炭能收敛止血、止泻）。

【应用】

1. 用于胃肠积滞，大便燥结，热结便秘尤为适宜。热结便秘，腹痛胀满，烦躁神昏谵语，常与芒硝、枳实、厚朴同用，以泻下通滞，如大承气汤。里实热结兼气血虚者，常与人参、当归等补气血药同用，如黄龙汤。热结伤阴者，常与生地、玄参、麦冬等清热养阴药同用，如增液承气汤。脾阳不足，冷积便秘者，常与人参、附子、干姜等补气祛寒药同用，如温脾汤。湿热泻痢，泻而不畅者，常与黄连、黄柏、木香等清热、燥湿、行气药同用。

2. 用于火热亢盛，迫血上溢之吐血、衄血及火热上炎所致的咽喉肿痛、牙龈肿痛、目赤口疮。前者，常与黄连、黄芩同用，共奏清热泻火之效，如泻心汤；后者，可与石膏、生地等同用，以滋阴、清热。亦可与枯矾同研末涂口腔治口疮。

3. 用于瘀血阻滞的多种症候。新瘀、宿瘀，均可应用。产后腹痛，腹中有瘀血，常与桃仁、蟅虫活血化瘀药同用，如下瘀血汤。血瘀经闭，可与当归、红花等活血通经药同用。跌打损伤，瘀血作痛，可与苏木、川芎等活血祛瘀药同用。

4. 用于肝胆湿热郁结所致的黄疸。常与茵陈、栀子同用，以利湿退黄，如茵陈蒿汤。

此外，可用于肠痈，常与丹皮、桃仁等同用，以加强活血消肿的作用，如大黄牡丹汤。若与地榆研末油调，可外敷烫伤和热毒疮疡。与陈石灰拌炒后去石灰研末，撒布伤口，能治创伤出血。

近代亦用于治疗病毒性肝炎，急性胆囊炎，多与疏肝利胆药同用。

【用量用法】3～15克。入汤剂。用于泻下，不能久煎。外用适量。

【使用注意】孕妇、月经期、哺乳期均慎用。

【参考】含蒽醌衍生物大黄酸、大黄素、大黄素甲醚、大黄酚、芦荟大黄素、番泻叶甙A等。另含鞣质。

能刺激大肠，增加肠的张力和蠕动，分泌增多而产生泻下作用。大黄蒽醌甙类经久煎煮则被水解，泻下作用减弱；对葡萄球菌、链球菌、肺炎双球菌、白喉杆菌、伤寒杆菌、痢疾杆菌、绿脓杆菌、大肠杆菌和多种皮肤真菌有抑制作用。大黄酸、大黄素、芦荟大黄素能促进胆汁等消化液的分泌，有利胆、排石和增进消化作用；能降低毛细血管的通透性，减少创面液体外渗，并能增加血小板，促进血液凝固，故有止血作用，又有收敛止泻作用；有降低血压和胆固醇的作用；抗菌作用较强，对小白鼠黑色素瘤、淋巴肉瘤有明显的抑制作用，对小鼠乳腺癌、艾氏癌（腹水型）有较明显的抑制作用。

芒　硝（《别录》）

为含硫酸钠的天然矿物，经精制加工而成的结晶体。主产于河北、河南、山东、江西、江苏、安徽等省碱土地区。秋冬之间，扫取含硫酸钠的天然矿物，用热水溶解，过滤，放冷析出结晶，此结晶称为朴硝或皮硝，再取萝卜洗净切片，置锅内加水与朴硝共煮，取上层液，放冷，析出结晶，即为芒硝（结晶形如马牙者，又称为牙硝），干燥备用。

【性味归经】咸、苦，寒。归胃、大肠经。

【功效】软坚泻下，清热泻火。

【应用】

1. 用于实热积滞，大便燥结，腹满疼痛，常与大黄、甘草同用，增强泻下热结的作用，如调胃承气汤。若热邪与水饮结聚，心下至少腹硬满而痛者，常与大黄、甘遂同用，以泻热逐饮，如大陷胸汤。

2. 用于咽痛、口疮、目赤及疮疡。治咽痛、口疮，常与硼砂、朱砂、冰片同研末吹敷患处，如冰硼散。治目赤，可用玄明粉化水滴眼。治疮疡未溃之红、肿、热、痛，可用本品化水外敷；溃后可用其洗疮口。乳痈，可用本品外敷，消散肿块，并可用于回乳。

【用量用法】6～18克。不入煎剂，冲入药汁内或开水溶化后服。外用适量。

【使用注意】孕妇忌用。

【参考】含硫酸钠及少量的氯化钠、硫酸镁等。

硫酸钠不易被肠壁吸收，口服后，在肠内形成高渗盐溶液，使肠道保持大量水分，肠内容积增大，刺激肠黏膜引起肠蠕动而致泻。

附　玄明粉

玄明粉，亦称元明粉，为芒硝经风化后，失去结晶水而成的无水硫酸钠。味甘、咸、微苦，性寒。有与芒硝类似的功效，但作用较缓和。临床主要用于口腔溃烂，咽喉肿痛，目赤红肿，疮疡等证。常与冰片、硼砂等同用，研末吹患处，或化水点眼，敷疮，洗疮等。用量5～9克。外用适量，孕妇禁用。

番泻叶（《中国药学大辞典》）

为豆科草本状小灌木植物狭叶番泻 Cassia angustifolia Vahl 和尖叶番泻 C. acutifolia Delile 树的小叶片。狭叶番泻主产于印度、埃及、苏丹等地，尖叶番泻主产于埃及，我国广东、海南岛、云南等地亦有栽培。通常于9月间采收，除去杂质；晒干生用。

【性味归经】甘、苦，寒。归大肠经。

【功效】泻热行滞，通便，利水。

【应用】

1. 用于热结积滞，腹胀，不食等，单用泡服有效，也可与建曲、莱菔子、青皮等消食化滞药同用。

2. 用于热结便秘，脘腹胀满，单用小剂量泡服，可起缓下作用，若大剂量泡服，可致腹痛雷鸣而作水泻，也可与枳实、厚朴等同用，共奏泻热通便之功。

3. 用于水肿鼓胀，常与牵牛子、大腹皮等峻下逐水药同用。

【用量用法】3～9克。入汤剂。入汤剂宜后下，或用开水泡服。

【使用注意】妇女哺乳期、月经期、孕妇均应慎用。剂量过大有恶心、呕吐、腹痛等副作用。

【参考】含番泻叶甙A、B、C和芦荟大黄素葡萄糖甙、大黄酸葡萄糖甙，以及芦荟大黄素、大黄酸、山柰素、植物甾醇及其甙。

有类似大黄的泻下作用。

芦　荟（《药性论》）

为百合科多年生常绿肉质植物库拉索芦荟 Aloe uera L. 和好望角芦荟 Aloe Fevoy Mill 的液汁经浓缩的干燥物。主产于非洲，我国广东、广西、福建等地亦有栽培。全年可采，割取植物的叶片，收集其流出的液汁，置锅内熬成稠膏，倾入容器，冷却凝固而成。

【性味归经】苦，寒。归肝、胃、大肠经。

【功效】泻下，清肝，杀虫。

【应用】

1. 用于热结便秘而见烦躁失眠者，常与安神药朱砂同用，如更衣丸。亦可用于习惯性便秘。

2. 用于肝经实火所致头晕头痛，烦躁易怒，惊痫，大便秘结等，常与龙胆草、栀子、青黛等同用，以达清肝泻火的目的，如当归龙荟丸。

3. 用于蛔虫腹痛及小儿疳积，多与苦楝根皮、使君子等驱虫药同用。亦可外用治疗癣疮，取其杀虫之效。

现代亦用于治疗白血病，多与青黛、当归等清热补血药同用，取得了一定的效果。

【用量用法】不入汤剂，入丸、散剂，每次 1～1.5 克。外用适量。

【使用注意】脾胃虚寒，食少便溏者及孕妇忌用。

【参考】含芦荟素，其中主要成分为芦荟式。并含树脂、芦荟大黄素等。

有刺激肠壁，使之蠕动增强而起泻下作用。还有消炎及抑制葡萄球菌、链球菌、肺炎双球菌、绿脓杆菌及多种皮肤真菌的作用。

第二节　润下药

润下药大多为植物的种子或种仁，富含脂肪，不易被肠道消化吸收，具有润燥、滑肠的作用，能使大便易于排除。适用于年老、体弱、久病、产后所致津枯、阴虚、血虚便秘者。应用时，须根据不同病情，作适当的配伍。若便秘由于热盛津伤者，可与清热养阴药同用；兼血虚者，与补血药同用；兼气滞者，与行气药同用；胃肠津伤者，与养阴生津药同用。

火麻仁（《本经》）

为桑科一年生草本植物大麻 Cannabis sativa L. 的成熟种仁。主产于东北、华中、西南等地。秋、冬果实成熟时，割取全株，晒干，打下果实，除去外壳，收集净仁生用打碎。

【性味归经】甘，平。归脾、胃、大肠经。

【功效】润肠通便，滋养补虚。

【应用】用于热邪伤阴或素体火旺的津枯肠燥，大便秘结等，常与杏仁、大黄、枳实等同用，以增强润燥通便的功效，如麻子仁丸。因肺燥，清肃之气不能下行而便秘者，常与玄参、地黄等润燥养阴药同用。因气滞不行而便秘者，常与润燥行气药苏子同用，煮粥食，如麻仁苏子粥。老人、产妇，以及体弱之津亏血虚的肠燥便秘，常与当归、熟地黄、杏仁等养血润燥药同用，如益血润肠丸。气虚不运而便秘者，常与黄芪、陈皮、蜂蜜等补气、行气、润燥药同用，如黄芪汤。

此外，还可用于习惯性便秘和痔疮便秘。

【用量用法】9～15克。入汤剂。

【使用注意】本品剂量不可过大，一次内服60～120克以上，可致中毒，出现吐泻，四肢麻木，甚至昏睡。

【参考】含脂肪油、蛋白质、维生素 B_1、维生素 B_2 及覃毒素、胆碱、挥发油、卵磷脂等。

本品所含脂肪油内服至肠中，遇碱性肠液后，产生脂肪酸刺激肠壁，使分泌增多、蠕动增速，故有缓下作用。无腹痛及泻后便秘的副作用。并有降低血压作用。近代报道妇女分娩，子宫收缩力弱时，服之可助产。

郁李仁（《本经》）

为蔷薇科落叶灌木植物欧李 Prunus humilis Bge.、郁李 P. japonica Thunb. 或毛樱桃 prunus tomentosa Thumb. 的成熟种子。我国各地均产，主产于河北、辽宁、内蒙古等地。秋季果实成熟时采收，除去果肉，去壳取仁，晒干，去皮捣碎用。

【性味归经】辛、苦、甘，平。归脾、大肠、小肠经。

【功效】润燥滑肠，下气，利水。

【应用】

1. 用于肠燥便秘。功效类似火麻仁而较强。常与桃仁、杏仁、柏子仁等润肠药同用，共助润肠通便之功，如五仁丸。

2. 用于食积气滞，腹胀便秘，常与枳实、厚朴等行气宽中药同用。

3. 用于水肿小便不利，腹满喘促及脚气浮肿等，常与桑白皮、赤小豆、白茅根等同用，使之加强利水下气的作用，如郁李仁汤。

【用量用法】3～9克。入汤剂。

【使用注意】孕妇慎用。

【参考】含李甙、苦杏仁甙、脂肪油；郁李并含有挥发性有机酸等。

欧李有利尿缓泻作用，郁李仁酊剂有显著降血压作用，李甙有明显的泻下作用。

第三节　峻下药

本类药物作用峻猛，能引起强烈的腹泻，有的兼能利尿。从而使体内潴留的水饮通过二便排除，达到消除肿胀的目的。适用于水肿、胸腹积水，以及痰饮结聚喘满壅实等。应用本类药物，应中病即止，不可过剂，对体虚而邪实者，可根据病情缓急，采用先攻后补，或攻补兼施之法，慎重施治，妇女胎前产后、月经期等，均应忌用。

此外，本类药物多具有毒性，故在炮制、配伍、剂量、用法及禁忌等方面有特殊要求，应严格掌握使用，以保证用药安全。

甘 遂（《本经》）

为大戟科多年生草本植物甘遂 Euphorbia kansui Liou 的块根。主产于陕西、山西、河南、宁夏等地。春季花前或秋末茎叶枯萎后采挖，除去外皮，以硫黄熏后晒干，生用，或醋炒、醋煮用。

【性味归经】苦，寒。有毒。归肺、肾、大肠经。

【功效】泻水逐饮，消肿散结。

【应用】

1. 用于身面浮肿、大腹水肿、胸胁积水及风痰癫痫，单用有效，多与其他逐水药同用。治身面浮肿，可用甘遂末，填入猪腰子内，煨熟食之。水肿腹满，常与峻下逐水药牵牛子同用，如二气汤。胸腹积水，常与大戟、芫花、大枣同用，取其逐水扶正之功，如十枣汤。水饮与热邪结胸喘满，常与大黄、芒硝同用，共奏泻下逐饮的功效，如大陷胸汤。风痰癫痫，常与朱砂等同用，如遂心丹。

2. 用于湿热肿毒，以本品研末，水调敷患处，亦可与苦参研末撒布患处或蜜水调敷患处，内服甘草汁，效果更佳。若外敷脐中，内服浓煎甘草汁，治二便不通，取其相反，可达相成之功。

现代用于治疗重型肠梗阻、肠腔积液较多者，常与大黄、厚朴、桃仁等同用，以增强泻下导滞的作用，如甘遂通结汤。

【用量用法】不宜煎剂。丸、散剂，每次 0.5～1.5 克。醋制可减低毒性。外用生品适量。

【使用注意】虚弱者及孕妇忌用。反甘草。

【参考】含 r—大戟甾醇，α—大戟甾醇，甘遂甾醇，巨大戟萜醇的衍生物，甘遂萜酯 A、B 等。此外，尚含维生素 B_1，柠檬酸，鞣质等。

能刺激肠管，增加肠蠕动而产生泻下作用。泻下的有效成分不溶于水，故宜入丸、散剂。生甘遂的乙醇浸膏对小鼠有较强的泻下作用，毒性亦较大，经醋炙后其泻下作用和毒性均有减低。据报道，本品与甘草配伍，如甘草的用量等于或少于本品无相反作用，有时可能解除本品副作用；如甘草用量大于本品时，则有相反作用。

巴 豆（《本经》）

为大戟科乔木植物巴豆 Croton tiglium L. 的成熟种子。主产于四川、广西、云南、贵州等地。秋季种子成熟，果皮尚未开裂时采收，晒干，破开果壳，取出种子，用仁或制霜。巴豆仁是将巴豆用黏稠米汤或面汤浸拌，置日光下曝晒或烘裂，去皮炒焦黑用。巴豆霜是取净巴豆仁碾碎，用多层吸油纸包裹，加热微烘，压榨去油碾细过筛后用。

【性味归经】辛，热。有大毒。归胃、大肠、肺经。

【功效】峻下积滞，逐水消肿，豁痰利咽，外用蚀疮。

【应用】

1. 用于寒积便秘，腹满胀痛，甚至气急暴厥者，常与大黄、干姜同用，以加强泻下祛寒的疗效，如三物备急丸。小儿痰食积滞、疳积等，常与胆南星、神曲等同用，共奏祛痰导滞之功，如万应保赤丹。

2. 用于腹水臌胀。如《补缺肘后方》治水臌，用巴豆、杏仁炙黄共捣作丸服。

3. 用于痰壅咽喉，气急喘促，喉闭肿塞，窒息欲死等，可用巴豆霜少量灌服，或用巴豆与白矾同炒，待矾枯，去巴豆，研矾为细末，水调灌服或将末吹入喉中，促使吐出痰涎，开通闭塞。寒痰气喘，以巴豆1粒，青皮1片，烧炭存性，研末姜汁调服。

4. 用于疮疡脓成而未溃者，以本品与乳香、没药、木鳖子等制成膏，外贴患处，能促使疮疡溃破，排出脓液，如咬头膏。

现代用巴豆霜吹喉，用于白喉和喉炎引起的喉梗阻。治血吸虫病肝硬化腹水，配绛矾，如含巴绛矾丸。

【用量用法】宜做丸、散剂，每次 0.1～0.3 克。外用适量。

【使用注意】孕妇忌用。畏牵牛子。内服制霜或炒焦黑，外用生品。如服本品泻下不止，可以黄连、绿豆煎汤冷服解之。服后如欲泻不泻者，可服热粥以助药力。

【参考】含脂肪油（巴豆油），油中主要成分为巴豆树脂。并含有巴豆素（毒性蛋白）、巴豆甙、生物碱。

巴豆油对皮肤黏膜有强烈的刺激作用，可使局部起泡。巴豆油在肠内遇碱性肠液，析出巴豆酸，能刺激肠道使分泌和蠕动增加，产生泻下作用。口服 1/4 滴巴豆油，1～3 小时后即峻泻。

大　戟（《本经》）

为大戟科多年生草本植物京大戟 Euphorbia pekinensis Rupr. 或茜草科多年生草本植物红芽大戟 Knoxia valerianoides Thorel. 的块根。京大戟主产于江苏、四川、江西等地。红芽大戟主产于广东、广西、云南、贵州等地。均于春季发芽前或秋季茎叶枯萎时采挖，除去残茎及须根，洗净，晒干，切片。生用或醋炒、醋煮用。

【性味归经】苦，寒。有毒。归脾、肺、肾经。

【功效】泻水逐饮，消肿散结（红芽大戟偏于消肿散结）。

【应用】

1. 用于水饮泛溢的水肿喘满、胸腹积水、痰饮等，单用或与甘遂、芫花等峻下逐水药同用，如十枣汤。若痰饮停积于胸膈、胁下而致胸满、胁痛，或痰迷心窍之癫狂，或痰饮流于皮里膜外，肢体疼痛者，常与逐水祛痰之甘遂、白芥子同用，如控涎丹。水肿腹大如鼓，常与牵牛子、木香等同用，共奏逐水行气的作用。

2. 用于痈疽肿毒及瘰疬痰核等，用本品研末，调蜂蜜涂敷患处，亦可与雄黄、山慈姑等解毒消肿药同用，内服或外用，如紫金锭。

【用量用法】1.5～3 克。入汤剂。丸、散剂，每次 1 克。外用适量。醋制可减低毒性。

【使用注意】孕妇和月经期忌用。反甘草。

【参考】京大戟含大戟甙、树脂等。红芽大戟含游离及结合性蒽醌类化合物。

京大戟和红芽大戟的水煎浓缩液灌胃，均有泻下作用，京大戟的毒性和泻下作用均比红芽大戟强。红芽大戟对金黄色葡萄球菌、绿脓杆菌、痢疾杆菌、肺炎双球菌和溶血性链球菌均有抑制作用。

芫　花（《本经》）

为瑞香科落叶灌木植物芫花 Daphne gankwa Sieb. et Zucc. 的花蕾。主产于安徽、江苏、浙江、四川、山东等地。春季花未开放时采摘，晒干或烘干，醋炒或醋煮用。

【性味归经】辛、苦，温。有毒。归肺、脾、肾经。

【功效】泻水逐饮，解毒杀虫。

【应用】

1. 用于身面浮肿，大腹水肿，胸胁积水等。本品与大戟、甘遂相似，但以泻胸胁水饮为佳，并能祛痰止咳。治胸胁水饮，单用或与行气药枳壳等份研末为丸服，如枳壳丸。病重证急，常与大戟、甘遂等配伍，如十枣汤。

2. 用于头疮、白秃、顽癣、毒疮等，单用或与雄黄共研细末，猪脂调敷患处。与甘草煎汤洗冻疮也有较好的作用。

现代用于治疗寒湿型慢性气管炎。

【用量用法】1.5～3 克。入汤剂。丸、散剂每次服 0.6 克。醋制以减低毒性。外用适量。

【使用注意】孕妇忌用。反甘草。

【参考】含芫花素、芹叶素、羟基芫花素、谷甾醇、苯甲酸和刺激性油状物。

能刺激肠黏膜，引起剧烈腹泻及腹痛；有利尿作用，但剂量过大，反能抑制泌尿；与甘草同用，利尿、泻下作用均被抑制，甘草用量愈大，相反作用愈强；醋制芫花醇水提取液，对小鼠有一定的镇咳、祛痰作用。对肺炎球菌、溶血性链球菌、流感杆菌及某些皮肤真菌有抑制作用。

牵牛子（《别录》）

为旋花科一年生攀援草本植物裂叶牵牛 Ipomoea hederacea Jacq. 或圆叶牵牛 I. purpurea（L.）Lam. 的成熟种子。全国大部分地区均产。7～10 月果实成熟时，将全株割下，晒干，打下种子，除去杂质。生用或炒用，用时打碎。

【性味归经】苦，寒。有毒。归肺、肾、大肠经。

【功效】泻水通便，消痰涤饮，杀虫攻积。

【应用】

1. 用于肠胃实热积滞，大便不通，可单用研末服。饮食积滞，嗳腐吞酸，腹中胀满疼痛，大便秘结，常与山楂、麦芽、莱菔子等消食化滞药同用，如山楂化滞丸。

2. 用于水肿腹胀及痰饮喘满。水肿腹胀可与生姜、大枣等同用，以健脾逐饮，或与小茴香同用，如禹功散。重症可与甘遂、芫花、大戟等峻下逐水药同用，如舟车丸。痰饮喘满可与葶苈子、杏仁、厚朴等同用，以增强平喘祛痰的功效。

3. 用于虫积腹痛。能驱杀蛔虫、绦虫，常与槟榔同用，以助杀虫之效，如牛榔丸。

【用量用法】3～6克。入汤剂。丸、散剂，每次服0.6～1克。

【使用注意】孕妇忌用，畏巴豆。

【参考】含牵牛子甙、牵牛子酸甲、麦角醇、裸麦角醇、喷尼棒麦角碱、异喷尼棒麦角碱、野麦角碱、脂肪油等。

牵牛子甙在肠内遇到胆汁及肠液分解出牵牛子素，能刺激肠黏膜，使肠道分泌增多，蠕动增加而产生泻下作用。本品从尿中排泄，能加强肾脏的活动，使尿量增加，故有利尿作用。体外试验，对绦虫、蛔虫有一定的杀灭效果。大量服用则可产生血尿，并可损伤舌下神经，使舌之运动麻痹而语言障碍，甚至导致昏迷。

商　陆（《本经》）

为商陆科多年生草本植物商陆 Phytolacca esculenta Van Houtt. 或垂序商陆 Phytolacca americana L. 的根。主产于河南、安徽、湖北等地。秋、冬、春三季采挖，除去茎叶、须根，横切或纵切成片。晒干或阴干，醋制久蒸或生用。

【性味归经】苦，寒。有毒。归肺、大肠、肾经。

【功效】逐水消肿，通利二便，解毒散结（泻下利水宜醋制，祛痰止咳须久蒸）。

【应用】

1. 用于水肿胀满，大便秘结，小便不利者。单用有效，或与茯苓、赤个豆、泽泻等同用，以加强逐水消肿之效，如疏凿饮子。古方中用本品与糯米或鲤鱼煮食，可治水肿。

2. 用于疮疡肿毒，以鲜品加食盐，捣烂外敷。

现代亦用于治疗虚寒型慢性气管炎，多单用，作蜜丸服。

【用量用法】3～9克。入汤剂。外用适量。

【使用注意】脾虚水肿及孕妇忌用。

【参考】含商陆碱、商陆素、氧化肉豆蔻酸、皂甙、硝酸钾等。

能刺激肠黏膜，引起水泻，并能催吐；小量可兴奋血管运动中枢，使肾区血流增加，同时因含钾盐，故有利尿作用，大量反引起尿量减少。有祛痰镇咳的作用。干品毒性较强，鲜品经长时间煎煮，或反复蒸晒，其毒性逐渐减弱，生品有较强的毒性，大剂量服用对胃肠道有强烈的刺激性，并能刺激延髓运动中枢而产生四肢抽搐，甚至可导致中枢神经麻痹，呼吸和心搏障碍。另外，对肺炎双球菌、痢疾杆菌、流感杆菌及某些皮肤真菌有抑制作用。

（罗蜀玉）

第四章　祛风湿药

凡以祛除风寒湿邪，解除痹痛为主要功效的药物，称为祛风湿药。

祛风湿药主要具有祛风散寒除湿的功效，适用于风寒湿邪侵袭人体后，引起气血运行不畅所致的肌肉、经络、筋骨关节等处疼痛，酸痛，重着，麻木和关节肿大，屈伸不利等证。此外，部分药还分别具有舒筋活络、强筋健骨、止痛等作用。

应用本类药物时，可根据痹证的类型、病程的新久，或邪犯部位的不同，作适当的选择和相应的配伍。如肢体走注疼痛的行痹或病邪在表、在上者，配祛风解表药。病邪入络，血凝气滞者，配活血通络药。肢体重痛、麻木的着痹，配燥湿、利湿、健脾药。郁久化热，关节红肿者，配清热药和除湿药。肢体冷痛的痛痹或病邪入经络、气血运行不畅者，配温经散寒药或配活血通络药。久病气血不足，肝肾亏损，腰痛足弱者，配补养气血、肝肾药。

痹证多属慢性疾病，为服用方便，可作酒剂或丸、散剂常服。酒剂还能增强祛风湿药的功效。

本类药物多辛温香燥，易耗伤阴血，故阴虚血亏者应慎用。

独　活（《本经》）

为伞形科多年生草本植物重齿毛当归 Angelica pubescens Maxim. f. biserrata Shanet Yuan 的根。主产于湖北、四川、安徽等地。秋季采挖，除去须根，烘干或晒干，横切成片，生用。

【性味归经】辛、苦，微温。归肾、膀胱经。

【功效】祛风除湿，通痹止痛。

【应用】

1. 用于风寒湿痹，腰膝酸重疼痛，常与羌活、海风藤等同用，共奏祛风疗痹之功，如蠲痹汤。本品对下半身的肌肉关节疼痛最适宜。临床根据病情还可与地黄、杜仲、桑寄生等药同用，以加强补肝肾祛风湿之功，如独活寄生汤。

2. 用于外感风寒挟湿，肢体沉重，关节酸痛者，常与防风、羌活等祛风解表药同用。

此外，本品也可用于少阴头痛、皮肤湿痒等。

【用量用法】3～9克。入汤剂。

【参考】含黄酮类化合物、少量挥发油和独活内酯、佛手柑内酯等。独活煎剂及独活寄生汤有明显的镇痛、镇静、抗炎作用。独活酊剂或煎剂均有明显的降压作用。

威灵仙（《新修本草》）

为毛茛科多年生攀援性植物威灵仙 Clematis chinensis Osbeck、棉团铁线莲 Clematis hexapetale Pall. 或东北铁线莲 Clematis manshurica Rupr. 的根及根茎。主产于江苏、安徽、浙江等地。秋季采挖，除去泥沙，晒干切片，生用。

【性味归经】辛、咸，温。归膀胱经。

【功效】祛风除湿，通络止痛，治骨鲠。

【应用】

1. 用于风湿痹痛，麻木拘挛，关节不利。如《千金方》治腰足疼痛，单用散剂，温酒调服，或制成蜜丸服，或与温阳活血的桂心、当归同用，共奏祛寒养血止痛之功，如神应丸。

2. 用于鱼骨鲠喉，单用或加米醋适量，煎汁含咽。

此外，现代还用于扁桃体炎、咽喉炎、乳腺炎等，单用大剂量煎服。

【用量用法】6～9克。入汤剂。治扁桃体炎、鱼骨鲠喉，可用至30克。

【参考】主含原白头翁素，它可转变为白头翁素。另外，还含有白头翁醇、甾醇等物质。威灵仙煎剂可使食道蠕动节律增强，频率增加，幅度增大。并对金黄色葡萄球菌、痢疾杆菌有抑制作用。原白头翁素具有对抗组织胺所致的支气管痉挛的作用。白头翁素和白头翁醇为有毒成分，服用过量可导致中毒。原白头翁素具有刺激性，接触过久可使皮肤发泡，黏膜充血。

秦　艽（《本经》）

为龙胆科多年生草本植物秦艽 Gentiana macrophylla Pall.、麻花秦艽 G. straminea Maxim.、粗茎秦艽 G. crassicaulis Duthie ex Burk. 或小秦艽 G. dahurica Fisch. 的根。主产于甘肃、陕西、内蒙古、四川等地。春、秋两季采挖，洗净晒干，去芦头，切片用。

【性味归经】苦、辛，平。归胃、肝、胆经。

【功效】祛风湿，止痹痛，退虚热，清湿热。

【应用】

1. 用于风湿痹痛，肢节酸痛，挛急不遂，可与其他祛风湿、舒筋活络药同用。临床常配防风、当归等用于行痹，共奏祛风除湿养血之功，如防风汤。

2. 用于骨蒸潮热，常与知母、地骨皮、鳖甲等药同用，如秦艽鳖甲汤。

3. 用于湿热黄疸，常与茵陈、栀子等清湿热药同用，共奏清热利湿之功。

【用量用法】3～9克。入汤剂。

【参考】主含秦艽碱类生物碱，以秦艽碱甲药理活性最强。它有抗炎、抗过敏性休克、抗组织胺作用。并有镇静、镇痛和解热作用。秦艽碱甲还有升高血糖，并使肝糖原明显下降。有明显而短暂的降低血压和减慢心率的作用。对痢疾、伤寒、炭疽杆菌、肺炎球菌、金黄色葡萄球菌有抑制作用。

片姜黄（《本草纲目》）

为姜科多年生宿根草本植物郁金 Curcuma aromatica Salisb. 的根茎。又称片子姜黄、毛姜黄，亦称温莪术。主产于浙江。秋、冬两季植株枯萎时采挖，除去须根和块根部分，洗净泥土，趁鲜时切片，晾干用。

【性味归经】辛、苦，温。归肝、脾经。

【功效】温经散寒，祛风燥湿，行气止痛。

【应用】用于风痹，身体烦痛，项背拘急，常与羌活、当归等同用，共奏祛风养血除痹之功，如蠲痹汤。用于风寒肩臂疼痛及腰部作痛，常与羌活、白术、海桐皮等同用，以加强舒筋活络之功，如舒筋汤。用于妇人宫冷，月经不调，脐腹刺痛，常与当归、延胡索、肉桂等同用，共奏活血散寒之功，如姜黄散。

【用量用法】3～9克。入汤剂。

【使用注意】风湿热痹忌用。

【参考】主含姜黄烯等。药理试验5％的温莪术油注射液在体外对艾氏腹水癌细胞有直接破坏作用，口服或腹腔注射对鼠肉瘤180有抑制作用。但口服对小鼠艾氏腹水癌无效。其制剂对615纯系小鼠的L615白血病（网织细胞型）及腹水型肝癌细胞均有明显的抑制和破坏作用。另有报道温莪术制剂可应用于治疗早期宫颈癌，临床近期治愈率达34％，有效率达77％。此外，温莪术挥发油制剂对卵巢癌、恶性淋巴瘤、肺癌也有一定疗效，未发现明显的副作用。

木　瓜（《别录》）

为蔷薇科植物贴梗海棠 Chaenomeles lagenaria (Loisel) Koidz. 的成熟果实。主产于安徽宣城，故称"宣木瓜"。其他如浙江、江苏、湖北等地亦产。待夏、秋两季果实成熟时采收。果实置开水中烫至外皮灰白色，对半纵剖后晒干，切片生用。

【性味归经】酸，温。归肝、脾经。

【功效】舒筋活络，和胃化湿。

【应用】

1. 用于风湿痹痛，筋脉拘挛，脚气肿痛等。对于湿痹常与萆薢、薏苡仁等同用。脚气肿痛，常与防己、白术、茯苓等同用。项强筋急，不能转侧，常与葛根、白芍、当归等同用。亦可与乳香、没药、生地等同用，共奏祛风除湿之功，如木瓜煎。

2. 用于湿浊阻滞中焦，呕吐腹泻，脘闷腹痛，小腿转筋，常与吴茱萸、蚕砂等药同用。

此外，本品尚有消食作用，可用于消化不良。

【用量用法】6～9克。入汤剂。

【参考】主含苹果酸、枸橼酸、维生素C和黄酮类等。木瓜水煎剂对小鼠蛋清性关节炎有明显的消肿作用。

桑寄生（《本经》）

为桑寄生科寄生植物桑寄生 Taxillus chinensis (DC) Danser. 的干燥带叶茎枝。主产于广东、广西等地。冬季至次春采割，切片或切段，晒干用。

【性味归经】苦，平。归肝、肾经。

【功效】祛风湿，补肝肾，强筋骨，安胎。

【应用】

1. 用于风湿痹痛、腰膝酸痛、筋骨痿弱，常与独活、杜仲、牛膝等同用，共奏补肝肾除风湿之功，如独活寄生汤。

2. 用于肝肾虚损，冲任不固的胎漏、胎动不安，常与续断、阿胶等同用，共奏补肝肾安胎之功，如寿胎丸。

此外，现代又用于高血压、冠心病。

【用量用法】9～15克。入汤剂。

【参考】主含蔗蓄（广寄生甙）和少量槲皮素。桑寄生有降压、镇静、利尿作用。对葡萄球菌、伤寒杆菌及脊髓灰质炎病毒有抑制作用。

五加皮（《本经》）

为五加科植物细柱五加（南五加皮）Acanthopanax gracilistylus W. W. Smith 的根皮。主产于安徽、湖北、河南等地。冬季采收，剥皮阴干，切段生用。

【性味归经】辛、苦，温。归肝、肾经。

【功效】祛风湿，补肝肾，强筋骨。

【应用】

1. 用于风湿痹痛，手足拘挛，可单用浸酒服，或与木瓜、松节等同用，以加强祛风除湿之功，如五加皮散。

2. 用于肝肾不足，腰膝酸痛，下肢痿弱，常与桑寄生、锁阳、牛膝等药同用。

此外，五加皮尚有利水作用，治疗水肿，常与大腹皮、茯苓皮等药同用，如五皮饮。

【用量用法】4.5～9克。入汤剂。

【参考】主含挥发油、鞣质等。五加皮对金黄色葡萄球菌、绿脓杆菌有抑制作用。

白花蛇（《雷公炮炙论》）

为蝰蛇科动物尖吻蝮（五步蛇）Agkistrodon acutus Gunther 除去内脏的干燥全体。主产于广东、福建、浙江等地。夏、秋季捕捉、剖腹去内脏，盘成圆形，用竹片固定，烘干或晒干，用时去头尾。

【性味归经】甘、咸，温。有毒。归肝经。

【功效】祛风通络，止痉，止痒。

【应用】

1. 用于风湿痹痛，肢体麻木，筋脉拘挛，常与天麻、羌活、当归等药制成药酒，如白花蛇酒。

2. 用于中风，口眼㖞斜，半身不遂，以及破伤风角弓反张。前者多与天麻、全蝎、当归等同用；后者常与乌梢蛇、蜈蚣等同用，如定命散。

3. 用于风疹块、麻风病等，常与防风、荆芥、赤芍等药同用，共奏祛风消疹之功。

【用量用法】3～10克。入汤剂。散剂每次服1～1.5克。

附 乌梢蛇 蛇蜕

1. 乌梢蛇：为游蛇科动物乌梢蛇 Zaocys dhumnades（Cantor）除去内脏的干燥全体。主产于江苏、安徽等地。性味甘平，无毒。功用与白花蛇相似而药力较弱。用量 5～10 克。入汤剂。散剂每次服 2～3 克。

2. 蛇蜕：多为乌梢蛇和同科动物蛇蜕下的干燥皮膜。性味甘、咸，平。能祛风，定惊，止痒，退翳。用于小儿惊风，皮肤瘙痒，目翳等证，常与祛风、止惊等药同用。用量 2～3 克。入汤剂。散剂每次服 0.3～0.6 克。

【参考】主含蛋白质、脂肪、皂甙。提取物有镇静、镇痛作用。并能直接扩张血管，降低血压。

防 己（《本经》）

为防己科多年生木质藤本植物粉防己（汉防己）Stephania tetrandra S. Moore 或马兜铃科多年生缠绕草本植物广防己（木防己）的根。前者主产于安徽、江西、湖北等地。后者主产于广东、广西等地。秋季采挖，洗净，除去须根，芦头和外表栓皮，切片晒干，生用。

【性味归经】苦，寒。归肺、膀胱经。

【功效】祛风湿，止痛，利水消肿（习惯认为木防己偏于祛风止痛，汉防己偏于利水消肿）。

【应用】

1. 用于风湿痹痛。偏湿热者，常与薏苡仁、蚕沙等同用，以增强祛风除湿之功，如宣痹汤。若用于风寒湿痹，关节疼痛，可与温经散寒的肉桂、附子等同用，以增强散寒祛湿之功。

2. 用于水肿、小便不利，常与黄芪、白术、甘草等补气健脾药同用，如防己黄芪汤。

【用量用法】4.5～9 克。入汤剂。

【使用注意】本品苦寒较甚，不宜大量使用，以免损伤胃气。食欲不振及阴虚无湿热者忌用。

【参考】主含多种生物碱。汉防己含粉防己碱（汉防己碱）及汉防己乙素、维生素 C 等。亦含黄酮甙、挥发油等。防己生物碱有降低动物血压的作用。亦有镇痛、抗炎、解热、利尿及抗过敏性休克作用。防己生物碱还有松弛横纹肌作用。实验证明汉防己有明显的抗癌作用。

木防己含木防己碱、异木防己碱、木兰碱等。木防己碱对发热家兔有降温作用，能使兔血压下降，血管收缩。可麻痹蛙的心肌及骨骼肌。小量可增强小肠、子宫的收缩，大量则麻痹之。

豨莶草（《新修本草》）

为菊科一年生草本植物豨莶 Siegesbeckia orientalis L. 腺梗豨莶 S. pubescens-Mak. 或毛梗豨莶 S. glabrescens Mak. 的全草。主产于江苏、浙江、四川、安徽等地。大暑时采收，晒干切段，生用或黄酒蒸用。

【性味归经】辛、苦，寒。归肝、肾经。

【功效】祛风湿，利关节（酒蒸作用较佳），生用解毒。

【应用】

1. 用于风湿痹证，骨节疼痛，四肢麻木，脚弱无力等。可单用，酒蒸后制成蜜丸，温酒送服，或与臭梧桐等同用，共奏祛风除湿之功，如豨桐丸。

2. 用于湿热疮疹，可单用，或与白鲜皮、苍耳草等同用，共奏解毒、除湿、止痒之功。此外，现代用于高血压、黄疸型肝炎等。

【用量用法】9～12克。入汤剂。

【参考】主含豨莶甙和生物碱。实验证明有抗炎、降压和舒张血管的作用。

徐长卿（《本经》）

为萝摩科白前属多年生植物徐长卿 Cynanchum panleulatum（Bge.）Kitag. 的根。主产于安徽、江苏、湖南等地。秋季采挖，除去泥沙，阴干，切段生用。

【性味归经】辛，温。归肝、胃经。

【功效】祛风止痛，止痒。

【应用】

1. 用于风湿痹痛、牙痛、胃痛以及外科手术后疼痛，可随证配伍应用。

2. 用于湿疹、风疹块、顽癣等皮肤病，可单用内服或煎汤外洗，亦可配苦参、地肤子、白鲜皮等药，共奏祛湿除疹之功。

此外，本品还能解蛇毒，治毒蛇咬伤，可与半边莲等配伍内服或外敷，共奏消毒之功。

【用量用法】3～10克。入汤剂。散剂每次服1.5～3克。

【使用注意】本品芳香，入汤剂不宜久煎。

【参考】主含牡丹酚，亦含有黄酮甙和少量生物碱。实验证明，徐长卿有镇痛、镇静、抗菌作用。还有降压、降血脂等作用。

虎 骨（《别录》）

为猫科动物虎 Panthera tigris L. 的干燥骨骼。以雄虎的前胫骨为优，称虎胫骨。主产于东北、华南等地。猎得后除尽骨上的筋肉，阴干或烘干，锯成短段，用香油炙酥，或用沙炒黄用。

【性味归经】辛，温。归肝、肾经。

【功效】祛风止痛，强筋健骨。

【应用】用于痹证关节走注疼痛和肝肾虚损，腰痛足弱。前者，可单用酒浸服，或同萆薢、羌活、牛膝等同用；后者，常与龟板、锁阳、熟地等同用，共奏补肝肾祛风湿之功，如虎潜丸。

【用量用法】3～6克。入酒、丸、散剂为宜。

【参考】主含虎骨胶原、脂肪、磷酸钙、碳酸钙等。实验证明虎骨有镇痛、镇静、抗炎和促进骨折愈合的作用。

桑　枝（《本草图经》）

为桑科落叶乔木植物桑树 Morus alba L. 的嫩枝。全国均产。春、夏季剪下嫩枝，乘未全干时切片，晒干，生用。

【性味归经】微苦，平。归肝经。

【功效】祛风湿，利关节。

【应用】用于风湿痹痛，四肢酸痛，麻木拘挛，尤宜于上肢痹痛。如《本事方》单用本品治风热臂痛。《景岳全书》桑枝膏亦治疗筋骨酸痛、四肢麻木。复方中常与防己、独活、络石藤等同用，共奏舒筋活络之功。

此外，本品尚能利水，治疗水肿。

【用量用法】9～15克。入汤剂。

【参考】主含桑皮素、桑木素等。实验证明，桑枝对淋巴细胞转化率低下的患者有一定治疗作用。亦报道桑柳汤（丸）对慢性布氏杆菌病有一定疗效。

鹿衔草（《滇南本草》）

为鹿蹄草科多年生草本植物鹿蹄草 Pyrola rotundifolia L. subsp. chinensisH. Andres 或卵叶鹿蹄草 P. decorataH. Andres. 的干燥全草。主产于云南、贵州、四川等省。全年可采，洗净晒干，切段生用。

【性味归经】甘、苦，温。归肝、肾经。

【功效】祛风湿，强筋骨，止血。

【应用】

1. 用于风湿性关节酸痛，可与老鹳草、防己等祛风湿药同用。

2. 用于筋骨不健，腰膝酸痛，下肢痿弱，可与补肝肾、强筋骨药同用。

3. 用于咳血、衄血、吐血、月经过多和外伤出血，可与其他止血药同用。

目前用以治疗骨质增生症而见肾虚骨弱者，常与熟地、骨碎补、鸡血藤等同用，共奏补肾健骨之功。此外，对虚劳咳嗽也有一定疗效。

【用量用法】9～15克。入汤剂。

【参考】主含鹿蹄草素、转化酶、鞣质、挥发油和苦味质等。鹿蹄草煎剂对金黄色葡萄球菌、痢疾杆菌、绿脓杆菌等有抑制作用，故认为它有较强的广谱抑菌作用。

伸筋草（《分类草药性》）

为石松科多年生草本植物石松 Lycopodium clavatum L. 的全草。主产于浙江、江苏、湖北、四川等地。四季均可采收，晒干，切段生用。

【性味归经】苦、辛，温。归肝经。

【功效】祛风除湿，舒筋活络。

【应用】用于风湿痹痛，筋脉拘急，可浸酒饮，或与桑枝、威灵仙、五加皮等药同用。亦用于小腿转筋，可与木瓜、白芍等同用，共奏舒筋活络之功。

【用量用法】9～15克。入汤剂。

【参考】主含生物碱，如石松碱等，亦含酸性物质，如阿魏酸等及三萜醇化合物。实验证实伸筋草水浸剂有解热作用。

老鹳草（《本草纲目拾遗》）

为牻牛儿苗科一年生草本植物牻牛儿苗 Erodium stephanianum Willd. 或老鹳草 Geranium wilfordii Maxim. 的干燥全草。前者习称"长嘴老鹳草"，主产于山东、河北等地。后者习称"短嘴老鹳草"，主产于云南、四川、湖北等地。夏、秋季采收，切段晒干，生用。

【性味归经】辛、苦，平。归肝、肾、脾经。

【功效】祛风湿，通经络，止泻痢。

【应用】

1. 用于风湿痹痛，肢体麻木，筋骨酸痛，单用水煎、浸酒或熬膏服用。复方可与伸筋草、桑枝、当归等同用，共奏舒筋养血祛风之功。

2. 用于湿热泻痢，常与铁苋菜、凤尾草等同用。

【用量用法】9～15克。入汤剂。

【参考】主合牻牛儿醇、檞皮素等。老鹳草主要有广谱抑菌作用对卡他球菌、金黄色葡萄球菌、β—链球菌、肺炎球菌等有抑菌作用。对流感病毒有一定抑制作用。

络石藤（《本经》）

为夹竹桃科攀援木质藤本植物络石 Trachelospermum jasminoides（Lindl.）Lem. 的带叶藤茎。主产于江苏、安徽、湖北、山东等地。冬季至次春采割。晒干，切段生用。

【性味归经】苦，微寒。归心、肝、肾经。

【功效】祛风通络，凉血消肿。

【应用】

1. 用于风湿痹痛，筋骨酸痛，手足拘挛，或热痹，关节红肿作痛。前者常与威灵仙、独活、桑枝等药同用，共奏祛风除湿通络之功；后者可与忍冬藤、牛膝等药同用。亦可单用，浸酒服。

2. 用于喉痹、痈肿。如《近效方》单用本品水煎，慢慢含咽，治咽喉肿痛。治痈疽瘀痛，可与皂角刺、栝楼、乳香等药同用，共奏消肿止痛之功，如止痛灵宝散。

【用量用法】6～12克。入汤剂。

【参考】主含牛蒡甙、络石糖甙等。牛蒡甙可引起血管扩张、血压下降，使冷血和温血动物产生惊厥。大剂量则引起呼吸衰竭，并使小鼠皮肤发红，腹泻。对离体兔肠及子宫有抑制作用。

海风藤（《本草再新》）

为胡椒科常绿攀援藤本植物风藤 Piper futokadsura sieb. 的藤茎。主产于广东、福建、台湾、浙江等地。夏、秋季采收，除去根、叶，晒干，切片生用。

【性味归经】辛、苦，微温。归肝经。

【功效】祛风湿，通经络，止痹痛。

【应用】用于风湿痹痛，筋骨酸痛，手足拘挛及跌打损伤疼痛，常与独活、桑枝、当归等同用。

【用量用法】6～12克。入汤剂。

【参考】主含细叶青蒌藤素、细叶青蒌藤烯酮等。细叶青蒌藤素有抑制肿瘤作用。

海桐皮（《海药本草》）

为豆科常绿乔木植物刺桐 Erythrina variegata L. var. orientalis (L.) Merr. 的树皮。主产于广东、浙江、江苏等地。4月剥取有钉刺的树皮，切片，晒干生用。

【性味归经】苦、辛，平。归肝、脾经。

【功效】祛风湿，通经络，杀虫止痒。

【应用】

1. 用于风湿痹痛，腰膝疼痛，手足拘挛，常与牛膝、薏苡仁、五加皮等药同用，共奏祛风除湿止痛之功，如海桐皮酒。

2. 用于疥癣、湿疹，可外用煎汤洗患处，或制散剂调敷。亦可配蛇床子、大黄等药浸酒外搽。

【用量用法】3～12克。入汤剂。

【参考】主含生物碱，如刺桐灵碱等，亦含有机酸等。海桐皮水浸剂对癣菌、腹股沟表皮癣菌等皮肤真菌均有不同程度的抑制作用。

臭梧桐（《本草图经》）

为马鞭草科落叶灌木或小乔木植物海州常山 Clerodendron triehotomum Thunb. 的茎时。主产于江苏、安徽等地。春、秋采茎，开花前采叶。晒干，切碎生用。

【性味归经】辛、苦，平。归肝经。

【功效】祛风湿。

【应用】用于风湿痹痛，肢体麻木，单用或配豨莶草同用，以加强祛风除湿之功，如豨桐丸。又用于疮癣或湿疹瘙痒，可煎水洗浴。

此外，现代用于高血压病，取开花前的叶，不宜高热煎煮，以免减弱降压作用。宜制成丸剂或散剂服用，也可与豨莶草同用。

【用量用法】5～15克。入汤剂。散剂每次服3克。外用适量。

【参考】主含海州常山素，臭梧桐素甲、乙等。臭梧桐叶水浸剂、煎剂均对实验性动物有降压作用。其叶在开花前采集，降压效果明显，隔年陈叶降压效力极微，若加热过高过久亦使效力减弱。如与地龙合用，有协同作用。另外，臭梧桐煎剂有一定的镇痛、镇静作用。亦认为臭梧桐与鬼针草（1：1）或与豨莶草（2：1）的制剂对实验性关节炎有明显的抑制作用。三者单独应用均无效。

寻骨风 （《植物名实图考》）

为马兜铃科多年生缠绕草本植物棉毛马兜铃 Aristolochia motlissima Hance 的根或全草。主产于河南、江苏、浙江、江西等地。夏、秋季采收，除去泥沙，晒干，切段生用。

【性味归经】辛、苦，平。归肝经。

【功效】祛风湿，通络止痛。

【应用】用于风湿痹痛，肢体麻木及跌打损伤疼痛等，可单用煎服，亦可浸酒或制成膏剂服用。复方中常与其他祛风湿药同用。

此外，亦有用本品止胃痛、牙痛。

【用量用法】9～15 克。入汤剂。

【参考】主含生物碱、挥发油等。对实验性关节炎有明显的预防作用。对实验性艾氏腹水癌有抑制作用。

千年健 （《本草纲目拾遗》）

为天南星科多年生草本植物千年健 Homalomena occulta（Lour.）Schott 的根茎。主产于广东、广西、云南等地。春、秋两季采挖，洗净除去外皮，晒干，切片生用。

【性味归经】苦、辛，温。归肝、肾经。

【功效】祛风湿，健筋骨。

【应用】用于风湿痹痛，肢节酸痛，筋骨痿软等。以本品配钻地风、虎骨、牛膝等浸酒服，共奏祛风除湿止痛之功。

【用量与用法】4.5～9 克。入汤剂。浸酒或外用制散调敷。

【参考】主含挥发油等。

钻地风 （《植物名实图考》）

为虎耳草科落叶木质藤本植物钻地风 Schizophragma integrifolium（Franch.）Oliv. 的根皮。主产于广西、浙江、四川、湖南等地。全年可采挖，挖取根部，剥取根皮，晒干，切段生用。

【性味归经】淡，凉。归脾经。

【功效】祛风湿，止痛。

【应用】用于风湿痹痛，四肢关节酸痛、脚气等，常与五加皮、牛膝等祛风湿药同用，共奏祛风除湿之功，亦可单用浸酒。

【用量用法】6～12 克。入汤剂。

（吴厚献）

第五章 芳香化湿药

凡是气味芳香，以化湿运脾为主要功效的药物，称为芳香化湿药。

芳香化湿药气芳香性温燥，具有疏畅气机，宣化湿浊，促进脾胃运化的功能。主要用于脾为湿困，运化失职而致的脘腹痞满，食少体倦，口甘多涎，呕吐泛酸，渴不欲饮，大便溏薄，舌苔白腻等。对于痰湿壅滞及湿温、暑湿等证，亦可选用。

应用本类药物时，须根据引起湿浊内阻的不同原因或兼症作适当的配伍，如寒湿者，配温里药；湿热者，配清热燥湿药；脾虚生湿者，配补脾健胃药；痰湿阻滞者，配燥湿化痰药；湿阻气滞者，配行气药。

本类药物辛温香燥，易伤阴耗气，故对阴虚津少、舌绛及气虚者慎用，又因其芳香，含挥发油，入煎剂时须后下，不宜久煎，以免降低药效。

藿　香（《别录》）

为唇形科一年生或多年生草本植物广藿香 Pogostemon cablin (Blanco) Benth. 的全草。此外，唇形科一年生或多年生草本植物藿香（又称土藿香）Agastache rugosa (Fisch. et Mey.) O. Ktze. 的全草亦入药。广藿香主产于广东、海南岛及台湾等地。藿香在我国大部分地区均产。初秋时采收，连根拔起，或割取地上部分。广藿香，日晒夜焖，反复至干；藿香，阴干或趁鲜切段阴干，生用或鲜用。

【性味归经】辛，微温。归脾、胃、肺经。

【功效】芳香化湿，开胃止呕，发表解暑。

【应用】

1. 用于湿阻中焦，运化失常所致的胸脘痞闷，食欲不振，体倦等，常与苍术、厚朴、半夏等同用，以助健脾、燥湿之功，如不换金正气散。暑湿而致恶寒发热，头痛脘痞，呕恶泄泻者，常与紫苏、半夏、厚朴等同用，以助其祛湿和中，如藿香正气散。湿温初起，湿热并重，常与黄芩、滑石、茵陈等同用，加强清热燥湿的作用，如甘露消毒丹。

2. 用于湿阻中焦或胃寒所致的呕吐，单用或与佩兰、白豆蔻、半夏等同用。对其他呕吐，亦可随证配伍，如脾胃虚弱者，可与党参、甘草等同用；胃热者，可与黄连、竹茹等同用；妊娠呕吐者，可与砂仁、半夏等同用。

3. 用于外感风寒，内伤生冷，证见头痛、腹痛吐泻者，常与紫苏、白芷、厚朴等同用，以增强解表化浊的作用。

【用量用法】3～9克。入汤剂。鲜品加倍。

【参考】广藿香含挥发油，油中主要成分为广藿香醇、刺蕊草醇。此外，还含苯甲醛、丁香酚、桂皮醛、倍半萜烯等。藿香亦含挥发油，油中主要成分为甲基胡椒酚、茴香醛、对甲氧基桂皮醛以及少量柠檬烯、倍半萜烯、α—蒎烯等。

挥发油对胃肠道有解痉、防腐作用，并能促进胃液分泌，增强消化力。其他成分能扩张微细血管，略有发汗、收敛止泻的作用，对常见皮肤真菌有抑制作用。

苍 术 （《本经》）

为菊科多年生草本植物茅苍术（又称茅术、南苍术）Atractylodes lancea (Thunb.) DC. 或北苍术 A. chinensis (DC.) Koidz. 的根茎。茅苍术主产于江苏、浙江、安徽、江西等地，以江苏茅山一带者质量最佳。北苍术主产于东北、华北、陕西、甘肃等地。春、秋两季均可采挖，以秋季采收为好，晒干，除去泥沙、须根，水浸切片，再用米泔水焖透，炒至微黄用。

【性味归经】辛、苦，温。归脾、胃、肝经。

【功效】燥湿健脾，祛风胜湿。

【应用】

1. 用于湿阻中焦等证。湿阻中焦，脾胃不和，气机失调所致脘腹胀满，腹痛泄泻，恶心呕吐，食欲不振，倦怠乏力，舌苔浊腻者，实为要药。常与厚朴、陈皮、甘草同用，以燥湿健脾，行气和中，如平胃散。对于痰饮、水肿等脾湿偏盛之证，亦可选用。

2. 用于风湿痹痛，尤宜于湿邪较重，身体沉重，麻木疼痛者，常与羌活、苡仁等药同用，如薏苡仁汤。寒湿俱盛者，可与桂枝、川乌等温经散寒药同用。湿热下注者，常与黄柏同用，以加强清热燥湿之功，如二妙散。外感风寒湿邪的头胀痛，身痛酸楚，无汗等亦多应用，常与羌活、防风等同用。

此外，本品尚能明目，用于夜盲症及目昏涩，可单用或与猪肝、羊肝蒸煮同食。

【用量用法】3～9克。入汤剂。

【使用注意】阴虚内热，气虚多汗者忌服。

【参考】含挥发油，油中主要成分为苍术醇和苍术醇的混合结晶物，其他尚含少量苍术酮、多量的维生素 A 样物质、维生素 B 及菊糖。

所含挥发油，小剂量呈镇静作用，大剂量呈中枢抑制作用，并能降低血糖，可治疗糖尿病。本品小剂量能使血压轻微升高，大剂量则使其下降，对呼吸则不论量大小，皆使之发生暂时促迫现象。有明显的排钾、钠作用，但无明显利尿作用。临床报道，苍术治疗夜盲症，每日 15 克，水煎服，连服 2～3 天，有显效。对外科结核病也有显著疗效。

厚 朴 （《本经》）

为木兰科落叶乔木植物厚朴 Magnolia officinalis Rehd. et Wils. 及凹叶厚朴（又名庐山厚朴）Magnolia biloba (Rehd. et Wils) cheng 的干皮、根皮及枝皮。主产于江西、浙江、四川、贵州、湖南、湖北等地。4～6 月剥取，根皮直接阴干，干皮置沸水中微温后，堆置阴湿处"发汗"至内表面变紫褐色或棕褐色时，蒸软取出，卷成筒状，或推开压平，晒干，切片生用或与姜同煮切条，阴干用。

【性味归经】辛、苦，温。归脾、胃、肺、大肠经。

【功效】行气燥湿，降逆平喘。

【应用】

1. 用于湿阻、食积、气滞而致的脾胃不和，脘腹胀满或呕逆等。湿阻中焦，常与苍术、陈皮、生姜等同用，以加强行气燥湿之功效，如平胃散。积滞便秘腹胀痛，常与枳实、大黄同用，共奏行气导滞、止痛之功，如厚朴三物汤、小承气汤等。

2. 用于咳喘上气等。如素有喘咳，因感风寒而发者，多与紫苏、杏仁等同用，以增强解表、散寒、降气的作用。痰湿壅肺，胸闷气喘咳嗽者，多与苏子、半夏、杏仁等降气、祛痰药同用。七情郁结，痰凝气滞而咽中如有物阻，咽之不下，吐之不出的梅核气，常与半夏、茯苓、紫苏叶等同用，以增强祛痰、除湿、行气的作用，如半夏厚朴汤。

【用量用法】3～9克。入汤剂。

【参考】舍挥发油，油中主要成分为β—桉叶醇，另含厚朴酚、四氢厚朴酚、异厚朴酚。以及少量厚朴箭毒碱。

厚朴箭毒碱能麻痹人体运动神经而引起全身松弛性运动麻痹现象，故可以缓解肌肉僵直，但对感觉神经并无明显的影响。煎剂能使肠管的紧张度下降，能刺激消化道黏膜，引起反射性兴奋，故有健胃、镇痛、镇静、平喘的作用。能杀死猪绦虫。煎剂对伤寒杆菌、霍乱弧菌、金黄色葡萄球菌、溶血性链球菌、白喉杆菌、枯草杆菌、痢疾杆菌、人型结核杆菌及常见的皮肤真菌均有抑制作用。

砂　仁（《本草原始》）

为姜科多年生草本植物阳春砂 Amomum villosum Lout.、海南砂 A. longiligulare T. L. Wu 或缩砂 A. xanthioides Wall. 的干燥成熟果实。阳春砂主产于广东阳春、信宜、高州等县。海南砂主产于广东海南岛及湛江地区。缩砂主产于越南、泰国、缅甸、印度尼西亚等地。夏秋间果实成熟时采收，晒干或低温干燥，除去杂质，取出种子或连壳打碎用。

【性味归经】辛，温。归脾、胃经。

【功效】化湿开胃，温脾止泻，理气安胎。

【应用】

1. 用于湿浊中阻，气机不畅所致的脘痞不饥，腹胀食少，呕吐等，常与白术、木香、枳实等同用，共奏燥湿行气之功，如香砂枳术丸。脾胃虚弱而湿浊阻滞者，常与补气健脾、导滞的党参、茯苓、木香等同用，如香砂六君子丸。

2. 用于脾胃虚寒所致的腹痛泄泻，单用研末吞服或嚼服，或与白术、陈皮、干姜、附子等同用，以增强温中止泻之效。

3. 用于脾虚气滞之胎动不安或妊娠恶阻，可与健脾、理气、止呕的白术、紫苏、半夏等同用。有热者，可佐以黄芩清热。

【用量用法】3～6克。入汤剂。研末为丸、散，或入汤剂冲服。

【使用注意】入煎剂宜后下。

【参考】含挥发油，油中主要成分为右旋樟脑、乙酸龙脑酯、芳香醇、橙花椒醇等，另含黄酮类成分。

阳春砂或缩砂的水煎剂，对离体肠管呈兴奋作用，有芳香健胃的作用，能促进胃液的分泌，并可排除消化道积气。阳春砂 1～1.5％水煎剂和挥发油的饱和水溶液则使离体肠管呈抑制作用。

附　砂仁壳

为砂仁的果壳，性味功效与砂仁相似，但温性略减，化湿，行气之力亦较弱，适用于脾胃气滞，脘腹胀满，呕恶食少等证。用量 3～5 克。入汤剂。

佩　兰（《本经》）

为菊科多年生草本植物兰草 Eupatorium fortunei Turez. 的地上部分。主产于江苏、江西、广东、河北等地。夏、秋两季收割，除去杂草，洗净，稍润，切段，晒干生用或鲜用。

【性味归经】辛，平。归脾、胃、肺经。

【功效】芳香化湿，醒脾开胃，发表解暑。

【应用】

1. 用于湿阻中焦，运化失职而致的脘闷呕恶多涎，口中甜腻，舌苔厚腻，口气腐臭等。为治脾瘅证之要药，常与藿香、陈皮、厚朴等化湿醒脾、行气药同用。

2. 用于外感暑湿和湿温初起，发热恶寒，头痛头胀，脘闷，苔腻等。前者多与藿香、荷叶、青蒿等化湿醒脾药同用；后者多与厚朴、藿香、薏苡仁、黄芩等同用，共起清热利湿健脾之功，如辛苦香淡汤。

【用量用法】3～9 克。入汤剂。鲜品加倍。

【使用注意】阴虚、气虚者忌服。

【参考】含挥发油，油中主要成分为对—聚伞花素、乙酸橙花醇酯、5-甲基麝香草醚，香豆精，另含邻—香豆酸、麝香草氢醌。

挥发油对流感病毒有抑制作用，给小白鼠口服佩兰煎剂，能引起动情周期的暂时停止，排卵受到抑制。

白豆蔻（《开宝本草》）

为姜科多年生草本植物白豆蔻 Amomum kravanh Pierre ex Gagnep. 或爪哇白豆蔻 Amomum compactum Soland ex Maton. 的干燥成熟果实。主产于越南、泰国、老挝、柬埔寨、缅甸等地。我国广东、广西、云南亦有栽培，10～12 月果实呈黄绿色尚未开裂时采收，除去残留的果柄，晒干，用时除去果皮取仁或连壳打碎生用。

【性味归经】辛，温。归脾、胃经。

【功效】化湿行气，温中止呕。

【应用】

1. 用于湿阻中焦及脾胃气滞所致的胸脘痞满，不思饮食，舌苔白腻等，常与化湿行气的砂仁、厚朴、陈皮等同用。湿温初起，胸闷不饥，舌苔浊腻，若湿盛者，常与厚朴、薏苡仁、通草等同用，以增强化湿醒脾的作用，如三仁汤；热盛者，常与黄芩、黄连、滑石等同用，共奏清热利湿之功，如黄芩滑石汤。

2. 用于脾胃虚寒或湿阻气滞的胸脘满闷，反胃呕吐等，单用有效，或配伍藿香、陈皮等健脾行气药同用，如白豆蔻汤。寒重者，可与党参、白术、生姜等同用，以温补脾胃，散寒除湿。

【用量用法】3～6克。入汤剂。研末入丸、散剂或随汤冲服。

【使用注意】入汤剂宜后下，阴虚血燥无寒湿者忌服。

【参考】含挥发油，油中主要成分为α-龙脑、α-樟脑、葎草烯及其氧化物、1，8-桉叶素、α-及δ-松油烯、石竹烯、葛缕酮等。

能促进胃液分泌，兴奋肠蠕动，制止肠内异常发酵，驱除胃肠内积气，并具有止呕的作用。果壳水煎剂对志贺氏痢疾杆菌有抑制作用。

附　豆蔻壳

为白豆蔻、爪哇白豆蔻的果壳，性味功效与白豆蔻相似，但温性略低，效力较弱。适用于湿阻气滞，脘腹胀满，恶心呕吐等证。用量3～6克。入汤剂。

草　果（《饮膳正要》）

为姜科多年生草本植物草果 Amomum tsao－ko Crevost et Lemaire 的干燥种子或果实。主产于福建、广东、广西及越南、印度等地。秋季果实成熟时采收，除去杂质，晒干，再将原药炒至焦黄色并鼓起，去壳或连壳捣碎用，或去壳取净果仁姜汁微炒用。

【性味归经】辛，温。归脾、胃经。

【功效】燥湿温中，除痰截疟。

【应用】

1. 用于寒湿阻滞脾胃，脘腹胀满，腹痛食少等，多与草豆蔻、陈皮、苍术等同用，以增强燥湿健脾之疗效。

2. 用于疟疾而见痰浊伏遏，寒多热少，苔白厚腻等，常与常山、槟榔、陈皮等同用，以增强除痰截疟的功效，如截疟七宝饮。疟疾或温疫，见有湿热伏遏，恶寒壮热，胸闷呕恶，舌红苔垢腻者，常与槟榔、厚朴、知母等同用，以开达膜原，除痰截疟，如达原饮。

【用量用法】3～6克。入汤剂。

【使用注意】气虚或血亏，无寒湿实邪者忌用。

【参考】含挥发油，油中主要成分为1，8-桉叶油素、牻牛儿醛、正癸醛、牻牛儿醇等。

能刺激胃液分泌，增强胃肠蠕动，并对大肠杆菌、痢疾杆菌、绿脓杆菌、肺炎球菌等有抑制作用。此外，对子宫有兴奋作用，对已受孕子宫的作用更明显。

草豆蔻（《别录》）

为姜科多年生草本植物草豆蔻 Alpinia Katsumadai Hayata 的干燥近成熟的种子。主产于广东、广西等地。夏、秋两季采收略变黄的果实，晒至九成干，或用水略烫，晒至半干，除去果皮，取出种子团，晒干生用，用时打碎。

【性味归经】辛，温。归脾、胃经。

【功效】燥湿健脾，温胃止呕。

【应用】

1. 用于寒湿阻滞中焦所致的脘腹满闷，疼痛，食少，泄泻等，多与苍术、半夏、厚朴等同用，以加强散寒祛湿之作用。

2. 用于寒湿阻滞脾胃所致的呕逆脘痛，散寒药同用。常与吴茱萸、半夏、高良姜、生姜等温胃散寒药同用。

【用量用法】3～6克。入汤剂。

【使用注意】阴虚血少，津液不足，无寒湿者忌用。

【参考】含挥发油，油中主要成分为1，8-桉叶油素、α-丁香烯、豆蔻素及山姜素等。

草豆蔻水煎剂含挥发油，小剂量对豚鼠离体肠管有兴奋作用，剂量增大，则呈抑制状态，挥发油的饱和水溶液也呈抑制作用，有抑制大肠杆菌、绿脓杆菌、皮肤真菌等作用。

（罗蜀玉）

第六章 利水渗湿药

凡以渗利水湿，通利水道为主要功效的药物，称为利水渗湿药。

本类药物，服后能使尿量增多，小便通畅，将体内蓄积的水湿从小便排出。主要适用于小便不利、水肿、淋病、痰饮、湿温、黄疸、疮疹等湿邪或湿热所致的病证。因有的药物长于消退水肿，有的长于清热利尿、缓解小便淋涩不通，有的则长于清利湿热、利胆退黄。故临床应用本类药物时，须视不同病证加以选择，并作适当配伍。如水肿、痰饮、腹泻，因脾失健运者，常与健脾燥湿药配伍。属湿热病证的淋病、湿温、黄疸、疮疹等，可与清热药配伍。热伤血络而尿血者，可配凉血止血药。对于湿痹一证，则应与祛风胜湿药配伍。

利水渗湿药，容易耗伤阴液，遗精、滑精、阴亏津少患者应慎用。

茯　苓（《本经》）

为多孔菌科真菌茯苓 Poria COCOS（schw.）wolf 的干燥菌核。多寄生于松科植物赤松或马尾松等树根部。野生或栽培。主产于云南、湖北、安徽、四川等地。全年采挖或立秋后 8～9 月采挖。洗净垫草盖严，至外皮变为褐色并呈现皱纹、内部水分大部分散失后阴干，切片或切方块，生用。菌核的外皮称"茯苓皮"，近外皮部的淡红色部分，称"赤茯苓"，内部抱有松根者称"茯神"，白色部分称"白茯苓"即茯苓。

【性味归经】甘、淡，平。归心、肺、脾、肾经。

【功效】利水渗湿，健脾宁心。

【应用】

1. 用于水湿停滞的水肿、小便不利等，常与泽泻、猪苓等药同用，共奏利水渗湿之功，如五苓散。若偏于寒湿或阳虚，再配附子、干姜。若用于热淋、小便不利，常与栀子、甘草等同用，以加强清热通淋之功，如五淋散。

2. 用于脾虚湿困所致的消化不良，食欲减少，泄泻，常与党参、白术等补脾药同用，以加强补脾除湿之功，如四君子汤。还用于痰饮停滞的上腹胀满，呕吐清水痰涎等，可与半夏、陈皮、川贝母等同用。

3. 用于心悸、失眠等证，常与朱砂、酸枣仁、远志等安神药同用，共奏补虚安神之功。

此外，现代以茯苓为主同桂枝、丹皮、桃仁配伍治疗子宫及其附件炎症等妇科疾患，亦用于慢性副鼻窦炎。

【用量用法】9～15 克。入汤剂。

【参考】菌核主含 β-茯苓聚糖、茯苓酸等。尚含麦角固醇、胆碱、组氨酸及钾盐等。茯苓煎剂对健康人无利尿作用。但有用其醇提取液注射于家兔腹腔，或用水提取物于兔慢性实验，谓有利尿作用。五苓散亦有明显利尿作用。茯苓有镇静作用，对离体兔肠管有直接松弛作用。对细胞免疫、体液免疫有促进作用。本品煎剂对金黄色葡萄球菌、结核杆菌等有抑制作用。

附 茯苓皮

本品性味同茯苓；长于利水消肿。常与生姜皮、大腹皮、桑白皮等同用，共奏利水消肿之功，如五皮饮。

泽 泻 （《本经》）

为泽泻科多年生沼泽植物泽泻 Alisma orientafis（Sam.）Juzep. 的块茎。主产于福建、四川、江西等地。冬季采挖、洗净，微火烘干，撞去粗皮和须根，切片晒干，生用或麸炒、盐炒用。

【性味归经】甘，寒。归肾、膀胱经。

【功效】利小便，清湿热。

【应用】

1. 用于水湿停滞，小便不利、水肿，常与茯苓、猪苓等同用。用于泻泄及痰饮所致的眩晕，常与白术等同用，以加强健脾止泻祛痰之功，如泽泻汤。

2. 用于肾阴不足，虚火亢盛而引起的遗精、滑精、眩晕等证，常与熟地、山茱萸等同用，以加强补肾涩精之功，如六味地黄丸。用于下焦湿热白带、小便短赤，常与车前子、土茯苓等同用。

【用量用法】6～9克。入汤剂。

【参考】主含泽泻醇 A、B 等，亦含生物碱、挥发油、维生素 B_{12} 等。泽泻有降血脂、抗脂肪肝的作用。亦报道有降血糖、利尿作用。

现代以泽泻制剂如泽泻片等治疗高脂血症。

薏苡仁 （《本经》）

为禾本科一年生或多年生草本植物薏苡 Coix lacryma-jobi L. var. la-yuen（Roman）stapf. 的成熟种仁。主产于福建、江苏、山东等地。秋末果实成熟时采收，晒干，除去外壳和褐色的外皮。生用或炒用。

【性味归经】甘、淡，凉。归脾、胃、肺经。

【功效】健脾渗湿，除痹止痛，清热排脓。

【应用】

1. 用于小便不利、水肿、脚气及脾虚泄泻、白带等证。单用或与茯苓、冬瓜皮、赤小豆等利水渗湿药同用。若脾虚者常与白术、山药、车前子等健脾利湿药同用。

2. 用于湿热痹痛，手足挛急者，常与忍冬藤、黄柏、苍术同用。若属寒痹痛者，常与桂枝、苍术、白芍等同用，共奏祛寒疗痹之功，如薏苡仁汤。治风湿痹痛，常与麻黄、杏仁等同用，如麻黄杏仁薏苡甘草汤。

3. 用于治疗肺痈、肠痈。治肺痈咳吐脓痰，常与苇茎、冬瓜仁、桃仁等同用，如千金苇茎汤。治肠痈可与败酱、丹皮、桃仁等同用。

此外，现代又用于扁平疣和消化道癌症。前者大剂量单用。后者可与白花蛇舌草、黄药子等同用。

【用量用法】9～30 克。入汤剂。本品力缓,用量须大,宜久服。健脾炒用,其余生用。除入汤剂、丸散剂外,亦可做食疗。常与粳米煮粥或与红枣共煮食。

【参考】主含脂肪油,油中含薏苡仁酯、薏苡仁内酯等。有镇静、镇痛、解热及抑制骨骼肌收缩的作用。其浸膏能抑制动物吉田肉瘤的生长。薏苡酯有抗癌作用。

车前子 (《本经》)

为车前科多年生草本植物车前 Plantago asiaeita L. 或平车前 P. depressailla. 的成熟种子。前者全国均产,后者主产于北方各省。夏、秋两季待种子成熟时采收,晒干,生用或盐水炒用。

【性味归经】甘,微寒。归肝、肾、肺、小肠经。

【功效】利水通淋,清热明目,祛痰止咳。

【应用】

1. 用于热结膀胱而致的小便不利,淋沥涩痛者,常与木通、滑石等以增强利水通淋作用,如八正散。亦可用于暑湿腹泻,取本品利小便实大便之功,单用散剂,米汤送服,或与茯苓、白术、泽泻等同用。

2. 用于肝热目赤肿痛,可与菊花、龙胆草、黄芩等清肝药同用。属肝肾阴虚所致的眼目昏花,迎风流泪,可与熟地、菟丝子、枸杞子等补肝肾药同用。

3. 用于肺热咳嗽痰多者,常与杏仁、桔梗、枇杷叶等药同用。

【用量用法】9～15 克。入汤剂。用布包煎。

【参考】主含车前子甙、车前子酸、脂肪酸、亚油酸等。试验证明车前子有祛痰、镇咳作用,有抗病原微生物的作用。对车前子的利尿作用报道不一,近期实验证明,车前子煎剂对动物、健康人均无明显利尿作用。

附 车前草

为车前、平车前的干燥全草。性味、功效与车前子相似。车前草尚能清热解毒、凉血。用于热毒疮肿、湿热腹泻及出血。用量 9～30 克。入汤剂。鲜品 30～60 克,煎服或捣汁服。外用适量。

滑 石 (《本经》)

为硅酸盐类矿物滑石族滑石,主含含水硅酸镁 $[Mg_3(Si_4O_{10})(OH)_2]$。主产于山东、江西等地。全年可采挖。除去杂质,打碎、磨粉或水飞磨粉后用。

【性味归经】甘、淡,寒。归膀胱、肺、胃经。

【功效】利尿通淋,清热解暑,祛湿敛疮。

【应用】

1. 用于膀胱湿热之热淋、小便短涩疼痛等,常与车前子、通草等同用,共奏清热利湿之功,如滑石散。

2. 用于暑热烦渴,小便短黄,或水泻者,与甘草同用,如六一散。

3. 用于湿疹和痱子,单用或与煅石膏、炉甘石、冰片等制成散剂,撒布患处。

【用量用法】9～24 克。入汤剂。包煎。外用适量。

【参考】主含硅酸镁等。滑石除有保护皮肤黏膜、止泻作用外，亦可阻止毒物在胃肠道中的吸收。但本品也可在腹部、直肠、阴道等处引起肉芽肿。

木 通（《本经》）

为毛茛科植物小木通 Clematis armandii Franch. 或绣球藤 Clematis montana Buch. —Ham. 或马兜铃科藤本植物木通马兜铃 Aristolochia mansh uriensiskom. 的藤茎。前者称川木通，主产于四川。后者称关木通，主产于吉林、黑龙江、辽宁等地。均于春、秋两季采收，除去粗皮，晒干，切片生用。

【性味归经】淡、苦，寒。归心、肺、小肠、膀胱经。

【功效】清热利尿，通经下乳。

【应用】

1. 用于膀胱湿热、小便短赤、淋沥涩痛，或心火上炎、口舌生疮，常与生地、甘草、竹叶同用，共奏清热利湿之功，如导赤散。亦用于脚气浮肿，与猪苓、茯苓、桑白皮等同用。

2. 用于气血郁滞，乳汁不通，常与王不留行、当归、穿山甲等同用，或与猪蹄一同煮食，共奏活血通乳之功。

此外，本品可用于湿热痹证。

【用量用法】3～6克。入汤剂。

【使用注意】据报道，用大剂量关木通（60克）可引起急性肾衰竭。故本品剂量不宜过大。孕妇慎用。

附 通草

为五加科植物通脱木 Tetrapanax papyriferus（Hook）K. koch. 的茎髓。主产于台湾、贵州、四川等地。秋季采收 2～3 年的植株，取茎髓晒干，切片生用。性味甘、淡，微寒。归肺、胃经。功同川木通而力弱，常配入复方中应用。用量 3～4.5 克。入汤剂。孕妇慎用。

按：木通，《本经》原名通草。今之通草，历代称通脱木。历代所记述的木通系指木通科木通，本品目前很少见用。

金钱草（《本草纲目拾遗》）

为报春花科多年生草本植物过路黄 Lysimachia christinae Hance 的全草。我国江南各省均有分布，主产于四川。夏秋采收，除去杂质，晒干生用或用鲜品。

【性味归经】甘、咸，微寒。归肝、胆、肾、膀胱经。

【功效】清热利湿，通淋排石，消肿解毒。

【应用】

1. 用于湿热黄疸，常与茵陈、栀子等药同用，以清利湿热而达退黄之目的。

2. 用于热淋、石淋。治石淋，可单用大剂量煎汤代茶饮，或与海金沙、鸡内金等药同用，共奏通淋排石之功。

3. 用于恶疮肿毒、毒蛇咬伤，用鲜品捣汁饮，并以渣外敷。

此外，现代亦用于肝胆管结石，常与茵陈、大黄、木香等同用，如胆道排石汤。

【用量用法】15～60克。入汤剂。鲜品加倍。外用适量。

【参考】主含黄酮类、甙类、挥发油、鞣质等。有利胆排石和利尿排石作用。并有一定的抑菌作用，如对白喉杆菌、金黄色葡萄球菌、溶血性链球菌等。

按：称金钱草之名的品种很多。1985年药典明确为过路黄一种。同时收载连钱草，即唇形科植物活血丹（连钱草）Glechoma longituba (Nakai) kupr. 的全草。习称小叶金钱草、江苏金钱草。其余的豆科植物金钱草 Desmodium styracffolium (osbeck) Merr. 习称广东金钱草，广东一带用。伞形科植物白毛天胡荽 Hyarocotyle sibthorpioides Zam. Vat. batrachium (Hance) Hand. — Mazz. 习称江西金钱草，为江西一带所用。四川部分地区则将旋花科植物马蹄金 Dichondrarepens Forst. 习称小金钱草。虽各地也用来治疗结石，就其疗效如何，需进一步研究。

茵陈蒿（《本经》）

为菊科多年生草本植物滨蒿 Artemisia scoparia Waldst. et kit. 或茵陈蒿 Artecisia capillar Thunb. 的幼苗。我国大部地区有分布，主产于安徽、陕西、山东等地。春、秋幼苗高约10厘米时采收，除去老茎和根，晒干生用。

【性味归经】苦、辛，微寒。归脾、胃、肝、胆经。

【功效】清湿热，退黄疸。

【应用】

1. 用于湿热发黄，常与栀子、大黄同用，共奏清利湿热退黄之功，如茵陈蒿汤。若属寒湿阴黄，脾阳不振者，常与白术、干姜、附子等同用，如茵陈四逆汤或茵陈术附汤。若小便不利显著者，可配其他利湿药，如茵陈五苓散。

2. 用于湿疮瘙痒，流黄水等，常与苦参、石菖蒲等同用，以共同加强疗效。

此外，现代用茵陈蒿的制剂治疗高脂血症和冠心病。又用于胆石症，常与大黄、金钱草、郁金等同用，共奏消散胆石之功。

【用量用法】6～15克。入汤剂。外用适量。

【参考】主含挥发油，如6，7-二甲氧基香豆素等。亦含黄酮类化合物。茵陈有利胆保肝，降血脂，扩张血管，降血压和抗菌等作用。

猪苓（《本经》）

为多孔菌科真菌猪苓 polyporus umbellatus (pets.) Fries 的菌核。寄生于桦树、枫树、柳树等根部。主产于陕西、云南、四川、吉林等地。春、秋两季采挖，洗净阴干，润透切片，生用。

【性味归经】甘、淡，平。归肾、膀胱经。

【功效】利水渗湿。

【应用】猪苓利水渗湿作用较茯苓为强。凡水湿滞留的小便不利、水肿、泄泻等，均可选用。常与茯苓、泽泻、白术同用，共奏利水渗湿之功，如四苓散，治小便不利、水肿。同滑石、泽泻、阿胶等同用，如猪苓汤，治内热伤阴，口渴心烦，小便不利或尿血。

本品亦可单用，如妊娠足肿，取猪苓散剂，温开水调服。

【用量用法】6～12克。入汤剂。

【参考】主含麦角固醇、水溶性多聚糖化合物猪苓聚糖Ⅰ（Gu－1）和粗蛋白等。猪苓有利尿作用。其多聚糖有抗癌作用。亦认为猪苓醇提取水溶部分和提取物有增强小鼠网状内皮系统吞噬功能，进一步实验提示猪苓是一种非特异性免疫刺激剂。并有抑制金黄色葡萄球菌、大肠杆菌的作用。

海金沙（《嘉祐本草》）

为海金沙科多年生攀援蕨类植物海金沙 Lygodium japonicum（Thunb.）Sw. 的成熟孢子。主产于广东、浙江等地。立秋前后成熟孢子未脱落时采割藤叶，晒干，搓或打下孢子，除去藤叶，生用。

【性味归经】甘、咸，寒。归膀胱、小肠经。

【功效】清利湿热，通淋止痛。

【应用】用于热淋、石淋、血淋等小便短赤、淋沥涩痛，可单用，或与滑石、石韦、车前子等同用，共奏清热通淋之功，如海金沙散。

【用量用法】6～15克。入汤剂。布包煎。

【参考】含脂肪油。列金黄色葡萄球菌、绿脓杆菌、痢疾杆菌、伤寒杆菌有抑制作用。

石 韦（《本经》）

为水龙骨科植物庐山石韦 Pyrrosia sheareri（Bak）Ching. 石韦 P. lingua（Thunb.）Farwell. 或有柄石韦 P. petiolosa（Christ）Ching. 的叶片。我国各地均产。主产于浙江、江西、湖南、四川等地。四季均可采收，洗净晒干，切碎生用。

【性味归经】甘、苦，微寒。归肺、膀胱经。

【功效】利尿通淋，清热止咳。

【应用】

1. 用于湿热淋病、石淋，常与瞿麦、滑石、车前子等药同用，如《证治汇补》的石韦散。用于血淋，与蒲黄等同用，如《千金方》的石韦散。

2. 用于肺热咳嗽气喘等，常与槟榔等份制散，姜汤送服。复方中可与桑白皮、黄芩、杏仁同用，以加强疗效。

此外，本品若与凉血止血药同用，用于崩漏、吐血、衄血等。现代亦用于治疗急、慢性支气管炎，有一定疗效。

【用量用法】6～12克。入汤剂。

【参考】庐山石韦、石韦、有柄石韦的全草均含黄酮类。其他成分各异。实验说明庐山石韦有镇咳、祛痰、平喘作用。有柄石韦有明显镇咳作用。

萹 蓄（《本经》）

为蓼科一年生草本植物萹蓄 Polygonum aviculare L. 的全草。我国各地均产。夏季采收，洗净，晒干，切碎生用。

【性味归经】苦，微寒。归膀胱经。

【功效】利尿通淋，杀虫止痒。

【应用】

1. 用于下焦湿热、小便短赤、淋沥涩痛，常与瞿麦、木通、滑石等同用，共奏清热通淋之功，如八正散。若与凉血止血药如大、小蓟、白茅根等同用，可治血淋。

2. 用于皮肤湿疹，阴道滴虫，阴部发痒等，可煎汤外洗。

此外，可用于湿热腹泻和痢疾。

【用量用法】9～15 克。入汤剂。外用适量。

【参考】主�篇含蔚蓄甙、槲皮甙等。实验证明有利尿、降压作用。亦认为可作流产及分娩后子宫出血的止血剂。

萆　薢（《本经》）

为薯蓣科多年生蔓生草本植物绵萆薢 Dioscorea septemloba Thumb. 或福州薯蓣 D. futschauensis Uline. 的根茎。主产于浙江、湖南、广东等地。春、秋两季均可采挖。除去须根，洗净泥土，切片晒干，生用。

【性味归经】苦，平。归肾、胃经。

【功效】利湿去浊，祛风通痹。

【应用】

1. 用于膏淋的小便混浊，色白如米汤，频数滴沥等。属湿热者，常与黄柏、车前子、白术等同用，共奏清热利湿之功，如萆薢分清饮。若属肾阳不足者，常与乌药、益智仁等同用。亦可用于妇女白带湿胜者。

2. 用于风湿痹痛，关节不利，腰膝疼痛，常与桑枝、秦艽、薏苡仁等同用。

【用量月法】9～15 克。入汤剂。

【参考】主含薯蓣甙等。因品种不同所含成分各异。

瞿　麦（《本经》）

为石竹科多年生草本植物瞿麦 Dianthus supcrbus L. 或石竹 D. chinensis L. 的全草。我国大部分地区均产。主产于河北、辽宁、湖北、江苏等地。夏秋采集，晒干切段，生用。

【性味归经】苦，寒。归心、小肠经。

【功效】利尿通淋，破血通经。

【应用】用于湿热下注、小便短赤、淋沥涩痛，单用有效。亦可同蓄、滑石等同用，如八正散。用于血淋，常与小蓟、白茅根等同用，共奏通淋止血之功。

【用量用法】9～15 克。入汤剂。

【使用注意】孕妇忌服。

【参考】主含皂甙及少量生物碱。花含挥发油。瞿麦煎剂有利尿作用，瞿麦穗的作用比茎强。对平滑肌有显著的兴奋作用。瞿麦穗煎剂对离体蛙心、兔心有明显抑制作用，有时可出现房室阻滞。肾上腺素也不能使其恢复。有降低麻醉犬血压的作用。

地肤子 （《本经》）

为藜科一年生草本植物地肤 Kochia scoparia（L.）schrad. 的成熟果实。主产于河北、山西、山东、四川、江苏等地。各地均有栽培。秋季果实成熟时割取全草，晒干，打下果实，除去杂质，生用。

【性味归经】辛、苦，寒。归肾、膀胱经。

【功效】清热利湿，祛风止痒。

【应用】

1. 用于小便不利，淋沥涩痛的下焦湿热证。因作用平和，多入复方应用。常与猪苓、通草，瞿麦等药同用，共奏利尿通淋之功。

2. 用于皮肤湿疮，周身瘙痒等证，常与白鲜皮、黄柏、苦参等同用，共奏除湿疗疮之功。

【用量用法】9～15克。入汤剂。外用适量。

【参考】种子主含二萜皂甙、油。绿色部分含生物碱。水浸剂试管内对癣菌、皮肤真菌有抑制作用。对大鼠无利尿作用。

冬瓜皮 （《开宝本草》）

为葫芦科一年生草本植物冬瓜 Benincasa hispida（Thunb）Cogn. 的外果皮。我国各地均栽培。夏末秋初果实成熟时采摘，将外层果皮削下，洗净，晒干生用。

【性味归经】甘，凉。归脾、小肠经。

【功效】利尿消肿。

【应用】用于水肿胀满，小便不利，常与茯苓、车前子等同用，如葵子茯苓散。亦用于暑热所致的口渴，小便短赤，常与清热解暑的西瓜翠衣煎水伐茶饮，以加强疗效。

【用量用法】9～30克。入汤剂。

附　冬瓜子

为冬瓜的种子。剖开成熟的冬瓜，取出种子，洗净晒干生用。性味甘寒，功效清热渗湿，化痰排脓。常用于下焦湿热的白带、白浊，与清湿热药配伍。用于肺痈，常与苇茎、桃仁等同用，如苇茎汤。治肠痈常与大黄、牡丹皮等同用，如大黄牡丹汤。用量9～15克。入汤剂。

【参考】冬瓜子含皂甙、尿素、瓜氨酸、脂肪等。非肾性水肿恢复期患者在服冬瓜皮煎剂后2小时内排尿量增加，以后2～4小时排尿量较对照组减少。

赤小豆 （《本经》）

为豆科一年生半缠绕植物赤小豆 Phaseolus calcaratus Roxb. 或赤豆 P. angularis wight 的成熟种子。前者主产于广东、广西、江西等地。后者我国大部分地区均产。秋季荚果成熟而未开裂时拔取全株，晒干，打下种子，除去杂质，晒干，生用。

【性味归经】甘、酸，平。归心、小肠经。

【功效】利水消肿，解毒排脓。

【应用】

1. 用于水肿、脚气、小便不利等。《食疗本草》记载，以赤小豆和鲤鱼煮烂食，治脚气、水肿。亦可与茯苓皮、桑白皮、泽泻等同用。对脾虚水肿、脚气者，则宜与薏苡仁、大枣、白术等药同用，共奏健脾利湿之功。

2. 用于痈肿疮毒。可单用本品散剂，以水或醋调搽患处。亦可与其他清热解毒药配用。

此外，本品还可用于湿热黄疸。现代用本品治疗肾炎水肿、肝硬化腹水及营养不良性水肿。

【用量用法】9～30克。入汤剂。外用适量。

【参考】主含脂肪、蛋白质、核黄素、硫胺素等。

地耳草（《植物名实图考》）

为金丝桃科一年生草本植物地耳草 Hypericum jaoonicum Thumb. 的全草。又叫田基黄。产于华南及西南各省。夏、秋两季采收，晒干生用或用鲜品。

【性味归经】苦，平。归肝、胆经。

【功效】利湿退黄，清热解毒，活血消肿。

【应用】

1. 用于湿热黄疸，常与茵陈、金钱草等药同用。

2. 用于肠痈、痈疖肿毒、毒蛇咬伤，常与清热解毒药同用。内服或鲜品外敷。

3. 用于跌打损伤，血瘀肿痛，可与川芎、赤芍等同用。

此外，现代用于急、慢性肝炎。

【用量用法】15～30克。入汤剂。外用适量。

【参考】主含黄酮、酚、鞣质等。实验证明，对肺炎球菌、金黄色葡萄球菌等有抑菌作用。

（吴厚献）

第七章　温里药

凡以温里祛寒为主要功效的药物，称为温里药。又称祛寒药、温中药。

温里药性味辛热，具有温中祛寒，温肾回阳的功效。适用于两个方面的病证。一为寒邪内侵，脾胃阳气被困，而见脘腹冷痛、呕吐泻利、肢体痹痛等。一为阳气虚弱，或久病伤阳，阴寒内盛而见畏寒肢冷、面色㿠白、疝痛、痛经、小便清长，或下利清谷，或肢体浮肿、舌淡苔白、脉沉迟细弱，甚至四肢厥冷，脉微欲绝等。

应用本类药物时，可根据不同的病因，选择适当药物，相应配伍。如外寒内侵兼有表证者，配解表药；寒凝气滞者，配理气药；寒湿内蕴者，配健脾化湿药；脾肾阳虚者，配温补脾肾药；亡阳气脱者，配大补元气药。

温里药多辛热燥烈，应用不当易耗伤津液，凡属热证、阴虚证及孕妇应忌用或慎用。根据《素问·六元正纪大论》"用温远温，用热远热"的理论，夏季宜慎用。

附　子（《本经》）

为毛茛科多年生草本植物乌头 Acouitum carmichaeli Debx. 的子根的加工品。主产于四川、湖北、湖南等省。6月下旬～8月上旬采挖，除去母根、须根及泥沙，清水洗净，然后加工炮制成不同规格的饮片。如用胆巴（主要含氯化钠）水、食盐反复浸泡，至附子有盐结晶为止，晒干，称盐附子。如将附子切片，用红糖焦米水染成浓茶色，再以清水漂至不麻舌时，取出蒸熟，晒干，称黑顺片。将附子剥去外皮，切片，在清水中漂至水呈乳白色时，取出蒸过，晒干，或用硫黄熏白，称白附片。

【性味归经】辛、甘，大热。有毒。归心、肾、脾经。

【功效】回阳救逆，温肾助阳，祛寒止痛。

【应用】

1. 用于阳气衰微，阴寒内盛，或因大汗、大吐、大泻而致的四肢厥冷，脉微欲绝的亡阳虚脱证，常与干姜、炙甘草同用，加强回阳救逆之功效，如四逆汤。阳虚不固，汗出不止者，常与补气固表的黄芪同用，如芪附汤。大出血而致亡阳者，常与补气固脱的人参同用，如参附汤。

2. 用于肾阳不足所致的腰膝酸痛，畏寒肢冷，男子阳痿滑精、女子宫冷不孕、小便频数等，常与肉桂、熟地、山萸肉等助阳、补肾药同用，如右归丸。脾阳不振，脘腹冷痛，大便溏泻，常与白术、党参、炙甘草等补气健脾药同用，如附子理中汤。脾肾两虚，运化失职，寒水内停，小便不利，面浮肢肿等，常与白术、茯苓、生姜等同用，共奏健脾、除湿、散寒之功，如真武汤。

3. 用于风寒湿痹，周身骨节疼痛，寒湿偏盛者，可与桂枝、白术等同用，能温经、散寒、止痛，如甘草附子汤。

【用量用法】3～15克。入汤剂。

【使用注意】入煎剂先煎 30～60 分钟，至入口无麻味为度。本品性燥烈，故非阴盛阳虚之证不宜服用，阴虚内热及孕妇忌用。反半夏、栝楼、白蔹、白及、贝母。畏犀角。如炮制、煎法不当或用量过大可引起中毒，出现口唇发麻、流涎、呕吐、胃感灼热、全身发麻、疲倦、头昏。

【参考】含乌头碱、乌头次碱等多种生物碱，并含消旋去甲基乌药碱、附子磷脂酸钙、β—谷甾醇等。

经炮制和煎煮后的附子，其乌头碱被分解，毒性减弱，能兴奋迷走神经中枢而有强心作用，乌头碱的分解产物，对人体的感觉神经和运动神经有麻痹作用，故能止痛。有兴奋垂体一肾上腺皮质系统的作用，对某些肾上腺皮质功能不全的患者，附子具有肾上腺皮质激素样作用。对实验性关节炎（甲醛性和蛋清性）有明显的消炎作用。本品与甘草、干姜同煎。能使毒性降低。如中毒，可使血压下降、神志不清、瞳孔散大、最后可因心脏停搏、呼吸衰竭而死亡。如发现中毒，立即用高锰酸钾洗胃、保暖、注射较大剂量的阿托品；麻痹重者给兴奋剂、吸氧、人工呼吸、输液；休克可用去甲肾上腺素、甲氧明；急性心源性脑缺血综合征，可用阿托品或异丙基肾上腺素等，必要时，可静注毒毛旋花子甙 K。中药可用肉桂泡水催吐，生姜 120 克，甘草 15 克，或绿豆 120 克，甘草 60 克煎汤服，使之解毒。

附　川乌头　草乌头

1. 川乌头：为毛茛科多年生草本植物乌头的块根，性味苦、辛，温。有大毒。归心、肝、脾、肾经。有祛风除湿，温经止痛的功效。用于风寒湿痹，关节疼痛，心腹冷痛，寒疝作痛，跌打损伤疼痛以及麻醉止痛等。散寒止痛强于附子。用量 1.5～3 克，入汤剂。一般炮制后用，生品内服宜慎，入煎剂宜久煎、先煎。孕妇慎用。不宜与贝母、半夏、白及、白蔹、天花粉、栝楼、犀角同用。如炮制和煎煮不当以及用量过大，会引起中毒，表现及解救方法同附子。

2. 草乌头：为毛茛科多年生野生植物北乌头 Aconitum kusnezoffii Reichb. 的块根。性味辛、苦，热。有大毒。归心、肝、肾、脾经。能祛风除湿，温经止痛，用于风寒湿痹，关节疼痛，心腹冷痛，寒疝作痛，跌打损伤疼痛，有麻醉止痛的作用。用量、用法及使用注意同川乌。

干　姜（《本经》）

为姜科多年生宿根草本植物姜 Zingiber officinale Rosc. 的根茎。主产于四川、湖北、广东、广西、福建、贵州等地。冬季采挖，除去茎叶和须根，洗净，晒干或烘干，切片，生用或炮用。

【性味归经】辛，热。归脾、胃、肾、心、肺经。

【功效】温中散寒，回阳通脉，温肺化痰。

【应用】

1. 用于脾胃虚寒，寒凝气滞，脘腹冷痛，证见呕吐，泄泻等。单用有效。如《千金方》治中寒水泻。《外台秘要》治脘腹卒痛，均以本品研末，水饮调服。如胃寒盛而致干呕，吐涎沫者，常与降逆止呕的半夏同用，如半夏干姜散。脾胃虚寒，便溏溲清，呕吐不食，舌淡苔白，脉沉细弱，常与人参、白术等补气健脾药同用，如理中汤。

2. 用于阳气衰微，阴寒内盛，脉微欲绝之亡阳虚脱证，常与回阳救逆的附子等同用，如四逆汤。

3. 用于肺寒咳嗽。症见咳嗽气喘，形寒背冷，痰多清稀等，常与细辛、五味子等同用，以增强温肺、散寒、收敛止咳的功效，如苓甘五味姜辛汤。

【用量用法】3～9克。入汤剂。

【使用注意】阴虚内热、血虚者忌用，孕妇慎用。

【参考】含挥发油，油中主要成分为姜烯、水芹烯、莰烯、姜烯酮、姜辣素、姜酮、龙脑、姜醇、柠檬醛等，尚含树脂、淀粉。

能促进血液循环，能反射性兴奋血管运动中枢，通过交感神经兴奋，使血压上升。辛辣刺激能使健康人的血压增高。

附　炮姜

为姜块置锅内用武火急炒至发泡鼓起，外皮呈焦黄色，内呈黄色，喷淋清水少许，取出晒干而成。性温，味苦、涩。归肝、脾经。功效与干姜相似，但温里作用弱于干姜，而长于温经止血。多用于寒证腹泻，虚寒性的出血，如吐血、便血、崩漏出血而色黯淡、手足欠温、舌淡脉细者，常与补气、补血药同用。用量3～6克。入汤剂。

肉　桂（《别录》）

为樟科常绿乔木植物肉桂 Cinnamomum cassia Presl 的干皮及粗枝皮。干皮去表皮者称桂心；采自粗枝条或幼树干皮者称官桂。主产于广东、广西、云南等地。大暑节前将树皮割裂，立秋后将割裂的树皮剥离，刮去粗皮，阴干，切片或研末生用。

【性味归经】辛、甘，大热。归肾、脾、心、肝经。

【功效】补火助阳，散寒止痛，温通经脉。

【应用】

1. 用于肾阳不足，命门火衰畏寒肢冷等，常与温肾助阳的附子等同用，如桂附理中丸。兼肾精不足，男子阳痿、精冷，女子宫寒不孕者，常与熟地、枸杞、山茱萸等补肝肾药同用，如右归丸。气不化水，小便不利甚至水肿者，常与车前子、茯苓、泽泻等同用，加强利水消肿的作用，如济生肾气丸。下元虚冷，虚阳上浮，症见面赤、虚喘、汗出、尺脉微弱者，常与山萸肉、五味子、人参等同用，能引火归元。

2. 用于中焦寒盛所致的脘腹冷痛、呕吐、泄泻等，单用研末吞服有效，或与丁香同用，共奏温中止呕之效，如丁桂散；亦可与高良姜、厚朴、草豆蔻等同用，如桂心散。阳虚寒盛，食少便溏，完谷不化者，常与附子、干姜等温中散寒药同用，如桂苓丸。

3. 用于经脉受寒，气血凝滞之痹痛，寒疝，痛经，阴疽等。寒痹腰痛，常与羌活、秦艽、当归等同用，共能温经散寒、活血止痛，如蠲痹汤。寒疝少腹作痛、牵引睾丸，常与小茴香、乌药、沉香等同用，以增强散寒、行气止痛的疗效，如暖肝煎。胞宫受寒，行经腹痛或经闭，常与当归、延胡索、蒲黄等同用，共奏活血通经、散寒止痛之功，如少腹逐瘀汤。阴疽，常与熟地、鹿角胶、白芥子等同用，以温阳补血、散寒通滞，如阳和汤。气血虚者，配黄芪、当归等，如托里黄芪汤。

110

此外，亦可用于气血不足之证，常配入补气血的方药中，能鼓舞气血，增强补益作用，如十全大补汤、人参养荣汤中应用本品，即是此义。

【用量用法】1～4.5克。入汤剂。研末吞服每次0.5～1克。

【使用注意】有出血倾向者及孕妇慎用。畏赤石脂。

【参考】含挥发油，油中主要成分为桂皮醛及少量的乙酸桂皮酯、乙酸苯丙酯等。另含鞣质、黏液质、树脂等。

挥发油对胃肠有缓和的刺激作用，能增强消化机能，排除消化道积气，缓解胃肠痉挛性疼痛，并有中枢性和末梢性扩张血管的作用，能增强血液循环。体外试验对致病真菌有抑制作用。

吴茱萸（《本经》）

为芸香科落叶灌木或小乔木植物吴茱萸 Evodia rutaecarpa（Juss.）Benth 石虎 var. offiicnalis（Dobe）Huang 或疏毛吴茱萸 Var. bodinieri（Oode）Huang 的未成熟果实。主产于四川、云南、贵州、湖南、甘肃、陕西等地。8～11月果实尚未开裂时，剪下果枝，晒干或低温干燥，除去枝、叶、果梗等杂质，生用或甘草水浸泡后晒干用。

【性味归经】辛、苦；热。有小毒。归肝、脾、胃、肾经。

【功效】散寒止痛，降逆止呕，助阳止泻。

【应用】

1. 用于经脉受寒所致的疝痛、行经腹痛、脚气肿痛、头身疼痛等。寒凝肝脉，疝气疼痛，常与川楝子、小茴香、川乌等同用，加强散寒止痛的功效，如胡芦巴丸。冲任虚寒，行经腹痛，常与当归、川芎、桂枝等同用，增强通经散寒之效，如温经汤。寒湿郁结，脚气肿痛，常与槟榔、木瓜、桔梗等同用，共奏宣散湿邪、下气降浊之功，如鸡鸣散。寒滞经脉，头痛身痛，常与当归、细辛、生姜等同用，能活血、散寒、止痛，如当归四逆加吴茱萸生姜汤。

2. 用于中焦虚寒，脘腹冷痛，久泻不止等，常与补虚、散寒的人参、生姜等同用，如吴茱萸汤。脾肾虚寒所致的黎明腹泻、肠鸣疼痛，常与肉豆蔻、补骨脂等同用，增强温补脾肾、止泻的作用，如四神丸。

3. 用于肝火犯胃，肝胃不和所致的呕吐吞酸，胁肋疼痛，胃痛等，常与黄连同用，以清泻肝火，如左金丸。

此外，本品研末，醋调敷脚心，用于高血压，能改善临床症状。调敷双脚涌泉穴，可治口舌生疮。调敷脐部，可治腹泻。

【用量用法】1.5～4.5克。入汤剂。

【使用注意】阴虚火旺者忌服。

【参考】含挥发油。油中主要成分为吴茱萸烯、吴茱萸内酯。另含吴茱萸素、吴茱萸苦素、吴茱萸碱、吴茱萸次碱（分解后产生云香胺）等多种生物碱。

有健胃作用，能排出胃肠道积气，制止肠内异常发酵。有镇痛、升高体温、轻度影响呼吸的作用。蒸馏液或煎剂给动物灌胃或静脉注射均有明显的降压、收缩子宫、利尿作用，服后可使尿量增加30%。对猪蛔虫有显著的杀虫作用。吴茱萸素有抗病毒作用。煎剂对金黄色葡萄球菌，绿脓杆菌、霍乱弧菌、结核杆菌及某些皮肤真菌有抑制作用（但煎煮过久则失效）。

小茴香（《新修本草》）

为伞形科多年生草本植物茴香 Foeniculum vulgare Mill. 的成熟果实。主产于山西、陕西、四川、甘肃、内蒙古等地。夏末秋初果实成熟时，采割植株，晒干后打下果实，除去杂质，生用或盐水炒用。

【性味归经】辛。温。归肝、肾、脾、胃经。

【功效】散寒止痛，理气和胃。

【应用】

1. 用于寒疝疼痛、睾丸偏坠，以及行经腹痛，寒疝疼痛等。常与川楝子、吴茱萸等行气、散寒药同用，如导气汤。睾丸偏坠胀痛，常与橘核、山楂核等疏肝理气药同用，如香橘散。行经腹痛，腹部喜按，月经后期，色黑量少，常与当归、川芎、延胡索等补血、活血、止痛药同用；单用炒热布包温熨腹部，亦有良好的止痛作用。

2. 用于胃寒气滞，脘腹胀痛，呕吐食少等，常与行气止痛、散寒的木香、高良姜、乌药等同用。

【用量用法】3～6克。入汤剂。外用适量。

【使用注意】阴虚火旺者忌用。

【参考】含挥发油，油中主要成分为茴香醚、小茴香酮。另含 α—蒎烯、α—水芹烯、莰烯、二戊烯、茴香醛、茴香酸、爱草脑以及顺式茴香醚、对聚伞花素等。

挥油能促进胃肠蠕动和分泌，能排除肠内气体；有时兴奋后又降低蠕动，有助于缓解痉挛、减轻疼痛。

高良姜（《别录》）

为姜科多年生草本植物高良姜 Alpinia officinarum Hance. 的根茎。主产于广东、广西、台湾等地。夏末秋初采收生长 4～6 年的根茎，除去地上茎、须根及残留的鳞片，洗净切片，晒干生用。

【性味归经】辛，热。归脾、胃经。

【功效】温胃散寒，消食止痛。

【应用】

1. 用于胃脘冷痛，喜热喜按，可单用，或与温胃散寒的干姜同用，如二姜丸。寒凝气滞，脘腹胀痛，常与香附同用，以增强散寒、行气、止痛的作用，如良附丸。

2. 用于胃寒食滞，呕吐不食，多与六曲、麦芽等消食健胃药同用。

【用量用法】3～6克。入汤剂。

【使用注意】阴虚有热者忌用。

【参考】含挥发油，油中主要成分为桉油精、桂皮酸甲酯、高良姜酚、桉脑、蒎烯等。并含黄酮类化合物。

能刺激胃壁神经，使消化机能亢进；煎剂小剂量能兴奋豚鼠离体肠管，大剂量则呈抑制作用。对溶血性链球菌、白喉杆菌、肺炎双球菌、金黄色葡萄球菌、伤寒杆菌等有抑制作用。

花　椒（《本经》）

为芸香科灌木或小乔木植物青椒 Zanthoxylum schinifolium Sieb et zucc, 或花椒 Zanthoxylum bungeanum Maxim. 的成熟果皮。我国大部分地区均产，但以四川产者为佳。秋季果实成熟时采收，晒干，除去种子及杂质，生用或炒用。

【性味归经】辛，温。归脾、肾经。

【功效】温中止痛，杀虫止痒。

【应用】

1. 用于脾胃虚寒，脘腹冷痛，呕吐，泄泻等证，常与温中、补脾的干姜、人参、饴糖同用，如大建中汤。脘腹冷痛甚，常与附子、干姜等温中散寒药同用，如椒附汤。亦可用本品炒热，布包熨痛处。里寒腹泻，常与健脾燥湿的苍术同用，如椒术丸。

2. 用于蛔虫所致的腹痛、呕吐或吐蛔，常与安蛔的乌梅同用。偏寒者，可与生姜、细辛、桂枝等散寒止痛药同用，如理中安蛔汤；偏热者，可与黄连、黄柏等清热燥湿药同用，如椒梅汤。

3. 用于皮肤湿疹，漆疮瘙痒，妇人阴痒等。可单用，亦可与苦参、地肤子、白矾等煎汤熏洗，以增强杀虫止痒的作用。

现代制成50%浓度的花椒注射液，肌肉或穴位注射，对腹痛、头痛、腰痛等有较好的止痛作用。

【用量用法】3～6克。入汤剂。外用适量。

【使用注意】阴虚火旺者忌用，孕妇慎用。

【参考】含挥发油，油中主要成分为牻牛儿醇、异茴香醚、柠檬烯等。并含有甾醇、不饱和有机酸等。

牻牛儿醇小剂量能增强肠蠕动，大剂量则能抑制肠蠕动。对局部有麻醉止痛作用。对猪蛔虫有杀灭作用。对溶血性链球菌、金黄色葡萄球菌、肺炎双球菌、痢疾杆菌、绿脓杆菌、白喉杆菌、伤寒杆菌及某些皮肤真菌有抑制作用。

附　椒目

为花椒的种子。性寒，味苦、辛。有小毒。归脾、膀胱经。功能行水，平喘。用于水肿胀满，痰饮喘咳之实证，常与葶苈子、大黄、防己同用，如己椒苈黄丸。用量2～5克。入汤剂。

丁　香（《药性论》）

为桃金娘科常绿乔木植物丁香 Eugenia caryophyllata Thunb. 的花蕾，又称公丁香。主产于坦桑尼亚、马来西亚、印度尼西亚等地，我国广东亦有栽培。当花蕾由绿色转为鲜红色时采收，除去花梗，晒干生用。

【性味归经】辛，温。归脾、胃、肺、肾经。

【功效】温中降逆，补肾助阳。

113

【应用】

1. 用于脾胃虚寒所致的呕吐、呃逆及食少腹泻等。胃寒呕吐，可与降逆止呕的半夏等同用。脾胃虚寒，呕吐食少，常与健胃、醒脾的砂仁、白术同用，如丁香散。虚寒呃逆，常与补气、降逆、散寒的人参、柿蒂、生姜等同用，如丁香柿蒂汤。胃寒腹痛不可忍，常与散寒、行气的五灵脂、橘红等同用，如丁香止痛散。

2. 用于肾阳不足之阳痿、脚弱、阴冷、寒湿带下等，常与附子、肉桂、巴戟天等同用，以增强温补肾阳的作用。

【用量用法】1～3克。入汤剂。

【使用注意】热病及阴虚内热者忌用，畏郁金。

【参考】含挥发油，油中主要成分为丁香油酚、乙酰丁香油酚、β—石竹烯。并含甲基正戊基酮、水杨酸甲酯、葎草烯、苯甲醛、芐醇、乙酸芐酯等。

能使胃黏膜充血，促进胃液分泌，又能刺激胃肠蠕动，有芳香健胃排除肠道气体的作用，丁香水及乙醇浸剂对猪蛔虫有强烈的麻痹作用，丁香油效力更大，对犬的钩虫病也有一定疗效。丁香油酚有局部麻醉、镇痛、防腐作用。煎剂对人型结核杆菌、伤寒杆菌、痢疾杆菌、白喉杆菌、金黄色葡萄球菌及多种皮肤真菌有抑制作用。对流感病毒有明显的抑制作用。

附　母丁香

为丁香成熟的果实，又名鸡舌香。性味功效与丁香相似，但力较弱。功能温肾助阳。临床多用于男子阳痿，女子宫冷，寒疝等。用量用法、使用注意同丁香。

荜　茇（《新修本草》）

为胡椒科藤本植物荜茇 Piper longum L. 的未成熟的果穗。主产于广东、云南等地。9月果穗由绿变黑时采收，除去杂质，晒干生用，用时捣碎。

【性味归经】辛，热。归胃、大肠经。

【功效】温中散寒，止痛。

【应用】

1. 用于胃寒脘腹疼痛，喜热喜按，呕吐、呃逆及腰痛、泄泻等，单用煎汤服有效。脘腹冷痛、呕吐、呃逆亦常与生姜、柿蒂、高良姜等同用，以加强温胃散寒、降逆止呕的作用。腹痛泄泻，可与广木香、厚朴、白术等同用，共奏行气、健脾之功。

2. 用于牙痛、偏头痛。寒邪外束，火郁于内的牙痛，以及牙痛所致的偏头痛，可用本品研末涂搽。另煎苍耳汤漱去涎。龋齿疼痛，可用等量的胡椒粉，化蜡制麻子大丸药，塞入龋齿孔中，效果理想。

【用量用法】1.5～3克。入汤剂。外用适量。

【使用注意】实热郁火，阴虚火旺者均忌用。

【参考】含挥发油、胡椒碱、棕榈酸、四氢胡椒酸、酰胺、芝麻素等。

对白色和金黄色葡萄球菌、枯草杆菌、蜡样芽胞杆菌、大肠杆菌、痢疾杆菌等均有抑制作用。

荜澄茄 (《海药本草》)

为樟科常绿攀援性藤本植物山鸡椒 Litsea cubeba（Lour.）Pers. 的成熟果实。主产于浙江、江苏、安徽等地。秋季果实成熟时采收，除去杂质，晒干生用。

【性味归经】辛，温。归脾、胃、肾、膀胱经。

【功效】温中散寒，行气止痛。

【应用】

1. 用于胃寒疼痛、呕吐、呃逆等，可单用煎汤服，多复方应用，常与高良姜、广木香、砂仁等同用，以加强温中散寒，降逆止呕的疗效。

2. 用于寒疝疼痛，多与吴茱萸、香附、小茴香等同用，共奏散寒行气、止痛的作用。

此外，本品亦可用于寒证小便不利，以及小儿寒湿郁滞引起的小便混浊等，常与利尿药同用。

【用量用法】1.5～3克。入汤剂。

【参考】含挥发油，油中主要成分为枸橼醛、柠檬烯、脂肪油等。

挥发油给小鼠灌服有祛痰作用；又可杀灭丝虫幼虫。煎剂对金黄色葡萄球菌、伤寒杆菌、绿脓杆菌及血吸虫有抑制作用。

（罗蜀玉）

第八章 行气药

凡以疏通气机，消除气滞为主要功效的药物，称为行气药，或理气药，其中功效特别强的药物又称破气药。

行气药大多辛香苦温，具有疏通气机，消除气滞的功效，适用于气机郁滞所致的病证。如脾胃气滞之脘腹胀满，疼痛，痞闷不舒，噫气泛酸，恶心呕吐，泻而不畅或便秘。肝气郁滞之胁肋胀痛，脘痞食少，或烦躁易怒，少腹胀满，疝气疼痛，妇女月经不调，痛经，乳房胀痛等。肺气壅滞或胸阳闭阻之胸闷气塞，咳嗽，喘息，胸痹心痛等也多应用。

应用本类药物时，必须针对不同的病情，并根据药物的特点，作适当的选择和配伍。如湿邪中阻，气机不畅，常与温中燥湿、或芳香化湿药配伍。饮食停滞，气滞胀满者，常与消食药或泻下药配伍。中气虚弱，运化无力气滞者，常与补气健脾、消食药配伍。肝气郁滞者，选用疏肝解郁的药物，并酌情配伍柔肝、止痛、健脾，或活血调经药。肺气壅滞痰多喘咳、胸痹心痛等，则应配伍化痰止咳，宣痹通阳之品。

行气药苦温香燥，易于耗气伤阴，故气虚、阴亏者慎用，破气药对孕妇应忌用。因其气味芳香，不宜久煎。

橘 皮（《本经》）

为芸香科常绿小乔木植物橘树 Citrus reticulata Blanco. 及其栽培变种的多种橘类的果实。主产于广东、福建、四川、江苏、浙江、江西、湖南等地。秋末冬初果实成熟时采摘，用刀削下外果皮，晒干或阴干后，切丝生用，或麸皮拌炒后用。因以陈久不变质为好，故又名陈皮。

【性味归经】辛、苦，温。归脾、肺经。

【功效】理气健脾，燥湿化痰。

【应用】

1. 用于脾胃气滞所致的脘腹胀满，恶心呕吐，不思饮食等，常与行气破滞的枳壳、木香等同用。脾虚气滞者，常与党参、白术、茯苓等同用，以加强健脾行气的功效，如异功散。胃寒气逆，呕吐哕逆，常与生姜同用，共奏温胃、散寒、降逆之功，如橘皮汤。久病体弱或胃虚有热之呃逆或呕吐，常与竹茹、大枣、党参等同用，能补气、清热、止呕，如橘皮竹茹汤。

2. 用于痰湿壅滞所致的胸膈满闷，喘咳痰多，或痰饮呕吐等。前者，常与利湿化痰的半夏、茯苓等同用，如二陈汤；后者，常与厚朴、苍术等同用，以加强行气、健脾、燥湿的功效，如平胃散。

此外，用于乳痈初起，可与甘草同用，能促使消散。

【用量用法】3～9克。入汤剂。

【使用注意】内有实热或舌赤少津者不宜使用。

【参考】含挥发油，油中主要成分为右旋柠檬烯、枸橼醛，并含陈皮素、橙皮甙、中肌醇、川皮酮、维生素 B_1 等。

挥发油对胃肠道有缓和的刺激作用，有利于胃肠积气的排出，并可使胃液分泌增多，故有助于消化。煎剂对胃肠平滑肌有抑制作用。挥发油能刺激呼吸道黏膜，使分泌物增多而有祛痰作用。能舒张支气管而有平喘作用。本品略有升高血压，兴奋心脏的作用，又能使肾容量减小，肾血管收缩而有抑尿作用。橙皮甙类有类似维生素 D 的作用，能降低毛细血管的脆性，防止微血管出血，并有降低胆固醇的作用。对子宫有抑制作用。本品在试管内有抑制葡萄球菌生长的作用。

附 橘核 橘叶 化橘红

1. 橘核：为橘的种子。性味苦，平。归肝、肾经。能理气，散结，止痛。多用于小肠疝气、睾丸肿痛、乳痈肿痛等。用量 3～9 克。入汤剂。

2. 橘叶：为橘树之叶。性味辛、苦，平。归肝经。能疏肝行气，消肿散结。多用于肝气不疏之胁肋胀痛，乳痈肿痛，以及痛经、癥瘕等。用量 3～10 克。入汤剂。

3. 化橘红：为芸香科植物化州柚 C. grandis Osbeckvat. tomentosa Hort. 或柚 Citrus grandis（L.）Osbeck 的未成熟或近成熟的外层果皮。夏秋季果实未成熟时采收，置沸水中略烫，取出割成五或七瓣，除去果瓤及内层橘白，压制成形，干燥入药。性味辛、苦，温。归肺、脾经。能散寒，燥湿，利气，消痰。用于风寒咳嗽，喉痒痰多，食积伤酒，呕恶痞闷等。用量 3～6 克。入汤剂。

枳 实 （《本经》）

为芸香科常绿小乔木植物酸橙 Citrus aurantium L. 及其栽培变种或甜橙 Citrus sinensis Osbeck 的幼果。主产于四川、江西、福建、浙江、江苏、湖南等地。5～6 月采收，大者可横剖成两半，晒干，用时将原药洗净，闷一夜使软，切片，生用或麸炒用。

【性味归经】苦、辛、酸，微寒。归脾、胃经。

【功效】破气消积，化痰散痞。

【应用】

1. 用于食积停滞，腹痛便秘，或泻利不畅，里急后重等。食积不化，脘腹胀满、嗳腐气臭者，可与健胃化积的山楂、麦芽、神曲等同用。热结便秘，腹痛胀满，常与大黄、厚朴等同用，以助泻热破积，如大承气汤。脾虚运化无力，食后脘腹痞满作胀者，常与补气健脾的白术同用，可消补兼施，如枳术丸。湿热积滞，泻利后重者，常与大黄、黄连、黄芩等配伍，以加强泻热除湿之疗效，如枳实导滞丸。

2. 用于痰浊阻滞气机，胸脘痞满等。如胸阳不振，寒痰内阻，见胸痹而兼心下痞满、气从胁下上逆者，常与薤白、桂枝、栝楼等同用，可获温通心阳、散寒除痰之功，如枳实薤白桂枝汤。心下痞满，食欲不振，神疲体倦，常与厚朴、半夏曲等同用，如枳实消痞丸。

此外，本品还用于气虚下陷所致的子宫脱垂、脱肛、胃下垂等，常与益气补中的黄芪、党参、白术等同用。

【用量用法】3～9克。入汤剂。

【使用注意】脾胃虚弱者慎用。

【参考】酸橙幼果中含挥发油，油中主要成分为d—柠檬烯、柠檬醛、芳香醇等；又含橙皮甙、新橙皮甙、柚甙等黄酮甙和苦橙酸、柠檬酸，以及辛弗林、N-甲基酪胺、维生素等。甜橙含挥发油，且多含黄酮甙。

对胃肠平滑肌有兴奋作用，能使胃肠运动收缩节律增强而有力。能兴奋子宫，使子宫收缩有力，肌张力增强。有明显的升压作用，升压的同时，冠状动脉、脑、肾血流量明显增加，血管阻力下降；肌肉、皮肤血管则阻力增加。煎剂低浓度（20％以下），能使蛙心收缩增强，高浓度（50％以上）则相反。

附　枳壳

为酸橙及其栽培变种的未成熟果实。7月份果皮尚绿时采收，自中部横切为两半，晒干，用时，用水洗净，闷一夜使软，切片晒干生用。性味、功效与枳实相似，但作用较为缓和，能理气宽中，行气消胀，适用于胸胁气滞，胀满疼痛，食积不化，痰饮内停，以及胃下垂、子宫脱垂和脱肛。用量3～9克。入汤剂。

木　香（《本经》）

为菊科多年生草本植物云木香 Saussurea lappa Clarke. 和川木香 Vladimiriasouliei (Franch.）Ling 的根。云木香主产于云南丽江专区；川木香主产于四川安县、阿坝州、凉山州；产于印度、缅甸、埃及等地者又称广木香。9～10月采挖，除去泥沙和须根，切段，大的再纵剖成瓣，晒干，生用或煨用。

【性味归经】辛、苦，温。归脾、胃、大肠、三焦、胆经。

【功效】行气止痛，健脾消食（煨用性缓，利于止泻）。

【应用】

1. 用于脾胃气滞所致的脘腹胀痛等，可单用本品磨汁服或酒调服，亦常与砂仁、藿香、丁香等同用，以增强健脾、和胃、行气的作用，如木香调气散。食积气滞者，常与槟榔、白术、枳实等同用，使之共奏行气破积之效，如木香槟榔丸。脾虚气滞，常与党参、白术、茯苓等同用，有补气健脾之功，如健脾汤。湿热泻利，腹痛、里急后重，常与黄连同用，能清热燥湿、止痢，如香连丸。

2. 用于脾运失常，导致肝失疏泄，湿热郁蒸，证见胁肋胀痛，口苦苔黄，甚至出现黄疸，常与柴胡、郁金、枳壳等同用，以增强疏肝理气的作用，或与大黄、茵陈、金钱草等同用，以增强清热利湿的作用。脾虚食减，常与党参、白术等同用，如香砂六君子汤。

此外，水肿、淋闭、疮痈、跌打损伤、癥瘕、疝气等，有肿、胀、疼痛者，均可酌情选用。

现代又用于胆石症、胆囊炎、胰腺炎、阑尾炎、肠梗阻等多种急腹症。胆石症、胆囊炎、胰腺炎，可与柴胡、黄芩、大黄等同用，阑尾炎可与大黄、牡丹皮、金银花等同用，肠梗阻，可与甘遂、桃仁、牛膝等同用。

【用量用法】1.5～6 克。入汤剂。胆绞痛者，可用至 15 克。

【参考】云木香含挥发油，油中主要成分为云木香烯、α-木香烃和 β-木香烃、木香内酯、木香酸、木香醇；并含云木香碱、树脂、菊糖、豆甾醇等。川木香含挥发油，油中主要成分为川木香内酯等。

对支气管和小肠平滑肌有较明显的解痉作用。有一定的降压作用。对大肠杆菌、痢疾杆菌、枯草杆菌、伤寒杆菌等有抑制作用。

香 附 （《别录》）

为莎草科多年生草本植物莎草 Cyperus rotundus L. 的干燥根茎。主产于广东、河南、四川、浙江、山东等地。9～10 月挖取，洗净，晒干，烧去毛须，置沸水中略煮或蒸透后晒干，生用或醋炒用。

【性味归经】辛、微苦、微甘，平。归肝、脾、三焦经。

【功效】疏肝理气，调经止痛。

【应用】

1. 用于肝郁气滞之胁肋胀痛、心腹疼痛、胸膈满闷、乳房胀痛及疝气疼痛等。胁肋胀痛，常与柴胡、枳壳、白芍等同用，共奏疏肝理气之功，如柴胡疏肝散。寒凝气滞之心腹疼痛，常与高良姜同用，使之温中散寒，行气止痛，如良附丸。寒疝腹痛，常与吴茱萸、乌药等同用，以达散寒、止痛的疗效。乳房胀痛如属乳痈初起，可与橘叶、蒲公英、丝瓜络等同用，以增强行气、散结之功。

2. 用于肝气郁结所致的月经不调、痛经等，可单用，如四制香附丸。亦可与柴胡、当归、川芎等同用，助其行气调经，如香附芎归汤。月经不调，乳胀腹痛者，常与当归、艾叶同用，能活血、通经，如艾煎丸。

【用量用法】6～9 克。入汤剂。

【参考】含挥发油，油中主要成分为香附酮、香附烯、香附醇等。另含生物碱、黄酮类、强心式、果糖等。

挥发油能直接抑制子宫平滑肌的收缩，对处于收缩状态的子宫作用更明显；并能提高机体对疼痛的耐受性，故有调经止痛作用。有健胃、驱除消化道积气的作用。

薤 白 （《本经》）

为百合科多年生草本植物小根蒜 Allium macrostemon Bge 和薤 A. chinense G. Don. 的地下鳞茎。我国各地均有分布。以浙江、江苏者为佳。夏、秋二季采挖，洗净，除去须根，蒸透或置沸水中烫透；晒干用。

【性味归经】辛、苦，温。归肺、胃、大肠经。

【功效】通阳散结，行气导滞。

【应用】

1. 用于痰浊停滞胸中，阳气不得宣通所致的胸闷、疼痛，或兼见喘咳多唾等，常与栝楼、半夏、枳实等同用，以加强祛痰、散结的作用，如枳实薤白桂枝汤、栝楼薤白白酒汤等。阴寒内盛者，前方可加入附子、蜀椒等逐寒消阴。气滞血瘀者，可与蒲黄、五灵脂或红花、郁金等同用，以活血祛瘀，散结止痛。

2. 用于消化不良，不思饮食，脘腹胀闷或泻痢后重。前者，单用或与橘皮、枳壳、神曲等同用，以加强行气、导滞之功；后者，可与黄连、秦皮、黄柏等同用，共奏清热解毒，燥湿止痢之效。

现代又用于冠心病心绞痛，常与丹参、红花、栝楼等同用，能活血、宽胸、定痛。

【用荸用法】3～9克。入汤剂。

【使用注意】气虚无滞者及胃弱纳呆，不耐蒜味者不宜用。

【参考】含大蒜氨酸、甲基大蒜氨酸、大蒜糖等。

薤白水煎剂对痢疾杆菌、溶血性金黄色葡萄球菌有抑制作用。

青　皮　（《本草图经》）

为芸香科常绿小乔木植物橘树 Citrus reticulata Bianco 及其栽培变种的干燥幼果或未成熟的果皮。主产于广东、福建、四川、江苏、浙江、江西、湖南等地。5～6月收集自落的幼果，晒干，习称"个青皮"，7～8月采收未成熟的果实，在果皮上纵剖成四瓣，除尽瓤瓣，晒干，习称"四花青皮"。用时，洗净闷润，切厚片或丝，晒干，生用或醋炒用。

【性味归经】苦、辛，温。归肝、胆、胃经。

【功效】疏肝破气，消积化滞。

【应用】

1. 用于肝气郁滞之胁肋胀痛，乳房胀痛及小肠疝气等。肝气不疏之胁肋胀痛，常与柴胡、香附、白芍等疏肝、理气、柔肝之品同用。若气滞血瘀，或胁下癥块，常与郁金、三棱、莪术等行气、活血之品同用。乳房胀痛，可与栝楼、橘叶、蒲公英等同用，以增强破气散结、消肿之功。疝气疼痛，可与小茴香、橘核等同用，以助其行气、散寒、止痛之功。

2. 用于食积气滞，嗳气吞酸，胃脘胀痛等，常与山楂、麦芽、神曲等消导药同用，以加强其功效，如青皮丸。

近年来发现，本品有升压作用。

【用量用法】3～9克。入汤剂。

【使用注意】本品性烈耗气，气虚及孕妇当慎用。

【参考】含挥发油，油中主要成分为苧烯、枸橼醛、癸醛、辛醇、努卡柏烯等。另含枸橘甙、橙皮甙、柚甙。

所含挥发油和苧烯，能增加呼吸道分泌物的排出量，使分泌物的比重降低，呈祛痰作用；能促进消化液的分泌和排出肠内积气。其他有近似于陈皮的作用。

佛　手　（《本草图经》）

为芸香科常绿小乔木或灌木植物佛手 Citus medica L. var. sarcodactylusswingle 的果实。主产于广东、福建、云南、四川等地。秋季果实尚未变黄时采收，纵切成薄片，晒干或低温干燥，生用。

【性味归经】辛、苦、酸，温。归肝、脾、肺经。

【功效】疏肝理气，和胃止痛，化痰。

【应用】

1. 用于肝气郁滞所致的胁肋胀痛、肝胃气痛等，多与疏肝、柔肝、理气的郁金、白芍、香附等同用。

2. 用于脾胃气滞，食少脘胀，嗳气，呕吐等，多与白豆蔻、半夏、木香等同用，以加强理气和胃的功效。

3. 用于湿痰停聚的喘咳痰多，胸闷，常与半夏、茯苓、苏子等同用，以燥湿化痰、降气。

【用量用法】3～9克。入汤剂。

【参考】含挥发油、柠檬橘内酯、橙皮甙及布枯叶甙。

对胃肠平滑肌有兴奋作用，使胃肠运动收缩节律增强而有力。对支气管有解痉作用，挥发油有刺激性祛痰作用。

乌 药 （《本草拾遗》）

为樟科灌木或小乔木植物乌药（天台乌药）Lindera strychnifolia F. Vill. 的块根。主产于浙江、安徽、江西、陕西等地。全年均可采挖，除去细根，洗净，趁鲜切片，晒干生用。

【性味归经】辛，温。归肺、脾、肾、膀胱经。

【功效】行气止痛，温肾散寒。

【应用】

1. 用于寒郁气滞所致的胸胁脘腹胀痛，寒疝，痛经等。胸胁疼痛，可与薤白、栝楼皮、郁金等同用；脘腹疼痛。可与木香、吴茱萸、枳壳等同用；寒疝，小腹痛引睾丸，常与小茴香、木香、青皮等同用；经行腹痛，常与香附、当归、木香等同用，共奏行气止痛之效，如乌药汤。

2. 用于肾阳不足，膀胱虚寒所致的小便频数及遗尿，常与山药、益智仁同用，以助补肾缩尿，如缩泉丸。

【用量用法】3～9克。入汤剂。

【参考】含挥发油，油中主要成分为乌药烷、乌药烃、乌药醇、乌药酸、乌药醇酯、乌药内酯、乌药烯、龙脑等，并含生物碱。

对胃肠平滑肌有双重作用，既能促使肠蠕动加速，收缩加强，又能抑制胃肠平滑肌，缓解其痉挛。能增加消化液分泌。挥发油能兴奋大脑皮质，促进呼吸，兴奋心肌，加速血液循环，升高血压，发汗。外涂可使局部血管扩张，血液循环加速，缓解肌肉痉挛疼痛，有止血作用。体外试验，其干粉能明显缩短家兔血浆再钙化时间，促进血液凝固。

沉 香 （《别录》）

为瑞香科常绿乔木植物白木香 A. sinensis（Lour.）Gilg. 或沉香 Aquilariaagallocha Roxb. 含有黑色树脂的木材。主产于广东、广西、台湾等地。全年均可采收，割取含树脂的木材，除去不含树脂的部分，阴干。用时锉末或磨成粉服。

【性味归经】辛、苦，微温。归脾、胃、肾经。

【功效】行气止痛，温中止呕，纳气平喘。

【应用】

1. 用于寒凝气滞，胸胁痞满胀痛等，常与香附、砂仁、炙甘草等同用，使之行气、散寒、止痛，如沉香降气散。

2. 用于脾胃虚寒，呕吐呃逆，常与白豆蔻、丁香、柿蒂等同用，以和胃降逆，如沉丁二香散。

3. 用于下元虚冷，肾不纳气之虚喘，以及痰饮咳喘，上盛下虚之证。前者，常与附子、生姜同用，共奏温肾纳气之功，如沉香汤。后者，多与苏子、前胡、半夏等同用，以加强祛痰平喘的作用。

现代用于治疗支气管哮喘，可与侧柏叶同用。

【用量用法】1.5～4.5克。入汤剂。入汤剂宜后下。研末冲服，每次1～1.5克。

【使用注意】本品辛温助热，阴虚火旺者慎用。

【参考】含挥发油，油中主要成分为苄基丙酮、对甲氧基丙酮，并含有萜烯醇类、桂皮酸等。

煎剂对人型结核杆菌有抑制作用，对伤寒杆菌及福氏痢疾杆菌亦有强烈的抗菌效能。

川楝子（《本经》）

为楝科落叶乔木植物川楝 Melia toosendan sieb et zucc 的成熟果实。我国南方各地均产，以四川产者为佳。冬季果实成熟时采收，除去杂质，晒干贮存。用时捣破，生用或麸炒用。

【性味归经】苦，寒。有小毒。归肝、小肠、膀胱经。

【功效】行气止痛；驱虫。

【应用】

1. 用于肝气郁滞或肝胃不和所致的胁肋作痛、脘腹胀痛，以及疝气疼痛等。治胁肋、脘腹疼痛伴有热象者，尤为适宜，常与延胡索同用，可增强止痛效果，如金铃子散。若寒疝小腹胀痛，常与小茴香、吴茱萸、木香同用，以散寒、理气、止痛，如导气汤。

2. 用于虫积腹痛。多与杀虫消积的使君子、槟榔等同用。

此外，本品外用可治头癣，川楝子适量，焙黄研末，用熟猪油或麻油调成油膏，涂于患处。在涂药之前，先用食盐泡温开水，将患处洗净。

【用量用法】3～9克。入汤剂。外用适量。

【使用注意】脾胃虚弱者不宜用。

【参考】含川楝素、生物碱、山奈醇、树脂及鞣质。

苦楝子体外试验对猪蛔虫、蚯蚓、水蛭有明显的杀虫效力；对铁锈色小芽孢癣菌有抑制作用；本品的醇浸液对白色念珠菌、新生稳球菌呈较强的抑制作用。临床报道本品与野菊花煎水频服，对肝硬化、肝性脑病有一定疗效。

檀 香（《别录》）

为檀香科常绿小乔木檀香 Santalum album L. 的干燥木质心材。主产于广东、云南、台湾及东南亚、印度、澳洲、非洲等地。四季均可以采伐，以夏季伐者为佳。水洗后刨成片，或劈碎后入药。

【性味归经】辛，温。归脾、胃、肺经。

【功效】理气止痛，温胃止呕。

【应用】

1. 用于寒凝气滞所致的脘腹疼痛，可与行气、散寒、止痛的沉香、木香等同用，如聚香饮子。若治气滞血瘀之胃脘疼痛、心绞痛等症，可与丹参、砂仁同用，以助活血、行气、定痛之功，如丹参饮。

2. 用于胃寒疼痛，呕吐清水，可与菖蒲、丁香等同用，以增强温胃止呕的作用，如菖蒲散。

此外，治疗冠心病有气滞血瘀者，常与荜茇、细辛等同用，如宽胸丸。

【用量用法】3～6克。入汤剂。

【使用注意】阴虚火旺者忌用。

【参考】含挥发油，油中主要成分为 α—檀香萜醇和 β—檀香萜醇、檀香烯、α—檀香萜烯和 β—檀香萜烯、檀香烯酮、檀香烯酮醇及少量的檀香萜酸、檀香酸、紫檀萜醛等。

挥发油对胃肠平滑肌有明显的解痉作用；能加强血流量，有一定的降压作用。

荔枝核（《本草衍义》）

为无患子科常绿乔木植物荔枝树 Litch GíáIChinensis Sonn. 的成熟种子。主产于福建、广东、广西、四川等地。夏季采摘成熟果实，除去果皮及肉质假种皮，洗净，晒干。生用或盐水炒用。用时捣碎。

【性味归经】甘、微苦，温。归肝、肾经。

【功效】行气散结，祛寒止痛。

【应用】

1. 用于肝经寒凝气滞的疝痛、睾丸肿痛等，常与小茴香、吴茱萸、橘核等同用，加强温经散寒、行气止痛的作用，如疝气内消丸。肝经湿热下注，见有睾丸肿痛、阴囊红肿者，常与龙胆草、栀子、大黄、川楝子等同用，能清肝经湿热。

2. 用于肝气郁滞，胃脘久痛及妇人气滞血瘀所致的经前腹痛或产后腹痛等。前者，常与行气止痛的木香同用，如荔香散。后者，常与疏肝止痛的香附同用，如蠲痛散。

【用量用法】3～9克。入汤剂。

【使用注意】无寒湿气滞者忌用。

【参考】含皂甙、鞣质，又合 α—（亚甲环丙基）甘氨酸。

动物试验，可引起血糖下降，肝糖原下降，极大量时，可发生一种以低血糖休克为主要表现的荔枝病。

柿 蒂 （《别录》）

为柿树科落叶乔木植物柿树 Diospyros kaki L. 的宿存花萼。主产于四川、广东、福建、山东、河南等地。8～9 月果实成熟时采收，或食用时收集，洗净，晒干生用。

【性味归经】苦、涩，平。归胃经。

【功效】降逆下气。

【应用】用于胃失和降所致的呃逆之证。若胃寒呃逆，常与丁香、生姜等同用，共奏温胃散寒、降逆之功，如丁香柿蒂汤。胃热呃逆，可与芦根、竹茹等同用，以加强清热降气的作用。

【用量用法】3～9 克。入汤剂。

【参考】含糖及鞣质，此外，尚含三萜成分，如乌苏酸、白桦脂酸、齐墩果醇酸、β—固甾醇及其糖式、金丝桃式、丁香酸、香草酸等。

对平滑肌有解痉作用；有降压作用。临床报道，柿饼有润肺、止血、降血压作用，对痔疮出血及肠出血也有治疗作用。

刀 豆 （《救荒本草》）

为豆科一年生缠绕草质藤本植物刀豆 Canavalia gladiata（jacq.）DC. 的成熟种子。主产于江苏、安徽、湖北及四川等地。秋季种子成熟时，采收果实，晒干剥取种子，或先剥取种子晒干生用，用时捣碎。

【性味归经】甘，温。归胃、肾经。

【功效】温中，下气，止呃。

【应用】用于虚寒之呃逆、呕吐，可单用煎服或研末冲服，常与丁香、柿蒂等同用以加强温中、止呃的功效。

此外，本品治疗肾虚腰痛，能起温肾助阳作用，用刀豆二粒，包于猪腰子内，烧熟食，有一定的效果。或与补骨脂、杜仲等补肝肾药同用。

【用量用法】3～9 克。入汤剂。

【参考】含尿素酶、刀豆球朊、刀豆胍氨酸、血细胞凝集素、淀粉、蛋白质、脂肪等。

具有抗肿瘤作用，并可引起人类淋巴细胞变形。但并不产生相应的细胞毒素，还可以抑制其他 PHA 引起的细胞毒素。

八月札 （《本草拾遗》）

为木通科落叶或半常绿缠绕藤本植物木通 Akebia quinata（Thunb.）Decne. 三叶木通 A. trifoliata（Thunb.）Koidz. 白木能 Akebia trifoliata（Thunb.）Koidz var. aust-ralis（Diels）Rehb. 的果实。主产于浙江、江苏、安徽、陕西等地。8～9 月间果实成熟时采摘。晒干或用沸水泡透后晒干，切片或用时捣碎。

【性味归经】甘，寒。归肝、胃经。

【功效】疏肝理气，活血止痛，除烦利尿。

【应用】

1. 用于肝气郁滞所致的胁痛、肝胃气痛及疝气疼痛等。前者常与疏肝理气、止痛的香附、柴胡、川楝子、延胡索等同用。后者常与散寒、止痛、行气的小茴香、川楝子、枳实等同用。

2. 用于瘰疬、痰核、乳痈等，常与解毒散结的天葵子、牡蛎、昆布、浙贝母等同用。

3. 用于湿热之小便不利、石淋等，多与利尿通淋、清利湿热的车前草、海金沙、桑白皮等同用。

现代亦用于乳癌及消化道癌肿，取其活血止痛散结之功，常与白花蛇舌草、半枝莲等同用。

【用量用法】6～12克。入汤剂。

【参考】含马兜铃酸、齐墩果酸及常春藤皂甙元、糖类。

煎剂对离体蟾蜍心脏有增强收缩作用。药理实验表明，八月札有利尿作用；其利尿作用较猪苓弱，较淡竹叶强；对革兰氏阳性菌、痢疾杆菌、伤寒杆菌有抑制作用；马兜铃酸有抑制癌细胞的生长作用。

娑罗子 (《本草纲目》)

为七叶树科落叶乔木植物七叶树 Aesculus chinesis Bge. 、浙江七叶素 Aesculuschinesis Bge. Var. chekingensis（Hu et Fang）或天师栗 AesculusWilsonii Rehd 的成熟种子。七叶树及浙江七叶素主产于浙江、江苏、河南等地。天师栗主产于四川、贵州、陕西、湖北等地。秋季果实成熟时采收，除去果皮，晒干或低温干燥，用时打碎。

【性味归经】甘，温。归肝、胃经。

【功效】理气宽中，和胃止痛。

【应用】用于肝胃气滞所致的胸胁痛、胃痛腹胀，以及妇女经前乳房胀痛等。前者，常与疏肝理气的八月札、佛手、香附等同用。后者，常与行气散结、止痛的路路通、郁金、香附、延胡索等同用。

此外，据文献记载，本品又能杀虫，治疳积、疟痢，值得进一步研究

【用量用法】3～9克。入汤剂。

【参考】含脂肪油 31.8%，淀粉 36%，纤维 14.7%，粗蛋白 1.1%。脂肪油主要成分为油酸和硬脂酸的甘油酯。

脂肪油具有刺激平滑肌松弛的作用而解痉挛；能麻痹蛔虫，故能驱虫。对大肠杆菌、痢疾杆菌等有抑制作用。

玫瑰花 (《食物本草》)

为蔷薇科直立灌木植物玫瑰 Rosa rugosa Thunb. 的花蕾。主产于江苏、浙江、福建、山东、四川、河北等地。春末夏初，花将开放时，分批采摘，除去花柄及蒂，及时

低温干燥或用文火迅速烘干生用。

【性味归经】甘、微苦，温。归肝、脾经。

【功效】行气解郁，和血止痛。

【应用】

1. 用于肝胃不和所致的胸胁满闷，胃脘胀痛，嗳气，纳呆等，常与佛手、香附、郁金等同用，以奏疏肝和胃、解郁之功。

2. 用于月经不调，经前乳房胀痛等，常与当归、川芎、白芍、泽兰等同用，使之活血调经。

3. 用于跌打损伤肿痛，常与泽兰叶、当归、川芎等同用，能散瘀结而止痛。

【用量用法】1.5～6克。入汤剂。

【参考】含挥发油，油中主要成分为玫瑰油，香叶醇等。另含脂肪油、花青毒类、花青素蜡、没食子酸、胡萝卜烃、柠檬酸、苹果酸、奎宁酸等。

有促进胆汁分泌的作用，排除积气，助消化。能增加血流量。

绿萼梅 （《本草纲目》）

为蔷薇科落叶乔木植物梅 Prunus mume (Sieb) Sieb et Zucc 的花蕾。白梅花主产于江苏、浙江等地。红梅花主产于四川、湖北等地。药用以白梅花为主。1～2月间收摘含苞待放的花蕾，摊置席上，晒干或烘干生用。

【性味归经】酸、涩，平。归肝、胃经。

【功效】疏肝解郁，理气和胃。

【应用】

1. 用于肝胃郁滞所致的胸胁胀痛，脘闷嗳气、疼痛、纳食不香等证，多与柴胡、香附、佛手、木香、白术等同用，共奏疏肝和胃之功。

2. 用于痰气交阻所致的梅核气，常与半夏、苏叶、厚朴、陈皮等同用，以增强理气化痰的功效。

【用量用法】3～6克。入汤剂。

【参考】含挥发油，油中主要成分为苯甲醛，异丁香酚、苯甲酸等。

有解痉作用。

甘 松 （《开宝本草》）

为败酱科多年生矮小草本植物甘松香 Nardostachys chinensis BataI. 或宽叶甘松 N. jatamansi (Wall.) DC. 的根茎。主产于四川、甘肃、青海等地。春、秋皆可采收，以秋季采者为佳。采后，去净泥沙，除去残茎及须根，阴干，切段生用。

【性味归经】甘，温。归脾、胃经。

【功效】理气止痛，醒脾健胃。

【应用】

1. 用于脾胃虚寒，心腹满痛，不思饮食，得热则舒等，常与砂仁、香附、麦芽等同用，以增强健脾理气的作用，如大七香丸。

2. 用于思虑伤脾或寒郁气滞之胸闷腹胀、不思饮食等，多与木香、香橼等同用，共奏理气、醒脾之功。

此外，用本品煎汤洗足，可治疗湿脚气，能收湿拔毒，也常与荷叶、藁本同用，疗效更佳。

【用量用法】3～6克。入汤剂。外用适量。

【参考】甘松香含甘松酮、德比酮、甘松新酮、广藿香醇等；宽叶甘松含呋南豆精类化合物甘松素、甘松醇、喔绕瑟洛醇、白芷素、白菖烯等。

甘松香有镇静、安定、抗心律不齐和舒张支气管、小肠、大肠、子宫等平滑肌的作用。宽叶甘松有微弱的抗菌、肠道祛风和解痉等作用。

香　橼（《本草图经》）

为芸香科常绿小乔木或灌木植物枸橼 Citrus medica L. 或香圆 Citrus wilsoniiTanaka 的成熟果实。主产于江苏、浙江、广东、广西、湖南、湖北、福建、四川等地。秋季果实成熟时采收，趁鲜切片，晒干或低温干燥。香圆亦可整个或对剖两瓣后，晒干或低温干燥生用。

【性味归经】辛、苦、酸，温。归肝、脾、肺经。

【功效】疏肝理气，宽中化痰。

【应用】

1. 用于肝失疏泄、脾胃气滞的胸腹痞满，胁肋胀痛，嗳气食少及呕吐、噫气等证。前者，可与宽胸散结的栝楼皮、郁金、香附等同用。后者，可与疏肝理气，健脾的木香、川楝子、吴茱萸、神曲等同用。若兼口苦及呕吐吞酸等，可再佐以黄连苦降泄热。

2. 用于痰湿壅滞，咳嗽痰多等，可与半夏、生姜、橘皮等同用，有健脾消痰、止咳之功。

【用量用法】3～9克。入汤剂。

【参考】含枸橼油，油中主要成分为右旋柠檬烃、水芹萜、枸激醛、乙酸胡荽酯，并含橙皮甙、柠檬酸、苹果酸、维生素 C 等。

对中枢神经有镇静作用；有解痉挛作用。

（罗蜀玉）

127

第九章　消食药

　　凡以消化饮食积滞为主要功效的药物，称为消食药。又称消食导滞药。

　　消食药主要具有消食导滞，促进消化的功效。此外，部分药还有健脾益胃的作用。适用于宿食不消所致的脘腹胀闷，不思饮食，嗳气吞酸，恶心呕吐，大便失常，以及脾胃虚弱所致的消化不良，脘腹胀满等。

　　应用本类药物时，须根据不同的病情作适当的选择，并相应地配伍其他药物，不能单靠本类药物取效。如宿食停滞化热者，配清热药。大便秘结者，配泻下药。积滞中阻，气机不畅者，配行气药。湿浊阻滞而饮食不消者，配芳香化湿药。脾胃有寒者，配温中散寒药。脾胃虚弱，饮食不消者，则应以补气健脾为主，适当辅以消食药物。

山　　楂　（《新修本草》）

　　为蔷薇科落叶灌木或小乔木植物山里红 Crataegus Pinnatifida Bunge var major N. E. Brown、山楂 C. pinnatifida Bge. vat. major N. E. Br 或野山楂 Crat-aegus cuneata S. et Z. 的成熟果实。前两种习称"北山楂"，主产于山东、河南、河北等地。后一种习称"南山楂"，主产于浙江、江苏、安徽、湖北等地。秋季果实成熟时采收。北山楂切片，晒干；南山楂置沸水中略烫后晒干。生用或炒用。

　　【性味归经】酸、甘，微温。归脾、胃、肝经。

　　【功效】消食化积，散瘀行滞（生用）。

　　【应用】

　　1. 用于食滞不化、肉积、乳积不消等，尤以肉食和乳食积滞不消为佳，可单用本品煎汤服。食滞不化，腹痛腹泻等，常与麦芽、六曲、莱菔子等同用，以增强消食健胃之效，如保和丸。肉食不消，兼腹痛胀满，常与青皮、木香等同用，以助行气消积，如匀气散。乳食不消，兼腹痛、不食、吐乳等，多与麦芽同用。

　　2. 用于产后恶露不尽，瘀滞腹痛，可单用本品煎汤服，或与当归、川芎、益母草、延胡索等同用，以加强活血、祛瘀、止痛的作用。

　　此外，亦用于疝气、睾丸肿痛，常与橘核、小茴香等同用，以助行气、散结、止痛之功。

　　现代常以生山楂治疗高血压病，与夏枯草、菊花、黄芩等同用。亦用于冠心病，胸闷隐痛，常与丹参、红花等同用。

　　【用量用法】9～12 克。入汤剂。入丸、散剂每次服 3 克。

　　【参考】北山楂含苹果酸、枸橼酸、山楂酸、齐墩果酸、槲皮素、内酯、甙类、解脂酶、糖类等。南山楂含金丝桃甙、槲皮素、绿原酸、咖啡酸、山楂酸、齐墩果酸、维生素 C、维生素 B_2、鞣质等。

　　能增加胃中酶的分泌，促进消化；所含解脂酶亦能促进脂肪类食物消化。能扩张血管，增加冠状动脉血流量，降低血压。久服有降低血清胆固醇的作用。有收缩子宫的作用。山楂酸有强心作用。此外，对痢疾杆菌、绿脓杆菌均有抑制作用。

莱菔子（《日华子本草》）

为十字花科一年生或二年生草本植物莱菔 Raphanus sativus L 的成熟种子。我国各地均产。夏季果实成熟时，采割植株，晒干，搓出种子，除出杂质。晒干，微炒，用时捣碎。

【性味归经】辛、甘，平。归肺、脾、胃经。

【功效】消食导滞，降气化痰。

【应用】

1. 用于食积不化，中焦气滞，脘腹胀满，嗳腐吞酸或腹痛泄泻，泻而不畅等，常与山楂、神曲、陈皮等消食健胃、行气药同用，如保和丸。有热而口苦口干，泻而不畅，腹痛者，常与黄连、白头翁等同用，以助其清热燥湿。脾虚不运，常与白术、扁豆等补气健脾药同用。气滞疼痛甚者，可与木香、枳实、青皮等行气、破滞、止痛药同用。

2. 用于痰涎壅盛，气喘咳嗽属于实证者，单用本品煎汤，或与白芥子、苏子同用，增强降气平喘的作用，如三子养亲汤。

【用量用法】3～9克。入汤剂。

【使用注意】气虚无食积、痰滞者慎用。

【参考】含脂肪油、挥发油、硫甙类、黄酮甙、香豆精类等。

能兴奋消化道腺体的分泌，有利胆和利尿作用。对常见皮肤真菌有抑制作用。莱菔子中分离出一种芥子油，对链球菌、葡萄球菌、肺炎球菌、大肠杆菌确抑制作用。

鸡内金（《本经》）

为雉科动物鸡 Gallus gallus domesticus Brisson. 的砂囊内壁。全国各地均产。杀鸡后，取出鸡肫，立刻剥下内壁，洗净晒干，生用或炒用，用时打碎。

【性味归经】甘，平。归脾、胃、小肠、膀胱经。

【功效】消食积，止遗尿，化结石。

【应用】

1. 用于饮食积滞，消化不良及小儿疳积等，可单用研末吞服，或与健脾消积的山楂、神曲、麦芽等同用。小儿脾虚疳积，多与白术、茯苓、山药等同用，以助其健脾消疳之疗效。脾胃虚寒，消化不良，饮食不振等，可与白术、干姜等健脾祛寒药同用，如益脾饼。

2. 用于遗尿、小便频数及遗精等。遗尿、尿频，可与桑螵蛸、山药、牡蛎等同用，共奏补肾缩尿之功。遗精，可用本品研末冲服；或与补肾之莲肉、菟丝子等同用，能固肾止遗。

3. 用于石淋及胆结石等。小便涩痛、腰痛等，常与海金沙、川牛膝、车前草等同用，以达利尿通淋之效。胆结石或胆管结石，常与金钱草、郁金、枳壳等同用，使之共奏化石之功。

现代用本品治疗胃癌，多与软坚散结、清热解毒药同用，取得了良好的效果。

【用量用法】3～9克。入汤剂。研末冲服，每次服3克，以入丸、散剂效果为佳。

【参考】含胃激素、蛋白质、多种氨基酸，并含胆绿素类物质。

胃激素能促进胃腺分泌，酸度及消化力均见增高，其中消化力的增强出现较迟缓，维持也较久，但易受高热破坏，故本品不能久炒，口服鸡内金粉，胃运动功能明显增强，排空加速。

神　曲（《药性论》）

为面粉或麸皮和其他药物混合后经发酵而成的加工品。我国各地均产，但以福建产者为佳。其制法规格稍有出入，大致以大量麦粉、麸皮与杏仁泥、赤小豆粉，以及鲜青蒿、鲜苍耳、鲜辣蓼自然汁，混合拌匀，使不干不湿，做成小块，放入筐内，复以麻叶或楮叶，保温发酵1周，长出菌丝（生黄衣）后，取出晒干即成。生用或炒至略具焦香气入药。

【性味归经】甘、辛，温。归脾、胃经。

【功效】消食和胃。

【应用】用于饮食积滞，消化不良，脘腹胀满及泄泻等，常与山楂、麦芽等同用，以增强和胃消食的疗效。亦用于感冒食滞之证，常与藿香、苏叶等同用，以助其解表和胃。

此外，丸剂中有金石药品时，因难于消化吸收，可用神曲糊丸以助消化，如磁朱丸、万氏牛黄清心丸等。

【用量用法】6～15克。入汤剂。

【参考】为一种酵母制剂，含维生素B的复合体、酶类、麦角固醇、蛋白质、脂肪等。

有促使肠内食物发酵，使胃内分泌增加，以加强蠕动的作用，并具有抑制大肠杆菌、伤寒杆菌、流感杆菌等作用。

麦　芽（《别录》）

为禾本科一年生草本植物大麦 Hordeum vulgare L. 的成熟果实经发芽干燥而成。我国各地均产。将麦粒浸泡于水中，保持适宜的温度及湿度，待胚芽长至约0.5厘米时，晒干，生用或炒黄用。

【性味归经】甘，平。归脾、胃经。

【功效】行气消食，健脾开胃，退乳消胀。

【应用】

1. 用于饮食积滞，消化不良，脘腹胀满，嗳气等，尤适于米、面、薯类的食物积滞不化，多与山楂、神曲、木香等同用，增强健脾和胃的疗效。

2. 用于脾虚饮食停滞，脘腹胀满等，常与党参、白术、扁豆等同用，以助其健脾消食。

3. 用于妇女哺乳期断乳或乳汁郁积所致的乳房胀痛等，可单用本品大剂量煎服，有一定效果。乳汁郁积亦可与木通、柴胡、青皮等行气开郁之品同用。

此外，本品对肝脾不和之肝郁脾虚证有辅助治疗作用。

【用量用法】9～15克。入汤剂。回乳可生用30～60克。

【使用注意】授乳期妇女忌用。

【参考】含淀粉酶、转化糖酶、蛋白质分解酶、维生素B、麦芽糖、葡萄糖及大麦芽碱类等。嫩短的芽含酶量较高，微炒时对酶无影响，但炒焦后则降低酶的活力。

淀粉酶有健胃助消化作用，又能促进胃蛋白酶和胃酸的分泌，同时有退乳和降低血糖的作用。

附 谷芽

为禾本科一年生草本植物稻 oryza sativa L. 的成熟果实经发芽处理而成。将稻谷用水浸泡后，保持适宜的湿度及温度，待须根长至约4厘米时，晒干生用或炒用。性温，味甘。归脾、胃经。能消食和中，健脾开胃。用于食积不消，腹胀口臭，脾胃虚弱，不饥食少。消食常与麦芽相须为用，作用次于麦芽。炒谷芽偏于消食化积滞。用量9～15克。入汤剂。

（罗蜀玉）

第十章　驱虫药

凡以驱除或杀灭寄生虫为主要功效的药物，称为驱虫药。

驱虫药主要用于肠道寄生虫病。如蛔虫、蛲虫、绦虫、钩虫等。肠道寄生虫病患者，每见腹痛腹胀，呕吐涎沫，不思饮食，或善饥多食，嗜食异物，肛门、耳、鼻瘙痒，久则出现面色萎黄，形体消瘦。小儿则虫积成疳。如寄生虫感染较轻，则上述症状不明显，只有大便检查时才能发现。服用驱虫药，能从根本上得到治疗。此外，部分驱虫药，尚可用于人体其他部位的寄生虫感染，如血吸虫、阴道滴虫等。

应用本类药物时，须根据寄生虫的种类，患者体质的强弱，证情的缓急等不同，分别选用和配伍适当的药物。如大便秘结者，配泻下药。饮食积滞者，配消导药。脾胃虚弱者，配补益脾胃药。体质虚弱者，可先补后攻，或攻补兼施。虫证腹痛较剧时，通常以安虫为主，在疼痛缓解之后，再行驱虫。

驱虫药每日可服一次或二三次。宜于早晚空腹时服，使药力较易作用于虫体，能充分发挥驱虫作用。

本类药物中，部分药物具有毒性，应用时必须注意剂量。体质虚弱者，应当慎用。

使君子（《开宝本草》）

为使君子科藤本状灌木植物使君子 Quisqualia indicaL. 的成熟种子。主产于四川、广东、广西、云南等地。秋季果实成熟时采收，晒干，除去外壳。生用或炒香用。

【性味归经】甘，温。归脾、胃经。

【功效】杀虫消积。

【应用】用于蛔虫病、蛲虫病。单用有效，如《全幼心鉴》治小儿蛔虫腹痛。用本品炒香嚼服。如蛔虫多，证情较重者，可与苦楝皮、槟榔等同用，以增强驱虫之力。用于小儿疳积，形体消瘦，腹胀如鼓，面色萎黄等证，可与党参、白术、神曲、鸡内金等补气、健胃、消食药同用，以增强健运脾胃、杀虫消积的作用。

【用量用法】9～12克。入汤剂。入丸、散或炒香嚼食。每次6克，每日2次，空腹服。

【使用注意】忌饮浓茶。本品大量服用时，易引起呃逆、眩晕、呕吐等反应。

【参考】含使君子酸钾、使君子酸、胡芦巴碱和脂肪油，另含少量的蔗糖、果糖。使君子酸钾对蛔虫有麻痹作用。其水浸剂对常见致病性皮肤真菌有抑制作用。

槟　榔（《别录》）

为棕榈科常绿乔木植物槟榔 Areca catechu L. 的成熟种子。主产于浙江、福建、安徽、湖北、江苏等地。秋季果实成熟时采收，用水煮后，晒干，除去果皮，取出种子，晒干，捣碎或浸透切片生用。

【性味归经】苦、辛，温。归胃、大肠经。

【功效】杀虫，消积行气，利水。

【应用】

1. 用于多种肠道寄生虫病。能驱杀绦虫、姜片虫、钩虫、蛔虫、蛲虫等，但以驱杀绦虫为佳。单用本品研末服有效。与牵牛子同用，驱杀绦虫、蛔虫有较好的效果。与使君子、苦楝根皮等同用，又可驱杀蛔虫、蛲虫。

2. 用于食积气滞，腹胀便秘，以及泻痢后重等，常与木香、陈皮、大黄等同用，助其消食、行气、导滞之功，如木香槟榔丸。

3. 用于水肿，脚气肿痛等。水肿实证，常与商陆、泽泻、木通等同用，共奏利水之功，如疏凿饮子。脚气肿痛属寒湿者，常与木瓜、吴茱萸、陈皮等同用，以增强散寒祛湿之效，如鸡鸣散。湿热偏盛者，常与防己、苍术、黄柏等同用，助其清热燥湿，如防己饮。如湿毒上攻，心腹疼痛，可与吴茱萸、木瓜等同用。

此外，本品可用治疟疾，常与常山、草果、青皮等同用，如截疟七宝饮。亦可用于寒凝气滞所致的疝气，小腹疼痛牵引睾丸，多与木香、川楝子、乌药等行气、散结、止痛药同用，如天台乌药散。

【用量用法】3～9克。入汤剂。驱绦虫、姜片虫可用至30～60克。

【使用注意】脾虚便溏者不可服用。

【参考】含槟榔碱、槟榔次碱、去甲槟榔碱等生物碱；并含鞣质、脂肪油和一种红色素（即槟榔红）。

具有强大的驱绦虫作用，一般认为对猪绦虫最有效，对短小绦虫、阔节裂头绦虫及姜片虫亦有效。体外试验，对蛲虫亦有麻痹作用。

槟榔碱性质较稳定，作用持久，对平滑肌作用较显著，在适当剂量时，可增强肠管的张力和蠕动，有轻泻作用，能使胃黏膜分泌亢进，故有健胃作用；又可使汗腺兴奋，汗液纷泌增多。用氢溴酸槟榔碱溶液滴眼可使瞳孔缩小，故可用于青光眼。槟榔对流感病毒、多种皮肤真菌有抑制作用。

附 大腹皮

为槟榔的果皮。冬季至次春采收未成熟的果实，煮后干燥，纵剖两瓣，剥取果皮，称大腹皮。春末至秋初，采收成熟的果实，煮后干燥，剥取果皮，打松，晒干，习称大腹毛，同等入药。洗净，晒干生用。性味辛，微温。归脾、胃、大肠、小肠经。能下气宽中，行气消肿。用于湿阻气滞，脘腹胀闷，大便不爽，水肿胀满，脚气浮肿，小便不利等。用量6～9克。入汤剂。

贯　众（《本经》）

为鳞毛蕨科多年生草本植物粗茎鳞毛蕨 Dryopteris crassirhizoma Nakai 或蹄盖蕨科多年生草本植物蛾眉蕨 Lunathyrium acrostichoides（Sweet）Ching、球子蕨科多年生草本植物荚果蕨 Matteuccia struthiopteris（L.）Todaro、紫萁科多年生草本植物紫萁 Osmunda iaponica Thunb.、乌毛蕨科多年生草本植物乌毛蕨 Blechnum orientale L.、苏铁蕨 Brainia insignis（Hook）J. Sm. 狗脊蕨 Cibotium barometz（L.）J. Sm. 等的

根茎。粗鳞蕨主产于东北。蛾眉蕨主产于北京、河南、甘肃等地。荚果蕨主产于吉林、河北、河南、北京、陕西等地。紫萁蕨主产于华中及华东地区。苏铁蕨主产于广东、广西等地。狗脊蕨主产于浙江、湖南、四川等地。春、秋两季采挖，削去叶柄、须根，除去泥土，晒干生用或炒炭用。

【性味归经】苦，凉。归肝、胃经。

【功效】杀虫，清热解毒，止血（多炒炭用）。

【应用】

1. 用于多种肠道寄生虫病，尤以驱杀绦虫、钩虫为宜。驱杀绦虫多与槟榔、雷丸等研末蜜丸服用，使之杀虫攻积。驱蛲虫可与鹤虱、苦楝根皮等杀虫药同用。驱杀钩虫可与榧子、槟榔、红藤等杀虫、解毒药同用。驱杀蛔虫，可与使君子同用，共奏健脾杀虫之效。

2. 用于风热感冒、温热斑疹、热毒疮疡、痄腮肿痛等，单用煎汤服有效。风热感冒，可与金银花、桑叶、竹叶等同用。温热斑疹可与蝉蜕、丹皮、赤芍等同用，以助清热、解毒、活血退疹。热毒疮疡、痄腮肿痛可与金银花、连翘、蒲公英、大青叶、板蓝根等同用，有清热解毒散结之功。

3. 用于血热妄行之吐血、衄血、便血及崩漏出血。本品炒炭入药，可单用，亦常与侧柏叶、仙鹤草、旱莲草、陈棕炭等凉血止血药同用，以增强其疗效。

现代常用预防流感、流脑、麻疹、猩红热等疾病，常与清热解毒药同用。

【用量用法】3～9克。入汤剂。

【使用注意】阴虚内热及脾胃虚寒者不宜服用。孕妇慎用。

【参考】粗茎鳞毛蕨根茎主要含有绵马素、三叉蕨粉、黄山叉蕨粉及挥发油等。荚果蕨茎含坡那甾酮、蜕皮甾酮，蝶甾酮等。乌毛蕨根茎含绿原酸等。狗脊蕨根茎含淀粉、鞣质等。其他蕨类成分也不一致，其药理作用不尽相同。

能麻痹虫体，对猪蛔虫有不同程度的抑制作用。其煎液有收缩子宫的作用，为收缩子宫的高效药物，可代替麦角新碱。对流感病毒、脑膜炎双球菌、志贺氏和福氏痢疾杆菌，均有抑制作用。剂量大则可出现中毒而导致呕吐、下泻、视力障碍，甚至失明。

苦楝皮（《别录》）

为楝科乔木植物川楝树 Melia toosendan s. etZ. 或楝树 M. azedarach L. 的树皮及根皮。我国大部地区均有分布。春、秋两季剥取，晒干，或除去粗皮，晒干。润透切丝、晒干切片，生用或鲜用。

【性味归经】苦，寒。有小毒。归脾、胃经。

【功效】杀虫，疗癣。

【应用】

1. 用于多种肠道寄生虫病，尤以杀灭蛔虫、钩虫、蛲虫为佳。治蛔虫病，可单用本品煎服，若与槟榔同用，能增强杀虫之效。同时能驱杀钩虫、蛲虫，可与百部、乌梅配伍，每晚煎取浓煎液灌肠，连用3～4天，有明显的效果。

2. 用于头癣、疥疮痒痛等，常用本品研末，以醋或猪脂适量调匀涂患处，或用本品煎汤熏洗患处。

现代用治胆道蛔虫，常与使君子、大黄、木香等同用，加强驱虫的疗效，如胆道驱蛔汤。外用煎汤熏洗，治疗阴道滴虫。

【用量用法】3～9克。入汤剂。外用适量。

【使用注意】肝炎、肾炎患者慎服。

【参考】含川楝素、生物碱、中性树脂、鞣质等。

川楝素和中性树脂对蛔虫有麻痹作用，川楝素又能兴奋肠管，促进虫体的排除。川楝素的驱虫作用慢而持久，有一定的蓄积作用，在鼠体内要1周以上才能完全排除，故不宜长期服用，以免蓄积中毒。动物实验表明，过量服用可引起肺、脾、胃等内脏出血，甚至死亡。据临床报道，服用苦楝皮以后，有些病例肝功能受到损害。

南瓜子（《现代实用中药》）

为葫芦科一年生缠绕草本植物南瓜 Cucurbita moschata Duch. 的种子。主产于浙江、江苏、河北、山东、山西、四川等地。夏、秋间，果实成熟时，收集成熟种子，除去瓤膜，晒干，生用、炒用或研粉用。

【性味归经】甘，平。归胃、大肠经。

【功效】杀虫，健脾。

【应用】

1. 用于绦虫病，可单用，但多与槟榔同用，以增强疗效。亦可与石榴根皮同用，如绦虫方。

2. 用于产后血虚，脾胃不和而致手脚浮肿。能健脾益气，单用炒后煎服，如治浮肿方。若脾肾亏损，面色萎黄，常与胡桃仁、花生仁同用，共奏补脾、益肾之功。

此外，尚可用于急性期及晚期血吸虫病不适合锑剂治疗者，对改善症状，增强体力，有一定的作用，将南瓜子炒黄、研细末，每日2次，每次60克，加白糖开水冲服，15日为一疗程。治蛔虫病，将南瓜子去壳留仁，30～60克，研末，加白糖开水空腹服，均取得较好的效果。

【用量用法】研末服，用60～120克。

【参考】含南瓜子氨酸、脂肪油、蛋白质、尿素分解酶、维生素 B_1、维生素 C 等。

有麻痹绦虫中段和后段节片作用。小白鼠感染血吸虫后，服南瓜子能抑制幼虫生长发育，并有使成虫虫体缩小，卵巢萎缩等作用。

据临床报道：用南瓜子与槟榔治疗牛肉绦虫患者96例，有效率为95.15%，用南瓜子与槟榔合并治疗的8例猪肉绦虫患者，也都痊愈。

鹤草芽（《中华医学杂志》）

为蔷薇科多年生草本植物龙芽草 Agrimonia pilosa Ledeb. 的冬芽。我国南北各地均产。深冬或早春采收。除去棕色绒毛，洗净，晒干研末用。

【性味归经】苦、涩，凉。归肝、小肠、大肠经

【功效】杀虫。

【应用】主要用于驱杀绦虫。单用研末服；亦可同雷丸、榧子研末服；或随证配伍其他药物。

此外，研末外用对阴道滴虫也有一定的疗效。

【用量用法】研末服，成人 30～50 克，小儿每公斤体重 0.7～0.8 克，早晨空腹 1 次顿服。亦入膏剂，温开水吞服。

【使用注意】不入煎剂。

【参考】含鹤草酚、仙鹤草内酯、鞣质、甾醇、有机酸、皂甙等。

能使绦虫虫体痉挛而很快死亡，对头节、颈节、体节均有作用；对离体的猪蛔虫有持久的兴奋作用。鹤草酚的粗制品对鼠疟原虫有杀伤作用。鹤草酚几乎不溶于水，故用时以入散剂为宜。

雷　丸（《本经》）

为多孔菌科植物雷丸菌 Omphalia lapidescens Schroet. 的菌核。主产于四川、贵州、云南、湖北、广西、陕西等地。秋季采挖，洗净润透，切片晒干生用，或干燥后研末用。

【性味归经】微苦，寒。有小毒。归胃、大肠经。

【功效】杀虫消积。

【应用】用于多种肠道寄生虫病，尤以驱绦虫效果为佳，单用本品研末吞服有效，亦可与牵牛子、槟榔等驱虫药同用。又可用于驱杀蛔虫、钩虫，如追虫丸。

现代用本品驱杀丝虫、脑囊虫也有一定效果。

【用量用法】研末吞服，每次 15～21 克。

【使用注意】不入煎剂。

【参考】含溶蛋白酶（约 3%），并含钙、镁、铝等。

溶蛋白酶在肠道弱碱性溶媒中，有较强的分解蛋白质的作用，能破坏绦虫头节。此外，对蛔虫、钩虫也有杀灭作用，但在酸性溶媒中无效。雷丸加热时易破坏，故只能研末服，不可煎服。

鹤　虱（《新修本草》）

为菊科多年生草本植物天名精（北鹤虱）Carpesium abrotanoides L. 和伞形科越年生草本植物野胡萝卜（南鹤虱）Daucus carota L. 的成熟果实。全国多数地区均有栽种。秋季果实成熟时，割取果枝，晒干，打下果实，除去杂质，生用或炒用。

【性味归经】苦、辛，平。有小毒。归脾、胃经。

【功效】杀虫消积。

【应用】

1. 用于多种肠道寄生虫病，可单用，或与槟榔、使君子、苦楝皮等同用，以增强驱虫功效，如化虫丸。

2. 用于小儿脾虚虫积腹痛，常与党参、六曲、麦芽等同用，以助其健脾驱虫之功。

【用量用法】3～9 克。入汤剂。

【参考】天名精果实含挥发油，油中主要成分为天名精酮、天名精内酯等。野胡萝卜果实含挥发油，油中主要成分为巴豆酸、细辛酮、胡萝卜醇等，并含细辛醛、胡萝卜甾醇。天名精果实有杀灭绦虫和鼠蛲虫的作用，临床单用本品（每次煎服24克）亦有驱杀钩虫的作用，以本品制成药液作皮肤消毒剂，具有一定的消毒、杀菌或抑制作用。天名精内酯与巴比妥有显著协同作用。野胡萝卜具有解除痉挛和舒张血管的作用。

榧　子（《别录》）

为红豆杉科常绿乔木植物榧树 Torreya grandis Fort. 的成熟种子。主产于浙江、福建、安徽、湖北、江苏等地。秋季种子成熟时采收，除去肉质假种皮，洗净，晒干，生用或炒用。

【性味归经】甘，平。归肺、胃、大肠经。

【功效】杀虫消积，润肠通便。

【应用】

1. 用于多种肠道寄生虫病。驱绦虫，可单用或与槟榔同用；驱蛔虫，可与使君子等同用；驱钩虫，可单用炒熟食，亦可与鹤虱等同用。

2. 用于虫积便秘。大量应用时，兼有润肠缓泻的作用，可促使虫体排除。

现代同槟榔、贯众等制成榧子杀虫丸，治钩虫、绦虫、蛔虫、蛲虫等，获得较好的疗效。此外，用本品治疗肺燥咳嗽证情较轻者，能润肺止咳。

【用量用法】30～50克。炒熟去壳，取种仁嚼服或入丸、散剂。治钩虫每天30～40个，空腹一次嚼服，连服至大便虫卵消失为止。

【参考】含脂肪油，油中主要成分为棕榈酸、硬脂酸、油酸、亚油酸的甘油酯。另含草酸、葡萄糖、多糖、挥发油、鞣质等。

为中药广谱驱虫药，对驱杀钩虫、蛲虫、绦虫都有一定效果。驱钩虫效果优于四氯化碳，安全，无副作用。本品驱虫有效成分不溶于水、醚、醇，而溶于苯，故入药以丸、散剂为宜。

（罗蜀玉）

第十一章　止血药

凡以制止体内外出血为主要功效的药物，称为止血药。

止血药有促进血液凝固，制止出血的功效。主要适用于各种出血病证，如咯血、衄血、吐血、便血、尿血、月经过多、崩漏、紫癜，以及外伤出血等。及时而有效地制止出血，以减少血液的耗损。同时，对于防止大量失血或气随血脱，也有重要意义。

根据止血药的特点，有凉血止血、收敛止血、化瘀止血，温经止血等不同作用。有的药物习惯炮制成炭用，因炭性收敛，故有止血的作用。古有"红见黑则止"之说。其实，不应一概而论。

应用本类药物时，必须根据出血的原因和不同的证型，从整体出发，选择适宜的药物，并作相应的配伍。如血热妄行的出血，应选用凉血止血药并配伍清热凉血药。阳虚不能温经的，应与温阳益气药合用。阴虚阳亢，宜与养阴潜阳药合用。气虚不能摄血，当与补气药合用。瘀滞出血，宜祛瘀止血，并适当选配活血药和行气药以增强疗效。

在使用凉血止血和收敛止血药时，必须注意有无瘀血，若有瘀血未尽者，可酌加活血祛瘀药同用，以免留瘀之弊。

仙鹤草（《滇南本草》）

为蔷薇科多年生草本植物龙芽草 Agrimonia Pilosa Ledeb. 的全草。我国各地均产。夏、秋季采收，洗净晒干，切段生用。

【性味归经】苦、涩，平。归心、肝经。

【功效】收敛止血，解毒，止痢，杀虫。

【应用】

1. 用于各种出血证，单用或配伍其他止血药。如属血热妄行，常与凉血止血药的鲜生地、丹皮、栀子、侧柏叶等同用。如属虚寒，常与益气补血、温经止血药如党参、黄芪、熟地、炮姜等同用。

2. 用于疖疮痈肿、痔疮等，可单用熬膏调蜜外涂，或同时内服。用于腹泻、痢疾，则以慢性泻痢为宜，以本品 30 克、白槿花 10 克同用，或与铁苋菜、凤尾草等同用。

此外，现代用于滴虫性阴道炎，以本品煎浓汁冲洗阴道，再用带线棉球浸汁放入，约 3 小时后取出，须连用 1 周左右。用于劳力过度所致的脱力劳伤，神疲乏力而纳食正常者，每天 30 克与等量红枣水煎服，有调补气血之功，有助于体力恢复。另外，本品用于疟疾，单用大剂量水煎服。

【用量用法】6～12 克，入汤剂。大剂量可用至 30～60 克。外用适量。

【参考】主含仙鹤草素即仙鹤草酚、仙鹤草内脂等，还含黄酮甙类及挥发油、鞣质等。仙鹤草浸剂和仙鹤草素对离体蛙心均有强心作用。并有抗炎抑菌、抗阴道滴虫、降血糖以及对已疲劳的横纹肌有兴奋作用。

白　及（《本经》）

为兰科多年生草本植物白及 Bletilla striata (Thunb) Reichb. f. 的块茎。我国华东、西南各省均产。夏秋苗枯采挖，除去残茎和须根，洗净，入沸水煮至内无白心，除去粗皮，晒干，切片或制散用。

【性味归经】苦、甘、涩，微寒。归肺、肝、胃经。

【功效】收敛止血，消肿生肌。

【应用】

1. 用于肺、胃出血，可为散剂单用，米汤饮或开水调服。亦可随证配伍应用。如配阿胶、生地、藕节等滋阴凉血、止血药，可用于肺结核咯血，如白及枇杷丸。治胃及十二指肠出血，可与乌贼骨同用，如乌及散。对于外伤出血，可单用或与煅石膏为散剂外敷患处。

2. 用于疮痈肿痛及手足皲裂。疮痈初起未溃者，常与金银花、天花粉、乳香等同用，共奏解毒消痈之功，如内消散。若已溃，久不收口，以散剂外用，有敛疮生肌之功。手足皲裂以散剂麻油调涂患处。

【用量用法】6～15 克。入汤剂。散剂每次服 3～6 克。外用适量。

【使用注意】反乌头。

【参考】主含挥发油、黏液质及甘露聚糖等。实验证明，白及煎剂、散剂，均有止血作用。对实验性胃、十二指肠穿孔有一定的作用。可能是白及借其高度黏性，在胃内形成一定厚度的胶状膜，从而使穿孔堵塞。另外，白及对结核杆菌有一定的抑制作用。

大　蓟（《别录》）

为菊科多年生宿根草本植物大蓟 Cirsium japonicum De. 的根和全草。我国各地均产。夏秋花期采集全草，秋末挖取根部，晒干，切段生用。

【性味归经】甘、苦，凉。归心、肝经。

【功效】凉血止血，祛瘀消肿。

【应用】

1. 用于血热妄行所致的各种出血证。如咯血、衄血、崩漏、尿血等，常与凉血止血的小蓟、侧柏叶等同用，以加强疗效。

2. 用于疮疡肿毒，无论内服、外敷，均有一定效果。鲜品应用更佳。

此外，现代还用于肾炎、高血压、肝炎等病。

【用量用法】9～15 克。入汤剂。鲜品 30～60 克。外用适量，捣敷患处。

【参考】全草主含生物碱、挥发油。根含乙酸蒲公英甾醇等。实验证明有降低血压的作用。对结核杆菌、肺炎双球菌、溶血性链球菌及白喉杆菌等有一定的抑制作用。

附　小蓟

为菊科多年生草本植物刺儿菜 Cephalanoplos segetum (Bge.) kitam. 的全草。我国各地均产。夏季花期采集，洗净晒干，切段生用。本品性味归经功效同大蓟。祛瘀消肿的作用比大蓟弱，但兼有利尿作用，故擅治血尿。常与蒲黄、木通、滑石等同用，如小蓟饮子。用量10～15克。鲜品可用至30～60克。入汤剂。外用适量。

地　榆（《本经》）

为蔷薇科多年生草本植物地榆 Sanguisorba officinalis L. 和长叶地榆 S. officinalis L. Vat. longifolia (Bert) yti et Li. 的根。我国各地均有分布，主产于山东、安徽、浙江等地。夏、秋季采挖，洗净，除去须根，晒干切片。生用或炒炭用。

【性味归经】苦、酸、涩，微寒。归肝、大肠经。

【功效】凉血止血，解毒敛疮。

【应用】

1. 用于各种出血证，尤适宜于下焦血热所致的便血、痔血、血痢及崩漏等。单用或同醋煎服。若治便血、痔血，常与槐花等同用。血痢经久不愈，常与黄连、金银花、诃子等同用，共奏止血治痢之功，如地榆丸。血热崩漏可与生地、黄芩等同用，共奏清热止崩之功。

2. 用于烫火伤，可单用为散剂，麻油调敷，能使渗出液减少，疼痛减轻，愈合加速。亦可配虎杖等煎液用纱布浸湿外敷，但要注意纱布干后与患部粘连。本品对大面积烫伤不宜使用，以防吸收中毒。

此外，亦用于湿疹、皮肤溃烂等。

【用量用法】9～15克。入汤剂。外用适量。

【使用注意】因地榆含水解型鞣质，易被身体大量吸收后而引起中毒性肝炎，所以大面积烧伤者，不宜使用地榆制剂外敷。

【参考】主含地榆甙、地榆皂甙等，亦含鞣质、鞣化酸和没食子酸等。地榆粉、炭剂均有止血作用。实验表明对烧、烫伤亦有治疗作用。

三　七（《本草纲目》）

为五加科多年生草本植物三七 Panax notoginsehg (Burk.) F. H. Chen. 的根。主产于云南、广西等地。采取栽培三年以上的植株。在立秋前后10天结子前采挖为佳，种子成熟后采挖质差。洗净泥土，剪下支根（习称筋条）、须根及茎基（习称剪口）、大小分开，先曝晒至半干，边晒边搓，使其表皮光滑，体形圆整坚实。晒干生用。

【性味归经】甘、微苦，温。归肝、胃经。

【功效】散瘀止血，消肿定痛。

【应用】

1. 用于人体内外各种出血，对有瘀滞肿痛者，尤为适宜。单用为散剂，或与花蕊石、血余炭同用，以加强止血之功，如化血丹。外伤出血，可用散剂撒布伤口，如云南白药，即以本品为主药制成。

2. 用于跌打损伤，瘀滞肿痛者，单用其散剂酒冲服。亦可配伍其他活血止痛、行气药同用。

此外，近年用于冠心病心绞痛，有一定疗效。民间认为用三七同鸡炖服有活血补血的作用。

【用量用法】3～9 克。入汤剂。散剂每次吞服 1～3 克。外用适量。

【使用注意】本品性温，凡出血而见阴虚口干者，常配滋阴凉血药同用。

【参考】主含总皂甙，如三七皂甙 A、B 等。少量黄酮醇化合物、生物碱等。三七对心血管系统的冠状动脉、心肌耗氧量、抗急性心肌缺血、心肌收缩力、心率均有一定的作用。对血液的影响有凝血和溶血的作用。

附　菊叶三七　景天三七

1. 菊叶三七：为菊科多年生宿根草本植物菊叶三七 Gynura segetum（Lour）Merr. 的根及叶。性味甘、微苦，平。归肝、胃经。能散瘀止血，解毒消肿。用于衄血、吐血及外伤出血。单用或入复方中用。跌打损伤，血瘀疼痛，可与活血止痛药同用。疮痈肿毒、乳痈，可用鲜叶捣敷，亦可用根为散，酒调搽，或与清热解毒药同用。用量 6～15 克。入汤剂。

2. 景天三七：为景天科多年生肉质草本植物景天三七 Sedum aizoon L. 的根或全草。性味甘、微酸，平。归心、肝经。能止血散瘀，清心安神。用于各种出血证。如衄血、吐血、尿血、崩漏、紫癜，以及外伤出血。可单用煎水或捣汁服。外伤出血可用本品外敷患处。跌打损伤，瘀肿疼痛，可用本品捣烂外敷，或煎水、加酒、红糖内服。心火所致的精神不安、烦躁失眠、心悸等，单用或与栀子、生地、夜交藤等同用。用量 15～30 克。入汤剂。

菊叶三七和本品外用均适量。

【参考】景天三七含生物碱、黄酮类及有机酸。实验表明有凝血作用。

苎麻根（《别录》）

为荨麻科多年生草本或亚灌木苎麻 Boehmeria nivea（L.）Gaud. 的根。茎、叶亦入药。我国各地均产。野生或栽培。夏秋收根，晒干，切片生用。

【性味归经】甘，寒。归心、肝经。

【功效】凉血止血，清热安胎，利尿，解毒。

【应用】

1. 用于血热之咯血、吐血、衄血、尿血、崩漏及紫癜等，可单用，亦可与其他凉血止血药同用，共同提高疗效。

2. 用于胎热所致的胎动不安和胎漏下血等，常与黄芩、竹茹同用。胎漏下血者，常与地黄、当归、阿胶等同用，以加强止血之功，如苎麻根汤。

3. 用于湿热下注、小便淋沥不畅者，常与白茅根、车前子等同用。

此外，鲜品外敷治热毒疮痈，亦可与清热解毒药同用。

【用量用法】10～30 克。入汤剂。外用适量。

【参考】根含酚类、三萜、绿原酸等。实验证明有止血作用。

紫　珠（《本草拾遗》）

为马鞭草科灌木植物杜虹花 Callicarpa pedunculata R. Br. 大叶紫珠 C. macrophylla Vahl. 或裸花紫珠 C. nudiflora Hook. et Arn. 的叶。我国长江以南各省均产。以夏秋采收为佳，晒干。切碎生用或为散剂用。

【性味归经】苦、涩，凉。归肝、肺、胃经。

【功效】收敛止血，解毒。

【应用】

1. 用于各种出血证。如牙龈出血、衄血、尿血、便血、崩漏及外伤出血等，尤对肺胃出血疗效为佳。可单用水煎服，或为散剂开水送服。复方中常与仙鹤草、侧柏叶等煎汁内服。外伤出血可用散剂撒布止血，亦可用鲜品捣敷。

2. 用于烧伤、疮痈肿毒，可单用或入复方中用。煎汁内服或外敷。

【用量用法】10～15克。入汤剂。散剂每次服 1.5～3 克。外用适量。

【参考】主含黄酮类、缩合鞣质、糖类、中性树脂、无机物等。实验证明止血效果良好，可使血小板增加，出血时间、血块收缩时间、凝血酶原时间缩短。对纤溶系统具有显著的抑制作用。紫珠叶、花、根均有广泛的抑菌作用，但以叶为优。

茜　草（《本经》）

为茜草科多年生蔓生草本植物茜草 Rubia coradifolia L. 的根。我国南北各地均产。春、秋两季采挖，洗净晒干，切片。生用或炒用。

【性味归经】苦，寒。归肝经。

【功效】凉血止血，祛瘀通经。

【应用】

1. 用于血热所致的各种出血证。如血热崩漏者，常与大蓟、小蓟、丹皮等药同用，共奏止血之功，如十灰散。冲任不固，崩漏出血者，可与山茱萸、黄芪、乌贼骨等同用。外伤出血可以用散剂撒布患处。

2. 用于血滞经闭，可配当归、香附、赤芍等。伤痛者则配红花、当归、川芎等。关节痛者，常与鸡血藤、海风藤、延胡索等同用。

【用量用法】6～9克。入汤剂。

【参考】主含蒽醌类物质，如茜素、茜草素等。茜草有止血作用。其水提取物对离体豚鼠子宫有兴奋作用，产妇口服可增强子宫收缩。对金黄色葡萄球菌、肺炎双球菌等有抑菌作用。另外，本品煎剂有明显的镇咳、祛痰作用，但加酒精沉淀后的滤液无效。

蒲　黄（《本经》）

为香蒲科水生草本植物水烛香蒲 Typha angustifolia L. 和东方香蒲 T. orientalisPresl. 的花粉。其他同属植物的花粉，亦可入药。我国各地均产。以山东、安徽、浙江等地产量最多。夏季花刚开放时，剪下穗状花序（雄序）的顶端部分，晒干碾压，筛取粉末。生用或炒用。

【性味归经】甘，平。归肝、心包经。

【功效】止血，化瘀，通淋。

【应用】

1. 用于各种出血证。如衄血、吐血、崩漏、尿血等。可单用或与其他止血、凉血药同用。如《简要方》云：与青黛同用，治肺热衄血；《圣济总录》云：与生地黄等同用，治吐血。也可与仙鹤草、旱莲草、侧柏叶等同用。外伤出血可撒布患处。

2. 用于产后瘀血腹痛及瘀血阻滞性痛经，心腹疼痛，常与五灵脂同用，共奏活血止痛之功，如失笑散。

3. 用于血淋涩痛，可配冬葵子、生地黄等，共奏清热止血通淋之功，如蒲黄散。

此外，现代亦用于冠心病心绞痛。

【用量用法】4.5～9克。入汤剂。包煎。外用适量。

【使用注意】生蒲黄有收缩子宫的作用，故孕妇忌用，但可用于产后子宫收缩不良的出血。

【参考】主含固醇类，如α—香蒲醇、α—谷固醇等。黄酮类、生物碱、挥发油和亮氨酸、6—氨基嘌呤等，实验证明有促凝血作用。对离体子宫有兴奋作用，用于产后可使子宫收缩力加强或紧张性增加。对小鼠离体肠管具有解痉作用。对心血管系统的作用主要为扩张血管、降压、减慢心率。但临床观察，口服单味蒲黄，在治疗剂量范围内对正常血压并无影响。

艾　叶（《别录》）

为菊科多年生草本植物艾 ArtemiSia argyi Levl. et vant. 的叶片。产于我国中部各省。夏秋间花未开时采摘，晒干或阴干，生用或炒炭用。若连枝割下，晒干捣绒，称艾绒，供作艾条。

【性味归经】辛、苦，温。有小毒。归肝、脾、肾经。

【功效】温经止血，散寒止痛。

【应用】

1. 用于虚寒性出血证。如虚寒性月经过多、崩漏及妊娠下血等，常与阿胶、地黄等同用，共奏补虚散寒止血之功，如胶艾汤。若兼气虚不摄者，可与党参、黄芪、白术等同用。亦可用于血热吐衄症，常与鲜侧柏叶、鲜荷叶、鲜生地同用，共奏清热止血之功，如四生丸。

2. 用于下焦虚寒，腹中冷痛、月经不调、经行腹痛等，常与当归、香附等同用。

此外，用艾叶煎汁外洗，可治皮肤湿疹瘙痒。将艾绒制成艾条、艾柱等，用以烧灸，能使热气内注，具有温煦气血，透达经络的作用。

近年又用艾叶油止咳、祛痰、平喘。

【用量用法】3～9克。入汤剂。外用适量。艾叶油（胶囊装）每次服0.1毫升，每日3次。

【参考】主含挥发油，其中有桉油秦、蒿醇、樟脑、龙脑等。有镇咳、平喘、抗过敏作用。有轻度的抑菌作用。艾叶烟熏对细菌和真菌则有较明显的抗菌作用。实验证明，用于空气消毒对腺病毒、鼻病毒、疱疹病毒、流感病毒、腮腺炎病毒等有抑制作用。大剂量服用可引起中毒，主要表现为消化系统和神经系统的一系列中毒症状。

白茅根 (《本经》)

为禾本科多年生草本植物白茅 Imperata cylindrica (L.) Beauv. Var. major (Nees) C. E. Hubb. 的根茎。我国多数地区均产。春季苗未出土前或秋后苗枯时采挖。洗净鲜用，或晒干切短节用。

【性味归经】甘，寒。归肺、胃、膀胱经。

【功效】凉血止血，清热利尿，清肺止咳。

【应用】

1. 用于热证的尿血、吐血、衄血等，可单用或与仙鹤草、蒲黄、小蓟等同用，共奏清热利尿止血之功。

2. 用于热淋、水肿、小便不利等，常与车前草、木通等同用，共奏清热利尿之功。

3. 用于肺热咳嗽、热病烦渴、胃热呕哕等，常与芦根等同用。

【用量用法】9～30 克。鲜品 30～60 克。以鲜品为佳。入汤剂。

【参考】主含白茅素、芦竹素、5—羟色胺、钾、钙等。白茅根煎剂有明显的利尿作用。其白茅根粉有促凝血作用。白茅花煎剂有明显的止血作用。

槐 花 (《日华子本草》)

为豆科落叶乔木植物槐树 Sophora japonica L. 的花蕾。我国南北大部分地区均有栽培。主产于山东、广东等地。6～7 月采收，晒干、生用或炒用。

【性味归经】苦，微寒。归肝、大肠经。

【功效】凉血止血。

【应用】用于血热妄行所致的出血证。尤对便血、痔血为佳。常与地榆同用或侧柏叶、荆芥炭、枳壳同用，以加强止血之功，如槐花散。湿热较重的便血或痔血，可与黄连同用。若与仙鹤草、白茅根、侧柏叶等同用，可治咯血、衄血等。

现代以本品生用，有改善毛细血管脆性和降血压的作用。单用煎汁饮用，或与夏枯草、豨莶草、黄芩等同用。

【用量用法】10～15 克。入汤剂。

附 槐角

为槐树成熟的果实。性味归经、功效均同槐花。但止血作用不及槐花，而以清热润肠为其特长。临床多用于便秘、痔疮肿痛或兼有出血者。又能清肝泻火，故用于肝热所致的头昏、头痛、目赤等，配黄芩、栀子、夏枯草同用。用量 6～9 克。入汤剂。孕妇慎用。

【参考】槐花主含芸香甙、黄酮甙类的槐花米甲素、乙素等，亦含鞣质。槐角主含黄酮类和异黄酮类化合物，如槐属甙、芸香甙等。种子含油酸、亚油酸等。槐花有改善毛细血管脆性和降血压的作用，对实验性动脉硬化症有预防及治疗效果。有一定的抗炎、解痉、抗溃疡作用。另外，认为口服芸香甙不吸收，故临床治疗价值有多大，值得进一步探讨。槐角有升血糖的作用，亦有对抗葡萄球菌及大肠杆菌的作用。

侧柏叶 （《别录》）

为柏科常绿乔木植物侧柏 Biota orientalis（L.）Endl. 的嫩枝及叶。我国各地均有栽培。全年均可采收，剪下小枝，除去粗梗，阴干切段。生用或炒炭用。

【性味归经】苦、涩，寒。归肺、肝、脾经。

【功效】凉血止血，生发乌发。

【应用】用于血热妄行的各种出血证，可单用，也可与鲜生地、鲜荷叶、鲜艾叶同用，治血热吐衄，如四生丸。若与炮姜、艾叶同用，可治疗寒证的出血，如柏叶汤。亦可与黄芩、桔梗等同用治疗肺热咳嗽。

此外，近年用本品治秃发、脂溢性皮炎，以鲜品 60 克，加 60％酒精（或白酒）适量，浸泡 7 天，取药液涂擦。亦可与制首乌、熟地等补肝肾药同用煎服，治秃发。

【用量用法】6～12 克。入汤剂。外用适量。

【参考】主含挥发油，其中含侧柏烯、侧柏酮等。亦含黄酮类和鞣质等。侧柏叶煎汁有止血作用，但认为炭比生品功效略差。实验证明侧柏叶有镇咳、祛痰、松弛平滑肌的作用。亦有抗菌作用，如对乙型链球菌、金黄色葡萄球菌、痢疾、伤寒、白喉杆菌和流感病毒京科 68$_{-1}$、疱疹病毒均有抑制作用。

棕榈炭 （《本草拾遗》）

为棕榈科常绿乔木植物棕榈树 Trachycarpus fortunei（Hook）H. wendl. 的叶鞘纤维（即叶柄基部的棕毛）。另用棕榈树的干燥叶柄，称棕板或棕榈皮。我国各地均产，以广东、福建、安徽等省为多。冬至前后采收，切成小片，煅炭用。

【性味归经】苦、涩，平。归肺、肝、大肠经。

【功效】收敛止血。

【应用】用于衄血、咯血、便血及崩漏等而无瘀滞者，常与血余炭同用。若属血热妄行而出血的，常与大蓟、小蓟、白茅根等同用，如十灰散。若属冲脉不固，脾气虚弱所致崩漏不止者，常与黄芪、白术、海螵蛸、茜草等同用，如固冲汤，以加强健脾补气止崩之功。

【用量用法】3～9 克。入汤剂。散剂每次服 1～1.5 克。

【参考】主含鞣质。

藕　节 （《药性论》）

为睡莲科多年生水生草本植物莲 Nelumbo nucifera Gaertn. 的地下茎之节。我国南北各省均产。秋季挖藕，切下节部，洗净晒干。生用或用鲜品或炒炭用。

【性味归经】甘、涩，平。归肝、肺、胃经。

【功效】止血，消瘀（生用止血消瘀，炒炭用收敛止血）。

【应用】用于多种出血证，尤对血热有瘀滞者适宜。单用力薄，常与其他凉血止血药同用。如用于吐血、咯血等可与白及、侧柏叶等同用。《全幼心鉴》方，治大便下血用本品为散剂与人参、蜂蜜煎汤调服。《本草纲目》方，治血淋胀痛，用藕节汁，调血余炭服。

【用量用法】10～15克。入汤剂。

【参考】藕节含鞣质、天门冬素等。

血余炭（《别录》）

为人发的加工品。收集人发，碱水洗净，晒干，按中药炮制煅法，煅烧成炭用。

【性味归经】苦，平。归肝、胃经。

【功效】止血，化瘀。

【应用】用于尿血、崩漏、便血、吐血、衄血等，常与其他止血药同用。如尿血，常与生地、蒲黄、小蓟同用。崩漏下血，常与棕榈炭等同用，以加强止血之功，如三灰散。衄血、吐血用本品散剂同鲜藕汁半杯调服。

此外，治小便不通者，与滑石等同用。

【用量用法】4.5～9克。入汤剂。散剂每次服1.5～3克。

【参考】血余炭主要含钙、钠、钾等元素，其中有机成分已被破坏。

花蕊石（《嘉祐本草》）

为矿石类含蛇纹石大理岩 O phicalcite 之石块。主产于江苏、浙江、陕西、山西、河南、山东等地。随时可采。火煅，研细，水飞用。

【性味归经】酸、涩，平。归肝经。

【功效】止血、化瘀。

【应用】用于吐血、咯血、衄血等出血而有瘀滞者，常与三七、茜草炭、血余炭等同用，以加强消瘀止血之功。外伤出血，可以散剂撒布患处。

【用量用法】4.5～9克。入汤剂。散剂每次服1～1.5克。外用适量。

【参考】主含大量钙、镁碳酸盐。并有少量铁、铝盐等。

灶心土（《别录》）

为烧柴草的土灶灶内底部久经烧黄的黄土，又称伏龙肝。打碎用。

【性味归经】辛，微温。归脾、胃经。

【功效】温中止血，止呕，止泻。

【应用】

1. 用于虚寒性吐血、便血，常与地黄、阿胶、附子等同用，共奏补虚散寒之功，如黄土汤。

2. 用于脾胃虚寒的呕吐或妊娠恶阻，单用或与藿香、陈皮、半夏等同用。腹泻常与干姜、白术等同用，共奏散寒健脾止泻之功。

【用量用法】15～30克。入汤剂。布包，先煎。亦可用60～120克先煎汁，取汁代水与他药共煎。

【参考】主含硅酸、氧化铝、氧化铁等。实验确认有止呕吐作用。

146

断血流（《安徽中草药》）

为唇形科多年生草本植物多头风轮菜 Clinopo dium polycephalum（Vaniot）C. Y. Wu et Hsuan. 的全草。我国大部地区均有分布，以安徽为主产地。夏、秋季采收，切段晒干用，以鲜品为佳。

【性味归经】辛，凉。归肝、肺经。

【功效】凉血止血，清热解毒。

【应用】用于各种出血。如咯血、衄血、尿血、崩漏、月经过多等，单用本品煎服，亦可入复方应用。

现代用于黄疸型肝炎、胆囊炎，急性结膜炎等，常与栀子、蒲公英等同用。又用于疮疡、毒蛇咬伤，以本品为散外擦患处，或用鲜品捣烂敷患处。

【用量用法】15～30 克。入汤剂。外用适量。

【参考】主含黄酮类、皂甙、有机酸等。实验证明有一定的止血作用。对金黄色葡萄球菌、痢疾杆菌、绿脓杆菌有较强的抑菌作用。

（吴厚献）

第十二章 活血祛瘀药

凡以通利血脉，促进血行，消散瘀血为主要功效的药物，称为活血祛瘀药，或活血化瘀药。其作用强烈者，又有破血、逐瘀之称。

活血祛瘀药味多辛，善走散，具有行血、散瘀、通经、利痹、消肿及定痛等功效。主要适用于血行失畅，瘀血阻滞之证。如血滞经闭、痛经、产后血瘀腹痛、心腹刺痛、癥瘕痞块、跌打损伤、骨折，以及痹证、痈肿疮疡而有血滞作痛之症等。出血而有瘀滞者，亦可用以祛瘀止血。某些活血药尚有活血通脉的作用，故现代又用于冠心病心绞痛、血栓闭塞性脉管炎等。

形成瘀血证的原因很多，临床应审因辩证，选择适当的药物，并作适宜的配伍。如气滞导致血瘀，或因血瘀引起气滞者，常与行气药同用。因寒凝血瘀，常配伍温里药以温通经脉，消除寒证。对于有剧烈疼痛者，可选用活血、行气（或止痛）双重作用的药物。至于痹证，痈肿疮疡，则应与祛风湿或清热解毒药同用。出血而有瘀血者，应恰当地处理好瘀血与止血的关系，不可一味使用活血或止血药。

此外，在应用活血祛瘀药的同时，应注意人体正气的强弱。凡正气不足的，可酌情配入补虚药同用。

本类药物不宜用于妇女月经过多、血虚经闭等证。由于某些药物能催产下胎，故孕妇尤当慎用或忌用。

川 芎 （《本经》）

为伞形科多年生草本植物川芎 Ligusticum chuanxiong Hort. 的根茎。主产于四川崇庆、灌县、温江等地。此外，云南、湖南、贵州亦有栽培。5月下旬采挖，除去须根，烘干、切片。生用或酒炒用。

【性味归经】辛，温。归肝、胆、心包经。

【功效】活血行气，祛风止痛。

【应用】

1. 用于血瘀气滞所致的痛经、经闭及产后血瘀腹痛、跌打损伤等，常与当归，芍药、红花等同用。若因肝气郁滞而致血行不畅的胁肋疼痛，常与柴胡、香附等同用。对疮痈化脓、体虚不溃者，又常与黄芪、金银花、皂角刺等同用，共奏补气活血解毒之功，如托里消毒散。

2. 用于外感风邪，头痛身痛及风湿痹痛等。风寒头痛、身痛者，常与细辛、白芷等同用，共奏祛风止痛之功，如川芎茶调散。风湿头痛，常与羌活、藁本、防风等同用，共奏祛风除湿止痛之功，如羌活胜湿汤。血瘀头痛或血虚头痛，可配活血药或补血药同用。风湿痹痛，常与桑枝、独活、海风藤等同用，共奏祛风除湿通痹之功。

3. 用于风热上冲，头目眩晕者，如《保命集》方，常与槐角共制为散，清茶调服。

虚烦不眠者，常与酸枣仁、茯苓等同用。共奏补虚除烦安神之功，如酸枣仁汤。

此外，现代用于治疗冠心病心绞痛，常与丹参、红花、降香同用，如冠心Ⅱ号。

【用量用法】3～9克。入汤剂。散剂每次服1～1.5克。

【使用注意】本品辛温升散，凡阴虚火旺。舌红口干，妇女月经过多及出血性疾病，均不宜应用。

【参考】主含挥发油、生物碱、酚性物质、内酯类、有机酸等。生物碱主要为川芎嗪等。川芎及其提取物均具有扩张冠状动脉、增加冠状动脉血流量、降低心肌耗氧等作用。川芎煎剂有使蛙心振幅增大，心率减慢的作用。川芎嗪对麻醉犬有强心作用。实验还表明，川芎制剂使血管阻力减小，血压下降，并与一定量的利血平有协同的降压作用。川芎嗪有增进微循环的作用。川芎有明显的镇静作用，对子宫有增强收缩的作用，并可使其挛缩；大剂量反而使子宫麻痹，收缩停止。川芎煎汁对实验性放射病有一定疗效。并对维生素E缺乏症有一定的对抗作用。据报道，川芎有抑菌的作用，如对宋内氏痢疾杆菌、绿脓杆菌等均有抑制作用。

延胡索 （《开宝本草》）

为罂粟科多年生草本植物延胡索 Corydalis turtschaninovii Bess. f. yanhusuo Y. H chouete. c. Hsu. 的块茎。又称玄（元）胡索。多人工栽培。主产于浙江。立夏后采挖，除去须根，洗净，入沸水中烫煮约3分钟，见内外变黄时捞出晒干，捣碎生用或醋制用。

【性味归经】辛、苦，温。归肝、脾经。

【功效】活血，行气，止痛。

【应用】用于气血阻滞的胃痛、腹痛、胁痛、疝气痛和痛经、肢体痛等各种痛证，可单用，如《本草纲目》中，以本品为散剂，温酒调服，治胃脘痛。治心腹刺痛，常与五灵脂同用，以加强活血止痛之功，如手拈散。治肝热郁滞，心腹胁肋痛，常与川楝子同用，以加强疏肝止痛之功，如金铃子散。治疝气疼痛，可与小茴香、荔枝核等同用。血滞腰痛或痛经等，常与当归、桂枝等同用。

近年常以本品与活血行气药同用，治冠心病心绞痛，亦用于心律失常等。

【用量用法】3～9克。入汤剂。本品以散剂服为佳，每次1.5～3克。醋制以增强止痛作用。

【参考】主含生物碱，如延胡索甲素、乙素、丑素等。另外，还有去氢延胡索甲素。延胡索有镇痛、镇静作用。其醇提取物有显著扩张离体兔心和在体猫心的冠状血管，降低冠状动脉阻力及增加血流量的作用。去氢延胡索甲素有抗溃疡的作用。

郁 金 （《新修本草》）

为姜科多年生宿根草本植物郁金 Curcuma aromatica salisb. 和莪术 C. zedo aria (Berg) Rosc. 或姜黄 C. Ionga L. 或广西莪术 C. kwangsiensis S. Leeet C. F. Liang. 的块根。主产于四川、浙江、广东、广西等地。秋冬两季采挖，除去须根，洗净泥土，煮透晒干，切片用。

【性味归经】辛、苦，寒。归肝、心、肺经。

【功效】行气化瘀，清心解郁，凉血止血，利胆退黄。

【应用】

1. 用于气滞血瘀所致的胸腹胁肋胀痛、月经不调、痛经及癥瘕痞块等。气血郁滞的胸痛，常与木香等药同用，共奏活血行气止痛之功，如颠倒木金散。气血郁滞的痛经，常与柴胡、当归、丹皮等同用，以加强疏肝解郁通经之功，如宣郁通经汤。胁下痞块，常与丹参、鳖甲、泽兰、青皮等同用。

2. 用于湿温湿浊蒙蔽清窍所致的神志不清以及痰气壅阻，闭塞心窍所致的癫痫等。前者常与石菖蒲、竹沥等同用，以加强祛痰开窍之功，如菖蒲丁香汤。后者常与白矾同用，如白金丸，以祛痰开窍。

3. 用于血热所致的吐血、尿血及妇女经脉逆行的衄血等有瘀滞现象者，常与生地、丹皮、栀子、牛膝等同用。

4. 用于黄疸，常与茵陈、栀子等同用。

此外，现代亦用于胆石症、冠心病之胸闷痛。

【用量用法】3～9克。入汤剂。

【使用注意】不宜与丁香同用。

【参考】主含挥发油，其中以姜黄烯、对-甲苯基-甲基羟甲基姜黄素、姜黄酮等为主。另含有淀粉、橡胶、黄色染料等。郁金能促进胆汁分泌和排泄、减少尿内的尿胆原。对多种皮肤真菌有抑制作用。

姜　黄（《新修本草》）

为姜科多年生宿根草本植物姜黄 Curcuma longa L. 的根茎。又称色姜黄、砣姜黄或子姜黄。主产于四川、福建等地。江西、台湾、湖南、陕西、云南等地亦产。秋、冬采挖，洗净，煮至透心为度，晒干，撞去外皮，切薄片或捣碎，生用。

【性味归经】辛、苦，寒。入肝、胆、脾、胃经。

【功效】凉血止血，破瘀消肿，行气止痛。

【应用】

1. 用于血热月经先期，可与黄芩、延胡索、熟地等同用，共奏清热调经之功，如姜芩四物汤。

2. 用于跌打损伤，瘀血肿痛，可与桃仁、苏木、乳香等同用，共奏活血止痛之功，如姜黄汤。若用于风热壅闭，咽喉肿痛，常与僵蚕、蝉蜕、大黄同用，共奏祛风清热解毒之功，如升降散。用于疮疡肿毒，又常与花粉、黄柏、大黄等制散外用，共奏清热解毒之功，如如意金黄散。

【用量用法】3～9克。入汤剂。外用适量。

【参考】含挥发油，挥发油中含姜黄酮、黄油烯、水芹烯、桉叶素、香桧烯、龙脑、去氢姜黄酮等。有利胆（促进胆汁排出，作用较弱但持久）和收缩子宫的作用（兴奋子宫，使能维持5～7小时的阵发性收缩）。姜黄水浸剂（1：3）对多种皮肤真菌均有不同程度的抑制作用。

莪　术（《药性论》）

为姜科多年生草本植物莪术 Curcuma zedoaria (Berg) Rosc.、郁金 C. aromatica Salisb. 或广西莪术 C. kwangsiensis S. Lee et C. F. Liang. 的根茎。主产于四川、广西、福建、浙江等地。秋冬两季采挖，去净泥土、须根，蒸熟透心，晒干切片，醋制用。

【性味归经】辛、苦，温。归肝、脾经。

【功效】破血行气，消积止痛。

【应用】

1. 用于血瘀气滞所致的经闭腹痛、产后血瘀作痛及癥瘕等，常与三棱相须为用。亦可与川芎、当归等同用，如莪术散。

2. 用于饮食不节，脾运失常所致食积气滞、脘腹胀满疼痛等，常与木香、三棱、枳实、山楂等同用。

此外，现代亦用于肝脾肿大和肿瘤。

【用量用法】4.5～9克。入汤剂。醋制加强止痛作用。

【使用注意】孕妇及月经过多者忌服。

【参考】主含挥发油，其中以莪术酮、莪术双酮、莪术醇最为重要。实验表明莪术有抗肿瘤的作用。并提示莪术有一定的升白细胞作用。另外，莪术有抗血栓、抗菌和直接兴奋平滑肌及抗早孕作用。

丹　参（《本经》）

为唇形科多年生草本植物丹参 Saluia miltiorrhiza Bge 的根。主产于四川、河北、安徽、江苏、山东等地。秋季采挖，洗净晒干，切片。生用或酒炒用。

【性味归经】苦，微寒。归心、肝经。

【功效】祛瘀止痛，活血通经，清心除烦。

【应用】

1. 用于多种瘀血证，对血瘀有热或妇女经脉不调较为适宜。如血滞经闭、产后恶露不尽，单用为散，以酒送服，如《妇人明理论》中的丹参散。亦可与活血化瘀的当归、泽兰、益母草等同用。治心腹刺痛，常与砂仁、檀香同用，如丹参饮。癥瘕积聚者，常与三棱、莪术、鳖甲、泽兰等同用。亦用于痹证，若属热痹关节红肿疼痛，常与忍冬藤、赤芍、秦艽、桑枝等同用，共奏清热通络止痛之功。

2. 用于疮痈肿痛，常与金银花、连翘等同用。治乳痈肿痛，常与乳香、金银花等同用，以增强解毒消肿之功，如消乳汤。

3. 用于温热病热入营血，心烦不寐，或心悸怔忡、失眠等。前者常与生地、玄参、黄连等同用，共奏清热解毒之功，如清营汤。后者常与酸枣仁、柏子仁、制首乌等同用，共奏养心安神之功。

此外，现代常用于多种瘀血为患或血行不畅的病证。如治疗肝脾肿大或冠心病心绞痛。亦用于血栓闭塞性脉管炎、宫外孕等。

【用量用法】9～15克。入汤剂。酒炒可以增强活血之功。

【参考】主含丹参酮类，如丹参酮Ⅰ、ⅡA、ⅢB，丹参新酮等。还含原儿茶醛、酸、乳酸、维生素E等，丹参煎剂或复方丹参注射液可使麻醉犬或猫的冠状动脉血流量明显增加，冠状动脉阻力明显下降，但心肌耗氧量有所增加。并能改善或对抗其心电的异常，其β-乳酸还能纠正心肌梗死犬的ST段变化，改善心功能，并缩小心肌梗死范围。有一定的降低血压的作用，并有微弱的直接扩张血管的作用。有延长血凝时间的作用，并能抑制血小板聚集，明显延长特异性血栓形成时间和纤维蛋白血栓形成时间。另外，丹参还有抑菌作用，如对金黄色葡萄球菌、福氏痢疾杆菌、伤寒杆菌、钩端螺旋体、某些癣菌等均有抑制作用。

益母草 （《本经》）

为唇形科一年或二年生草本植物益母草 Leonurus heteroph yllus Sweet 的全草。我国各地均产。夏秋间花期采收，晒干切段。生用或熬膏用。

【性味归经】辛、苦，微寒。归肝、心包经。

【功效】活血调经，利尿消肿。

【应用】

1. 用于妇女血瘀气滞的月经不调、经行不畅、小腹胀痛、产后瘀滞腹痛、恶露不尽等妇科疾患，为妇科经产要药。亦用于跌打损伤，瘀血作痛等。可单用煎服或膏剂服用，如验方益母草膏。或与当归、赤芍、木香等同用，如益母丸。若用于血瘀崩漏和产后恶露不尽，常与当归、川芎、蒲黄等配伍。

2. 用于水肿，小便不利，单用或配白茅根、车前草、黄芩等同用。

此外，现代还用于高血压和冠心病、肾炎水肿。

【用量用法】9～30克。入汤剂。

【参考】益母草含益母草碱、水苏碱、苯甲酸、氯化钾、月桂酸等。益母草煎剂、乙醇浸膏均对子宫有显著兴奋作用。就兴奋作用的强弱而言，其叶强、根弱、茎部无作用。经蒸馏法制得的针剂无宫缩作用。益母草碱对温血动物的血管呈明显的扩张现象。有抗肾上腺素和利尿的作用。

附 茺蔚子

为益母草的果实。又称小胡麻。味甘性微寒。活血调经功效似益母草，且能凉肝明目。适用于肝热头痛、目赤肿痛等，常与青葙子、决明子等同用。若配枸杞子、生地等补肝肾药，可用于目昏暗有翳膜者。瞳孔散大、血虚无瘀者慎用。用量5～10克。入汤剂。

红 花 （《开宝本草》）

为菊科二年生草本植物红花 Carthamus tinctorius L. 的筒状花冠。主产于河南、湖北、四川、浙江等地。夏季开花，当花色由黄转为鲜红时采摘，阴干生用。

【性味归经】辛，温。归心、肝经。

【功效】活血通经，散瘀止痛。

【应用】

1. 用于瘀血阻滞，血行不畅的多种病证。如《金匮要略》红蓝花酒，单用本品治妇人腹中血气刺痛。复方常与桃仁、当归、川芎等同用，以治血滞经闭、痛经、产后瘀血腹痛及癥瘕等证。

2. 用于跌打损伤及痈肿疮疡、热郁血滞所致的斑疹紫暗等。前者常与乳香、没药、川芎等同用。后者常与当归、紫草、大青叶等同用。

此外，现代常与丹参、川芎、赤芍等同用，治疗冠心病心绞痛。治疗血栓闭塞性脉管炎，常与当归、桃仁、赤芍、乳香、没药等同用，均有一定作用。

【用量用法】3～9克。入汤剂。

【使用注意】孕妇慎用。

【参考】主含二氢黄酮衍生物，如红花甙、红花醌甙、新红花甙等。亦含木聚糖类与脂肪油类。关于红花对心血管的作用有不同的报道。这可能与制剂、实验方法不同有关。红花煎剂有降压、延长血凝时间的作用，对子宫有兴奋作用。

附 番红花

为鸢尾科多年生草本植物番红花（藏红花）Crocus sativus L. 的干燥花柱头。产于欧洲及中亚地区。以往多从西藏或香港输入。现在国内已有栽培。味甘性寒。归心、肝经。功效同红花而力较强，又兼有凉血解毒之功。对于斑疹大热、疹色不红活及温病热入血分之证常用。用量1～3克。入汤剂。孕妇忌用。

牛 膝（《本经》）

为苋科多年生草本植物牛膝（怀牛膝）Achyranthes bidentata Blume 的根。川牛膝为同科的甜牛膝 Cyathula officinalis Kuan 的根。前者主产于河南武陟、温县等地。现河北、山东、辽宁等地也有引种。后者主产于四川、云南、贵州等地。冬季采挖，除去须根，干燥或经硫黄烟熏后，切片。生用或酒炒、盐水炒用。

【性味归经】苦、酸，平。归肝、肾经。

【功效】逐瘀通经，引血下行，补肝肾，强筋骨。（怀牛膝长于补肝肾，并宜炒用）

【应用】

1. 用于血滞经闭、痛经、产后瘀血腹痛及跌打损伤等，常与川芎、赤芍、桃仁等同用。如用于气滞血瘀者，可与木香、丹皮等同用，共奏行气活血之功，如牛膝散。用于腰膝及足部伤痛者，常与当归、川芎、续断等同用。

2. 用于上部血热妄行、阴虚火旺之证。如属吐血、衄血者，常与白茅根、小蓟、山栀等以凉血止血。属牙龈肿痛、咽喉疼痛、口舌生疮者，常与石膏、知母、地黄等药以滋阴降火，如玉女煎。属阴虚阳亢肝风内动引起的头痛眩晕，常与代赭石、生牡蛎、生龙骨等同用，以滋阴潜阳、镇肝熄风，如镇肝熄风汤。

3. 用于腰膝关节疼痛，屈伸不利等证。如肝肾虚损较甚，腰腿酸痛，痿软无力者，常与熟地、龟板、锁阳、虎骨等同用，共奏补肝肾健筋骨之功，如虎潜丸。若属风湿所致者，常与五加皮、威灵仙等同用。

此外，本品尚有利尿通淋的功效，常与当归、黄芩等同用，如牛膝汤，治热淋小便短涩疼痛或尿血。亦可用于难产，常与当归、川芎、龟板等同用。

【用量用法】4.5～9 克。入汤剂。

【使用注意】孕妇及月经过多者忌用。

【参考】主含昆虫变态激素。如促蜕皮甾酮、牛膝甾酮等。牛膝的药理作用可因品种不同而异。它们的昆虫变态激素都具有较强的蛋白质合成促进作用。牛膝醇提取液或煎剂对蛙心及麻醉猫、犬的心与心肌有一定的抑制作用。牛膝对家兔子宫有兴奋作用。其酒剂和煎剂有镇痛的作用。煎剂和醇提取液有轻度的利尿作用。

附 土牛膝

为苋科植物牛膝的野生种和柳叶牛膝 Achyranthes longifolia Mak. 等属的根和根茎。性味辛、苦，平。能活血散瘀，清热解毒，利尿。用于血滞经闭、风湿疼痛、咽喉肿痛、白喉、脚气水肿、尿血等。用量 10～15 克。鲜品加倍。

虎 杖 （《别录》）

为蓼科多年生草本植物虎杖 Polygonum Cuspidatum sieb. et Zucc. 的根茎和根。我国大部分地区均产。秋末冬初采根洗净，趁鲜切片晒干。夏季采茎，切片晒干或鲜用。

【性味归经】微苦，微寒。归肝、胆、肺经。

【功效】散瘀定痛，祛风利湿，止咳化痰。

【应用】

1. 用于血瘀经闭、风湿痹痛等。前者常与茜草、益母草等同用。后者常与鸡血藤等祛风湿药同用。

2. 用于湿热黄疸，常与金钱草、茵陈等同用。治湿热带下、阴痒、热淋等，常与萆薢、薏苡仁等同用。

3. 用于肺热咳嗽，可单用，也可与黄芩、杏仁、枇杷叶等同用。

此外，亦用于胆囊炎、胆石症、水火烫伤、疮痈肿毒、毒蛇咬伤等，可单用，内服或外用。或配伍适当药物应用。取其泻下通便，用于热结便秘的方剂中，可起到通便的作用。

【用量用法】9～15 克。入汤剂。外用适量。

【使用注意】孕妇忌服。

【参考】主含蒽醌类化合物。如大黄素、大黄酚、虎杖甙、大黄酸等。尚含有缩合型鞣质等。虎杖煎剂有广泛的抑菌作用。如对金黄色葡萄球菌，卡他球菌，甲、乙型链球菌，绿脓杆菌。伤寒杆菌，福氏痢疾杆菌等。并有抗病毒作用，对流感病毒、单纯疱疹病毒、乙型肝炎抗原（HBAg）均有明显的抑制作用。虎杖煎剂有一定的镇咳作用，对蟾蜍离体心脏的收缩有明显的增强作用。虎杖所含蒽醌式的大黄素等药理作用同大黄。

乳 香 （《别录》）

为橄榄科小乔木植物卡氏乳香树 Boswellia carterii Birdw. 及其同属植物皮部渗出

的树脂。主产于非洲的索马里和阿拉伯半岛的土耳其等国家。春、秋两季采收，用刀切伤干皮，使树脂渗出，数天后凝成硬块，即可收集。用时熔化过滤去渣，再炒去多量挥发油，凝集成块，趁微热再切成方块用。

【性味归经】辛、苦，温。归心、肝、脾经。

【功效】活血止痛，消肿生肌。

【应用】

1. 用于血瘀气滞所致的内、妇、外、伤科多种病症。如胃脘疼痛与川楝子、延胡索等同用。痛经、经闭则与当归、川芎、香附等同用。痈疽肿毒、坚硬疼痛者，常与没药、雄黄、麝香等同用，以加强消肿解毒之功，如醒消丸。损伤瘀滞疼痛，常与血竭、红花等同用，共奏活血消肿止痛之功，如七厘散。

2. 用于疮疡溃后久不收口，可与没药同用，制成散剂，如海浮散，外敷患处，以活血生肌，也可入膏剂或复方应用。

【用量用法】3～10克。入汤剂。外用适量。

【使用注意】本品味苦，入煎剂汤液混浊，胃弱者易致呕吐，故用量不宜过多，对胃弱者尤应慎用。无瘀滞者及孕妇不宜用。

附　没药

为橄榄科乔木植物没药树 Commiphora myrrha Engl. 或其他同属植物的茎干皮部渗出的油胶树脂。产地同乳香，也门及印度等地亦产。11月至次年2月采收。加工方法同乳香。性味苦平。归经功效同乳香。但习惯认为没药偏于散血化瘀，乳香则善活血伸筋。如治痹证的方剂多选乳香而不用没药。多数用法为乳香、没药相伍相须为用，如手拈散。用量3～10克。入汤剂。外用适量。使用注意同乳香。

【参考】主含树脂，如α及β乳香脂酸、乳香树脂烃等。树胶为阿糖酸的钙盐和镁盐等。挥发油主含蒎烯等。没药挥发油主含丁香油酚、桂皮醛、蒎烯等。树脂主含α、β、γ没药酸及不溶醚的α、β罕没药酸等。另含树胶及部分杂质等。药理实验认为，没药的水煎剂对毛癣菌、许兰氏黄癣菌等皮肤真菌有抑制作用。所含挥发油成分对霉菌有轻度抑制作用。亦认为没药有局部刺激作用，可用于胃肠无力，以兴奋胃肠蠕动。

三　棱（《本草拾遗》）

为黑三棱科植物黑三棱 Sparganium stoloniferum Buch. —Ham. 的块茎。主产于山东、安徽、河南、江苏等地。冬、春两季采挖，除去须根，洗净泥土，削去外皮晒干，切片。醋炒或麸炒用。

【性味归经】辛、苦，平。归肝、脾经。

【功效】破血行气，消积止痛。

【应用】

1. 用于血瘀气滞的经闭、产后腹痛、癥瘕等，常与莪术，牛膝等同用，共奏活血行气消癥之功。如三棱丸。

2. 用于食积气滞、胸腹胀满疼痛，常与莪术、青皮、麦芽等同用。若兼见脾胃虚弱者，可配党参、白术等以补脾益气。

此外，本品同丹参、郁金、牡蛎等活血祛瘀、软坚散结药同用，治疗肝脾肿大等。

【用量用法】3～10克。入汤剂。醋炒能加强止痛之功。

【使用注意】月经过多及孕妇忌用。

【参考】含挥发油及淀粉。

鸡血藤（《本草纲目拾遗》）

为豆科攀援灌木植物密花豆（三叶鸡血藤）Spatholobus suberectus Dunn. 的藤茎。主产于广西。秋季割取，晒干切片。生用或熬制鸡血藤膏用。

【性味归经】苦、甘，温。归肝、肾经。

【功效】活血，补血，通络。

【应用】

1. 用于血虚兼有瘀滞的经闭、月经后期、痛经和血虚头昏等，常与当归、熟地等同用，共奏补血行瘀之功。

2. 用于关节酸痛，手足麻木，肢体瘫痪，风湿痹痛等证，常与桑寄生、当归、木瓜等同用。

此外，现代用本品治疗因放射线引起的白细胞下降，有较好的效果。

【用量用法】9～15克。入汤剂。大剂量可用至30克。

【参考】密花豆干燥根的煎剂对离体蟾蜍心脏有抑制作用，可使麻醉兔及犬的血压下降。对离体兔耳及蟾蜍血管则有收缩作用。

附　鸡血藤膏

本品系鸡血藤煎浓汁，加入辅料（鲜川牛膝、鲜续断、红花、黑豆另煎浓汁）、糯米浆、饴糖，一起再浓缩成膏。加工成长方块状，成黑褐色，有光泽。气香，味涩、微苦而后略甜，称鸡血藤膏。功效同鸡血藤，且补血作用较佳。可单用浸酒内服，亦可随证配合相应药物同用。用量5～10克，烊化冲服。

桃　仁（《本经》）

为蔷薇科落叶小乔木植物桃 Prunus persica（Linn）Batsch. 或山桃 Prunus bavi—diana（Carr.）Franch. 的种仁。主产于四川、山东、陕西、河北等地。7～9月摘下成熟果实，除去果肉，击破果核，取出种仁晒干，除去种皮，用时捣碎。

【性味归经】苦、甘，平。归心、肝、大肠经。

【功效】活血祛瘀，润肠通便。

【应用】

1. 用于血瘀经闭、痛经、癥瘕等，常与红花、川芎、当归等同用，共奏活血行瘀通经之功，如桃红四物汤。用于肠痈或肺痈初起，有热郁瘀滞者。前者常与大黄、丹皮、冬瓜仁等同用，共奏活血行瘀消痈之功，如大黄牡丹汤。后者常与黄芩、金银花、薏苡仁等同用。亦可与冬瓜仁、薏苡仁等同用，共奏消痈排脓之功。如苇茎汤。用于跌打损伤、血瘀肿痛者，常与红花、大黄、穿山甲等同用，共奏活血祛瘀止痛之功，如复元活血汤。

2. 用于肠燥便秘，常与火麻仁、栝楼仁等同用。

此外，治上气喘咳，与杏仁同用，称双仁丸。

【用量用法】4.5～9 克。入汤剂。用时捣碎。

【使用注意】孕妇忌服。

【参考】主含苦杏仁甙和苦杏仁甙酶、脂肪油，油中含油酸甘油酯和少量亚油酸甘油酯。亦含挥发油等。因含苦杏仁甙，故药理作用类似杏仁。桃仁的醇提取物有抗血凝及较弱的溶血作用。

五灵脂 （《开宝本草》）

为鼯鼠科动物复齿鼯鼠 Trogopterus xanthipes Milne－Edwards 的粪便。主产于甘肃、山西、河南等地。多在春、秋两季挖取居住于岩穴中的粪便，拣净杂质，晒干。醋炒用。

【性味归经】咸、甘，温。归肝经。

【功效】活血化瘀，止痛。

【应用】

1. 用于血瘀阻滞的疼痛等。如用于痛经、经闭、产后瘀滞腹痛和胸痛等，常与蒲黄同用，共奏活血止痛之功，如失笑散。脘腹疼痛，则与延胡索、香附、没药等同用，共奏行气止痛之功。如手拈散。

2. 用于出血而有瘀滞的病证。常与三七、生地、丹皮等同用，治疗妇女崩漏经多、色紫多块、少腹刺痛等。

此外，本品与蒲黄、红花等同用，治冠心病心绞痛。亦治蛇、蝎、蜈蚣咬伤，可与雄黄（2∶1）制散剂，用麻油或菜油调匀涂患处。

【用量用法】4.5～9 克。入汤剂。包煎。

【使用注意】孕妇慎用。不可与人参同用。

【参考】主含维生素 A 类物质。亦含树脂、尿素、尿酸等。五灵脂对实验性结核病有一定治疗效果。五灵脂、连翘各 2 克，或连翘、五灵脂、地骨皮、紫草各 2 克也有治疗效果。其水浸液在试管内对多种真菌有一定抑制作用。

穿山甲 （《别录》）

为脊椎动物鲮鲤科穿山甲（食蚁鲮鲤）Manis pentadactyla L. 的鳞片。我国南方各省均产。主产于广西、贵州、福建、台湾等地。属保护动物。除繁殖期，均可捕捉，捕捉后割下整张的甲壳，置沸水中烫过，取下鳞片，洗净晒干，防虫蛀。用时以沙烫至松泡呈黄色时，筛去沙子，称炮甲珠。

【性味归经】咸，微寒。归肝、胃经。

【功效】通经下乳，消肿排脓。

【应用】

1. 用于癥瘕痞块、血瘀经闭等，常与鳖甲、大黄、赤芍等同用，共奏活血消癥之功，如《妇科大全》的穿山甲散。

2. 用于产后乳脉不通、乳汁不下，单用散剂以酒调服，如《单骧方》之涌泉散。

亦常与王不留行、当归、通草等同用或加入益气补血药中，以增强疗效。

3. 用于痈疽肿毒，脓未成可消，脓已成可溃。用以消痈，常与皂角刺、乳香、金银花等同用，共奏活血消痈之功，如内消散。用以排脓，常与黄芪、皂角刺、当归同用，共奏补气血排脓之功，如透脓散。

此外，用于风湿痹痛，肢体拘挛或强直等，常与羌活、防风、川芎等同用，又用于乳癌、瘰疬、瘿瘤则与栝楼、乳香、贝母等同用，如《外科集验》的神效栝楼散。

【用量用法】4.5～9克。入汤剂。散剂每次服用1～1.5克。散剂比汤剂效佳。

【使用注意】孕妇忌服。

【参考】主含蛋白质、钙、甾体类化合物及微量元素。内服本品能使白细胞增加。治疗血尿也有一定效果。

䗪　虫（《本经》）

为鳖蠊科昆虫地鳖。Eupolyphaga sinensis Walk. 或冀地鳖 Steleophaga plancyi（B01.）的雌虫体。野生或人工饲养。主产于湖南、江苏、河南等地。夏季捕捉，沸水烫死或以盐水略煮过，晒干用。与花椒同贮，以防腐防蛀。

【性味归经】咸，寒。有小毒。归肝经。

【功效】破瘀血，续筋骨。

【应用】

1. 用于血瘀阻滞的病证。常与水蛭、虻虫、大黄等同用，治血滞经闭、产后瘀滞、癥瘕，共奏活血消癥之功，如大黄䗪虫丸。亦可同鳖甲、蜣螂、丹皮等组成，以加强消癥散痞之功，如鳖甲煎丸治疗癥瘕痞块。

2. 用于腰部扭伤、骨折瘀滞疼痛。前者单用散剂以酒调服。后者则与骨碎补、桃仁、乳香等同用。

此外，近年用于宫外孕，与穿山甲、桃仁、当归、没药等同用。亦用于慢性肝炎的肝大或早期肝硬化，肝区刺痛，常与姜黄、郁金、三七等同用。

【用量用法】3～9克。入汤剂。散剂每次服1～1.5克。

【使用注意】孕妇忌服。

【参考】在试管内，以亚甲蓝法测得水煎醇沉浸膏有抑制白血病患者白细胞的作用。但用瓦伯氏呼吸器法，则为阴性结果。本品与全蝎、蜈蚣混合研末制成的"结核散"，在试管内对人型结核杆菌无抑菌作用。

水　蛭（《本经》）

为环节动物水蛭科的蚂蟥 Whitmania pigra（Whitman）和水蛭 Hirudonipponica Whitman 及柳叶蚂蟥 W. acranulata（Whitman）等的全体。我国各地均有分布。秋季捕捉，晒干，放在石灰缸中或与花椒同放干燥处，以防虫蛀。生用或微火炒黄用。

【性味归经】咸、苦，平。有小毒。归肝经。

【功效】破血逐瘀，通经。

【应用】用于瘀血阻滞的经闭、癥瘕、蓄血等证，常与桃仁、三棱、苏木等同用。以防伤正气，尚须佐以益气养血药，以加强消癥活血通经之功，如化癥回生丹。瘀血便秘，常与大黄、牵牛子同用，如夺命散。

此外，用本品与活血祛瘀药同用，治疗血小板增多症，短期煎服，有一定疗效。

【用量用法】1.5～3克。入汤剂。散剂每次服 0.3～0.5 克。

【使用注意】孕妇忌用。

【参考】主含蛋白质。鲜水蛭唾液中含有一种抗凝血物质称水蛭素。水蛭素不受热或乙醇的破坏，能阻碍血液凝固。醇制剂强于水制剂，同时还强于虻虫、蟅虫、桃仁的抑制血液凝固的作用。水蛭还能分泌一种组织胺样物质，有扩张毛细血管的作用，从而增加出血。20 毫克水蛭素可阻止 100 克人血的凝固。

降 香（《海药本草》）

为豆科常绿小乔木植物降香檀 Dalbergia odorifera T. Chen 的根部心材。主产于海南岛、广西、云南等地。全年可采，削去外皮，锯成短段，劈成小块，阴干。同时刨成片状。

【性味归经】辛。温。归肝，脾经。

【功效】活血行气，止血定痛。

【应用】用于气滞血瘀所致的胸胁痛，常与郁金、桃仁、丝瓜络等同用。用于损伤血瘀疼痛或外伤出血，常与乳香、没药、三七制散剂，内服或外敷均可。

此外，近年用本品同丹参配伍，治冠心病心绞痛，有一定疗效。又与藿香、木香等同用治秽浊内阻、呕吐腹痛。

【用量用法】3～9克。入汤剂。散剂每次服 1～2 克。外用适量。

【使用注意】凡阴虚火盛，血热妄行而无瘀滞者不宜用。

苏 木（《新修本草》）

为豆科灌木或小乔木植物苏木 Caesalpinia sappan L. 的心材。主产于我国广东、广西、台湾、云南等地。国外主产于中南半岛及印度。四季可采，伐下树干，除去树皮和边材，锯成段，晒干。用时刨成薄片或砍成小块。

【性味归经】甘、咸，平。归心、肝、脾经。

【功效】活血祛瘀，消肿止痛。

【应用】用于血滞经闭、产后瘀阻腹痛，常与乳香、红花、牛膝等同用。跌打损伤瘀肿疼痛，常与乳香、血竭、自然铜等同用，共奏活血消肿止痛之功，如八厘散。

此外。苏木散剂可用于外伤出血。

【用量用法】3～9克。入汤剂。

【使用注意】孕妇忌用。

【参考】木部含无色的原色素—巴西苏木素、遇空气氧化成巴西苏木红素。另含苏木酚、水芹烯、鞣质等。苏木水能使蟾蜍血管轻度收缩，在离体蛙心标本上能使收缩力增强，并可使由于枳壳煎剂减弱的心收缩力有所恢复。苏木水对实验性动物有催眠作用，大剂量有麻醉作用，甚至死亡。其煎液有广泛的抑菌作用。对金黄色葡萄球菌和伤寒杆菌作用较强，对白喉杆菌、流感杆菌、弗氏痢疾杆菌、溶血性链球菌等都有抑制作用。

泽 兰（《本经》）

为唇形科多年生草本植物地瓜儿苗 Lycopus lucidus Turcz. 的全草。我国各地均产。夏季采收，晒干，切碎生用。

【性味归经】苦、辛，微温。归肝、脾经。

【功效】活血祛瘀，行水消肿。

【应用】

1. 用于血滞经闭、经行腹痛、月经不调等证，常与当归、白芍等同用，以加强活血调经之功，如泽兰汤。

2. 用于痈肿疼痛，常与当归、金银花、甘草等同用。跌打肿痛，常与川芎、桃仁、红花等同用。胸胁疼痛常与丹参、郁金等同用。

3. 用于产后小便淋沥，腹痛，身面浮肿，常与利尿退肿药同用。《外台秘要》云：泽兰与防己等分共制散剂服用，治产后水肿。

【用量用法】6～12克。入汤剂

【参考】全草主含挥发油、葡萄糖甙、鞣质、树脂等。还含黄酮甙、酚类、有机酸、氨基酸、皂甙、糖类等。地瓜儿苗制剂有强心作用。

月季花（《本草纲目》）

为蔷薇科常绿直立灌木植物月季花 Rosa chinesis jaacq. 的花蕾或初开放的花。我国各地均有栽培。夏、秋采收花蕾或半开的花朵，晾干，或用文火烘干。

【性味归经】甘，温。归肝经。

【功效】活血调经。

【应用】用于气滞血瘀的月经不调、经闭、胸腹胀满等。如《泉州本草》云：单用本品15克，开水泡服，连服数次。或与当归、茺蔚子、香附等同用。

此外，本品与夏枯草、贝母、牡蛎等配伍用于瘰疬肿痛未溃者。

【用量用法】3～9克。入汤剂。

【参考】花主含挥发油，成分与玫瑰油相似，大部分为萜醇类化合物。

王不留行（《本经》）

为石竹科一年生或越年生草本植物麦蓝菜 Vaccaria segetalis（Neck.）Garcke 的成熟种子。除华南外，全国均有分布。6～7月种子成熟时割取全草晒干，果壳自然裂开，收集种子，晒干，生用或炒用。

【性味归经】苦，平。归肝、胃经。

【功效】活血通经，下乳，消肿。

【应用】

1. 用于血滞经闭、痛经等，常与当归、川芎、香附等同用，加强活血通经之功。

2. 用于产后乳汁不下和乳痈等，常与穿山甲、通草等同用。治乳痈肿痛，则与蒲公英、夏枯草、栝楼等同用，共奏解毒消痈之功。

此外，现代用其利尿作用，与赤芍、桃仁、泽兰等同用，称前列腺汤，治慢性前列腺炎。与金钱草、冬葵子、石韦等同用，称驱尿石汤，治疗尿路结石。

【用量用法】6～9克。入汤剂。

【使用注意】孕妇慎用。

【参考】种子主含多种皂甙，其中主要为王不留行皂甙。亦含淀粉、脂肪、蛋白质等。预试有生物碱和香豆精类反应。煎剂对大白鼠的离体子宫有收缩作用，乙醇浸液更强。对小白鼠实验性疼痛有镇痛作用。

刘寄奴 （《新修本草》）

为菊科多年生草本植物奇蒿 Artemisia anomala S. Moore 的全草。各地均产，以江苏、浙江、江西等地产量为多。秋季采割，晒干生用。

【性味归经】苦，温。归心、脾经。

【功效】破血通经，散瘀止痛。

【应用】用于血滞经闭、产后瘀阻腹痛，常与当归、红花等同用。治创伤瘀滞肿痛可为末服，如刘寄奴散，或与骨碎补、延胡索等同用，以加强疗效。

此外，本品还有芳香醒脾，消食之功，用于食积不化，脘腹胀痛，可单用煎服，亦可与消食导滞药同用。

【用量用法】3～10克。入汤剂。

【使用注意】孕妇忌服。

自然铜 （《开宝本草》）

为天然黄铁矿（Pyritum）的含二硫化铁（FeS_2）矿石。主产于四川、广东、湖南、云南、河北、辽宁等地。采挖后除去杂石及有黑锈者，以火煅透，醋淬，复煅复淬，反复二、三次，制散，水飞用。

【性味归经】辛，平。归肝经。

【功效】散瘀止痛，接骨疗伤。

【应用】用于跌打骨折、损伤瘀肿疼痛，为伤科要药。常与䗪虫制散剂，以酒调服，如自然铜散。

【用量用法】3～9克。入丸、散剂，每次服0.3克，外用适量。

【参考】实验表明，单独使用自然铜治疗骨折效果较差。复方自然铜、虎骨各半的合剂每次3克，共服一个半月对骨折有愈合促进作用，表现为骨痂生长快。与骨碎补等组成复方接骨散，每日服3克，共服2～8周，对桡骨骨折愈合有促进作用，表现为愈合骨折的牵引力较对照组大。

虻 虫 （《本经》）

为昆虫类虻科复带虻 Tabanus bivittatus Mats. 的雌虫体。各地均有。以畜牧区最多。夏、秋二季捕捉，沸水烫或稍蒸，晒干。生用或炒用。

【性味归经】苦，微寒。有小毒。归肝经。

【功效】破血逐瘀。

【应用】用于血滞经闭、癥瘕痞块，常与水蛭、蝱虫、桃仁等同用，以加强活血消癥之功，如大黄蟅虫丸。或与水蛭、桃仁、大黄同用，以加强逐蓄血之功，如抵当汤，治少腹硬满、小便自利，发狂的蓄血证。亦用于跌打损伤，瘀滞疼痛等，常与大黄、乳香、没药等同用，以加强活血通经消癥之功，如化癥回生丹。

【用量用法】1～1.5 克。入汤剂。焙干，制散剂，每次服 0.3 克。

【使用注意】孕妇忌服。

（吴厚献）

162

第十三章　化痰止咳平喘药

凡具有祛痰或消痰，以及能减轻或制止咳嗽和喘息为主要功效的药物，称为化痰、止咳平喘药。

根据化痰、止咳平喘药的不同特点，一般分为化痰药和止咳平喘药两部分。

化痰药主要用于痰多咳喘，或痰饮气喘，咳痰不爽之证。中医认为，癫痫惊厥、瘰瘤瘰疬、阴疽流注等证，在病机上与痰有密切的关系，故亦可用化痰药治之。

止咳平喘药主要用于咳嗽、气喘及久咳劳嗽。

凡内伤、外感均能引起痰多与咳喘，一般咳嗽每多挟痰，而痰多也每致咳喘，故治疗上化痰药与止咳平喘药常相互配伍使用，并且化痰药大都有止咳、平喘之功，止咳平喘药又多兼有化痰之功效，因而在应用时，除根据各药的特点加以选择外，还须根据致病原因和证型作适当配伍。如兼有表证者，配解表药。兼有里热证者，配清热药。兼里寒者，配温里药。虚劳咳喘者，配补虚药。此外，如癫痫惊厥者，配安神药和平肝熄风药。瘰瘤瘰疬者，配软坚散结药。阴疽流注者，配散寒通滞药。

咳嗽兼咯血者，不宜用强烈有刺激性的化痰药，否则有促进出血之虞。麻疹初起，虽有咳嗽，但不宜止咳，应清宣肺气为主，收敛性的止咳药应忌用，以免遏伏疹毒而使疹出不畅。

根据化痰、止咳平喘药的不同性能，本章分为温化寒痰药，清化热痰药，止咳平喘药三类。

第一节　温化寒痰药

本类药物，药性温燥，具有温化寒痰或燥湿化痰之功。适用于寒痰、湿痰所致的各种证候。如咳嗽、气喘、痰多清稀，色白呈泡沫状，胸闷痞满，舌苔白滑以及肢节疼痛、阴疽流注等证。常与温肺散寒、燥湿健脾药配伍应用。

本类药物作用比较强烈，凡属阴虚燥咳、痰热咳嗽，或有咯血病史者，均应慎用。

半　夏（《本经》）

为天南星科多年生草本植物半夏 Pinellia ternata（Thunb.）Breit. 的块茎。我国南北各地均产，以长江流域生产最多。夏、秋间采挖，洗净，除去外皮及须根，晒干。生用或制用。因炮制方法不同，又有清半夏（以生半夏加白矾共煮，切片晒干）、法半夏（以生半夏与甘草、石灰共制而成）、姜半夏（以生半夏加生姜、白矾共煮，切片晒干）之分。

【性味归经】辛，温。有毒。归脾、胃、肺经。

【功效】燥湿化痰，降逆止呕，消痞散结（清半夏偏于燥湿化痰，法半夏偏于燥湿和胃，姜半夏偏于止呕）。

【应用】

1. 用于湿痰或寒痰壅滞所致咳嗽气逆，以及痰湿眩晕等证。湿痰咳嗽，痰量多而清稀，胸膈胀满，常与陈皮、茯苓等同用，以加强燥湿祛痰的作用，如二陈汤。寒痰咳嗽，痰多清稀，常与温肺化饮的细辛、干姜等同用。若热痰咳嗽，痰多而黄稠，可与清热、化痰药同用，如黄芩、知母、栝楼等。若痰浊上扰，头痛眩晕，常与天麻、白术、茯苓等同用，共奏祛痰熄风的作用，如半夏白术天麻汤。湿温初期，身热不渴，常与藿香、苡仁等同用，如藿朴夏苓汤。

2. 用于多种呕吐证。痰湿停饮犯胃之呕吐，常与止呕的生姜同用，如小半夏汤。胃热呕吐，常与清热、止呕的黄连、竹茹、橘皮等同用，如黄连橘皮竹茹半夏汤。胃虚呕吐，可与补虚和胃的人参、白蜜同用，如大半夏汤。妊娠呕吐，亦可与砂仁、苏梗、藿香等同用。

3. 用于胸脘痞闷、梅核气、痰核瘰疬等证。痰热互结的胸脘痞闷，常与黄连、栝楼仁同用，如小陷胸汤。气郁痰结，咽中如有物阻的梅核气，常与厚朴、茯苓等同用，如半夏厚朴汤。治疗痰核瘰疬，可与昆布、海藻、浙贝母等同用。

此外，可用于胃气不和的失眠，常与秫米同用，如半夏秫米汤。生用研末外敷，治痈疽肿毒，能起消肿散结的作用。

【用量用法】3～9克。入汤剂。外用适量。

【使用注意】反乌头。

【参考】含β-固甾醇葡萄糖甙和游离的β-固醇、微量挥发油、植物醇、皂甙、辛辣性醇类、生物碱等。

有镇咳作用。能抑制呕吐中枢，有止吐作用。生半夏有催吐作用。生半夏粉在120℃，焙2～3小时，可破坏其催吐成分。而不损害其止呕作用。有毒成分难溶于水，可被高温和白矾消除。此毒性成分对局部有强烈的毒性作用，生食时可使舌咽和口腔麻木、肿痛、流涎、张口困难等，严重者可窒息。皮肤接触，可致瘙痒、水肿。

如内服中毒，给服稀醋或鞣酸或浓茶、蛋白等。呼吸困难者给氧，必要时做气管切开。并予支持疗法、对症处理。中药可给生姜30克，防风60克，甘草15克，煎汤先含漱1/2，余内服。或醋30～60克，加姜汁少许，内服或漱口。

天南星（《本经》）

为天南星科多年生草本植物天南星 Arisaema consanguineum Schott. 、异叶天南星 A. heterophyllum Bl. 或东北天南星 A. amurense Maxim. 的块茎。主产于河南、河北、福建、四川等地。秋、冬两季采挖，除去茎叶、须根和外皮，洗净晒干，即为生南星。用白矾水浸泡，再与生姜共煮，切片晒干则为制南星。生用或制用。

【性味归经】苦、辛，温。有毒。归肺、脾、肝经。

【功效】燥湿化痰，祛风止痉，消肿散结（生用）。

【应用】

1. 用于湿痰、顽痰所致的咳嗽痰多，胸膈痞闷等，常与半夏、枳实、茯苓等同用，共奏燥湿化痰的作用，如导痰汤。肺热痰多，黄稠而黏，常与黄芩、半夏同用，加强清热祛痰之效，如小黄丸。寒痰咳嗽，痰涎清稀，常与半夏、肉桂为丸，生姜汤送服，如姜桂丸。痰浊上犯头痛、头晕，常与天麻、半夏等同用，如玉壶丸。

2. 用于中风痰壅，口眼喎斜、癫痫、惊风、破伤风等。风痰壅盛，留滞经络所致口眼喎斜、手足顽麻，常与半夏、白附子、川乌同用，以加强祛痰通络的作用，如青州白丸子。破伤风口噤、项强、角弓反张，常与防风、白附子、天麻等同用，以增强祛风止痉的疗效，如玉真散。癫痫，可与全蝎、天麻等同用，共奏祛风止痉、除痰之功。

3. 用于痈疽痰核肿痛，蛇虫咬伤，常用生品研末调敷。

现代药理研究证实，本品有抗肿瘤作用，多用于子宫颈癌，常与清热解毒、活血定痛药同用，有较好的效果。

【用量用法】3～9克。入汤剂。外用生品适量。

【使用注意】孕妇慎用。生品入煎剂须久煎。

【参考】含皂甙、安息香酸、d-甘露醇、黏液质、淀粉等。

煎剂口服可使支气管分泌增加，有显著的祛痰作用。有镇静、镇痛、抗惊厥作用。有抗肿瘤作用，对小鼠的肿瘤实验治疗亦有抑制作用。此外，生南星类似生半夏的毒性，如服天南星中毒，可参照半夏中毒解救。

附　胆南星

为制天南星的细粉与牛、羊或猪胆汁经加工而成，或为生天南星细粉与牛、羊或猪胆汁经发酵制成小块状或圆柱状。性凉，味苦，微辛。有清化热痰，熄风定惊的功效。用于痰热咳嗽，咳痰黄稠，中风痰迷，癫狂惊痫等证。用量3～6克。入汤剂。

旋覆花（《本经》）

为菊科多年生草本植物旋覆花 Inula japonica Thunb. 或欧亚旋覆花 Inula brit-an-ni-caL. 的头状花序。主产于广东、华北、内蒙古以及长江流域下游各省。夏、秋两季花蕾开放时采收，除去杂质，阴干或晒干。生用或蜜炙用。

【性味归经】苦、辛、咸，微温。归肺、脾、胃、大肠经。

【功效】消痰行水，降气止呕。

【应用】

1. 用于痰壅气逆或痰饮蓄结所致咳喘痰多、胸膈痞满等。偏热者，常与桔梗、桑白皮、槟榔等同用，如旋覆花汤。寒饮喘咳，兼有表证者，常与半夏、前胡、细辛等同用，如金沸草散。

2. 用于噫气、呕吐等。痰饮在胸膈、呕吐、心下痞硬，常与半夏、青皮等同用，如旋复半夏汤。脾胃虚寒，水湿内停所致呕吐、噫气、心下痞满，常与代赭石、人参、半夏等同用，如旋复代赭汤。

【用量用法】3～9克。入汤剂。

【使用注意】本品头状花序如绒毛，入汤剂则浮悬难澄净，故宜包煎。

【参考】含黄酮甙，旋覆花甾醇 A、B、C 及菊糖。

黄酮甙对组织胺引起的豚鼠支气管痉挛有缓解作用。有较弱的利尿作用，能抑制呼吸，松弛平滑肌。

附　金沸草

为菊科植物条叶旋覆花 Ilinariaefolia Regel 或旋覆花 I. japonica Thunb 的地上部分。夏、秋两季采割，除去杂质，洗净，切段，晒干生用。性温，味苦、辛、咸。归肺、大肠经。功能降气、消痰、行水。用于风寒咳嗽，痰饮蓄积，痰壅气逆，胸膈痞满，喘咳痰多等证。用量 3～9 克。入汤剂。

白芥子（《别录》）

为十字花科一年生或二年生草本植物白芥 Brassica alba（L.）Boiss. 的种子。全国各地均有栽培。主产于安徽、河南等地。夏、秋间果实成熟时采收，取种子晒干，生用或炒用。

【性味归经】辛，温。归肺、胃经。

【功效】温肺祛痰，散结止痛。

【应用】

1. 用于寒痰壅滞，胸胁胀满，咳嗽喘息等，常与苏子、莱菔子同用，如三子养亲汤。痰饮停滞胸膈之咳喘，胸痛实证，常与甘遂、大戟同用，如控涎丹。

2. 用于痰滞肌肉、经络所致的肩臂关节疼痛，肢体麻木以及阴疽流注等。前者，常与桂心、没药、木香等同用，以加强散寒通络的作用，如白芥子散。后者，常与肉桂、炮姜、鹿角胶等同用，如阳和汤，能温阳补血，散寒通滞。肿毒初起，可用本品研末醋调敷。

现代用本品治疗渗出性胸膜炎，有消除胸腔积液的作用。

【用量用法】3～9 克。入汤剂。外用适量。

【使用注意】肺虚咳嗽、阴虚火旺者忌服，外敷有发泡作用，皮肤过敏者慎用。

【参考】含白芥子式，经酶水解后，释出挥发性白芥子油。另含脂肪油、芥子酶、芥子碱等。

白芥子油对胃黏膜有轻度刺激，产生轻度恶心感，反射地增加支气管的分泌而祛痰。白芥子外敷有刺激作用，使局部皮肤发红、充血、灼热，从而减轻或消除局部组织疼痛。能抑制一些皮肤真菌。

白附子（《中药志》）

为天南星科多年生草本植物独角莲 Typhoniumgiganteum Engl. 的块茎。主产于河南、陕西、四川及甘肃等地。秋季采挖，除去残茎、须根及外皮，用硫黄熏一两次，晒干。或将白附子用水浸泡，换水，数日后起黏沫，换水后加白矾，泡 1 日再换水，至口尝微有麻舌感为度，取出，将生姜片、白矾粉置锅内加水适量，煮沸后，倒入白附子共煮至无心，捞出，除去生姜片，晾至六七成干，切厚片，晒干，为制白附子。生用或制用。

【性味归经】辛，温。有毒。归胃、肝经。

【功效】祛风痰，定惊搐，解毒散结，止痛。

【应用】

1. 用于风痰壅盛所致的眩晕、头痛，常与祛风除痰的天南星、半夏等同用。

2. 用于中风痰壅、口眼㖞斜和破伤风。前者，常与祛风、止痉、除痰的天南星、全蝎、半夏等同用。后者，常与祛风止痉的天南星、天麻、防风等同用，如玉真散。

3. 用于毒蛇咬伤及瘰疬痰核，可单用鲜品捣敷，也可与其他清热解毒药同用，内服或外敷。

4. 用于风邪或寒湿所致的偏正头痛，常与白芷、川芎等同用。有较好的止痛作用。

【用量用法】3～6 克。入汤剂。外用适量。

【使用注意】孕妇慎用。生品内服宜慎。

【参考】含皂甙、谷甾醇、肌醇、有机酸、黏液质等。

有显著的祛痰作用。有镇静、镇痛、抗惊厥作用。对结核杆菌有抑制作用。临床报道，本品针剂治疗淋巴结核、肺结核有一定的疗效。

白　前（《别录》）

为萝藦科多年生草本植物柳叶白前 Cynanchumstauntoni（Decne.）Hand. Mazz. 和芫花叶白前 C. glaucescens（Decne.）Hand. -Mazz. 的根及根茎，主产于浙江、安徽、河南、山东、福建及广东等地。秋季采挖，除去地上茎及泥土，洗净晒干，切段生用或蜜炙用。

【性味归经】辛、苦，微温。归肺经。

【功效】降气消痰止咳。

【应用】用于肺气壅实所致咳嗽痰多、胸闷气逆、咳痰不爽等。偏寒者，常与紫菀、半夏等同用，以增强散寒、消痰、止嗽的作用。偏热者，可与桑白皮、地骨皮等同用，以增强清热、止咳的作用。外感风寒咳嗽，常与荆芥、桔梗、陈皮等同用，共奏止咳化痰、疏风解表的功效，如止嗽散。

【用量用法】3～9 克。入汤剂。

【参考】柳叶白前含皂甙，芫花叶白前含三萜皂甙。

所含皂甙，有祛痰作用，对胃有刺激作用，故用量不宜过大。

皂　荚（《本经》）

为豆科植物皂荚树 Gleditsia sinensis Lam 的果实。形扁长者，称大皂荚；其小呈圆柱形而略扁曲者，称猪牙皂，同等入药。主产于东北、华北、华东、中南、四川、贵州等地。秋季采摘成熟果实，晒干，切片，生用或焙焦用。

【性味归经】辛，温。有小毒。归肺、大肠经。

【功效】祛痰，开窍，消痈肿。

【应用】

1. 用于顽痰阻塞，痰难咯出，胸闷咳喘等，可单用本品为末，水冲服，或做蜜丸，枣汤送服，如皂荚丸。也可与半夏、莱菔子等同用，以增强祛痰、降气的作用。如顽痰胶黏难咯出者,又可与黄芩、栝楼、海蛤壳等同用,以增强清热化痰的作用。

2. 用于卒然昏迷,口噤不开,以及癫痫痰壅,关窍阻闭等。治卒然昏迷,不省人事,常与细辛研末,吹鼻取嚏,如通关散。治痰壅中风,口噤不开者,常与明矾研末温水调灌取吐,如稀涎散。

3. 用于痈疽结肿,常单用研末外敷,或熬膏涂敷。

现代用于治疗产后急性乳腺炎,研末用酒调湿,纱布包裹塞鼻。

【用量用法】3～6克。入汤剂。焙焦研末服,每次0.6～1.5克。外用适量。

【使用注意】本品对胃肠道有强烈的刺激性,如服用过量,可引起呕吐或腹泻。孕妇和有咯血倾向者,应忌用。

【参考】含多种皂甙、鞣质。

皂甙能刺激胃粘膜,反射性地促进呼吸道黏液的分泌,有祛痰作用。煎剂对离体大鼠子宫有兴奋作用。对大肠杆菌、伤寒杆菌、痢疾杆菌和皮肤真菌等有抑制作用。服用剂量过大或注射给药,可产生全身性中毒。如中毒,可洗胃,必要时可导泻、静脉滴注葡萄糖盐水;必要时用阿托品或复方樟脑酊;烦躁则给镇静剂等对症治疗。中药治疗可用生姜及甘草各9克,嚼烂吞下原汁;土炒白术、香薷、赤芍、台乌各9克,藿香、羌活各6克,大腹毛12克,清水3碗煎至1碗饮服。

附 皂角刺

为皂荚树的棘刺,全年均可采收,趁鲜切片。晒干生用。性温,味辛。归肝、胃经。功能消肿托毒,排脓,杀虫。用于痈疽初起或脓成未溃者。用量3～9克。入汤剂。外治疥癣、麻风,适量醋煎涂患处。痈疽已溃及孕妇忌用。

第二节 清化热痰药

本类药物性寒凉或具润性,有清化热痰和润化燥痰的功效。适用于热痰和燥痰。证见咳喘,痰涩稠黏,或呈块状,咯吐困难等。常与清肺热或养阴润肺药配伍。部分药亦用于有热痰的癫痫、惊风、中风以及瘿瘤、瘰疬、痰核等,前者常与安神、平肝、止痉药配伍,后者常与软坚、散结药配伍。凡属脾胃虚寒及寒痰、湿痰者,均不宜用。

桔 梗 (《本经》)

为桔梗科多年生草本植物桔梗 Platycodon grandiflorum (Jacq.) DC. 的根。主产于安徽、江苏、山东等地。春、秋两季采挖,洗净,除去须根,趁鲜剥去外皮或不去外皮,切片,晒干生用。

【性味归经】苦、辛,平。归肺经。

【功效】宣肺,利咽,祛痰排脓。

【应用】

1. 用于外感咳嗽,咳痰不爽等。风热咳嗽。痰多胸闷,常与桑叶、连翘、薄荷等同用,以增强疏风清热的作用。肺热咳嗽,痰黄稠,咳痰不利,常与浙贝母、栝楼、黄芩等同用,可加强清热化痰的作用,如清金化痰丸。风寒咳嗽,痰多清稀,可与紫苏、生姜、橘皮等同用，能解表散寒。

2. 用于咽痛失音，尤以外感风热所致最为适宜，常与甘草、薄荷、牛蒡子同用，如加味甘桔汤。肺热甚者，可与黄芩、金银花等同用。

3. 用于肺痈胸痛，咯吐黄痰，腥臭浓稠，或咯吐脓血，常与冬瓜仁、薏苡仁、鱼腥草等同用，共奏祛痰排脓、清热解毒的作用，如肺痈排脓汤。或与贝母、巴豆同用。如桔梗白散，排脓之力更强。

此外。也可用于泄泻或痢疾，大便失调之证，能起辅助治疗作用。

【用量用法】3～9克。入汤剂。

【使用注意】阴虚久咳，气逆及咯血者忌用，大剂量用时，会引起恶心呕吐。

【参考】含桔梗皂甙、桔梗酸、植物甾醇、葡萄糖等。

能使支气管分泌增多而有祛痰作用。煎剂对小鼠有镇咳作用。对皮肤癣菌有抑制作用。此外，桔梗皂甙有较强的溶血作用，故不能作注射剂。口服在消化道内水解而破坏，其分解产物不产生溶血作用，但大剂量服用可引起反射性的恶心呕吐。

川贝母（《本经》）

为百合科多年生草本植物川贝母 Fritillaria cirrhosaD. Don、暗紫贝母 Fritillaria unibracteata Hsiao etK. C. Hsia、甘肃贝母 F. przewalskii Maxim. 或棱砂贝母 F. delavayi Franch. 的地下鳞茎。主产于四川、云南、甘肃及西藏等地。夏、秋二季采挖，晒或炕至上粉后，装入新麻布袋内，撞去泥土及须根，晒干捣碎用。

【性味归经】苦、甘，微寒。归肺、心经。

【功效】清热润肺，化痰止咳。

【应用】

1. 用于燥痰咳嗽或热痰咳嗽，痰稠不易咯出者。燥痰咳嗽，常与麦门冬、杏仁、紫菀等同用，以增强润燥化痰的作用，如贝母散。热痰咳嗽，常与清热的知母同用，如二母散。

2. 用于肺虚久咳，或阴虚不足，干咳无痰，或痰少咽燥，咳痰带血等，多与麦门冬、天门冬、沙参等同用，共奏养阴补肺、止咳的作用。

【用量用法】3～9克。入汤剂。研末冲服，每次 1～2克。

【使用注意】不宜与乌头同用。

【参考】含川贝母碱。能扩张外周血管，降低血压。对动物肠管和子宫有明显的解痉作用。大量川贝母碱，能使动物的中枢神经系统麻痹，呼吸抑制。

附 浙贝母

为百合科多年生草本植物浙贝母 Fritillaria thunbergii Miq. 的地下鳞茎。主产于浙江，近年来杭州、江苏、安徽及湖南亦有栽培。初夏植物枯萎时采挖，洗净，大小分开，大者除去心芽，小者不去心芽，分别撞擦，除去外皮，晒干。性寒，味苦。归心、肺经。功能清热化痰，开郁散结。用于风热、燥热、痰火咳嗽，肺痈、乳痈、瘰疬疮毒、心胸郁闷等证，常与清化热痰、软坚散结、清热解毒药同用。近年来用浙贝母与夏枯草、海藻、昆布、莪术等同用，治疗甲状腺癌。用量 4.5～9克。入汤剂。研细粉冲服，每次 1～1.5 克。不宜与乌头同用。

瓜　蒌（《别录》）

为葫芦科多年生草质藤本植物栝楼 Trichosanthes kirilowii Maxim. 或双边栝楼 T. unflora Hao 的成熟果实。我国南北各地均产。秋季果实成熟时，连柄剪下，悬挂晒干，切块用。

【性味归经】甘、微苦，寒。归肺、胃、大肠经。

【功效】清热化痰，宽胸散结，消痈肿，润肠燥。

【应用】

1. 用于热痰所致的咳嗽，痰黄稠胶黏，不易咯出等，常与清热、祛痰的黄芩、胆南星、杏仁、陈皮等同用，如清气化痰丸。

2. 用于热痰互结的结胸、痰阻气滞的胸痹等。痰热互结，胸胁痞满疼痛，常与清热、祛痰的黄连、半夏同用，如小陷胸汤。痰阻气滞之胸痛，或胸痛彻背，常与宽胸、祛痰的薤白、半夏等同用，如栝楼薤白半夏汤。

3. 用于乳痈肿痛，常与蒲公英、乳香、青皮、浙贝母等同用，共奏清热解毒，消肿止痛的作用。

4. 用于肠中津液不足，大便秘结，常与润肠通便的火麻仁、郁李仁等同用。

现代亦用于冠心病心绞痛、乳腺癌。前者常与赤芍、丹参等同用。后者常与当归、没药、浙贝母等同用。

【用量用法】9～15 克　入汤剂。大剂量可用至 30 克。

【使用注意】反乌头。

【参考】含三萜皂甙、有机酸、树脂、糖类、脂肪油、色素等。

所含皂甙有祛痰作用。对癌细胞有一定的抑制作用，而瓜蒌皮较瓜蒌仁为好。对金黄色葡萄球菌、绿脓杆菌、流感杆菌均有较强的抑制作用，对肺炎双球菌、白色葡萄球菌及甲型链球菌亦有抑制作用，对部分皮肤真菌亦有不同程度的抑制作用。

附　瓜蒌壳　瓜蒌仁

1. 瓜蒌壳：为瓜蒌的果皮。采得瓜蒌后，剖开，除去种子，切条，晒干，生用或蜜炙用。性能与瓜蒌相似，但偏于清热化痰，宽胸利气。主要用于热痰咳嗽、胸痹疼痛、乳痈。用量 6～9 克。入汤剂。反乌头。

2. 瓜蒌仁：为瓜蒌的种子。剖取瓜蒌壳时，收集种子，晒干或微炒用。性能与瓜蒌相似，但长于润燥化痰，润肠通便。主要用于燥痰咳嗽、痰黄而稠，不易咯出，以及肠燥便秘。用量 6～9 克。入汤剂。反乌头。

竹　茹（《别录》）

为禾本科植物青秆竹 Bambusa tuldoides Munro、大头典竹 Sinocalamus beecheyanus（Munro）McClure var pubescensP. F. Li 或淡竹 Phyllostachys nigravar. henonis（Miff.）Stapf. 的茎除去外皮后，刮下的中间层。主产于长江流域和南部地区。四季可收，以冬季采者为佳。鲜用或晒干生用，或姜汁炒用。

【性味归经】甘，微寒。归肺、胃经。

【功效】清热化痰，除烦止呕。

【应用】

1. 用于痰热郁结，烦闷不宁，惊悸失眠等，对热咳痰稠有卓效，亦可用于痰热蒙蔽清窍诸证。肺热咳嗽，常与黄芩、瓜蒌等同用。胆火挟痰，犯肺扰心所致的胸闷痰多、心烦、惊悸失眠，常与陈皮、茯苓、半夏等同用，如温胆汤。中风痰迷，舌强不语，可与胆南星、石菖蒲等同用。

2. 用于胃热呕吐，常与半夏、黄连、橘皮等同用，如黄连橘皮竹茹半夏汤。胃虚挟热之呕吐，常与陈皮、生姜、人参等同用，如橘皮竹茹汤。

此外，对妊娠恶阻，胎动不安也可应用本品，多与紫苏梗、半夏、砂仁等同用。

【用量用法】3～9克。入汤剂。

【使用注意】胃寒呕吐，感寒挟食呕吐者忌用。

【参考】含钾、钙、糖类。竹茹粉对白色葡萄球菌、枯草杆菌、大肠杆菌及伤寒杆菌等有较强的抗菌作用。

附 竹沥

为鲜淡竹、青秆竹、大头典竹经火烤后沥出的液汁，又名竹油、竹沥水、竹沥膏。近年来常用鲜品以安瓿封装，随时取用。性寒、滑润，味甘。功效与竹茹相似，但清化热痰作用优于竹茹，并善于透达经络之痰。除用于热痰之外，凡中风不语、昏迷、癫痫、惊厥等，均可使用。现代用治乙脑、流脑等高热、痰迷、呕吐等，可用竹沥频饮。用量30～60克。入汤剂。

礞 石（《嘉祐本草》）

为硅酸盐类矿石，分青礞石和金礞石两种。青礞石为变质类黑云母片岩或绿泥石化去母碳酸盐片岩。应用较广。金礞石为变质岩类云母片岩的风化物。我国凡有云母矿山处均产，但以四川产者为佳。随时可采，采后击碎，除去杂质，与火硝共煅至礞石呈金黄色时为止，再水飞去其硝毒，阴干。

【性味归经】甘、咸，平。归肝、肺、心经。

【功效】坠痰下气，平肝镇惊。

【应用】

1. 用于顽痰、老痰痰稠胶黏，气逆喘咳之实证，常与沉香、黄芩、大黄同用，以加强泻火逐痰的作用，如礞石滚痰丸。

2. 用于热痰壅盛的惊风、抽搐、痰积癫痫等。小儿惊风、抽搐，以本品为末，用薄荷汁和白蜜调服。痰积癫痫，常与沉香、黄芩、大黄等同用。

【用量用法】6～9克。入汤剂。多入丸、散剂每次1.5～3克。

【使用注意】孕妇慎用。

【参考】含硅酸盐、铁、钾、镁等。有祛痰、解痉的作用。

前 胡 (《别录》)

为伞形科多年生草本植物白花前胡 Peucedanumpraeruptorum Dunn 或紫花前胡 P. decursivum (Miq.) Maxim. 的根。白花前胡主产于浙江、湖南、安徽等地。紫花前胡主产于江西、浙江等地。冬季至次春茎叶枯萎或未抽花茎时采挖，除去须根，洗净晒干，刮去栓皮，温水浸润，切片生用或蜜炙用。

【性味归经】苦、辛，微寒。归肺经。

【功效】散风清热，降气化痰。

【应用】

1. 用于外感风热咳嗽痰多，常与桑叶、桔梗、薄荷等同用，共奏疏散风热、祛痰止咳之效。

2. 用于肺气不降，喘咳，痰稠，胸部满闷等，常与贝母、桑白皮、杏仁等同用，以加强清热、降气、化痰的作用，如前胡散。

【用量用法】3～9克。入汤剂。

【使用注意】恶皂荚，畏藜芦。

【参考】白花前胡含白花前胡甲素、白花前胡乙素、白花前胡丙素及白花前胡丁素。紫花前胡含紫花前胡甙、紫花前胡内脂、紫花前胡素、挥发油、鞣质等。

能显著增强呼吸道的分泌，有较好的祛痰作用，且作用时间长。白花前胡丙素能增加心脏冠状动脉流量，并有镇静作用。

天竺黄 (《开宝本草》)

为禾本科植物青皮竹 Bambusa textilis McClure. 或华思劳竹 Schizostachyum chinense Rendle 等竹，因被寄生的竹黄蜂咬洞后而于竹节间贮积的伤流液，经干燥凝结的块状物。主产于云南、广东、广西等地。秋、冬季采收，砍破竹竿，剖取晾干。

【性味归经】甘，寒。归心、肝经。

【功效】清热豁痰，清心定惊。

【应用】

1. 用于痰热壅盛所致的咳喘气急，烦躁不安等，常与黄连、僵蚕、朱砂、栝楼等同用。

2. 用于痰热蒙闭清窍或肝热动风的神昏谵语、小儿惊风抽搐及中风痰壅等，常与牛黄、钩藤、朱砂等同用。

【用量用法】3～9克。入汤剂。研末吞服，每次 0.6～1 克。

【参考】含氢氧化钾、硅土、三氧化二铝、三氧化二铁等。有解痉、祛痰，以及抑制葡萄球菌、大肠杆菌、伤寒杆菌的作用。

海浮石 (《日华子本草》)

为火层岩类岩石浮石 Pumice 的块状物或胞孔科动物脊突苔虫 Costazia aculeatacanu et Bassler、瘤苔虫 C. costazii. Audouin 的骨骼。浮石主产于广东沿海一带。全年可采，自海中捞出，洗净晒干。脊突苔虫和瘤苔虫主产于我国南方各地，6～10 月从海中捞出，用清水洗去盐质和泥沙，晒干，用时捣碎。

【性味归经】咸，寒。入肺、肾经。

【功效】清肺化痰，软坚散结。

【应用】

1. 用于痰热咳嗽，咳痰稠黏，难以咯出及咯血等，常与栝楼仁、川贝母、栀子等同用，如咯血方。

2. 用于痰火郁结所致的痰核、瘰疬等，常与软坚散结的海藻、昆布、浙贝母等同用，以增加疗效。

此外，还可用于淋证，凡血淋、石淋等，因肺热而小便涩痛者，可用本品为末，生甘草煎汤调服。

【用量用法】9～15 克。入汤剂。

【参考】浮石含氧化硅、氧化铝、氧化钾。骨骼类浮石含碳酸钙。

有祛痰、散结软坚及利尿的作用。

海蛤壳（《本经》）

为软体动物帘蛤科多种海蛤的贝壳。常用的是文蛤 Meretrix meretrix L. 和青蛤 Cyclina sinensis Gmelin 的贝壳。产于沿海地区。春、秋季自海滩泥沙中淘取，放沸水中略煮，去肉，洗净。生用或煅用。捣末或水飞用（称蛤粉）。

【性味归经】苦、咸，寒。归肺、胃经。

【功效】清热化痰，软坚散结。

【应用】

1. 用于肺热喘咳，痰稠胶黏，或痰结胸满等，本品具有清肺热，化稠痰之功。治热痰喘咳可与海浮石、白前、桑白皮等同用。如痰火郁结，胸胁疼痛，可与青黛、栀子、栝楼等同用。

2. 用于瘿瘤、瘰疬、痰核等，本品有软坚散结之功。常与海藻、昆布、瓦楞子等配伍，如含化丸。

此外，微有利尿作用，可用于水气浮肿、小便不利。煅用兼可制酸止痛，故可用于胃痛泛酸。研末外敷，又可敛疮收口。

【用量用法】10～15 克。入汤剂。蛤粉宜包煎。入丸、散剂，每次 1～3 克。外用适量。

【参考】含碳酸钙、角壳质等。

海　藻（《本经》）

为马尾藻科植物海蒿子 Sargassumlpallidum（Thrn.）C. Ag. 或羊栖菜 S. fusi-forme（Harv.）Setch. 的全草。主产于浙江、福建、山东、广东、辽宁等地。夏、秋采收，用清水漂洗，晒干切碎用。

【性味归经】苦、咸，寒。归肝、胃、肾经。

【功效】软坚散结，消痰，利水。

【应用】

1. 用于瘿瘤结肿，瘰疬结核。前者，常与青皮、昆布、浙贝母等行气、软坚药同用，如海藻玉壶汤。后者，常与夏枯草、连翘、玄参等同用，如内消瘰疬丸。此外，还可用于睾丸肿大，可与川楝子、青皮等疏肝、行气药同用。

2. 用于脚气浮肿及水肿，可与利水药同用，以加强利水退肿的作用。

【用量用法】6～12克。入汤剂。

【使用注意】不宜与甘草同用。

【参考】含钾、碘粗蛋白、海藻胶、甘露醇。马尾藻又含马尾藻多糖。

碘对缺碘所引起的地方性甲状腺肿大有治疗作用，并对甲状腺功能亢进，基础代谢率增高有暂时抑制作用。海藻中因含有抗凝血物质，故有抗凝血作用，虽经加热此物质亦不被破坏，其抗凝血作用与胆素相似。对人型结核杆菌有抗菌作用，对流感病毒及其皮肤真菌亦有抑制作用。

昆　布（《别录》）

为多年生大型褐藻海带科植物海带 Laminaria japonica Aresch. 或翅藻科植物昆布（鹅掌菜）Ecklonia kurome Okam. 和裙带菜 Undaria pinnatifida（Harv.）Sur. 的叶状体。主产于辽宁、山东、福建等地。夏、秋两季采收，由海中捞出后，晒干，拣去杂质，用水漂净，稍晾，切成宽丝，阴干。

【性味归经】咸，寒。归肝、胃、肾经。

【功效】软坚散结，消痰利水。

【应用】

1. 用于痰火郁结所致的瘿瘤、瘰疬、痰核等，常与海藻、海蛤壳、通草等同用。亦用于疝气、睾丸肿痛，常与行气、散结的川楝子、海藻等同用，如橘核丸。

2. 用于水肿胀满、脚气等，常与海藻或其他利尿药同用，能利尿退肿。

此外，近年用本品与海藻、牡蛎、玄参、夏枯草等同用，治疗地方性甲状腺肿大及腺瘤、淋巴结核、肝硬化等证。

【用量用法】6～12克。入汤剂。

【参考】含碘、藻胶素、昆布素、甘露醇、胡萝卜素、海带氨酸、海带聚糖等。

碘能促进炎性渗出物的吸收，并能使病态组织崩溃和溶解。碘又为甲状腺素的主要成分，碘摄入不足则甲状腺素不足，引起甲状腺肿大，补充碘的吸入能纠正甲状腺素不足，从而使肿大的腺体缩小或消散。又对甲状腺功能亢进、基础代谢增高的患者，有暂时抑制基础代谢的作用。海带、昆布有一定的抗癌作用。海带氨酸有降压作用，海带聚糖有降血脂作用。昆布对家兔实验性血吸虫病有较明显的治疗作用。

胖大海（《本草纲目拾遗》）

为梧桐科植物胖大海 Sterculia scaphigera Wall 的成熟种子。主产于越南、印度等地。我国广东、海南岛也有栽培。4～6 月间，由开裂的果实上采收成熟的种子，晒干生用。

【性味归经】甘、淡，凉。归肺、大肠经。

【功效】清宣肺气，清肠通便。

【应用】

1. 用于肺气闭郁，痰热咳嗽，以及肺热声哑等，可单用泡服当茶饮，亦可与桔梗、蝉蜕等同用，治肺热声哑效果更佳。

2. 用于热结便秘而致头痛、目赤、轻度发热等，轻证可单用泡服，重证可与番泻叶、大黄等清热泻下药同用。

【用量用法】3～9 克。入汤剂。或取 2～3 枚泡服。

【使用注意】脾虚便溏者不宜服。

【参考】含半乳糖、戊糖及阿拉伯糖等，外层含有胶素。有降压、利尿、泻下及镇痛的作用。

黄药子（《开宝本草》）

为薯蓣科多年生宿根缠绕性藤本植物黄独 Dioscorea bulbifera L. 的块茎。主产于我国南方各地。夏、秋两季采挖，洗净泥土，去掉毛状的须根。切片，晒干生用。

【性味归经】苦，平。归肺、肝经。

【功效】散结消瘿，清热解毒，凉血止血。

【应用】

1. 用于瘿疾，单用有效，如《斗门方》治项下气瘿，浸酒服，复方用时，常与海藻、牡蛎等同用，加强软坚散结的作用，如消瘿汤。

2. 用于疮疡肿痛，咽喉肿痛及毒蛇咬伤，单用有效，多与其他清热解毒药同用。亦可用鲜品捣烂外敷。

3. 用于血热所致的吐血、衄血、咯血等，常与止血药蒲黄炭、棕榈炭等同用，对咳血效果更佳。亦可用于咳嗽、气喘、百日咳等证。

现代用于治疗多种甲状腺肿，并对食管、胃、肝、直肠的各种肿瘤有一定疗效，多与海藻、昆布、白花蛇舌草、薏苡仁、山慈姑等同用。

【用量用法】3～9 克。入汤剂。外用适量。

【使用注意】脾胃虚弱和有肝脏疾患者慎用。

【参考】含蔗糖、还原糖、淀粉、皂甙、鞣质，还含有黄独素 B、黄独素 C、薯蓣皂甙元等。

对地方性甲状腺肿和一些原因不明的甲状腺肿均有一定的治疗作用。对心脏、肠平滑肌有抑制作用，并能兴奋子宫引起强直性收缩。水煎剂对常见致病性皮肤真菌均有不同程度的抑制作用。对伤寒杆菌、肠炎杆菌、宋内氏痢疾杆菌、肺炎双球菌有抑制作用。

临床报道，本品50%煎剂治疗百日咳合并重度小病灶性肺炎有一定疗效。用黄药子治疗甲状腺瘤25例，3例腺瘤完全消除，17例肿物显著缩小。

蔊　菜（《本草拾遗》）

为十字花科一年生草本植物蔊菜 Rorippa montana（Wall.）Small. 的全草。主产于华东地区及河南、陕西、甘肃、湖南、广东等地。夏、秋二季采收，洗净，鲜用或晒干生用。

【性味归经】辛，凉。归肺、肝经。

【功效】祛痰止咳，清热解毒，利湿退黄。

【应用】

1. 用于咳嗽痰多而喘。肺热咳嗽，可与鱼腥草、蒲公英、黄芩等同用，以增强清热止咳、平喘祛痰的效果。肺寒咳嗽，可与苏子、白芥子等同用，以加强祛寒、降气的作用。

2. 用于咽喉肿痛，痈肿疮毒等。前者多与鸭跖草、崔草等同用，共奏消肿利咽的作用。后者，可取鲜品洗净，捣敷患处，亦可与连翘、白花蛇舌草、鱼腥草等清热解毒药同用。

3. 用于湿热黄疸，常与茵陈、虎杖、地耳草等同用，以加强清利湿热的作用。

现代亦用于治疗气管炎。

【用量用法】15～30克，入汤剂。鲜品加倍。外用适量。

【使用注意】不能与黄荆叶同用，否则使人肢体麻木。

【参考】含蔊菜素、蔊菜酰胺、维生素 B、维生素 C。

蔊菜素、蔊菜酰胺均有祛痰、镇咳作用。水煎剂对金黄色葡萄球菌、变形杆菌、绿脓杆菌、伤寒杆菌、痢疾杆菌有抑制作用。蔊菜素对肺炎球菌及流感杆菌有抑制作用。

第三节　止咳平喘药

本类药物主要有止咳或平喘的功效。适用于咳嗽或喘息的症候。由于喘咳病证复杂，有干咳无痰者，有咳痰黄稠或清稀者，有外感咳喘者，有虚劳咳喘者。总之，寒、热、虚、实各异。故在应用时，须根据证型的不同，选用适宜的药物，并作相应的配伍。

杏　仁（《本经》）

为蔷薇科落叶乔木植物杏 Prunus armeniaca L. 山杏 Prunus armeniaca L. var. ansu Maxim.、西伯利亚杏 Prunus sibirica L. 或东北杏 Prunus maudshurica（Maxim）Koehne. 的成熟种子。主产于东北、内蒙古、华北、西北、新疆及长江流域各省。夏季果实成熟时采收，除去果肉及核壳，取出种子，晒干生用或炒用，捣碎入药。

【性味归经】苦，微温。有小毒。归肺、大肠经。

【功效】止咳平喘，润肠通便。

【应用】

1. 用于多种咳嗽、痰多、喘息等证。风寒咳嗽喘息，常与麻黄、甘草同用，如三拗汤。风热咳嗽，常与桑叶、菊花、桔梗等同用，如桑菊饮。肺热咳嗽喘息，常与石膏、麻黄、甘草同用，如麻杏石甘汤。肺燥咳嗽，常与沙参、川贝母、桑叶等同用，如桑杏汤。

2. 用于肠燥津枯便秘，或产后血亏所致的便秘，常与火麻仁、当归、枳壳等同用，如益血润肠丸。

【用量用法】3～9 克。入汤剂。

【使用注意】内服不宜过量，以免中毒，婴儿慎用。

【参考】含苦杏仁甙、苦杏仁酶、苦杏仁油等。

苦杏仁甙在体内慢慢分解，逐渐产生微量的氢氰酸。微量的氢氰酸对呼吸中枢呈镇静作用，使呼吸运动趋于安静而达到镇静、平喘的作用。大量服用苦杏仁易产生中毒症状，因大量的氢氰酸对延髓生命中枢的作用是，先兴奋后麻痹，并抑制酶的活动，阻碍新陈代谢，引起组织窒息。杏仁油在肠内起润肠通便作用。如中毒，表现为病者口中和呼吸中有时有杏仁味，轻者表现为吐泻、腹痛、头晕无力；重者抽风昏迷、瞳孔散大；极严重者，血压下降，深度昏迷，抽风不止，出现呼吸衰竭或循环衰竭。可用 5％硫代硫酸钠或高锰酸钾液，或 1％～3％双氧水洗胃或灌肠；洗胃后，以硫代硫酸钠 10 克留置于胃中；吸氧；应早用呼吸兴奋剂；一旦呼吸停止，应持续人工呼吸直到呼吸恢复为止；给予大量维生素 C。中草药用杏树皮（去粗皮）60 克水煎服有效。

百　部（《别录》）

为百部科多年生草本植物直立百部 S. sessilifolia Franch. et Savat、蔓生百部 Stemona japonica. Miq. 或对叶百部 S. tuberosa Lour. 的块根。直立百部产于山东、河南、福建及长江流域中下游各省。蔓生百部产于我国北部、中部、东南部各省。对叶百部产于长江流域及海南岛。春、秋二季采挖，洗净，除去须根，入沸水中烫或蒸至无白心，晒干切段，生用或蜜炙用。

【性味归经】甘、苦，微温。归肺经。

【功效】润肺止咳，杀虫。

【应用】

1. 用于新久咳嗽，尤以久咳、虚劳咳嗽及顿咳为佳。久咳可单用本品蜜炙后煎服，或与紫菀、桔梗、白前等止咳药同用，如止嗽散。治虚劳咳嗽，常与沙参、麦门冬、山药等滋阴、补虚药同用，如月华丸。治小儿顿咳，可与沙参、杏仁、川贝母等滋阴、止咳药同用。治风寒咳嗽，常与麻黄、杏仁等散寒解表、止咳药同用，如百部丸。治肺热咳嗽，可与知母、川贝母等清热、止咳药同用。

2. 用于蛲虫病及头虱、体虱、阴虱等。治蛲虫常用本品制成散剂、栓剂、软膏外用于肛门，或浓煎液保留灌肠，亦可散剂内服。灭虱可用本品制成 20％醇浸液，或30％百部水煎液外用涂搽。亦可杀灭农作物害虫。

此外，尚可用于荨麻疹、皮炎、皮癣、疥疮、蚊虫咬伤，以鲜品切断，用断面涂搽患处，每日数次。

现代用本品制成百部糖浆制剂，用治各种咳嗽。

【用量用法】3～9克。入汤剂。外用适量。

【参考】含百部碱、百部次碱、异百部次碱等生物碱。

所含生物碱能降低动物呼吸中枢的兴奋性，抑制咳嗽反射而奏镇咳之效。对虱子、臭虫、蝇蛆、孑孓、蛲虫、阴道滴虫有杀灭作用。对金黄色葡萄球菌、溶血性链球菌、肺炎双球菌、痢疾杆菌、绿脓杆菌、人型结核杆菌及某些皮肤真菌有抑制作用。煎剂能降低亚洲流感病毒对小白鼠的致病力，对已感染的小鼠也有治疗作用。

紫　苑（《本经》）

为菊科多年生草本植物紫菀 Aster tatarieus L. f. 的根茎及须根。主产于河北、安徽、东北、华北、西北等地。春、秋二季采挖，除去有节的根茎（习称"母根"）和泥沙，编成辫状晒干，或直接晒干，切段生用或蜜炙用。

【性味归经】辛、苦，温。归肺经。

【功效】化痰止咳，润肺下气。

【应用】

1. 用于肺虚久咳，肺阴不足，痨嗽咯血，常与阿胶、贝母、知母等同用，以加强补气、养阴的作用，如紫菀汤。

2. 用于多种咳嗽气逆，咳痰不爽等证。外感咳嗽，常与荆芥、白前、陈皮等同用，如止嗽散。久咳不愈者，常与款冬花、百部、乌梅同用，如紫菀百花散。

【用量用法】3～9克。入汤剂。

【使用注意】有实热者忌服，畏茵陈蒿。

【参考】含挥发油，油中主要成分为毛叶醇酯、茴香醚、烃、脂肪酸、芳香族酸等。根含无羁萜醇、无羁萜、紫菀酮、紫菀皂甙、槲皮素等。

能使呼吸道分泌增多，有较好的祛痰作用；一种醇提取物对小白鼠实验性咳嗽有镇咳作用。对金黄色葡萄球菌、大肠杆菌、痢疾杆菌、伤寒杆菌、绿脓杆菌及常见皮肤真菌有抑制作用。水煎剂在鸡胚尿囊中对流感病毒有明显的抑制作用。此外，因含皂甙，有强烈的溶血作用，故不能作注射剂。

葶苈子（《本经》）

为十字花科一年生或二年生草本植物独行菜（北葶苈子）Lepidium apetalum Willd. 或播娘蒿（南葶苈子）Descurainia, sophia（L.）Webb. 的成熟种子。主产于华东、西北和华北等地。夏季果实成熟时采割植株，晒干，搓出种子，除去杂质，生用或微炒打碎用。

【性味归经】辛、苦，寒。归肺、膀胱经。

【功效】泻肺平喘，行水消肿。

【应用】

1. 用于痰涎壅滞，咳嗽喘促等，可与莱菔子、苏子、桑白皮等同用。若咳逆痰多，喘息不得卧，周身面目浮肿，可重用本品，与大枣同用，如葶苈大枣泻肺汤。

2. 用于水饮停聚，水肿腹满，小便不利等，常与防己、椒目、大黄等同用，如己椒苈黄丸。治胸胁积水，常与杏仁、大黄同用，如大陷胸丸。

现代亦用于肺心病，心力衰竭之水肿喘满，可单用，或与黄芪、附子等同用，共奏益气温阳，利水之功。

【用量用法】3～9克。入汤剂。

【使用注意】肺虚喘咳、脾虚肿满者忌用。

【参考】独行菜种子含脂肪油、芥子甙、蛋白质、糖类。播娘蒿种子含挥发油，油中主要成分为异硫氰酸苄酯、异硫氰酸烯丙酯、脂肪油、亚油酸、硬脂酸等。

干燥种子之醇提取物，均表现强心作用，对在位蛙心可使之停止于收缩期，在位兔、猫心，猫心肺装置，猫心电图等研究，均使心收缩加强，心率减慢，心传导阻滞，对衰竭的心脏可增加输出量，降低静脉压。又有利尿作用。大剂量可出现强心甙中毒症状，表现为呕吐、恶心、腹痛、头晕、思睡和心律失常等。可采取洗胃、吸氧等方法，中药可用绿豆、甘草水煎服。

银 杏 （《本草纲目》）

为银杏科落叶乔木植物银杏 Ginkgo biloba L. 的成熟种子。我国各地均有栽培，秋季种子成熟时采收，除去外层肉质种皮，洗净，稍蒸或略煮后，晒干，用时去壳，捣碎。

【性味归经】甘、苦、涩，平。有毒。归肺经。

【功效】敛肺定喘，止带浊，缩小便。

【应用】

1. 用于咳喘、气逆、痰多等，常与麻黄、甘草同用，以增强止咳平喘的作用，如鸭掌散。肺热而痰多喘息，常与黄芩、桑白皮、半夏等同用，如定喘汤。

2. 用于带下量多，白浊等。脾虚白带清稀，常与莲子、胡椒同乌骨鸡煮食。湿热黄带浓稠者，常与黄柏、芡实同用，如易黄汤。白浊者，多与萆薢、益智仁等同用。

3. 用于遗尿尿频，常与桑螵蛸、覆盆子等补肾、缩尿药同用。

【用量用法】3～9克。入汤剂。

【使用注意】生食有毒，过食亦可中毒，不能过量。

【参考】含脂肪酸、淀粉、氢氰酸、蛋白质及组氨酸等。

可增加脑血管流量，对结核杆菌和皮肤真菌有抑制作用，故对肺结核有效。含氢氰酸，生食有毒，其中毒症状为呕吐、腹泻、腹痛、发热、发绀、神经系统症状，严重时可因呼吸麻痹而死亡。如出现中毒，可洗胃、导泻、灌肠，或服鸡蛋清、医用活性炭。抽搐者给予镇痉剂；发绀者给予吸氧、呼吸兴奋剂；呼吸麻痹者，可配合人工呼吸。中药可用甘草60克，或用白果壳30克煎服。

附 银杏叶

来源同上，系用其叶。秋季，叶尚绿时采收，晒干生用。性平，味甘、苦、涩。

功能敛肺、平喘、止痛。用于肺虚咳喘及高血脂、高血压、冠心病、心绞痛及脑血管痉挛等证。用量3~6克。入汤剂。

款冬花（《本经》）

为菊科多年生草本植物款冬 Tussilago farfara L. 的花蕾。主产于河南、甘肃、山西、四川等地。地冻前当花尚未出土时采摘，阴干，除去泥土和花梗。生用或蜜炙用。

【性味归经】辛、微苦，温。归肺经。

【功效】止咳化痰，润肺下气。

【应用】用于多种咳嗽。肺寒咳嗽，常与紫菀相须为用，如紫菀百花散。肺热咳嗽，常与知母、桑白皮、杏仁等同用，如款冬花汤。肺虚久嗽，痰中带血，常与百合同用，如百花膏。

【用量用法】3~9克。入汤剂。

【参考】含款冬二醇、蒲公英黄色素、三萜皂甙、挥发油等。

醚提取物对组织胺引起的支气管痉挛有解痉作用，故有镇咳作用，但祛痰作用不显著。能兴奋动物呼吸中枢，且能维持一定的时间。

紫苏子（《别录》）

为唇形科一年生草本植物紫苏 Perilla frutescens（L.）Britt. var. crispa（Thunb.）Decne. 的成熟果实。我国南北各地均产。秋季种子成熟时采收，除去杂质，晒干，生用或炒用，用时捣碎。

【性味归经】辛，温。归肺经。

【功效】降气消痰，平喘，润肠。

【应用】

1. 用于痰壅气逆所致的咳嗽气喘，常与莱菔子、白芥子同用，如三子养亲汤。若痰涎壅盛，咳喘胸满者，常与前胡、厚朴、半夏等同用，如苏子降气汤。

2. 用于肠燥便秘及失血之肠燥便秘，常与火麻仁、杏仁、栝楼仁等润肠通便药同用。

【用量用法】3~9克。入汤剂。

【使用注意】脾虚便溏者不宜用。

【参考】含脂肪油、维生素 β_1 等。

脂肪油能刺激胃肠黏膜，使蠕动增强，分泌增多，有润肠作用。所含其他成分有润肺和祛痰作用。

桑白皮（《本经》）

为桑科落叶乔木植物桑树 Morus alba L. 的根皮。秋末叶落时至次春发芽前采挖根部，刮去黄棕色粗皮，纵向剖开，剥取根皮，晒干。切段生用或蜜炙用。

【性味归经】甘，寒。归肺经。

【功效】泻肺平喘，利水消肿。

【应用】

1. 用于肺热喘咳痰多者，常与地骨皮、甘草等同用，以增强泻肺平喘的功效，如泻白散。

2. 用于水肿实证之小便不利，面目肌肤浮肿等证，常与利水消肿的大腹皮、生姜皮、茯苓皮等同用，如五皮饮。

此外，本品尚有一定的降压作用，近代用其治疗高血压，有一定效果。

【用量用法】6～12克。入汤剂。

【使用注意】肺虚无火，小便多及风寒咳嗽忌服。

【参考】含伞形花内脂、黄酮类衍生物、挥发油。有利尿作用，能带出较多氯化物，并有镇静和降压作用。

枇杷叶 （《别录》）

为蔷薇科常绿小乔木植物枇杷 Eriobotrya japonica（Thunb.）Lindl. 的叶。我国各地均有栽培，主产于长江流域以南各地。春末夏初采收，晒干，刷去绒毛，用水喷润，切丝，干燥，生用或蜜炙用。

【性味归经】苦，微寒。归肺、胃经。

【功效】清肺止咳，降逆止呕。

【应用】

1. 用于肺热咳嗽，气逆喘息等，常与沙参、栀子、桑白皮等同用，如枇杷清肺饮。

2. 用于胃热呕吐，烦躁口渴等。常与芦根、竹茹、黄连等清热生津、止呕等品共同增强疗效。

【用量用法】3～9克。入汤剂。

【参考】含挥发油，油中主要成分为橙花叔醇、金合欢醇。还含有 α 和 β 蒎烯、茨烯、苹果酸、鞣质、维生素 B 及 C、皂甙、苦杏仁甙等。

苦杏仁甙能分离出氢氰酸，而有一定的止咳、镇痛作用；苦杏仁甙水解产生的苯甲醛，在消化道内有抑制酵母的作用，以防止发酵。枇杷叶的油质有轻度祛痰作用。对白色葡萄球菌、金黄色葡萄球菌、肺炎双球菌及福氏痢疾杆菌均有明显的抑制作用，并有抑制流感病毒的作用。

马兜铃 （《药性论》）

为马兜铃科多年生落叶藤本植物北马兜铃 Aristolochia contorta Bge. 和马兜铃 Aristolochia debilis Sieb. et Zucc. 的成熟果实。北马兜铃主产于黑龙江、吉林、河北等地。马兜铃主产于江苏、安徽、浙江等地。秋季果实由绿变黄时采收，晒干，生用或蜜炙用。

【性味归经】苦，微寒。归肺、大肠经。

【功效】清肺降气，止咳平喘，清肠消痔。

【应用】

1. 用于肺热咳嗽，痰壅气促或肺虚久咳，痰中带血等。肺热咳嗽，常与桑白皮、杏仁、黄芩等同用，以增强清热、止咳平喘的疗效。肺虚久咳，常与阿胶、杏仁、牛蒡子等同用，以加强补肺止咳的作用，如补肺阿胶汤。

2. 用于痔疮下血、肛门周围肿痛等，常与清热、止血的槐花、地榆等同用，或单用煎汤熏洗。

现代亦用于高血压，以肝阳上亢。头晕面赤者较为适宜，多与黄芩、夏枯草等同用或单用制膏内服。

【用量用法】 3～9克。入汤剂。外用适量。

【使用注意】 脾胃虚弱者慎用，孕妇不宜服。

【参考】 含马兜铃酸、马兜铃碱、马兜铃次酸、木兰碱等。

煎剂有祛痰作用，又能缓解支气管痉挛，有缓慢而持久的降压作用，对金黄色葡萄球菌、肺炎球菌、痢疾杆菌及常见皮肤真菌有抑制作用。

矮地茶（《本草图经》）

为紫金牛科常绿小灌木植物紫金牛 Ardisia japonica (Hornsted) Blume 和毛茎紫金牛 A. villosa Roxb. 的全株。主产于我国长江流域至南部各省。全年可采，洗净切段，晒干用或鲜用。

【性味归经】 苦，平。归肺、肝经。

【功效】 止咳祛痰，利水渗湿，活血祛瘀。

【应用】

1. 用于咳嗽痰多，肺热咳嗽，喘促痰多黄稠或发热等，单用煎汤或作片剂使用有效，复方常与胡颓叶、吉祥草、猪胆汁同用。如属寒痰咳嗽，可与麻黄、细辛、干姜等同用，以增强祛痰止咳之目的。

2. 用于湿热黄疸、水肿等。湿热黄疸，常与茵陈、连钱草等同用，共奏利水渗湿、除黄的作用。水肿小便不利，常与利湿药如茯苓皮、泽泻等同用。

3. 用于跌打损伤、风湿痹痛、经闭腹痛等。治跌打损伤，常与川芎、当归、红花等活血祛瘀药同用。治风湿痹痛，多与威灵仙、防己、八角枫、白龙须等同用，以加强祛风除湿。经闭腹痛，常与益母草、川芎、香附等活血、行气药同用。

现代用于治疗慢性支气管炎、肺结核等，多与十大功劳、百部、天门冬同用，取得一定的效果。

【用量用法】 9～12克。入汤剂。大剂量可用至30～60克。外用适量。

【参考】 含矮地茶素（岩白菜素）、黄酮武、鞣酸、树脂等。

有明显的中枢性镇咳作用；矮茶素是镇咳的有效成分，其强度为可待因的 1/10～1/4，但在中枢的选择作用比可待因强，无明显的耐受性。有明显的祛痰作用，对大肠杆菌、金黄色葡萄球菌、肺炎球菌、流感杆菌等有抑制作用。

洋金花（《本草纲目》）

为茄科一年生草本植物白曼陀罗 Datura metel L. 的花。主产于江苏、福建、广东等地。4～11月花初开时采收，晒干或低温干燥。

【性味归经】辛，温。有毒。归肺、肝经。

【功效】平喘止咳，镇痛，解痉。

【应用】

1. 用于哮喘咳嗽无痰或痰少等，可入散剂单用，或制成卷烟（以本品末适量掺入烟叶中）吸入。

2. 用于心腹冷痛和风湿痹痛、跌打损伤疼痛等，单用研末吞服有效。古时多作麻醉剂，与川乌、草乌、姜黄等同用，共奏止痛、活血的作用。如整骨麻药方。

3. 用于癫痫及慢惊风之痉挛抽搐，常与全蝎、天麻等同用，以加强祛风止搐的功效。

现代有关中药麻醉的研究，亦多以本品为主，与川乌、草乌、防己等制成注射剂用。

【用量用法】0.3克。作烟卷分次燃吸，一次量不超过1.5克。外用适量。

【使用注意】外感及热痰咳嗽、青光眼、高血压患者禁用。

【参考】含多种莨菪烷衍生物类生物碱，并含少许阿托品。

有平喘镇咳、麻醉止痛的作用。在制药工业上为提制东莨菪碱的原料。不能大剂量服用，以免中毒。中毒症状为口干、皮肤潮红、无汗、瞳孔散大、呕吐、眩晕、狂躁。急救可洗胃，饮浓茶，注射拮抗剂（如新斯的明、毛果芸香碱），镇静剂，强心剂。儿童不能洗胃者，可注射阿扑吗啡催吐。

千日红（《植物名实图考》）

为苋科一年生草本植物千日红 Gomphrena globosa L. 的花序。我国各地均有栽培。夏、秋季采摘，晒干生用。

【性味归经】甘，平。归肺、肝经。

【功效】止咳平喘，平肝明目。

【应用】

1. 用于咳嗽、百日咳、哮喘等，单用煎汤服有效。亦可随证配伍适当的药物，以提高疗效。

2. 用于头昏目眩，视物模糊等，常与桑叶、菊花、女贞子等同用。

现代用本品与平地木、四季青、鼠曲草等配制成复方千日红片，治疗慢性支气管炎，有较好的作用。

【用量用法】3～9克。入汤剂

【参考】含皂甙、挥发油、黄酮类、生物碱、氨基酸等。

有较明显的平喘作用，皂甙、挥发油、总黄酮有祛痰作用。

白毛夏枯草（《本草拾遗》）

为唇形科多年生草本植物筋骨草 Ajuga decumbens Thunb. 的全株。主产于华东、中南、华南及西南地区。夏、秋季采收，切段，晒干用或鲜品用。

【性味归经】苦，寒。归肺、肝经。

【功效】祛痰止咳，清热解毒，凉血。

【应用】

1. 用于咳嗽痰多，尤以肺热咳嗽、痰黄稠或难以咯出者为佳，可单用本品煎汤，亦可与桑白皮、地骨皮、桔梗等同用，加强祛痰止咳的功效。

2. 用于咽喉肿痛、痈肿疔疮、毒蛇咬伤等。咽喉肿痛者，可与荠苎、桔梗、甘草等同用，共奏利咽、清热解毒的作用。痈疔或蛇咬伤，可单用本品捣敷，亦可与其他清热解毒药同用。

3. 用于血热咯血、衄血或外伤出血，可单用本品捣后外敷，亦可与其他止血药同用。

现代用于治疗高血压、阑尾炎、肺脓疡等，都取得了一定的效果。

【用量用法】9～30 克，入汤剂。外用适量。

【参考】含黄酮甙、皂甙、生物碱、氯化钾、夏枯草甙、筋骨草糖等。

有中枢性的镇咳、祛痰、平喘作用，能降压和利尿。有抑制肺炎球菌、大肠杆菌、绿脓杆菌等作用。

（罗蜀玉）

第十四章　安神药

凡以安神定志为其主要功效的药物，称为安神药。

安神药主要适用于阳气躁动而出现的心神不安，心悸怔忡，失眠多梦，烦躁易怒，以及惊风、癫痫、狂妄等证。

本类药物根据属性的不同可分为二类。一属于质重的矿物类及介类药，取其"重则能镇"、"重可去怯"的作用，为重镇安神药，多用于实证。一属于植物种子类药，取其质润性补，养心滋肝的作用，为养心安神药，适用于虚证。

运用本类药物须根据不同的病因、病机选择适宜的药物，并作相应的配伍，如阴虚血少者，应与养血滋阴药配伍。肝阳上亢者，与平肝潜阳药配伍。心火炽盛者，当与清心火药配伍。至于惊风、癫痫、狂妄等证，多以平肝息风或化痰开窍药为主，本类药只作辅助之品。

矿石类药物，如入丸散剂服，易耗伤胃气，须酌情配伍养胃健脾之品，只宜暂服，部分药物具有毒性，更须慎用。

朱　砂（《本经》）

为天然方晶系辰砂 cinnabar 的矿石。产于湖南、四川、贵州、云南等地。随时可采。将辰砂矿石击碎后，除去杂质，研细水飞。晒干用。

【性味归经】甘，寒。归心经。

【功效】镇心安神，解毒消肿。

【应用】

1. 用于神志不安、心悸怔忡、失眠、惊痫等证。若心火亢盛所致的心神不安、惊悸失眠，常与清心火的黄连同用，以增强清心安神之功；兼有血虚者，常与当归、生地等补血养心药同用，以增强清心养血安神的作用，如朱砂安神丸。亦可用于癫痫，常与磁石配伍，如磁朱丸。共奏镇心安神之功。

2. 用于疮疡肿毒及咽喉肿痛，口舌生疮。前者，可与雄黄等研末外敷。后者，常配冰片，硼砂等研末吹患处。本品内服或外用均有清热解毒的功效。

此外，可用本品作丸衣，有防腐作用。

【用量用法】0.3～1.5克。研末冲服，或入丸散剂，不入汤剂。外用适量。

【使用注意】本品难溶于水，不宜入汤剂。忌用火煅，火煅则析出水银，易于中毒。内服不宜过量，也不可持续服用，以防汞中毒。肝肾功能异常者，慎用朱砂，以免加重病情。

【参考】含硫化汞等。内服有镇静作用。外用能抑制杀灭皮肤细菌、寄生虫等。

龙　骨（《本经》）

为古代大型哺乳动物的骨骼化石。如东方剑齿象、三趾马、犀类、鹿类、牛类等的骨骼化石。产于山西、内蒙古、陕西、甘肃、河北、湖北等地。全年可采挖，除去泥沙杂质。贮于干燥处，用时打碎，生用或煅用。

【性味归经】甘、涩，平。归心、肝经。

【功效】镇惊安神，平肝潜阳，收敛固涩（煅用）。

【应用】

1. 用于神志不安、心悸怔忡、失眠多梦，以及癫痫、惊狂等证，常与远志、朱砂、牡蛎等同用，共奏镇惊安神之功。

2. 用于阴虚阳亢，虚阳浮越所致烦躁易怒、头晕目眩、失眠健忘等，常与代赭石、白芍、牛膝等同用，以增强镇肝熄风的作用，如镇肝熄风汤。

3. 用于精关不固、遗精早泄、白带、崩漏及卫表不固、虚汗等。前者与肉桂、熟地等同用，如龙骨汤。后者常与牡蛎、山药、海螵蛸等同用，共奏收敛涩带之功，如清带汤。虚汗常与牡蛎、白芍等同用。如二加龙牡汤。

此外，煅龙骨研末外用，可用于湿疮痒疹及疮疡溃后久不愈合。

【用量用法】15～30克。入汤剂（先煎）。外用适量。

【参考】含碳酸钙、磷酸钙、铁、钠、钾等。

附　龙齿

为上述动物的牙齿骨骼化石。采挖龙骨时，即可收集龙齿。碾碎生用或煅用。镇惊安神常与朱砂、远志、酸枣仁等同用。用治癫痫惊狂、心悸失眠、烦躁等心神不宁的病证，用量15～30克。入汤剂。

酸枣仁（《本经》）

为鼠李科落叶灌木或乔木植物酸枣 Zizyphus jujuba Mill vat. spinosa Hu. 的成熟种子。产于河北、陕西、辽宁、河南、华北等地。秋季果实成熟时收采、除去枣肉、碾破核、取种子、干燥。生用或炒用。

【性味归经】甘、酸，平。归心、肝、胆、脾经。

【功效】养心安神，敛汗。

【应用】

1. 用于虚烦失眠多梦、惊悸怔忡等，本品为重要滋养性安神药。可单用研末服，或与当归、白芍、制首乌等同用。若肝虚有热、虚烦失眠，常与知母、茯苓等同用，共奏补虚清热安神之功，如酸枣仁汤。若气血不足，心脾两亏，常与人参、当归等同用，共奏补气养血安神之功，如归脾汤。若偏于心肾不足，阴虚阳亢，可与生地、玄参、柏子仁、白芍等同用，以加强养阴安神之功，如天王补心丹。

2. 用于体虚自汗、盗汗，常与浮小麦、牡蛎、五味子等同用，以加强补虚敛汗之功。

【用量用法】9～18克。入汤剂。入丸、散剂，每次1.5～3克。

【参考】含枣仁皂甙、脂肪油、β-谷甾醇、有机酸等。有镇静、催眠作用。能降低血压并抑制动物肾型高血压的形成。对动物实验性的烫伤有抗休克及减轻局部水肿的作用。

磁　石（《本经》）

为天然的等轴晶系磁铁矿的矿石 Magnetite。产于河北、山东、辽宁、江苏等地。采挖后，除去泥沙杂质，击碎或火煅醋淬，研末用。

【性味归经】咸，寒。归肝、心、肾经。

【功效】潜阳安神，聪耳明目，纳气平喘。

【应用】

1. 用于阴虚阳亢所致的烦躁、心悸失眠、目晕头痛及癫痫等，常与朱砂同用，共奏镇心安神之功，如磁朱丸。亦可与石决明、白芍、生地等同用。

2. 用于肝肾不足所致的耳聋、耳鸣、目昏等，可与熟地黄、山茱萸、五味子等补益肝肾药同用。如耳聋左磁丸。

3. 用于肾不纳气所致的喘息气急，常与五味子、胡桃肉等同用，以增强补肾纳气、平喘之作用。

【用量用法】10～15 克。入汤剂。大剂量可用至 30 克。入丸、散剂。每次用 1～3 克。

【使用注意】因难于消化，入丸、散剂不可久服、多服。

【参考】含四氧化三铁、氧化铁、三氧化铁等。

琥　珀（《别录》）

琥珀 Amber 为古代枫树、松树的树脂埋藏地层中长期形成的化石琥珀。产于云南、广西、河南、辽宁等地。采得后除去杂质。研末入药。

【性味归经】甘，平。归心、肝、膀胱经。

【功效】镇惊安神，活血散瘀，利水通淋。

【应用】

1. 用于心悸怔忡，失眠多梦及惊风癫痫等。前者，常与酸枣仁、夜交藤、朱砂等同用。后者，常与朱砂、全蝎等同用，以加强熄风止痉的作用。

2. 用于血滞经闭、癥瘕疼痛等，常与其他活血破瘀药同用，如琥珀散。以本品配当归、莪术、芍药等，治血滞气阻、月经不通及外伤瘀肿疼痛。

3. 用于血淋、热淋、石淋、小便不利，尤以血淋为佳。为金石药中利尿良药。单用或与白茅根、海金沙、木通等同用，共奏利水通淋之功。

【用量用法】1.5～3 克，研末冲服。不入汤剂。

【参考】含树脂、挥发油等。

远　志（《本经》）

为远志科多年生草本植物远志 Polygala tenuifolia Willd。的根和根皮。主产于山西、陕西、吉林、河南等地。春秋两季采挖，除去残茎、须根，洗净晒干，或趁半干时抽去心，晒干。

【性味归经】辛、苦，微温。归心、肺、肾经。

【功效】宁心安神，祛痰开窍，消痈散结。

【应用】

1. 用于心神不安、惊悸、失眠、健忘等，常与朱砂、石菖蒲等同用，以加强镇惊安神之功，如远志丸。若心血不足，心神失养，心悸健忘，失眠多梦，常与人参、当归等同用，以加强补气养血之功，如归脾汤。

2. 用于痰阻心窍所致的癫痫发作，烦躁不安，神志不清，常与石菖蒲、郁金、白矾等同用，以增强祛痰开窍的功效。若咳嗽痰多，或黏痰不爽等，常与杏仁、桔梗等同用，能促使痰涎排出。

3. 用于痈肿疮疖、乳痈肿痛，可单用研末，酒送服，亦可外用调敷患处。

【用量用法】3～9克。入汤剂。外用适量。

【使用注意】本品性温燥，阴虚阳亢及痰热等证，均忌服。

【参考】含远志皂甙、远志醇等。有镇静、催眠作用。有较强的祛痰作用。远志乙醇浸剂对人型结核杆菌、金黄色葡萄球菌、痢疾杆菌、伤寒杆菌等均有抑制作用。远志流浸膏对动物已孕和未孕子宫有促进收缩和增强张力的作用。

柏子仁（《本经》）

为柏科常绿乔木植物侧柏 Biota orientalis（L.）Endl 的种仁。全国各地均产。秋后成熟时采收，除去外壳阴干用。

【性味归经】甘，平。归心、大肠经。

【功效】养心安神，润肠通便。

【应用】

1. 用于心血不足，心神失养的惊悸怔忡、失眠多梦等。偏于心脾两虚，常与人参、酸枣仁等同用，共奏养心补脾之功，如养心汤。兼盗汗者，亦可与人参、牡蛎、五味子同用，如柏子仁丸。偏于心肾失调者，常与熟地黄、麦门冬等同用，共奏补肾养心之功，如柏子养心汤。

2. 用于阴血不足的肠燥便秘等，常与松子仁，郁李仁等同用，以加强润下之功。如五仁丸。

【用量用法】9～18克。入汤剂。

【使用注意】体润多油，便溏滑泄者忌用。脾胃虚寒，素有痰湿者慎用。

【参考】含脂肪油约 14% 及少量的挥发油和皂甙。

合欢皮（《本经》）

为豆科落叶乔木植物合欢。Albizzia julibrissin Durazz. 的树皮。产于长江流域各省。春秋两季剥取树皮，晒干切段用。

【性味归经】甘，平。归心、肝经。

【功效】安神解郁，活血消肿。

【应用】

1. 用于情志所伤的忧郁愤怒，虚烦不安、健忘失眠等，常与夜交藤、柏子仁、石菖蒲等同用，以增强养心安神之功。亦可单用。

2. 用于跌打损伤，骨折肿痛，常与当归、川芎、苏木等同用，以增强活血化瘀、止痛之功。

3. 用于肺痈，咳吐痰浊及疮痈肿痛。前者单用或与鱼腥草、桔梗、甘草同用，则疗效更佳。后者，可与蒲公英、野菊花等同用，内服外敷均可。

【用量用法】9～15克。入汤剂。外用适量。

【参考】含皂甙、鞣质等。

附 合欢花

为合欢的花。夏季花半开时采收，晒干用。性味甘平。有与合欢皮相似的安神解郁的功效，用治失眠多梦、胸胁满闷等证，但活血消痈之力较弱。用量 3～9 克。

（陈孝敬）

第十五章　平肝息风药

凡是以平肝阳、熄肝风为主要功效的药物，称为平肝息风药。

本类药物分别具有平肝潜阳与平肝息风的功效。主要用于肝阳上亢，头目眩晕及肝风内动，惊痫抽搐等。

应用本类药物时，要根据辨证论治的原则予以不同的配伍，如因热引起者，与清热泻火药同用；兼见痰阻神昏者，与化痰药同用；因阴虚引起者，与滋阴药同用；因血虚引起者，与养血药同用。

本类药物以动物类药为主，故有"介类潜阳，虫类搜风"之说。本类药物性能各有不同，应区别使用。如其中有些药物性寒凉，脾虚慢惊则非其所宜。而另有一些性偏温燥，血虚阴伤者宜慎用。

羚羊角（《本经》）

为洞角科动物赛加羚羊 Saiga tatarica L. 的角。产于新疆、甘肃、青海等地。全年均可捕捉，但以秋季猎取者为佳。捕得后切取其角，用时磨汁，锉末，或刨成薄片。

【性味归经】咸，寒。归肝、心经。

【功效】平肝息风，清肝明目，清热解毒。

【应用】

1. 用于温热病、惊风、中风、癫痫等所致的痉挛抽搐。常与钩藤，白芍同用，共奏清热息风之功，如羚角钩藤汤。若肝阳上亢，心烦、头痛、目痛、眩晕等，常与石决明、白芍、菊花伺用，共奏平肝潜阳之功。

2. 用于肝火炽盛所致的头痛、头昏、目赤羞明，常与龙胆草、栀子、黄芩同用，共奏平肝明目之功。如羚羊角散。

此外，用于热毒发斑，红肿痒痛及麻疹热毒内陷，不能透发，均可磨汁内服。

【用量用法】1～3克。入汤剂。磨汁或锉末服，每次0.3～0.6克。

【使用注意】入汤剂宜另煎汁冲服。

【参考】含角质蛋白、磷酸钙、不溶性无机盐等。有降压及抗惊厥作用。

附　山羊角

为牛科动物青羊 Naemorkedns goral Hardwicke 的角。产于东北、内蒙古、河北、陕西、山西、湖北、浙江、广东、广西、西藏、四川、云南等地。宰山羊后，切取其角。刨为薄片或锉末用。性味咸寒，有与羚羊角相似的平肝息风，清肝明目的作用，但药力较弱。用量10～15克，入汤剂。锉末服，每次2～4克。

石决明（《别录》）

为鲍科动物九孔鲍（光明石决明）Haliotis diversicolor Reeve. 和盘大鲍（毛底石

决明）H. gigantea disCus Reeve. 的贝壳。产于我国沿海地区。夏秋捕捉，去肉洗净，晒干打碎。生用或煅用。

【性味归经】咸，寒。归肝经。

【功效】平肝潜阳，清肝明目。

【应用】

1. 用于肝阳上亢或阴虚阳亢所致的头晕目眩，烦扰不寐等。若肝肾阴虚者，常与生地、牡蛎等同用，以增强滋阴潜阳之功，如育阴潜阳汤。兼有肝热者，常与夏枯草、菊花等同用。共奏清肝热，平肝阳之功。

2. 用于目赤翳障。视物模糊，胬肉遮睛等，多入复方。如治羞明目昏，常与菊花、枸杞子等同用，以加强清肝明目之效。若治肝虚血少，日久目暗，常与菟丝子、山茱萸等同用，共奏补肝明目之功，如石决明丸。

【用量用法】15～30克。入汤剂。宜先煎。

【使用注意】脾胃虚寒、消化不良者慎用。

【参考】含碳酸钙、胆素、壳角质等。

牡　蛎（《本经》）

为牡蛎科动物长牡蛎 Ostrea gigas Thunb. 和大连湾牡蛎 O. talienwhanensCrosse 等的贝壳。我国沿海等地区均产。采集后去肉淘净，晒干。捣碎生用，或火煅粉碎用。

【性味归经】咸、涩，微寒。归肝、肾经。

【功效】平肝潜阳，软坚散结，收敛固涩（煅用）。

【应用】

1. 用于阴虚阳亢所致的烦躁不安，失眠多梦，头晕目眩，耳鸣耳聋等，常与龙骨、龟板、白芍等同用，共奏平肝息风之功，如镇肝息风汤。亦可用于热邪伤阴，虚风内动，抽搐等证，常与阿胶、龟板、鳖甲等益阴潜阳药同用，如大定风珠。

2. 用于痰火郁结所致的瘰疬、痰核等，常与浙贝母、玄参等同用，以增强软坚散结之力，如消瘰丸。

3. 用于虚汗、遗精、带下等。若自汗、盗汗，常与黄芪、麻黄根等同用，共奏补气敛汗之功，如牡蛎散。若肾虚遗精，常与沙苑子、芡实等同用，共奏补肾涩精之功，如金锁固精丸。

此外，义可用于配制治酸药，治疗胃酸过多、胃溃疡等。

【用量用法】15～30克。入汤剂。宜先煎。

【使用注意】多服、久服易致纳呆腹胀、便秘。

【参考】生牡蛎含碳酸钙、磷酸钙、镁、铝、钾等。

代赭石（《本经》）

为赤铁矿 Hematite 矿石。主产于山西、河北、河南、山东等地。采挖后，去土，洗净。打碎或醋淬后粉碎，晒干用。

【性味归经】苦，寒。归肝、心经。

【功效】平肝降逆，凉血止血。

【应用】

1. 用于肝阳上亢所致的头痛、眩晕等，常与石决明、夏枯草、牛膝等同用，共奏平肝潜阳之功，如代赭石汤。

2. 用于气逆喘息、呕吐、噫气、痞胀等，《普济方》中单用本品研末，醋调服，治疗气逆喘息。肺肾两虚者，常与党参、山茱萸等补肺纳气药同用，如参赭镇气汤。亦用于胃气上逆所致的呕吐、呃逆、噫气，常与旋覆花、半夏、生姜等同用，共奏降气止呕之功，如旋复代赭汤。

3. 用于血热吐血、衄血等，常与白芍、竹茹等同用，共奏清热止血之效，如寒降汤。

【用量用法】10～30 克。入汤剂，宜先煎。

【使用注意】孕妇及脾虚腹胀、纳呆、便溏和中气下陷者慎用。

【参考】含三氧化二铁及镁、钾盐等。有镇静作用。能促进红细胞及血红蛋白的生成。

钩　藤（《别录》）

为茜草科常绿木质藤本植物钩藤 Uncaria rhynchopbylla（Mid.）Jacks. 及其同属多种植物带钩的茎叶。产于长江以南至福建、广东、广西等地。夏、秋两季采收，晒干切段用。

【性味归经】苦，微寒。归肝经。

【功效】熄风止痉，平肝清热。

【应用】

1. 用于热盛风动，抽搐，痉挛及小儿急惊风等，常与羚羊角、天麻、全蝎等同用，共奏清热息风、止痉之功，如钩藤饮。

2. 用于肝阳上亢或肝经有热的头晕头痛，目眩目赤等，常与石决明、白芍、夏枯草等同用，共奏清热潜阳明目之功。

3. 用于外感风热所致的发热，头痛、鼻衄等，常与桑白皮、黄芩、栀子、大黄等同用，共奏清热止痛之功，如钩藤汤。

此外，现代用于高血压病。

【用量用法】10～15 克。入汤剂。

【使用注意】本品经水煮沸 20 分钟以上，降压的疗效减弱，故不宜久煎。

【参考】含钩藤碱、异钩藤碱等多种生物碱。有明显的镇静作用，并有一定的抗惊厥作用。有对抗豚鼠实验性癫痫的作用。对血管运动中枢有抑制作用，能扩张周围血管，使血压下降、心率减慢。此外，尚有一定的抗组织胺作用。对引起呼吸道感染的病毒有抑制作用。

天　麻（《本经》）

为兰科多年寄生草本植物天麻 Gastrodia elata Bl. 的块茎。主产于云南、四川、陕西、安徽、湖北，东北各地亦产。春季植株出芽时挖出者，为春麻，质量较差。冬季茎枯时挖出者，为冬麻，质量较好。挖得后，除去地上茎和菌丝，擦去外皮，洗净煮透或蒸熟，压平，微火烤干，切片用。

【性味归经】甘，平。归肝经。

【功效】平肝息风，通络止痛。

【应用】

1. 用于肝风内动惊风、癫痫等痉挛抽搐之证。为治内风之圣药。若治急惊风或热病之抽搐、痉挛，常与羚羊角、钩藤、全蝎等同用。若肝阳上亢所致的眩晕头痛，常与钩藤、石决明、黄芩等同用。若为风痰眩晕，常与半夏、白术、茯苓等同用，共奏祛风除痰之功，如半夏白术天麻汤。

2. 用于风湿痹痛，麻木不仁等，常与秦艽、羌活、牛膝等同用。若肝肾亏虚，肢体萎弱无力，麻木不遂，常与杜仲、牛膝、生地、当归等同用，以加强补肝肾，祛风之效，如天麻丸。治头风头痛，常与川芎等配伍，如天麻丸。

【用量用法】3～9克。入汤剂。

【参考】含生物碱、甙类、香荚兰醇、维生素 A、黏液质。有镇静、镇痛、抗惊厥、抗癫痫和促进胆汁分泌的作用。

全　蝎（《开宝本草》）

为钳蝎科昆虫问荆蝎 Buthus martensi Karsch 的全体。如单用尾，名为蝎尾（蝎梢）。产于河南、山东、湖北、河北及东北各省。夏、秋季捕捉，投入沸水中烫死，晒干用（淡全蝎）或加盐煮后晒干用（咸全蝎）。

【性味归经】辛，平。有毒。归肝经。

【功效】熄风止痉，解毒散结，通络止痛。

【应用】

1. 用于急惊风，中风口眼㖞斜，破伤风等，单用或与其他熄风止痉药同用，如牵正散。治中风口眼㖞斜，常与白附子、僵蚕等同用。治破伤风，常与蝉蜕、僵蚕、天南星等同用，如五虎追风散。或与羌活、独活、黄芪等同用，共奏祛风之功，如逐风汤。

2. 用于恶疮肿毒。如《澹寮方》治诸疮肿毒，用麻油煎全蝎、栀子，加黄蜡制成膏，敷于患处。若毒蛇咬伤，红肿疼痛，憎寒发热者，用之攻毒消肿。如《经验方》与蜈蚣为末，酒下。

3. 用于较顽固的偏正头痛、风湿痹痛等，常与蜈蚣、僵蚕、川芎、羌活等同用。

【用量用法】1～3克。入汤剂。入丸、散剂，每次 0.6～1克。

【参考】含蝎毒素、蝎酸、三甲胺、甜菜碱、牛黄酸，胆甾醇等。有一定的镇静、抗惊厥作用。有明显、持久的降压作用。蝎酸钠盐对离体肠管和子宫的运动有促进作用。此外，蝎毒素注射于蛙、豚鼠、家兔等动物，均可产生中毒现象。但如加热至

100℃，经 30 分钟，毒素即可消除。

地 龙（《本经》）

为巨蚓科环节动物参环毛蚓 Pheretimaasiatica Michaelsen 和缟蚯蚓 Alloloblp—hora caliginosa Trapezoides 的全体。前者入药称广地龙。参环毛蚓产于广东、广西、福建等地，缟蚯蚓全国均有。夏秋捕捉，用草木灰呛死，去灰晒干，或剖开用温水洗净体内泥土，晒干或用鲜品。

【性味归经】咸，寒。归肝、肺、膀胱经。

【功效】清热止痉，通经活络，清热平喘，利水通淋。

【应用】

1. 用于高热惊痫，痉挛抽搐。如治热狂癫痫，以本品化水饮之。治惊风，用本品研烂，同朱砂末为丸服。亦有以红颈蚯蚓加白糖化水服者，治狂证。

2. 用于痹证关节疼痛，屈伸不利及中风后半身不遂。前者，若属湿热关节灼热红肿疼痛，常与络石藤、忍冬藤、海桐皮等同用，以加强清热通络，消肿止痛，如桑络汤。若属寒湿关节疼痛，重着不移，常与川乌、乳香等同用，如小活络丹。用于后者，常与黄芪、当归、川芎等同用，如补阳还五汤。

3. 用于火热灼肺咳嗽气喘、小儿顿咳等，可单用，如地龙膏。取鲜地龙水煎熬，去渣，加白糖收膏。亦可治虚喘。

4. 用于热结膀胱，小便不利，尿闭不通，如《斗门方》即单用本品捣烂，以水浸取浓汁服。亦可与木通、泽泻等利尿药同用。

此外，内服又可用治高血压。外用治腮腺炎、慢性下肢溃疡、烫伤。用蚯蚓的浸出液，或以活蚯蚓与白糖共捣烂涂敷。

【用量用法】5～15 克。入汤剂。鲜品 10～20 克。入丸、散剂，每次 1～2 克。外用适量。

【使用注意】脾胃虚弱，大便溏泄者慎用。

【参考】参环毛蚓含蚯蚓解热碱、蚯蚓素、蚯蚓毒素、胆固醇、胆碱、氨基酸等。蚯蚓解热碱，有退热作用。蚯蚓酊有缓慢而持久的降血压作用。蚯蚓中提取的含氮物质，对支气管有明显扩张作用。有使子宫、肠管兴奋收缩的作用。此外，蚯蚓素有溶血作用。蚯蚓毒素能导致痉挛。

珍珠母（《海药本草》）

为蚌科动物三角帆蚌 Hyriopsis cumingii Lea、褶纹冠蚌 Cristaria plicataLeach 和珍珠贝科马氏珍珠贝 Pteria martensii (Dunker) 等贝类动物贝壳的珍珠层。全国各地的江河湖沼均产。冬季采收，去肉洗净，晒干打碎。生用或煅用。

【性味归经】咸，寒。归肝、心经。

【功效】平肝潜阳，清肝明目。

【应用】

1. 用于肝肾阴亏或肝阳上亢所致的头痛、眩晕、耳鸣、心烦、失眠等。常与龙齿、

194

生地、柏子仁等同用，共奏平肝安神之功，如甲乙归脏汤。

2. 肝热目赤肿痛或肝虚目昏等，常与菊花、千里光等同用，共奏清热养肝明目之功，如珍珠夜光丸。若肝虚目昏夜盲，配苍术、猪肝或鸡肝等同用。

此外，本品研细末外用，有除湿、收敛之功。可用于湿疹瘙痒等。

【用量用法】6～15克。入汤剂。大剂量可用至30克。

【使用注意】脾胃虚寒者慎用。入汤剂，宜先煎。

【参考】含碳酸钙等。

刺蒺藜（《本经》）

为蒺藜科一年或多年生草本植物刺蒺藜、Tribulus terrestris L. 的果实。产于东北、华北、新疆、青海、西藏和长江流域等地。秋季果实成熟时，割下全株晒干，打下果实，炒黄去刺用。

【性味归经】苦、辛，平。归肺、肝经。

【功效】平肝解郁，祛风明目。

【应用】

1. 用于肝阳上亢所致的头痛、头胀、眩晕、心烦、失眠等，常与钩藤、代赭石、龙骨等同用，如刺蒺藜散。

2. 用于肝气郁结所致的胸胁不舒及乳闭不通等，常与橘叶、青皮、香附等同用。

3. 用于肝经风热或肝热目赤多泪，或生翳膜、风疹瘙痒等。前者，常与菊花、蔓荆子、决明子等同用，共奏清热明目之功，如白蒺藜散。后者，常与荆芥、蝉衣等同用，共奏祛风退翳、止痒之功。

【用量用法】6～12克。入汤剂。

【使用注意】本品为开宣破气之品，凡气虚、血虚、孕妇宜慎用。

【参考】本品含脂肪油、生物碱、挥发油、皂甙及硝酸盐类等。刺蒺藜有降血压的作用。

决明子（《本经》）

为豆科植物钝叶决明 Cassia obtusifolia L. 和决明 C. tora L. 的成熟种子。产于安徽、广西、四川、浙江、广东等省，南北各地均有栽培。秋季采收，晒干，打下种子，生用或炒用。

【性味归经】甘、苦，微寒。归肝、大肠经。

【功效】清肝明目，润肠通便。

【应用】

1. 用于肝热或肝经风热所致的目赤肿痛，羞明多泪等，可单用决明子取效。也可与其他清热明目药同用。肝热者，宜配伍夏枯草、栀子。风热者，宜配伍桑叶、菊花。

2. 用于肝肾不足、精血亏损、青盲、内障、视物昏花、目暗不明，常与枸杞、淮山药、川芎、防风等同用，共奏益肝肾、祛风明目之功，如决明丸。

3. 用于湿热蕴结或阴血不足的肠燥便秘。可单味煎服，亦可与火麻仁、郁李仁、当归等同用。共奏润肠通便之功。

此外，本品有降低血清胆固醇与降血压的功效，对防治血管硬化与高血压病有一定的疗效。

【用量用法】10～15克。入汤剂。

【使用注意】脾虚便溏、中气下陷、脾肾阳虚者忌用。

【参考】含大黄酚、大黄素甲醚、决明素、芦荟大黄素、大黄酸、大黄素、决明子内酯、维生素 A 类物质。有降低血压和明显降低血清胆固醇的作用。有缓和泻下的作用。对金黄色葡萄球菌和皮肤真菌有抑制作用。此外，还有收缩子宫和利尿的作用。

蜈 蚣（《本经》）

为蜈蚣科昆虫少棘巨蜈蚣 Scolopendra subspinipes mutilans L. Koch. 的全体。全国各地均产。宜于春季捕捉。用两端削尖的长竹片插入头尾两部，晒干或先用沸水烫过，晒干或烘干用。

【性味归经】咸，温。有毒。归肝经。

【功效】熄风止痉，解毒散结，通络止痛。

【应用】

1. 用于急慢惊风、癫痫、破伤风等痉挛抽搐证，常与全蝎同用，以加强止痉之功，如止痉散、撮风散等。若治破伤风，常与天南星、防风等同用。若中风不省人事，口眼㖞斜，半身不遂，常与天南星、半夏、白芷等同用。亦可与黄芪、当归、羌活、独活、全蝎等同用，共奏祛风止痉之功，如逐风汤。

2. 用于疮疡肿毒，瘰疬溃烂，蛇虫咬伤等，如不二散，以本品同雄黄同用。敷肿毒恶疮的《枕中方》，用本品与茶叶共为末，敷治瘰疬溃烂。

3. 用于顽固性头部抽掣疼痛、痹证关节疼痛，常与川芎、天麻等同用。

【用量用法】1～3克。入汤剂。丸、散剂，每次0.6～1克。

【使用注意】血虚生风及孕妇忌用。

【参考】含组织胺、溶血蛋白质、酪氨酸、亮氨酸、蚁酸、脂肪油、胆固醇等。有较强的镇静、抗惊厥作用。对结核杆菌及多种皮肤真菌有抑制作用。临床观察初步表明，10％蜈蚣酊对高血压患者有一定降压作用。

僵 蚕（《本经》）

为蚕蛾科昆虫家蚕 Bombyx mori L. 的幼虫在未吐丝前，因感染白僵菌而发病致死的僵化虫体。主产于浙江、江苏、四川等养蚕区。晒干、生用或炒黄。

【性味归经】咸、辛，微寒。归肝、肺经。

【功效】熄风止痉，祛风止痛，化痰散结。

【应用】

1. 用于惊风、癫痫等痉挛抽搐之证。属于痰热者，常与天麻、胆星、黄连等同用，共奏清热止惊之功，如千金散。治急惊、痰喘发痉，常以本品与天麻、全蝎、胆南星等同用。亦常与天麻、党参、白术等补气健脾药同用，用治慢惊风。

2. 用于风邪所致的头痛、目痛、喉痛等，常与桑叶、荆芥、木贼等同用，共奏祛风清热明目之功，如白僵蚕散。若外感风热引起的喉痛，常与荆芥、薄荷、桔梗等同用，如六味汤。

3. 用于瘰疬痰核，常与瓦楞子、牡蛎等软坚散结药同用。

此外，又可用于风疹等。

【用量用法】3～9克。入汤剂。

【使用注意】血虚而无风热者忌用。

【参考】含蛋白质、脂肪。所含蛋白质有刺激肾上腺皮质的作用。

罗布麻（《陕西中草药》）

为夹竹桃科多年生草本植物罗布麻 Apocynum venetum L. 的叶。产于辽宁、吉林、内蒙古、甘肃、新疆、陕西、山西、山东、河南、河北、江苏、安徽北部等地。夏季采收，晒干用。

【性味归经】微苦，凉。归肝经。

【功效】平肝安神，清热利水。

【应用】

1. 用于肝阳上亢，头痛头昏、心悸、失眠、多梦等，单用或与夏枯草、菊花、石决明等同用。

2. 用于湿热小便不利或水肿，可与车前子、泽泻等利尿药同用。

【用量用法】6～18克。入汤剂。

【参考】含异槲皮甙、槲皮素、芸香甙、儿茶素、蒽醌、氯化钾等。对肾型高血压狗给煎剂灌胃后2小时，可使血压从194/142毫米汞柱降至150/100毫米汞柱，3天后才有回升。煎剂对离体肠管和子宫有明显的抑制作用。

（陈孝敬）

第十六章 开窍药

凡以通关开窍醒神为主要功效的药物，称为开窍药。因多具芳香之气，故又称芳香开窍药。

开窍药味芳辛香，善于走窜，具有通关开窍，启闭醒神的功效。适用于中风、中气、中痰，以及惊痫等病的卒然昏厥，或热病引起的神志昏迷等内闭实证。证见口噤，握拳，脉搏有力等。但闭证又有寒闭、热闭之分。寒闭多兼见面青，身凉，苔白，脉迟，宜用温开法，须配祛寒药。热闭多见面赤，身热，苔黄，脉数，宜用凉开法，须配清热药。

现代有以本类药物为主，配伍温中或活血、行气药组成芳香温通之剂，用于缓解冠心病、心绞痛，有较好疗效。

神志昏迷的虚证为脱证，症见神昏，汗冷，肢凉，脉微欲绝等，忌用本类药物。本类药物多含芳香挥发性成分，故宜作丸、散剂应用。开窍药是急救治标，而过用本类药又有耗伤元气之弊，故只宜暂用，不可久服。

麝　香（《本经》）

为麝科动物麝 Moschus moschiferus L. 的雄体脐下香囊（腺囊）中的分泌物。产于四川、西藏、云南、陕西、内蒙古等地。宜于冬、春两季采取；打麝取香或手术取香，取下香囊，阴干，并频换纸捻，插入囊孔中汲取水分。用时破皮取香。

【性味归经】辛，温。归心、脾经。

【功效】开窍醒神，活血散结，催产下胎。

【应用】

1. 用于温病热入心包之神昏痉厥及中风痰厥、气厥、中恶等猝然昏倒之闭证。属热闭者，常与犀角、牛黄等清热药组成凉开剂，如至宝丹。属寒闭者，常与丁香，荜茇等祛寒药组成温开剂，如苏合香丸。

2. 用于心脉瘀阻或痰气互结所致的心痛，可与活血、行气止痛的桃仁、木香、槟榔、吴茱萸等同用，如麝香汤，治厥心痛。

3. 用于跌打损伤，痈疽疮疡，痹证及经闭，癥瘕，常与乳香、没药等同用，以活血散结、止痛。或与丹参、三棱、莪术等同用，以活血通经，消癥。

4. 用于胎死腹中，胞衣不下，或用以催产，本品辛香走窜，通关利窍，开胞宫，可与温阳、活血的桂枝、川芎同用。

此外，对肠麻痹引起的腹胀，可用本品与田螺、韭菜等捣成泥状外敷脐部，能行气消肿。

现代用于冠心病、心绞痛，能缓解疼痛。

【用量用法】作丸、散剂，每次 0.06～0.15 克。不入煎剂。

【使用注意】本品系走窜通关之品，耗气伤阳，夺血伤阴，无论阳虚、气虚、血虚、阴虚者均应慎用。虚脱、孕妇忌用。

【参考】含麝香酮、雄素酮、无机盐等。

对中枢神经系统有兴奋作用，能缩短戊巴比妥钠引起的睡眠时间，兴奋呼吸，加速心率，升高血压。对子宫有兴奋作用，对晚期妊娠子宫的兴奋作用更明显。对金黄色葡萄球菌、大肠杆菌有抑制作用。

冰　片（《新修本草》）

为龙脑香科常绿乔木植物龙脑香 Dryobalanops aromatica Gaertn. f. 的树干经蒸馏冷却而得的结晶称"龙脑冰片"，亦称"梅片"。现代主要是以松节油、樟脑等为原料，经化学方法合成的龙脑（机制冰片）；或由菊科多年生草本植物艾纳香（大风艾）Blumea balsamifera DC. 的鲜叶，经蒸馏，冷却和进一步加工所得的结晶（艾片）。主要产于广东、广西、云南等地。

【性味归经】辛、苦，微寒。归心、脾、肺经。

【功效】开窍醒神，清热止痛。

【应用】

1. 用于高热神昏、中风痰厥、中恶气厥所致的昏迷不醒之证。但本品开窍醒神之效不及麝香，故二者常配伍应用，如安宫牛黄丸常与麝香、牛黄、郁金等同用，以增强开窍的功效。

2. 为眼、喉科及各种疮疡常用药。如目赤肿痛，可单用或与黄连同用点眼。咽喉肿痛，常与硼砂、朱砂等同用，吹患处，如冰硼散。又可外用于疮疡赤热痛痒等。

现代又用于冠心病心绞痛，与苏合香配用，有一定疗效。

【用量用法】作丸、散剂，每次 0.03～0.1 克。外用适量。不入煎剂。

【使用注意】用时不能经火。孕妇慎服。应以实证为主，若阴虚阳亢的昏厥，小儿慢惊脾虚吐泻，肝肾虚亏的目疾，阴寒痛疽均忌用。

【参考】机制冰片为消旋龙脑，艾片为左旋龙脑。

有减慢心率，部分回升冠状动脉窦血流量和降低心肌耗氧量的作用；又能延长小白鼠耐缺氧的存活时间。对金黄色葡萄球菌、大肠杆菌、猪霍乱弧菌、红色毛癣菌等有抑制作用。

苏合香（《别录》）

为金缕梅科乔木植物苏合香树 Liquidambar orientalis Mill. 的树脂。主产于非洲、印度及土耳其等地。初夏将树皮击伤或割破深达木部，使香树脂渗入树皮内，于秋季剥下树皮，榨取香树脂，残渣加水煮后再压榨，榨出的香树脂，即为普通苏合香。将其溶解在酒精中，过滤，蒸去酒精，则成精制苏合香。

【性味归经】辛，温。归心、脾经。

【功效】开窍辟秽。

【应用】用于中风痰厥或气厥等卒然神昏的寒闭证，或有胸腹满闷冷痛，常与麝香、安息香等开窍、祛寒药同用，如苏合香丸。

现代又用于冠心病心绞痛，能较快地缓解疼痛，如冠心苏合丸。

【用量用法】作丸、散剂，每次 0.3～1 克。

【使用注意】体虚无瘀者慎用，孕妇忌服。

【参考】含香脂酸、树脂等。有减慢心率和部分回升冠状动脉窦血流量和降低心肌耗氧量的作用；又能延长小白鼠耐缺氧的存活时间。

石菖蒲（《本经》）

为天南星科多年生草本植物石菖蒲 Acorus gramineus Soland. 的根茎。产于我国长江流域以南各省区及西藏。早春或冬末采挖，剪去叶和须根洗净，晒干，切段入药或用鲜品。

【性味归经】辛，温。归心、胃经。

【功效】开窍辟秽，化湿健胃，安神聪耳。

【应用】

1. 用于痰湿蒙蔽清窍所致的神识昏乱，常与远志、茯苓、龙齿等安神药同用。若湿温病，证见神昏，胸闷，苔腻者，常与清心解郁的郁金、竹沥同用，如菖蒲郁金汤。若中风风痰阻络、语言蹇涩、舌暗不语，常与南星、全蝎、天麻、木香等同用，以加强祛风除痰之功，如解语丹。若痰涎壅盛，肢冷神昏者，常与半夏、胆星等同用，以增强祛痰之功，如涤痰汤。

2. 用于湿浊阻滞脾胃所致的胸脘痞闷，腹部胀痛，不思饮食，苔腻等证，单用或与化湿行气的藿香、香附、陈皮等同用。

3. 心肾虚损健忘，常与远志、熟地、菟丝子同用，以加强补肾清心之功，如读书丸。若肾虚不纳、气虚窍闭耳聋，可用其根同巴豆为丸，绵裹塞耳，夜易之。

【用量用法】3～9 克。入汤剂。

【参考】含挥发油，油中主要成分为细辛醚，此外尚含氨基酸、糖类。

能缓解肠管平滑肌痉挛。小量挥发油对动物有镇静作用，并能增强戊巴比妥钠的麻醉作用。此外，对常见皮肤真菌有抑制作用。

（陈孝敬）

第十七章 补虚药

凡以补益正气、消除虚弱症候为主要功效的药物，称为补虚药，亦称补益药。

补虚药主要适用于大病之后正气虚衰和正虚邪实，或病邪未尽，正气已衰的病证。在上述情况下，补虚药的应用有其积极的意义。

补虚药用于正虚邪实或邪气未尽者，应处理好扶正与祛邪的关系，分清主次，恰当地与解表、清热、泻下等祛除（攻泻）邪气的药物配伍。

虚证有气虚、阳虚、阴虚、血虚四种类型。根据补虚药的不同功能，一般分为补气药、补血药、补阴药、补阳药四类。在临床应用时，可以根据虚证的不同类型而选用不同的补虚药。但是，人体的气血阴阳有相互依存的关系，阳虚多兼有气虚，而气虚易导致阳虚，气虚和阳虚表示机体功能的衰退。阴虚每兼血虚，而血虚易导致阴虚，血虚和阴虚表示体内精血津液的损耗。因此，补气药和补阳药，补血药和补阴药往往配伍为用，更有气血两亏，阴阳俱虚者，则须气血兼顾或阴阳双补。

补虚药多滋腻，在服补虚药时还当照顾脾胃，应适当与健脾开胃的药物同用，以免妨碍消化吸收影响疗效。补虚药若须久服，一般多作丸、散，或膏剂。入汤剂则宜久煎。

第一节 补气药

凡以补益气虚为主要功效，治疗气虚证的药物，称为补气药。

补气药性味甘温，主要具有补肺气，益脾气的功效。适用于脾气虚弱所致的神疲倦怠，大便溏泻，食欲不振，脘腹虚胀，甚至浮肿、脱肛。肺气不足所致的少气懒言，动则喘乏、易出虚汗等证。

补气药各有所长，临床应用时，应根据不同的气虚症候加以选择。若气虚与阳虚同时存在，又须与温里补阳药配伍。气与血又有密切关系，气旺可以生血，故在补血方剂中也多配用补气药。

服用补气药，可适当配伍理气药，以防气滞而出现胸闷、腹胀纳呆等。

人 参 （《本经》）

为五加科多年生草本植物人参 Panax ginseng C. A. Mey. 的根，主产于东北各省。一般生长 6～7 年后，在秋季茎叶将枯萎时采挖，去芦头，干燥。由于加工方法不同，而有生晒参、红参、白参、糖参、参须等规格。

【性味归经】甘、微苦，微温。归脾、肺、心经。

【功效】补气救脱，补益脾肺，生津止渴，安神益智。

201

【应用】

1. 用于气虚欲脱。大病、久病、失血、误汗、误下，或一切疾病因元气虚极而出现气息短促，脉微欲绝，虚极欲脱之证。单用浓煎取汁服，如独参汤。亦可用于其他虚脱证，如配伍熟地补血滋阴，用于失血气脱之证，如两仪膏。若配伍温中回阳的附子，可用于亡阳虚脱，汗出肢冷等证，如人参附子汤。

2. 用于脾肺气虚证。如脾胃虚弱，倦怠乏力，食欲不振，或便溏久泻，常与白术、茯苓等健脾药同用，以增强补脾益气的功效，如四君子汤、参苓白术散。若气虚清阳下陷，久泻脱肛，常与补气升阳的黄芪、柴胡、升麻等同用，以增强补中气，升阳举陷之功效。若肺肾两虚，短气喘促，常与胡桃仁、蛤蚧、五味子等配伍以补肺肾，如人参胡桃汤。若肺气不足，喘咳气短，语言无力，常与紫菀、杏仁、五味子同用，以增强补肺气，止喘咳之效，如紫菀汤。

3. 用于正虚邪实或邪气未尽，正气已衰的病证，常与祛邪药同用，以扶正祛邪。如与解表药同用，治虚人感冒；与泻下药同用，治虚人便秘等。

4. 用于热伤气津及消渴证，常与清热生津的麦冬、五味子同用。如生脉散。若热病气阴两伤，口渴汗多，常与石膏、知母、甘草、粳米同用，如白虎加人参汤。若消渴证，常与黄芪、山药、生地等同用，加强益气生津之效。

5. 用于心血虚少所致的心悸怔忡，失眠，健忘，常与当归、酸枣仁等养血安神药同用。如归脾汤。

此外，本品又可用于肾虚阳痿，如参茸固本丸。

【用量用法】 3～9克。入汤剂。大剂量可用 15～30克。

【使用注意】 入煎剂一般宜另煎，同渣服。用于虚脱的危证，须用大剂量，或采用注射剂。反藜芦，畏五灵脂，恶皂荚。服人参不宜喝茶、吃萝卜，以免影响药力。

【参考】 含多种皂甙及挥发油、甾醇、多糖类及维生素 B_1、B_2、C 等。

能兴奋中枢神经系统，缩短神经反射的潜伏期，并能加快神经冲动的传导；对大脑皮层的抑制作用也有影响。又能兴奋垂体—肾上腺皮质系统，增强肾上腺皮质功能，提高机体对外界不良刺激的抵抗力，增强机体对疾病的抵抗力。有强心作用。又能收缩末梢血管，维持正常血压。能增强造血机能，动物口服人参后，血液中红细胞、血红蛋白和白细胞都有所增加。有促性腺激素样作用，并与胰岛素有协同作用。此外，还有抗过敏、抗利尿等作用。

附 人参叶

为人参的叶片，采收人参时取叶，晒干生用。味苦、微甘，性寒。功能解暑邪，生津液，降虚火。适用于暑热口渴，热病伤阴，胃阴不足，虚火牙痛等证。用量5～10克。入汤剂。

黄 芪（《本经》）

为豆科多年生草本植物黄芪 Astragalus membranaceus（Fisch.）Bunge. 和内蒙古黄芪 A. mongholicus Bunge. 的根。黄芪主产于山西、甘肃、黑龙江、内蒙古等地；内蒙古黄芪主产于内蒙古、吉林、河北、山西等地。春秋两季采收，以秋季采者质量较好。除去须根，晒干切片。生用或蜜炙用。

【性味归经】甘，微温。归脾、肺经。

【功效】补气升阳，益气固表，托毒生肌，利水消肿。

【应用】

1. 用于脾肺气虚所致的倦怠乏力，气短多汗，便溏腹泻，以及中气下陷，脱肛，子宫脱垂等。若病后气虚体弱，常与大补元气的人参同用，以增加补气健脾，升举阳气之功，如参芪膏。若气虚阳衰，畏冷多汗，常与附子同用，如芪附汤。若脾气虚弱，食少泄泻，常与白术同用，以增强健脾益气之功，如芪术膏。对于气虚下陷所致的脱肛、子宫脱垂等，常与党参、升麻、柴胡同用，能增强升阳举陷的功效，如补中益气汤。用于崩漏失血和血虚气弱的病证，以本品与当归配伍，有益气生血的功效，如当归补血汤。

2. 用于虚汗证，常与麻黄根、浮小麦、牡蛎同用，如牡蛎散。亦用于感冒、汗出恶风，常以本品配防风、白术同用，如玉屏风散。

3. 用于气血不足，疮痈脓成不溃，或溃不收口，常与当归、川芎、穿山甲同用。如透脓散。若疮疡内陷或久溃不敛，常与党参、当归同用。

4. 用于气虚脾弱，水肿，小便不利。常与防己、白术等同用，如防己黄芪汤。

现代用本品配党参治疗慢性肾炎的蛋白尿有一定效果。

此外，用于气虚血滞的偏枯，半身不遂，常与当归、川芎、地龙同用，如补阳还五汤。用于消渴证，多与山药、麦冬、天花粉同用。

【用量用法】9～15克。入汤剂。大剂量可用至120克。

【使用注意】本品升阳助火，内有实热，肝阳上亢，气火上冲或湿热气滞，或阳证疮疡及疮疡初起，或表实邪盛，须当忌用。虚证久服，易助火伤阴，用时宜慎。

【参考】含糖类、胆碱、叶酸、数种氨基酸及β—谷甾醇等。

白　术（《本经》）

为菊科多年生草本植物白术 Atractylodes macrocephala Koidz. 的根茎。主产于浙江、湖北、河南、江西、福建、安徽等地。秋季采收，晒干或烘干，切片。生用或麸炒、土炒用。

【性味归经】苦、甘，温。归脾、胃经。

【功效】补脾益气，燥湿利水，固表止汗。

【应用】

1. 用于脾胃气虚，运化失常所致的纳少、气短、脘腹虚胀、倦怠便溏等，常与党参、茯苓等同用，如四君子汤。若脾胃虚寒，脘腹冷痛，呕吐腹泻，常与党参、干姜等同用，如理中汤。脾失运化而致泄泻便溏倦怠乏力，常与党参、茯苓、扁豆等同用，共奏健脾利湿之功，如参苓白术散。

2. 用于水肿和痰饮，常与桂枝、茯苓、猪苓等同用，如五苓散。若脾虚水湿内停而致眩晕、心悸、咳痰清稀，常与桂枝、茯苓、甘草等同用，如苓桂术甘汤。肾阳虚浮肿者，常与附子、生姜同用，如真武汤。脾胃虚寒肢体浮肿，常与厚朴、木瓜、干姜等同用，共奏祛寒利水之功，如实脾散。

3. 用于表虚自汗，常与黄芪、浮小麦同用。若恶风自汗，可配黄芪、防风，如玉屏风散。

4. 用于风湿痹证，一身烦痛，常与麻黄，桂枝同用，如麻黄加术汤。若伤寒风湿相搏，一身烦痛，不能转侧，常与附子、甘草、生姜、大枣同用。如白术附子汤。

此外，还可用于胎热而致的胎动不安，常与黄芩同用，如安胎饮。若肾虚冲任不固，胎动不安，常与补肾安胎的菟丝子、续断同用，如泰山磐石散。

【用量用法】3～12克。入汤剂。大剂量可用至30克。

【使用注意】本品苦温性燥，阴虚内热津液不足者忌用。

【参考】含挥发油，油中主要成分为苍术醇、苍术酮；并含维生素A类物质。

有促进胃肠分泌的作用。有明显而持久的利尿作用，且能促进电解质特别是钠的排出。有降低血糖、保护肝脏、防止肝糖原减少的作用。煎剂给小鼠灌服（每公斤6克）一个月后，能促进体重增加及肌张力增强。

山　药（《本经》）

为薯蓣科多年生草本植物薯蓣 Dioscorea opposita Thunb. 的块根。产于河南、河北、山西、山东及中南、西南地区。冬季采挖、洗净、刮去粗皮，晒干或烘干，切片。生用或炒用。

【性味归经】甘，平。归脾、肺、肾经。

【功效】补脾益胃，养肺固肾。

【应用】

1. 用于脾胃虚弱，食少倦怠。便溏久泻，小儿疳积及脾虚白带等。本品既补气又养阴，补而不滞，滋而不腻，为平补脾胃常用之品。可单味大量服用，但多配入复方中。若脾胃虚弱，食少体倦，或脾虚泄泻便溏，常与党参、白术 、扁豆、莲子等补益脾胃药配伍，如参苓白术散。若脾虚食积，则与麦芽等同用，如小儿调胃散。若湿邪下注白带或黄带者，常与白术、芡实、黄柏等同用，如完带汤、易黄汤。

2. 用于肺虚喘咳、虚劳痰嗽，常与茯苓、白术、牛蒡子同用，如资生汤。若属肺肾两虚的气喘、久咳，常与茯苓、五味子、地黄等同用，共奏补肾纳气之功，如七味都气丸。

3. 用于肾气不足、遗精、尿频等，常与山茱萸、熟地、金樱子等同用。

此外，还可用于气阴两亏的消渴证，可单用，亦可与黄芪、知母、天花粉同用，如玉液汤、滋膵汤。

【用量用法】9～30克。入汤剂。

【使用注意】甘平质润，兼能固涩，若脾虚湿盛，胸腹满闷者，当忌用。

【参考】含黏液质、皂甙、尿囊素、精氨酸、淀粉酶、淀粉等。

甘　草（《本经》）

为豆科多年生草本植物甘草 Glycyrrhiza uralensis Fisch. 的根和根茎。主产于内蒙古、东北、山西、甘肃、新疆等地。春秋采挖，除去须根，或去外皮，切片晒干。

生用或蜜炙用。

【性味归经】甘，平。归十二经。

【功效】益气补中，清热解毒，祛痰止咳，缓急止痛，缓和药性。

【应用】

1. 用于心气虚，心悸怔忡，脉结代，以及脾胃气虚，倦怠乏力等。前者，常与桂枝配伍，如桂枝甘草汤、炙甘草汤。后者，常与党参、白术等同用，如四君子汤、理中丸等。

2. 用于痈疽疮疡、咽喉肿痛等。可单用，内服或外敷，或配伍应用。痈疽疮疡，常与金银花、连翘等同用，共奏清热解毒之功，如仙方活命饮。咽喉肿痛，常与桔梗同用，如桔梗汤。若农药、食物中毒，常配绿豆或与防风水煎服。

3. 用于气喘咳嗽。可单用，亦可配伍其他药物应用。如治湿痰咳嗽的二陈汤；治寒痰咳喘的苓甘五味姜辛汤；治燥痰咳嗽的桑杏汤；治热毒而致肺痈咳唾腥臭脓痰的桔梗汤；治咳唾涎沫的甘草干姜汤等。另风热咳嗽、风寒咳嗽、热痰咳嗽亦常配伍应用。

4. 用于胃痛、腹痛及腓肠肌挛急疼痛等，常与芍药同用，能显著增强止挛急疼痛的疗效，如芍药甘草汤。

5. 用以缓和某些药物的烈性。如调胃承气汤用本品缓和大黄、芒硝的泻下作用及其对胃肠道的刺激。另外，在许多处方中也常用本品调和诸药。

此外，现代用于胃及十二指肠溃疡，常与乌贼骨、瓦楞子等同用。本品尚兼有利尿作用，故常以甘草梢作治疗热淋尿痛的辅助药。

【用量用法】2～9克。入汤剂。大剂量可用至30克。外用适量。

【使用注意】长期使用，可引起水肿、高血压。湿盛中满腹胀，及水肿者不宜用。反大戟、芫花、甘遂、海藻。

【参考】含甘草酸，水解后产生甘草次酸和葡萄糖醛酸。此外，尚含甘草黄酮甙、甘草甙元、天冬酰胺、甘露醇等。

有对抗乙酰胆碱的作用，并能增强肾上腺素的强心作用。有解毒作用，其机制包括葡萄糖醛酸的结合解毒作用，甘草次酸的肾上腺皮质激素样作用，甘草酸的吸附作用等。有抗炎症、抗过敏的作用。能保护发炎的咽部黏膜，减轻刺激，有助于止咳，有明显的中枢性镇咳作用。能缓解胃肠平滑肌痉挛、抑制胃酸分泌、用于溃疡病时，对溃疡面还有保护作用。有抗肝损伤作用，能促进实验动物的胆汁分泌，并能降低胆红素。能使高血压病员血中胆固醇含量下降。

党　参（《本草从新》）

为桔梗科多年生草本植物党参 Codonopsis pilosula（Franch. ）Nannf. 和同属多种植物的根。主产于辽宁、吉林、黑龙江、山西、陕西、甘肃、宁夏、四川等地。河北、河南亦产。春、秋两季采挖，除去泥沙，晒干，切段。生用或蜜炙用。

【性味归经】甘，平。归脾、肺经。

【功效】补气益脾，养血生津。

【应用】

1. 用于脾胃虚弱，食少便溏或肺虚咳嗽，气短倦怠，以及各种原因引起的气虚体弱之证。本品为补肺脾气虚之常用品。前者，常与白术、茯苓同用，如四君子汤。后者，常与黄芪、五味子等同用。

2. 用于血虚头晕或面黄浮肿，久病失血，气血两亏。可与熟地、当归等同用，以增强补益气血的功效，如八珍汤。若热伤气津之短气口渴，常与石膏、竹叶、麦冬、知母等同用，以增强补气生津之功，如竹叶石膏汤。

3. 用于体虚外感或正虚邪实或邪气未尽，正气已衰的病证。也可与解表药或泻下药同用，可以扶正祛邪。

本品补气的作用与人参相似，故一般补气和健脾的方剂中，常以本品代替。但气薄力弱，若急救脱证，仍以人参为宜。

【用量用法】9～15克。入汤剂。大剂量可用至30克。

【使用注意】中满邪实及气火实盛者忌用。

【参考】含皂甙，生物碱，维生素 B_1、B_2 及菊糖。

对神经系统有兴奋作用，能增强机体的抵抗力。能使红细胞和血色素增加。注射液能使家兔血浆再钙化时间显著缩短，可促进凝血。能扩张周围血管和抑制肾上腺素而有降压作用。

太子参（《本草从新》）

为石竹科多年生草本植物异叶假繁缕 Pseudostellaria heterophylla（Miq.）Paxex Pax et Hoffm. 的块根，又叫孩儿参。主产于江苏、安徽、山东等地。在大暑前后采挖，除去细小须根。晒干（或先经沸水烫过）用。

【性味归经】甘、苦，平。归脾、肺经。

【功效】补脾益气，生津止渴。

【应用】用于病后体虚，倦怠自汗，饮食减少，口干少津，阴虚肺燥，咳嗽痰少等，常配伍其他补气、生津药同用，以增强疗效。若用于脾气虚弱，胃阴不足，常与党参、玉竹、山药等同用。气阴不足，自汗口渴，可与五味子、黄芪同用。阴虚肺燥，咳嗽痰少，常与麦冬、沙参配用。

【用量用法】9～30克。入汤剂。

【参考】含皂甙、果糖、淀粉等。

扁　豆（《别录》）

为豆科一年生缠绕草质藤本植物扁豆 Dolichos lablab L. 的成熟种子。主产于浙江、江苏、安徽、湖南、江西、四川等地。秋季豆熟时采收，晒干（或除去种皮后晒干）。生用或炒用。

【性味归经】甘，温。归脾、胃经。

【功效】健脾和中，祛暑化湿。

206

【应用】

1. 用于脾胃虚弱，饮食减少，便溏泄泻，以及妇女湿浊下注、白带过多等，常与山药、白术、党参等同用，以增进健脾补虚之效，如参苓白术散。

2. 用于暑湿内伤，脾胃不和，恶心呕吐，腹痛泄泻。本品为祛暑化湿之要药。常与香薷、厚朴同用，如香薷散。

此外，本品有平补佳品之称，如大病之后，，初进补剂，先用本品，调和正气而无壅滞之弊。

【用量用法】9～15克。入汤剂。大剂量可用至30克。

【参考】含蛋白质、维生素B_1、维生素C、脂肪、碳水化合物、钙、磷、铁、豆甾醇、酪氨酸、酶等。

附　扁豆花　扁豆衣

1. 扁豆花：为扁豆的花。夏季花初开放时采摘，晒干用或鲜用。

性味甘，微寒有化湿解暑的功效。用于感受暑湿，发热吐泻等。用量3～9克。入汤剂。

2. 扁豆衣：为扁豆的种皮，又名扁豆壳。功效与扁豆相同，但药力稍逊，多用于暑湿吐泻之证。用量9～12克。入汤剂。

大　枣（《本经》）

为鼠李科落叶灌木植物或小乔木枣树 Ziziphus jujuba Mill. 的成熟果实。主产于河南、河北、山东、陕西等地。初秋果熟时采收，晒干用。

【性味归经】甘，平。归脾、胃经。

【功效】补脾益胃，养血安神，缓和药性。

【应用】

1. 用于脾胃虚弱所致的症候，常作为补脾益气之党参、白术等的辅助药，以增强疗效，如六君子汤。若表虚营卫不和，常与桂枝、白芍同用，如桂枝汤。

2. 用于内伤肝脾、营血亏虚所致的脏躁证，常与甘草、小麦同用，如甘麦大枣汤。若心血不足、心神失养、失眠健忘、惊悸怔忡、食少，常与龙眼肉、枣仁、茯苓、远志等同用，以增强补气益血之功，如归脾汤。

3. 又常配入攻邪及作用较猛的药物中，以缓和药物的烈性，并能健脾益胃，固护正气，以消除药物的副作用，达到攻邪不伤正之目的，如葶苈大枣泻肺汤、十枣汤。

此外，现代又用于过敏性紫癜，大剂量持续服用有一定疗效。

大枣常与生姜配用。生姜得大枣，可缓和其辛散之性；大枣得生姜，可防止补血过壅之偏。二者配伍为用，取其一气一血，一补一散，一营一卫之力，临床常用此配伍，扶正祛邪，调和营卫。

【用量用法】3～10枚，或10～30克。入汤剂。

【使用注意】本品质偏滋腻，凡湿阻中满、虫积齿痛，皆当慎用。

【参考】含蛋白质，糖类，有机酸，维生素A、B_2、C，并含微量钙、磷、铁。

对四氯化碳所致的肝损伤有保护作用，能明显增加实验动物血清总蛋白与白蛋白。又能增强实验动物的肌力和体重。

蜂　蜜（《本经》）

为蜜蜂科中华蜜蜂 Apis cerana Fabr. 所酿的蜜。主产于湖北、四川、云南、河南、江西、广东、江苏、浙江等地。原蜜中往往含有水分、尘土、幼虫和蜡屑等杂质，故通常须加水稀释煮沸，滤去杂质，再浓缩。

【性味归经】甘，平。归肺、脾、大肠经。

【功效】补中缓急，润肺止咳，滑肠通便。

【应用】

1. 用于脾胃虚弱，倦怠食少，脘腹作痛。如大乌头煎，即以乌头煎液，纳入本品，浓缩分次服，治寒疝腹痛，手足厥冷。

2. 用于阴虚肺燥，久咳咽痛。单用或与润肺止咳药同用。可用于化痰止咳药，如以枇杷叶，款冬花、紫菀等治干咳、久咳时，常以本品拌炒（即蜜炙）。

3. 用于老人，虚人及产后肠燥便秘。内服或将蜜做成栓子，纳入肛门。亦可与其他润肠药同用。

此外，用于慢性衰弱性疾病，可作为辅助药。丸剂、滋膏等补益药剂，常以此作滋养、赋形药。补益药常用蜜炙，以增强补益的功效。

现代用治溃疡病，慢性病，慢性肝炎有一定疗效。

用以涂敷疮肿、烫伤，有解毒和保护疮面的作用；又可以缓解乌头、附子等药物的毒性。

【用量用法】15～30 克。入汤剂冲服。不入煎。外用适量。

【使用注意】送服丸、散剂时，趁热冲服即可，不须煎煮。

【参考】含果糖，葡萄糖，蔗糖，有机酸及泛酸，烟酸，维生素 A、D、E 等。

有杀菌作用，如痢疾杆菌与化脓性球菌于 5％蜜汁中，5 分钟后停止活动，20 分钟即被杀灭。对创面尚有收敛和促进愈合的作用。

灵　芝（《本经》）

为多孔菌科植物灵芝（赤芝）Ganoderma lucidum（Leyss. ex Fr.）Karst. 和紫芝 G. japonicum（Fr.）Llyd 的子实体。赤芝产于河北、山东、山西、四川、安徽、江苏、浙江、江西、贵州、云南、广西、福建、广东等地。紫芝产于浙江、江西、湖南、广西、福建、广东等地。四季可采，或人工培养。洗净晒干用。

【性味归经】甘、微苦，平。归心、肝、肺经。

【功效】补气益血，养心安神，止咳平喘。

【应用】

1. 用于心脾虚损，气血不足所致的失眠多梦，心悸健忘，体倦神疲，食欲不振等。单用或与当归、白芍、龙眼肉等同用。

2. 用于虚喘或咳嗽。单用可与党参、五味子等补气、敛肺药同用。

此外，又用于冠心病、高脂血症、肝炎、克山病、白细胞减少症等。

【用量用法】3～15 克。入汤剂。

【参考】含麦角甾醇、氨基酸、糖类、蛋白质等。

有镇静、镇痛作用。有强心作用，对衰弱的心脏作用更明显。能增加冠状动脉的血流量，降低心肌耗氧量。又能降低血脂和调节血压。对肝脏有保护作用，能减轻四氯化碳所致的肝损伤。有止咳、祛痰、平喘作用，能显著增强网状内皮系统的吞噬功能。

饴　糖（《别录》）

系将米、麦、粟等碾磨成粉，煮熟加入麦芽粉，搅匀，微火煎熬后，使之发酵糖化，即成饴糖。

【性味归经】甘，微温。归脾、胃、肺经。

【功效】补虚建中，缓急止痛，润肺止咳。

【应用】

1. 用于中气虚乏，腹中挛急疼痛之证，常与桂枝、白芍等同用，增强补脾益气之功，如小建中汤。若气虚甚者，再加黄芪，其补虚之功更显，如黄芪建中汤。加当归，即当归建中汤，既补气，又补血，并能增强止汗作用。若寒重者，可配蜀椒、干姜等，如大建中汤。

2. 肺虚咳嗽，干咳无痰，常与蜂蜜、百部同用，增强润肺止咳作用。

【用量用法】15～60克。入汤剂宜溶化冲服。不入煎。

【使用注意】本品甘润黏滞，多服易致腹胀，故湿热内郁，中满吐泻及痰热咳嗽等，均应慎用。

【参考】含麦芽糖及少量蛋白质。

第二节　补血药

凡以滋补生血为主要功效的药物，称为补血药。

补血药主要适用于血虚证。其症状为面色萎黄，口唇指甲苍白，眩晕耳鸣，心悸怔忡，失眠健忘，以及妇女月经延后，量少，色淡，甚至经闭等证。

本类药物运用时，若血虚兼有阴虚者，常与补阴药同用。若气虚血少，常与补气药配用。以补气生血。在补血药中，有的还兼有补阴的功效，可以作为补阴药使用。

补血药的药性多滋腻，有碍脾胃，故对于湿阻中焦，脘腹胀满，食少便溏者不宜应用。必要时可与健脾胃，助消化药相配伍，以免影响脾胃运化功能。

当　归（《本经》）

为伞形科多年生草本植物当归 Angelica sinensis (Oliv) Diels. 的根。主产于甘肃、陕西、四川、云南、湖北等地。秋末采挖，除尽芦头、须根，烘干切片。生用或酒炒用。

【性味归经】甘、辛，温。归肝、心、脾经。

【功效】补血活血，调经止痛，润肠通便。

【应用】

1. 用于血虚所致各种症候。头昏目眩、疲倦、心悸、脉细等，常与熟地、白芍等同用，以增强补血养阴的功效，如四物汤。血少气虚者，常与补气药黄芪同用。如当归补血汤。血虚腹痛者，常与白芍、甘草同用。

2. 用于心肝血虚，月经不调，经闭，痛经等。常与地黄、川芎等同用，共奏补血活血、调经止痛的功效，如四物汤。若经闭或产后腹痛可加桃仁、红药。若寒侵胞宫，血行瘀滞者，可与炮姜、川芎、桃仁同用。共奏散寒行血之功，如生化汤。经行腹痛，可加香附、延胡索等行气止痛药。

3. 用于跌打损伤，风湿痹痛，疮痈肿痛，常与红花、穿山甲等活血祛瘀药同用，如复元活血汤。若风湿痹痛，当配伍祛风湿药；疮痈肿痛，当配伍清热解毒药。对寒疝腹痛，常与生姜、羊肉同用，共奏散寒止痛之功，如当归生姜羊肉汤。

4. 用于阴血虚少的肠燥便秘。可与火麻仁、肉苁蓉等同用。

现代又用于冠心病心绞痛。血栓闭塞性脉管炎等，常与川芎、红花同用。

【用量用法】3～12克。入汤剂。大剂量可用至30克。

【使用注意】本品能助湿滑肠，凡湿盛中满，大便滑泄，均当慎用。

【参考】含挥发油、亚叶酸、烟酸、维生素 B_{12}、维生素 E、β—谷甾醇等。

有抗贫血及维生素 E 缺乏的作用。对子宫似有"二向性"作用，其水溶性、非挥发性、结晶性成分能兴奋子宫肌，而使收缩加强；其挥发油能抑制子宫肌而使子宫弛缓。

有一定的镇静、镇痛作用。能降低心肌兴奋性，减慢心率。对肝脏有保护作用，能防止肝糖原减少。能改善血液循环，增加冠状动脉血流量。煎剂对痢疾杆菌、伤寒杆菌、大肠杆菌、霍乱弧菌、溶血性链球菌、白喉杆菌等皆有抑制作用。

熟地黄（《本草图经》）

为玄参科多年生草本植物地黄 Rehmannia glutinosa Libosch. 经加工炮制而成。通常以酒、砂仁、陈皮为辅料，经反复蒸晒，至内外色黑油润，质地柔软黏腻。切片用。

【性味归经】甘，微温。归心、肝、肾经。

【功效】养血滋阴，补精益髓。

【应用】

1. 用于血虚萎黄、眩晕、心悸失眠、月经不调、崩漏等，常与当归、白芍等同用，如四物汤。配阿胶、艾叶等，可用于崩漏，共奏养血止血之功，如胶艾汤。若与当归、酸枣仁、柏子仁同用，治心悸失眠。

2. 用于肝肾阴虚，腰膝酸软、耳鸣眩晕、盗汗、遗精及消渴等，常与山茱萸、山药等同用，如补肾养阴的六味地黄丸。若阴虚火旺，骨蒸潮热、盗汗以及咯血等，则与龟板、知母等同用，以增强滋阴降火之效，如大补阳丸。

【用量用法】9～13克。入汤剂。

【使用注意】本品滋腻滞脾，有碍消化，故脾虚少食及腹满便溏等不宜用。

【参考】含梓醇地黄素，维生素 A 类物质，糖类及氨基酸。

中等量的地黄流浸膏对蛙心有显著的强心作用，对衰弱的心脏作用更明显，并有利尿作用；有轻微的降血糖作用。地黄酒浸剂对大鼠甲醛性关节炎有显著抑制作用。对大鼠皮下注入空气、巴豆油引起的炎性肉芽肿，有显著的抗增生、渗出的作用。

何首乌（《开宝本草》）

为蓼科多年生草本植物何首乌 Polygonum mul tiflorum Thunb. 的块根。全国大部分地区均产。秋季采挖，洗净晒干，切片用（生首乌）。或以黑豆煮汁拌蒸后晒干用（制首乌）。

【性味归经】甘、苦、涩，微温。归肝、心、肾经。

【功效】补血生精，通便解毒（生用）。

【应用】

1. 用于肝肾两虚、精亏血虚所致的头昏耳鸣、失眠健忘、心悸怔忡、腰膝酸软、遗精带下及须发早白等。可单用，但以配入复方为佳。常与枸杞子、菟丝子、牛膝等同用，如七宝美髯丹，治肝肾虚亏，须发早白，梦遗滑精，筋骨不健。

2. 用于老人或血虚阴亏，大便秘结，常与当归、肉苁蓉、火麻仁等同用。

3. 用于瘰疬、疮痈、皮肤瘙痒等。常与其他散结、解毒，或祛风止痒药同用。

此外，尚可用于疟疾久发不止，气血亏虚之证。常与人参、当归等同用，如何人饮。

现代又用于高胆固醇血症、高血压、冠心病，可与桑寄生、灵芝、丹参等同用。

【用量用法】9～25 克。入汤剂。

【参考】含蒽醌衍生物，主要为大黄酚及大黄素；并含卵磷脂等。

制首乌能使切除肾上腺饥饿小鼠的肝糖原积累升高。其所含卵磷脂为构成神经组织，血细胞及其他细胞膜所必需的原料。能减少家兔肠道胆固醇的吸收，防止胆固醇在肝内沉积，缓解动脉粥样硬化的形成。对离体蛙心有兴奋作用，特别对疲劳的心脏强心作用显著。因含蒽醌类，故有泻下作用。此外，尚发现何首乌有类似肾上腺皮质激素样作用。对结核杆菌、福氏痢疾杆菌有抑制作用。

附　夜交藤

为何首乌的藤，故又名首乌藤。味甘性平，归心、肝经。功能养心安神，通络祛风。可用于失眠、多汗、血虚肢体酸痛，并可煎汤外洗治皮肤疹疮作痒。用量15～30克。入汤剂。外用适量，煎汤洗。

白　芍（《本经》）

为毛茛科多年生草本植物芍药 Paeonia Iactiflora Pall. 的根。产于浙江、安徽、四川、贵州、甘肃等地。夏秋季采挖，去净泥土和支根、皮，用沸水浸或略煮，晒干切片，生用或炒用。

【性味归经】苦、酸，微寒。归肝经。

【功效】养血敛阴，平抑肝阳，柔肝止痛。

【应用】

1. 用于肝阴不足、肝阳上亢所致的头痛、眩晕、耳鸣，或烦躁易怒等，常与生龙骨、牡蛎、怀牛膝等养阴平肝药同用，如镇肝熄风汤、建瓴汤。

2. 用于肝郁脾虚，大便泄泻，痛必腹泻，常与防风、陈皮、白术同用，如痛泻要方。肝气不和所致的腹部疼痛或四肢拘挛疼痛、痛经、妊娠腹痛、痢疾等，常与缓急止痛的甘草同用，如芍药甘草汤。若肝郁血虚，胸胁疼痛，乳胀，常与当归、柴胡同用，共奏疏肝养血止痛之功，如逍遥散。肝虚血瘀的痛经及妊娠腹痛，常与养血祛瘀的当归、川芎同用，如当归芍药散。湿热痢疾腹痛，里急后重，常与当归、黄芩、黄连等同用，如芍药汤。

3. 用于血虚，或阴虚血热、失血、盗汗以及表虚自汗等，常与当归、地黄等补血养阴药同用。若表虚自汗，常与桂枝同用。

【用量用法】9～18克。入汤剂。

【参考】含芍药甙、苯甲酸、鞣质、树脂、挥发油、β—谷甾醇等。

芍药甙对中枢神经系统有抑制作用。对动物离体肠管和在体胃、子宫平滑肌有抑制作用。对狗冠状血管及后肢血管有扩张作用；对豚鼠呈短暂的降压作用。对痢疾杆菌、溶血性链球菌、肺炎双球菌、绿脓杆菌、金黄色葡萄球菌、伤寒杆菌和多种皮肤真菌有抑制作用。

阿　胶（《本经》）

为马科动物驴 Equus asinua L. 的皮，经漂泡去毛后熬制而成的胶块。主产于山东、浙江、江苏等地。以原胶块用或将胶块打碎，用蛤粉炒成阿胶珠用。

【性味归经】甘，平。归肺、肝、肾经。

【功效】补血止血，滋阴润肺。

【应用】

1. 用于血虚萎黄，眩晕，心悸等，可单用或与当归、熟地、黄芪等同用。

2. 用于虚劳咯血、吐血、尿血、便血、崩漏等出血证。吐血、衄血，常与蒲黄、生地等同用。崩漏，常与艾叶、当归、白芍等同用，共奏补血止血之功，如胶艾汤。

3. 用于阴虚火旺所致的心烦不眠及阴虚风动所致的手脚瘛疭等。前者，常与黄连、白芍同用，共奏补血清热除烦之功，如黄连阿胶鸡子黄汤；后者，常与鸡子黄、淡菜、龟板等同用，如小定风珠。

4. 用于肺虚有热，咳嗽痰少，咽喉干燥，常与杏仁、马兜铃、牛蒡子等同用，如补肺阿胶散。若气虚阴伤久咳，常与人参同用，如阿胶散。

【用量用法】6～15克。不入煎剂，多烊化兑服。

【使用注意】其性滋腻，有碍消化，凡脾胃虚弱，消化不良等均不宜用。

【参考】含明胶朊，骨胶朊，水解后产生赖氨酸、精氨酸、组氨酸及胱氨酸，并含钙、硫等。

有加速红细胞、血红蛋白生成的作用。有显著的止血作用，其作用与改善体内钙的平衡，促进钙的吸收，使血清钙略增高有关。动物实验证明，注射阿胶溶液能升高血压，对抗创伤性休克。有预防进行性肌营养障碍的作用。

附　黄明胶

为牛皮经浸泡、漂洗，去毛后，熬成的胶块。性味、功用与阿胶相似，但主要作止血药用。现在一般作为阿胶的代用品。用量、使用注意等同阿胶。

桑　椹（《新修本草》）

为桑树 Morus alba L. 的成熟果穗。我国南北各省均产。4～6 月果穗成熟时采收。晒干生用，或加蜜熬膏用。

【性味归经】甘、酸，微寒。归心、肝、肾经。

【功效】滋阴补血。

【应用】

1. 用于阴血不足所致的眩晕耳鸣，虚烦失眠，须发早白等。如桑椹膏，对失眠、头昏、心烦有效。若头昏耳鸣、须发早白，常与何首乌、旱莲草、女贞子等配用，共奏滋阴养血、培补肝肾之功，如首乌延寿丹。

2. 用于阴虚津少，消渴口干及肠燥便秘。前者，常与麦冬、石斛、玉竹、天花粉等同用；后者，可与火麻仁、生何首乌、生地、枳壳同用。

【用量用法】15～30 克。入汤剂。

【参考】含葡萄糖，果糖，鞣糖，苹果酸，维生素 B_1、B_2、C 和胡萝卜素。

龙眼肉（《本经》）

为无患子科常绿乔木植物龙眼树 Euphoria longan（Lour.）Steud. 的成熟果肉。主产于广东、福建、台湾、广西等地。初秋果实成熟时采摘，烘干或晒干，剥开果皮，取肉去核，晒干用。

【性味归经】甘，温。归心、脾经。

【功效】补益心脾，养血安神。

【应用】主要用于心脾虚损、气血不足所致的失眠健忘、惊悸怔忡及眩晕等。常与当归、酸枣仁、黄芪等同用，如归脾汤。亦可单用本品持续服用。

【用量用法】6～12 克。入汤剂。

【参考】含葡萄糖、蔗糖、酒石酸、腺嘌呤、胆碱、蛋白质等。

第三节　补阴药

凡以滋养阴液，生津润燥为主要功效的药物，称为补阴药。因补阴药的性味多属甘寒，质多滋润，而其作用又有强弱和部位等的不同。故除补阴外还有养阴、益阴、滋阴、生津等不同之说。

补阴药主要适用于阴虚证，最常见的有肺阴虚、胃阴虚、肝肾阴虚等。肺阴虚多见干咳少痰、咯血、虚热、口干舌燥等。胃阴虚多见舌绛、苔剥、咽干口渴，或不知饥饿，或胃中嘈杂、呕哕，或大便燥结等。肝阴虚多见两目干涩昏花、眩晕等。肾阴虚多见腰膝酸痛、手足心热、心烦失眠、遗精或潮热、盗汗等。

本类药物各有所长，有的长于补肺阴、胃阴，有的长于补肝阴、肾阴，故应随证选用。对于热邪伤阴而余热未尽的，又须与清热药同用。阴虚阳亢的，常与潜阳药同用。阴虚内热的，应配清退虚热药。阴虚血亏的，应配补血药。

本类药物大多寒凉滋腻，故脾虚便溏、痰浊内阻者，均不宜应用。

北沙参（《本经》）

为伞形科多年生草本植物珊瑚菜 Glehnia littoralis F. Schmidt ex Miq 的根。主产于山东、辽宁、江苏、福建、台湾等地。简称沙参。于夏、秋两季采挖，除去须根洗净，用开水烫后剥去外皮，切片或切段用。

【性味归经】甘，微寒。归肺、胃经。

【功效】养阴润肺，益胃生津。

【应用】

1. 阴虚肺燥或肺热伤阴所致的干咳痰少，咽喉干燥等，可单用。复方中亦常与麦冬、天花粉等同用，共奏养阴润燥之功，如沙参麦冬汤。若肺痨而见肺肾阴虚、咳嗽痰中带血，常与天门冬、熟地、贝母、百部等同用，以加强润肺补虚之功，如月华丸。

2. 用于热伤胃阴或久病阴虚津亏所致的口干咽燥、舌红少苔、大便干结等，常与麦冬、玉竹等益胃生津药同用，如益胃汤。

【用量用法】9～30 克。入汤剂。

【使用注意】肺寒咳嗽、中寒便溏，均忌用。

【参考】含挥发油、三萜酸、豆甾醇、β—谷甾醇、生物碱和淀粉。能刺激支气管黏膜，使分泌物增多，故有祛痰作用。能使正常家兔的体温轻度下降，对伤寒疫苗引起发热的家兔有解热作用。并有一定镇痛作用。

附 南沙参

为桔梗科多年生草本植物轮叶沙参 Adenophora tetraphylla（Thunb）Fisch. 和杏叶沙参 A. axilliflora Borb. 及阔叶沙参 A. pereskiaefolia（Fisch. ex Ro－em. et Schul－t.）Fisch. ex Lour. 的根。又称为泡参。主产于安徽、四川、江苏等地。秋季采挖，洗净除去栓皮，晒干用。性味功效与北沙参相似，但效力比北沙参弱。此外，略有祛痰、补气的作用。用于肺燥咳嗽及温病后气阴不足较为适宜。用量、使用注意等与北沙参相同。

麦门冬（《本经》）

为百合科多年生草本植物沿阶草 Ophiopogon japonicus Ker－Gawl 和麦门冬 L-iriope spioata Lour. 的须根长的小块根。主产于四川、浙江、湖北等地。夏季采挖，洗净，除去须根，晒干用。

【性味归经】甘、微苦，微寒。归心、肺、胃经。

【功效】润肺养阴，益胃生津，清心除烦。

【应用】

1. 用于热伤胃阴，咽干口渴，舌红而干，大便燥结，常与沙参、玉竹等同用，以增强润燥止渴的作用，如益胃汤。用本品与玄参、生地同用，治阴虚肠燥便秘等，如增液汤。若病后余热未尽，常与人参、石膏、半夏等同用，以增强清热补虚之功，如竹叶石膏汤。

2. 用于阴虚肺燥，咳逆痰稠，咽喉不利，常与人参、半夏、甘草等同用，共奏补虚润燥之功，如麦门冬汤。若属久咳肺虚，咳嗽痰少，短气自汗，则常与天门冬、蜂蜜同用，以加强补气润燥之功，如二冬膏。

此外，又用于温热病热入心营，身热夜甚，烦躁不安，常与生地、竹叶心、黄连同用，如清营汤。若阴虚有热，心烦不眠或心悸怔忡，常与酸枣仁、生地等同用，以增强养阴安神之功，如天王补心丹。

现代亦用于冠心病。

【用量用法】9～15克。入汤剂。

【使用注意】感冒风寒或有痰饮湿浊的咳嗽，以及脾胃虚寒泄泻者均忌服。

【参考】含多种甾体皂甙、黏液质、葡萄糖及少量β—谷甾醇。体外试验，对白葡萄球菌、枯草杆菌、大肠杆菌及伤寒杆菌等有较强的抗菌作用。

石　斛（《本经》）

为兰科多年生常绿草本植物石斛 Dendrobium nobile Lindl. 和铁皮石斛 D. officinale K. Kimura et Migo. 金石斛 D. linawianum Reichb. 的茎。主产于四川、贵州、云南及长江流域各地。于夏、秋采收，晒干切段用。

【性味归经】甘、淡，微寒。归胃、肾经。

【功效】益胃生津，养阴清热。

【应用】用于热病伤阴或胃阴不足，烦渴干呕、舌干等。若热病后期，阴液耗伤，余热未清所致口渴烦躁，虚热不退，常与麦冬、生地、天花粉等同用，以增强清热生津之功，如清热保津方。若胃阴不足、食少干呕、舌上无苔，宜与南沙参、淮山药、生麦芽等同用。若气阴不足，发热烦渴，常与黄芪、麦冬、生地、玄参等同用，如石斛汤。

此外，本品还有明目及强壮腰膝的作用。前者常与菊花、枸杞、熟地黄等同用，以增强养阴明目之功，如石斛夜光丸，治肝肾阴虚，眼目失养之内障、视力减退。后者，常与熟地黄，枸杞、牛膝等同用，可治肾阴亏损，腰膝酸软。

【用量用法】9～12克。入汤剂。

【使用注意】能助湿恋邪，故对湿热病不宜早用，湿温尚未化燥者忌用。

【参考】含多量黏液质、石斛碱等。能促进胃肠蠕动、胃液分泌，可助消化。低浓度流浸膏对离体兔肠有兴奋作用，高浓度则呈抑制作用。石斛碱能引起实验动物中等度血糖过多症，大剂量对心脏、呼吸有抑制作用，并能降低血压。此外，石斛碱有解热、镇痛作用。

龟　板（《本经》）

为龟科动物乌龟 Chinemys reevesii（Gray）的腹甲。产于浙江、湖北、湖南、安徽、江苏等地。全年均可捕捉。杀死，剔去筋肉，取腹甲洗净晒干，或煮死后取出腹甲。以沙炒炮用，或醋炙用。

【性味归经】咸、甘，平。归肾、肝经。

【功效】滋阴潜阳，补肾健骨。

【应用】

1. 用于肾阴不足，骨蒸潮热，盗汗，遗精，或阴虚阳亢，眩晕耳鸣，以及热病伤阴，阴虚风动等。若阴虚火旺，骨蒸潮热，常与黄柏、地黄、知母等同用，如大补阴丸。若阴虚阳亢，头目眩晕，目胀耳鸣，常与怀牛膝、代赭石、白芍药等同用，如镇肝熄风汤。若阴虚风动，神倦瘛疭，手足抽动，常与白芍、阿胶、牡蛎等同用，如大定风珠、三甲复脉汤。

2. 用于肝肾不足。腰脚痿弱，或囟门不合、牙齿迟生等，如虎潜丸。治肝肾阴亏，下肢痿弱，以本品与熟地、锁阳、虎骨等同用。

3. 用于阴虚血热所致的月经过多、崩中漏下，紫黑成块，常与芍药、黄柏、香附等同用，如固经丸。若温病既厥且哕，常与阿胶、淡菜等同用，如小定风珠。

【用量用法】9～30克。入汤剂。

【使用注意】凡阳虚、脾胃虚寒、表邪未解者，均不宜应用。入汤剂，宜先煎、久煎。

【参考】含动物胶、角质、脂肪、钙、磷等。

附　龟板胶

为龟板煎熬而成的胶块。性昧、功用与龟板相似，滋阴之力更强，并有补血止血之功效。若与鹿角胶同用，则阴阳双补。用量9～15克。烊化冲服。

鳖　甲（《本经》）

为鳖科脊椎动物鳖 Amyda sinensis（Weigmann）的背甲。主产于河北、湖南、安徽、浙江等地。全年均可捕捉。捕捉后砍去头，置沸水中煮后，取出背甲，晒干。生用或醋炙用。

【性味归经】咸，平。归肝、脾、肾经。

【功效】滋阴潜阳，软坚散结。

【应用】

1. 用于阴虚发热，骨蒸盗汗，及热病伤阴，虚风内动。前者，常与知母、地骨皮等同用，共奏养阴清热之功，如清骨散。后者。常与龟板、牡蛎等同用，如大定风珠、三甲复脉汤。

2. 用于癥瘕痞块及久患疟母、闭经，常与其他活血行气或软坚散结药同用，如鳖甲丸。治久患疟疾，肝脾肿大，常与柴胡、桃仁、大黄等同用，共奏活血行气消肿之功，如鳖甲煎丸。

【用量用法】9～30克。入汤剂。

【使用注意】入煎剂应先煎、久煎。

【参考】含动物胶、蛋白质、碘、维生素 D 及蛋白角质等。有抑制结缔组织增生和升高血浆的作用。

天门冬 （《本经》）

为百合科多年生攀援状草本植物天门冬 Asparagus cochinchinensis（Lour.）Merr. 的块根，也称天冬。主产于四川、云南、贵州、及长江流域各地。秋季采挖，除去须根，入沸水中煮或蒸过，去皮，晒干或烘干，切片用。

【性味归经】甘、苦，寒。归肺、肾经。

【功效】养阴清热，润肺滋肾。

【应用】

1. 用于肺热燥咳，痰稠难咯，或咯血气逆。与麦冬同用，共奏养阴清热之功，如二冬膏，治肺燥干咳。阴虚肺热、咳嗽咯血者，亦常与生地、沙参、百部等同用。肺痈咳吐脓血，常与薏仁、白及、百合、百部等同用，共奏止咳排脓之功。

2. 用于阴虚潮热、盗汗、遗精、脚痿或阴枯口渴等。常与滋肾阴、清虚热的熟地、黄柏等同用，如三才封髓丹，治阴虚火旺、梦遗、失精。若温病气阴两伤，常与生地、人参等同用，共奏补气养阴之功，如三才汤。

此外，也可用于热病伤阴，肠燥便秘，常与玄参、生地、当归、火麻仁等配伍。

【用量用法】6～15克。入汤剂。大剂量可用至 30 克。

【使用注意】脾虚便溏者不宜用。咳嗽暴起，阴液未伤者亦不宜过早用，否则恋邪生变。

【参考】含天冬酰胺 β－谷甾醇、甾体皂甙黏液质等。天冬酰胺有镇咳、祛痰的作用。对金黄色葡萄球菌、溶血性链球菌、肺炎双球菌、白喉杆菌、炭疽杆菌等有抑菌作用。

玉　竹 （《本经》）

为百合科多年生草本植物玉竹（葳蕤）Polygonatum odoratum Druce vet. pluriflorum（Miq.）Ohwi 的根茎。我国大部分地区均产。夏、秋采挖，除去须根，晒干，或蒸过晒干，切段用。

【性味归经】甘，微寒。归肺、胃经。

【功效】养阴润肺，益胃生津。

【应用】

1. 用于燥伤阴液，咽干口渴，干咳无痰，常与沙参、麦门冬、桑叶等同用，共奏养阴润燥之功，如沙参麦冬汤。若素体阴虚而患风温发热，咳嗽者，常与薄荷、白薇、桔梗同用，共奏养阴清热祛风之功，如加减葳蕤汤。

2. 用于热伤胃阴，津伤口渴，消谷易饥，常与生地、沙参、麦冬等同用，共奏养阴生津之功，如益胃汤。

此外，现代又用于冠心病心绞痛，常与丹参、红花、党参等同用。

【用量用法】9～30 克。入汤剂。

【使用注意】脾虚有痰者忌用。

【参考】含铃兰式、铃兰苦式、糖类、黏液质、维生素 A 类物质。有轻度强心作用，与党参合用又能改善心肌缺氧的心电图异常。能轻度增强离体子宫的活动。

黄　精（《别录》）

为百合科多年生草本植物黄精 Polygonatum sibiricum Red. 多花黄精 P. cy－rtonema Hua. 和金氏黄精 P. kingianum Coll et Hemsl. 等同属多种植物的根。产于河南、河北、内蒙古、山东、山西、江西、福建、四川等地。秋季采挖，除去须根，晒干，切片，生用或蒸熟用。

【性味归经】甘，平。归肺、肾、脾经。

【功效】养阴润肺，补脾益气。

【应用】

1. 用于阴虚肺燥，咳嗽痰少或干咳无痰，可单用本品熬膏或与北沙参、麦冬、玉竹等清养润肺药配伍同用。

2. 用于阴血不足之证。常用本品与补虚益精药枸杞子等同用，作蜜丸服。

3. 用于脾胃虚弱，饮食减少，神疲体倦，舌干少津，或病后虚羸，体倦乏力等，常与党参、黄芪等同用。若气虚精亏，常与党参、熟地等同用。共奏补气滋肾生精之功。

此外，还用于股癣，可煎汤洗患处。

【用量用法】9～30 克。入汤剂。外用适量。

【使用注意】本品性质滋腻，凡脾虚湿滞，咳嗽痰多者不宜用。

【参考】含黏液质、淀粉和糖等。水或乙醇浸出液有降低血压的作用。浸膏经口服给予家兔，有降血糖的作用。并对肾上腺素引起的血糖过高有抑制作用。有防止动脉粥样硬化及肝脏脂肪浸润的作用。煎剂对实验性结核病的豚鼠，有显著的抑菌效果，且能改善健康状况，其疗效与异烟肼接近。对结核杆菌、伤寒杆菌、金黄色葡萄球菌及皮肤癣菌等，均有抑制作用。

百　合（《本经》）

为百合科多年生草本植物百合 Lilium brownii F. E. Brown var. colchesteri Wils. 和细叶百合 L. tenuifolum Fiseh. 的肉质鳞茎。全国各地均产。秋季采挖，洗净，剥取鳞片，沸水烫或稍蒸后，晒干或烘干用。

【性味归经】甘，微寒。归心、肺经。

【功效】润肺止咳，清心安神。

【应用】

1. 用于肺热咳嗽及肺虚久咳，痰中带血等。常与化痰止咳或养阴润肺药同用，如

《济生方》治燥咳痰血，用本品配款冬花熬膏服。阴虚火旺，咳嗽痰血者，常与玄参、生地、贝母等同用，共奏养阴润燥止咳之功，如百合固金汤。

2. 用于热病后余热未尽，神志恍惚，烦躁失眠，常与知母、生地同用，如百合知母汤、百合地黄汤。

【用量用法】9～30克。入汤剂。

【使用注意】本品为寒润之药，故风寒咳嗽或中寒便溏者忌用。

【参考】含淀粉、蛋白质、脂肪及微量秋水仙碱等多种生物碱。煎剂对氨水引起的鼠咳嗽有止咳作用，并能对抗组织胺引起的蟾蜍哮喘。

枸杞子（《本经》）

为茄科落叶灌木植物宁夏枸杞 Lycium barbarum L. 和枸杞 L. chinense Mill. 的成熟果实。主产于宁夏、河北、甘肃、青海等地。夏至前后果实成熟时采摘，晾干用。

【性味归经】甘，平。归肝肾经。

【功效】滋补肝肾，益精明目。

【应用】

1. 用于肝肾阴虚，头目眩晕，视力减退，腰膝酸软，遗精消渴等。常与菊花、地黄等同用，共奏补肝肾、益精明目之功，如杞菊地黄丸，为治肝肾阴虚之头目眩晕、视力减退的常用方剂。如以本品配地黄、天门冬，可用治肝肾阴虚腰膝痿弱、遗精等。

2. 用于肾精虚损、眼目昏花或云翳遮晴等，常与熟地、白术、茯苓等同用，如四神丸。亦可单用治肝虚下泪。

【用量用法】5～10克。入汤剂。

【使用注意】外有表邪，内有实热及脾虚便溏者，不宜用。

【参考】含胡萝卜素、维生素 B_1 维生素 B_2、维生素 C、烟酸、钙、磷、β－谷甾醇、亚油酸等。有轻微抑制脂肪在肝细胞内沉积和促肝细胞新生的作用。有降低胆固醇的作用，能轻微阻止家兔实验性动脉粥样硬化的形成。有降低血糖的作用。

墨旱莲（《新修本草》）

为菊科一年生草本植物鳢肠 Eclipta alba（L.）Hassk 的全草。全国各地均产。初秋割取全草，鲜用或晒干切段用。

【性味归经】甘、酸，寒。归肝、肾经。

【功效】益肾养阴，凉血止血。

【应用】用于肝肾阴虚，头昏眼花，须发早白等。如金陵煎，用本品绞汁，合生姜汁、白蜜浓缩为丸服。一般与补肝肾的女贞子同用，如二至丸。亦可用于阴虚血热出血者。

此外，尚可外用于水田皮炎、湿疹、脚癣等。

【用量用法】15～30克。入汤剂。外用适量。

【参考】含挥发油、鞣质、皂甙、维生素 A 类物质、鳢肠素等。动物实验粉末外敷，有良好的止血效果。对金黄色葡萄球菌有较强的抑制作用。

女贞子（《本经》）

为木樨科常绿乔木植物女贞 Ligustrum lucidum Ait. 的成熟果实。全国各地均产。冬季果实成熟时采收，蒸熟、晒干用。

【性味归经】甘、苦，凉。归肝、肾经。

【功效】补养肝肾，清热明目。

【应用】用于肝肾阴虚，头目眩晕，腰膝酸软，须发早白等，常与旱莲草等同用，如二至丸。若肝肾阴亏、视物昏花模糊不清，常与生地、枸杞、菊花、沙苑子等同用。

此外，尚可用于肝肾亏损之淋浊消渴，常与生地、天花粉、萆薢、牛膝等同用。

现代用于中心性视网膜炎、早期白内障，可与枸杞子、菟丝子、覆盆子等同用。

【用量用法】9～15克。入汤剂。

【使用注意】脾胃虚寒，大便泄泻者不宜用。

【参考】含齐墩果酸、熊果酸、甘露醇、葡萄糖、脂肪油等。齐墩果酸有强心、利尿及保肝作用。对于因化学疗法、放射疗法引起的白细胞下降，有使其升高的作用，煎剂对金黄色葡萄球菌、痢疾杆菌、大肠杆菌有抑制作用。

黑芝麻（《本经》）

为胡麻科一年生草本植物芝麻 Sesamum indicum DC. 的黑色种子。产于全国各地。秋季果实成熟时，割取全株，阴干抖取种子，洗净晒干，炒熟用。

【性味归经】甘，平。归肝、肾经。

【功效】滋养肝肾，润燥滑肠。

【应用】

1. 用于肾阴亏损，头目晕眩，耳鸣，肢体麻木等，常与桑叶同用，共奏滋养肾阴之功。如桑麻丸。

2. 用于血虚津亏，肠燥便秘，常与火麻仁同用，共奏补血润燥之功。

【用量用法】10～30克。入汤剂。

【使用注意】大便溏泻者不宜用。

【参考】含脂肪油、蔗糖、多缩戊糖、卵磷脂、蛋白质等。

第四节　补阳药

凡以温补肾阳为主要功效，治疗阳虚症候的药物，称为补阳药。又称助阳药。其中一些药物兼能补肝肾，益精髓，健筋骨。

补阳药性温热，适用于肾阳虚，脾阳虚，心阳虚等证。由于肾为先天之本，又为气之根。因此阳虚通常多指肾阳虚而言，补阳也都从补肾着手，所以补阳药主要是温补肾阳。

肾阳虚的主要症状为神倦畏寒，四肢不温，腰膝酸软，尿频遗尿，阳痿遗精，以及精髓不足，头晕耳鸣，不孕不育，白带清稀，脉沉苔白，或筋骨不健，手足痿弱，小儿行迟、齿迟等。此外，还用于肾阳虚引起的腹泻和肾不纳气的喘促。

本类药物常与温里药及补肝肾、补脾肺的药物同用。

补阳药性多温燥，能伤阴助火．故阴虚火旺者当慎用。

鹿　茸（《本经》）

为鹿科脊椎动物梅花鹿 Cervus nippon Temminck 和马鹿 C. elaphus L. 等雄鹿头上尚未骨化而带毛的幼角。产于东北、西北、内蒙古、新疆及西南山区。春季或初夏锯取或用刀砍下，置沸水中烫后晾干，燎去毛，以瓷片或玻璃片刮净，切片用。

【性味归经】甘、咸，温。归肾、肝经。

【功效】补肾壮阳，益精补血，强筋健骨。

【应用】

1. 用于肾阳虚衰，精血亏虚，畏寒乏力，阳痿滑精，遗尿尿频，腰膝酸痛，女子不孕及虚寒崩漏等症。单用研末服，或制取鹿茸精口服，有一定疗效。亦常配入复方中应用，如治阳痿的鹿茸酒，用本品同山药浸酒服。若肾虚阳衰、阳痿、肢冷、腰痛、遗精、尿频等，常与补肝肾的山茱萸、杜仲、熟地等同用，以加强补肾助阳之功，如十补丸。若属气虚阳衰之证，则可与补气的人参同用。

2. 用于筋骨痿软及小儿发育不良，行迟齿迟，囟门过期不合等。用以壮阳、益精、强筋、健骨。可单用，或与山茱萸、熟地、五加皮等补肝肾、健筋骨药同用。如加味地黄丸。

3. 用于冲任虚寒的崩漏带下，羸瘦虚损者，常与阿胶、乌贼骨、蒲黄等同用，如鹿茸散。

此外，还用于气血亏虚疮疡久溃不敛、阴疽疮肿内陷不起等。常与黄芪、当归、肉桂同用，加强补养气血之功。

【用量用法】入丸、散剂，每次 0.5～1 克。

【使用注意】性温主升，可补阳助火，凡阴虚阳亢、内热者忌用。

【参考】含极少量的卵激素雌酮，又含磷酸钙、胶质、蛋白质。

本品提取物鹿茸精能增强机体工作能力，加速消除疲劳，改善食欲和睡眠，能促进红细胞，血红蛋白、网状红细胞新生。中等剂量的鹿茸精能增强心脏的收缩，使心脏收缩幅度增大，心率加快，对已疲劳的心脏作用更明显。能提高子宫的张力和增强其节律性收缩。能促进创伤骨折和溃疡的愈合。口服鹿茸精对伴有低血压的慢性循环障碍，可使脉搏充盈，血压上升，心音增强。

附　鹿角　鹿角胶　鹿角霜

1. 鹿角：为梅花鹿和各种雄鹿已成长骨化的角。切片用。性味咸温。补肾阳、强筋骨的功用似鹿茸，可作为鹿茸的代用品，但作用较弱。多用于虚寒性的疮疡阴疽，常配伍肉桂、白芥子等内服，也可单用醋磨外敷。用量 3～9 克。入汤剂。研末服，每次 1～1.5 克。外用适量。

2. 鹿角胶：为用鹿角煎熬取汁，经浓缩而成的胶体物。味咸，性微温。有补肾阳，益阴血和较强的止血作用。主要用于肾虚或气血虚寒，症见阳痿、遗精、尿频、眩晕、耳鸣及崩漏下血、便血、尿血等。在滋补强壮剂中，常与龟板胶同用。用量 3～9 克。烊化服。脾虚湿盛，食少便溏者忌用。

3. 鹿角霜：为用鹿角熬胶后所存的残渣。性味咸温。归肝、肾经。能补虚，助阳，止血，消痈。用于肾阳不足，血弱精寒，腰背酸痛，脾胃虚寒呕吐，食少便溏，胞宫虚冷，崩漏带下等。水煎服，或入丸散。用量 5～10 克。入汤剂。大剂量可用至 15克。但阴虚阳亢者忌用。

山茱萸 (《本经》)

为山茱萸科落叶小乔木植物山茱萸 Cornus officinalis S et Z. 除去果核的果肉。主产于浙江、安徽、河南、陕西、山西等地。秋冬二季果实成熟时采摘，烘焙或置沸水中略烫后去核，晒干或烘干用。

【性味归经】甘、涩，温。归肝、肾经。

【功效】补益肝肾，收敛固涩。

【应用】

1. 用于肝肾两虚所致的腰膝酸软，阳痿尿频，头昏耳鸣等。为平补肝肾之佳品。如草还丹治肾虚阳痿、滑精、腰酸，用本品与补骨脂、当归等同用。若肾虚阳衰，阳痿遗精、尿频，常与补肾壮阳的鹿茸、熟地、五味子等同用，共奏补肾壮阳之功，如十补丸。

2. 用于阳气虚衰的遗精，尿频，虚汗不止及月经量多，崩漏，常随证配伍其他补益、固涩的药物。如遗精滑泄，常配熟地、山药、枸杞，共奏补肾固精之功，如右归丸。大汗虚脱，可配补气的人参，及龙骨同用。阴虚盗汗，又可与地黄、知母同用。冲任虚损而致月经过多或漏下不止，常与熟地、当归、白芍同用，如加减四物汤。遗尿若由肾虚、心脾不足所致，用此补肾、缩尿止遗，常与桑螵蛸、黄芪、茯神等同用。如固脬汤。

【用量用法】6～12 克。入汤剂。大量可用至 30 克。

【使用注意】因其温补收涩，故凡相火亢盛，肝阳上僭及湿热内蕴小便不利者，均忌用。

【参考】含维生素 A、山茱萸甙、皂甙、鞣质、熊果酸、没食子酸、苹果酸、酒石酸等。

有利尿和降压作用。体外试验能杀灭小白鼠腹水癌细胞。对于因化学疗法及放射线疗法引起的白细胞下降，有使其升高的作用。对痢疾杆菌、金黄色葡萄球菌及某些皮肤真菌有抑制作用。

杜 仲 (《本经》)

为杜仲科落叶乔木植物杜仲 Eucommia ulmoides Oliv。的树皮。主产于四川、云南、贵州、湖北等地。夏、秋季采收，去外表粗皮，晒干。生用或盐水炒用。

【性味归经】甘，温。归肝、肾经。

【功效】补肝肾，强筋骨，安胎。

【应用】

1. 用于肝肾虚弱，腰膝酸痛，下肢痿软，阳痿，小便频数等。本品为治肝肾虚弱、腰膝酸痛、下肢痿软的要药。如治肾虚腰痛的青娥丸，治肾虚筋骨痿软的金刚丸均用本品。肾虚阳痿、小便频数，常与鹿茸、枸杞、五味子等同用，如十补丸。若肾阳亏虚而致风寒湿痹、腰膝重痛，常与党参、桑寄生、牛膝等同用，共奏补肾祛风寒湿之功，如独活寄生汤。

2. 用于妇女崩漏及胎动、胎漏等，常与枣肉、续断同用，共奏安胎之功，如杜仲丸。

此外，用于肝肾两虚、肝阳上亢、头目眩晕、手足麻木，常与天麻、钩藤等同用，以加强补肝潜阳熄风之功，如天麻钩藤饮。

现代又用于高血压病。单用或配伍桑寄生、牛膝、夏枯草应用。

【用量用法】6～12克。入汤剂。大量可用至30克。

【使用注意】辛温助阳，易伤阴液，故阴虚火旺及大便燥结者忌用。

【参考】含树脂、杜仲胶、糖甙、有机酸等。

有降压作用。其降压作用，炒杜仲比生杜仲强，炒杜仲煎剂比酒剂作用强。能减少胆固醇的吸收，杜仲酊对胆固醇增高引起的动脉粥样硬化的家兔，其降压作用较健康家兔更明显。大量的杜仲煎剂能使试验动物安静和嗜睡。对大白鼠、兔的离体子宫有抑制作用，并能对抗垂体的收缩子宫作用。杜仲的各种制剂对麻醉犬均有利尿作用。

续　断（《本经》）

为山萝卜科多年生草本植物续断 Dipsacus iaponicus Miq. 和川续断 D. asper Wall. 的根。主产于四川、湖北等地。秋季采挖，去芦茎须根，切片晒干。生用、酒炒或盐水炒用。

【性味归经】苦，温。归肝、肾经。

【功效】补肝肾，强筋骨，续折伤，安胎。

【应用】

1. 用于肝肾不足，腰膝酸痛，足膝无力或风寒湿痹，筋骨拘挛等。前者，常与补肝肾、祛风湿的杜仲、五加皮、防风等同用，如续断丸。后者，常与杜仲、牛膝等同用，如续断丹。

2. 用于跌打损伤，扭挫伤闭合性骨折，常与骨碎补、没药等活血止痛药同用，如新伤接骨汤。

3. 用于冲任不固崩漏下血或月经过多。常与刘寄奴、大小蓟、白芍等同用，如刘寄奴散。

4. 用于肝肾不足，冲任亏虚，胎漏下血，胎动欲坠。常与杜仲为末、枣肉为丸服，亦常与菟丝子、桑寄生、阿胶为丸服。如寿胎丸。

【用量用法】9～15克。入汤剂。

【使用注意】阴虚火旺者慎用。

【参考】含续断碱、挥发油、维生素E等。经小白鼠和鸡试验，证明有抗维生素E

缺乏症的作用。

补骨脂（《开宝本草》）

为豆科一年生草本植物补骨脂 Psoralea corylifolia L. 的种子。产于陕西、河南、山西、江西、安徽、广东、四川、云南、贵州等地。秋季果实成熟时采收，晒干。生用或盐水炒用。

【性味归经】辛、苦，大温。归肾、脾经。

【功效】补肾助阳，温脾止泻。

【应用】

1. 用于肾阳不足，命门火衰，下元虚冷所致的腰膝冷痛、小便频数、遗尿、阳痿、遗精早泄等，常与其他补肾药同用。若肾阳亏虚，腰腿酸软，小便余沥，常与胡桃仁、杜仲等同用，如青娥丸。阳虚尿频或阳痿遗精，用以助阳益精，可与菟丝子、胡桃肉、沉香同用。如补骨脂丸。又可用于肾不纳气的喘促，可与胡桃仁、沉香同用。

2. 用于脾肾阳虚，久泻便溏或五更泻，纳食不佳，常与吴茱萸、肉豆蔻等同用，如四神丸，或与大枣、生姜同用，如二神丸。若脾肾虚寒而致赤白痢或水泻者，常与罂粟壳同用为末，炼蜜为丸，姜汤送服。

此外，现代还用于皮癣、脚癣、银屑病、白癜风、斑秃等多种皮肤病，用本品制取醇浸液外擦，或制成注射剂肌肉注射，有较好的疗效。以本品配赤石脂制成的片剂内服，用于妇科出血（如月经过多、人工流产出血、避孕药引起的出血、放避孕环出血）及血友病、鼻出血、消化道溃疡出血等，有良好的疗效。

【用量用法】3～10克。入汤剂。外用适量。

【使用注意】辛温助阳，易伤阴液，故阴虚火旺及大便燥结者忌用。

【参考】含挥发油、树脂及香豆精衍生物（补骨脂内脂、异补骨脂内脂等）、黄酮类他合物（补骨脂甲素、补骨脂乙素等）。

有扩张冠状动脉的作用。补骨脂乙素能兴奋心脏，提高心脏功率。此外，补骨脂挥发油有抗癌作用；补骨脂乙素对肉瘤180有抑制作用。香豆精衍生物有感光性，内服或久涂皮肤，经日光或紫外光照射，可使局部皮肤色素新生。补骨脂有收缩子宫及缩短出血时间、减少出血量的作用。

蛤蚧（《雷公炮炙论》）

为守宫科脊椎动物蛤蚧 Gekko gecko L. 除去内脏的部分。主产于广西。夏、秋捕捉，除去内脏，拭去血液（不经水洗），切开眼睛放出汁液，然后用竹片撑开，烘干，去头（有小毒）、足和鳞片用。

【性味归经】咸，平。归肺、肾经。

【功效】补肾益肺，纳气定喘。

【应用】用于肺肾亏虚，喘咳短气，虚劳咳嗽、咯血等。气虚喘嗽，肢面浮肿，常与补气的人参研末为饼，合糯米粥服，如独圣饼。若肺肾虚喘，配人参等同用，如人参蛤蚧散。若虚劳咳嗽，可与麦冬、款冬花、胡黄连为末，研糕加酒服，如蛤蚧散。

此外，又用于肾虚阳痿、遗精、尿频等。可单用本品研末，温酒送服，亦可与人参、五味子、巴戟、淫羊藿、肉苁蓉等同用。生用或黄酒浸润后烘干用，一般研末服。或入丸散、酒剂。有助肾强阳之功。

【用量用法】每次1~1.5克。入丸散剂。

【使用注意】凡外感、实热喘咳者均忌用。

【参考】含蛋白质、脂肪等。提取液有雄性激素样作用。

巴戟天（《本经》）

为茜草科多年生藤本植物巴戟天 Morinda officinalis How. 的根。主产于广东、广西、福建、江西、四川等地。春、冬采挖，去须根，蒸软，除去木心，切片，生用或盐水炒用。

【性味归经】辛、甘，微温。归肾、肝经。

【功效】补肾阳，强筋骨，祛风湿。

【应用】

1. 用于男子肾虚阳痿，遗精早泄，遗尿尿频，女子宫冷不孕，经寒不调，下焦虚寒，小腹冷痛。若阳痿、遗精、尿频，常与肉苁蓉、菟丝子、覆盆子等同用，如巴戟丸。若治下元虚冷而致遗尿、尿频或小便不禁，常与桑螵蛸、菟丝子、附子、肉桂等同用，如巴戟天丸（《圣济总录》）。若胞宫虚冷而致月经或多或少及不孕等，常与高良姜、肉桂、吴茱萸等同用，如巴戟丸（《和剂局方》）。

2. 用于肝肾不足，筋骨痿软，行步艰难，或久患风湿而肝肾虚损者。前者，常与肉苁蓉、杜仲、萆薢等同用，如金刚丸；后者，常与牛膝、羌活、桂心、杜仲等同用，如巴戟丸。

【用量用法】6~12克。入汤剂。

【使用注意】凡阴虚火旺，津液不足，小便不利者，忌用。

肉苁蓉（《本经》）

为列当科一年生寄生草本植物肉苁蓉 Cistanche salsa（C. A. Mey.）G. Beck 带鳞叶的肉质茎，也称苁蓉。主产于宁夏、内蒙古、甘肃、新疆及青海等地。春、秋两季采挖，晒干或先经盐水浸渍，切片用。

【性味归经】甘、咸，温。归肾、大肠经。

【功效】补肾益精，润肠通便。

【应用】

1. 用于肾虚阳痿，遗精早泄，女子不孕，以及肝肾不足所致的筋骨痿弱，腰膝冷痛，常与菟丝子、五味子等同用，如治疗阳痿、尿频的肉苁蓉丸。或与枸杞、巴戟天、熟地等同用，以加强补肾助阳之功，如还少丹。

2. 用于血虚阴亏、肠燥便秘，常与生地、当归等同用。若老人、体虚、肠燥便秘，常与火麻仁、沉香等同用，如润肠丸。亦可单味大剂量煎服。

【用量用法】9~18克。入汤剂。

【使用注意】肾虚火旺及脾虚便溏者，忌用。

【参考】含微量生物碱、结晶性中性物质。其水溶液及乙醇浸出液，对麻醉动物有降低血压的作用。

淫羊藿（《本经》）

为小檗科多年生草本植物淫羊藿 Epimedium macranthum Morr. et Decne. 箭叶淫羊藿 E. sagittatum（S. et Z.）Maxim. 和心叶淫羊藿 E. brevicornum Maxim. 的全草，又名仙灵脾。产于贵州、四川、湖北、湖南、江苏、浙江、江西、福建、广东等地。春、秋两季采收，晒干切碎。生用或羊脂炙用。

【性味归经】辛，温。归肝、肾经。

【功效】补肾壮阳，强筋健骨，祛风除湿，止咳平喘。

【应用】

1. 用于肾阳虚衰所致的阳痿精少、尿频、腰膝无力、神疲体倦及妇女冲任虚损、不孕等，常与其他补肾壮阳药如熟地、枸杞子、巴戟天、肉苁蓉等同用，以增强补肾壮阳之功，如赞育丹。对肾虚阳痿，亦可单用浸酒服，如淫羊藿酒。

2. 用于肝肾亏虚、风湿痹痛、四肢麻木拘挛，或见筋骨痿软下肢瘫痪等，常与威灵仙、川芎等同用，如仙灵脾散，治行痹走注疼痛。兼见筋骨痿软者，可与杜仲、巴戟天、桑寄生等祛风湿、健筋骨药同用。若中风瘫痪，手足不遂，皮肤不仁，可用本品浸酒饮服，有补肾、通血脉、散风邪的作用。

3. 本品蜜炙可用于年老、虚人肺肾虚损之喘咳。单用，或与补骨脂、胡桃仁、五味子等同用。

此外，现代又用于小儿麻痹证，常以本品同桑寄生制成注射剂或煎剂应用。若用本品配伍仙茅、当归、知母等。又治阴阳两虚型之妇女更年期高血压，如二仙汤。用本品制成酊剂治性神经衰弱有效。

【用量用法】9～15克。入汤剂。

【使用注意】性较燥烈，易伤阴助火，对于相火妄动，阳事易举者忌用。

【参考】含淫羊藿甙，甾醇，生物碱，挥发油。维生素 E 等。对狗有促进精液分泌的作用，叶及根部作用最强，果实次之，茎部最弱。能使动物交尾力亢进。给小鼠注射淫羊藿制剂后，通过前列腺、精囊、举肛肌的重量增加法测定，说明本品有雄性激素样的作用。有祛痰、止咳、平喘作用。有抗炎作用，能显著减轻大鼠蛋清性关节炎的关节肿胀。有扩张血管，降低血压的作用。对脊髓灰质炎病毒、肠道病毒有显著的抑制作用。对金黄色葡萄球菌、肺炎双球菌、流感杆菌、结核杆菌有抑制作用。此外，对大白鼠实验性高血糖有明显的降血糖作用。

仙 茅（《海药本草》）

为石蒜科多年生草本植物仙茅 Curculigo orchioides Gaertn. 的根茎。产于西南及长江以南各省。初春或秋末采挖，除去须根，晒干，切片用。

【性味归经】辛，温。有小毒。归肾、脾、肝经。

【功效】补肾阳，温脾阳，强筋骨，祛风湿。

【应用】

1. 用于肾阳不足，命门火衰，阳痿精冷，遗精早泄，小便频数或遗尿等，常与淫羊藿、菟丝子、五味子同用，共奏补肾固涩的功效。

2. 用于脾肾阳虚所致的脘腹冷痛，少食腹泻，常与补骨脂、肉豆蔻、白术等同用。

3. 用于肾虚腰膝酸软，四肢无力，或寒湿痹痛，四肢拘挛等。前者，常与淫羊藿、杜仲、桑寄生同用。后者，常与巴戟天、独活、川芎同用。

此外，现代又用于妇女更年期高血压病等。以本品同淫羊藿等同用，如二仙汤。

【用量用法】3～9克，入汤剂。

【使用注意】本品药性燥热，有伤阴之弊，故阴虚火旺者，忌服。

【参考】含鞣质、脂肪、树脂、淀粉等。仙茅的中毒症状为舌肿胀，可用大黄、元明粉，水煎服，或用三黄汤解之。

狗　脊（《本经》）

为蚌壳蕨科多年生草本植物金毛狗脊 Cibotium barometz（L.）J. Sm. 的根状茎。产于福建、四川、云南、浙江等地。秋季采挖，除去细根和金黄色柔毛，酒浸 1 日，蒸后切片，晒干用。

【性味归经】苦、甘，温。归肝、肾经。

【功效】补肝肾，祛风湿，强筋骨。

【应用】

1. 主要用于肝肾亏虚腰脊酸痛，不能俯仰，足膝无力。常与萆薢、菟丝子为丸，如狗脊丸。亦可用于风寒湿偏胜、腰脊筋骨疼痛者。常与萆薢、乌头、苏木同用，共奏祛风湿、散寒止痛之效，如四宝丹。

2. 用于肾虚尿频遗尿，遗精，滑精，筋骨软弱，以及妇女冲任虚寒，带下纯白。前者与远志、茯神、当归等同用，如固精强骨方。后者配白蔹、鹿茸，同艾煎醋汁为丸服，如白蔹丸。

【用量用法】9～15克。入汤剂。

【使用注意】肾虚有热，小便不利或短涩黄赤，口苦舌干，均忌服。

【参考】含淀粉、鞣质。

骨碎补（《本草拾遗》）

为水龙骨科多年生附生蕨类植物槲蕨 Drynaria fortunei（Kze）J. Sm. 的根茎。产于浙江、广东、四川、湖北、陕西、江西、云南、贵州等地。随时采收，除去鳞片，洗净切片，干燥用。

【性味归经】苦，温。归肾、肝经。

【功效】补肾健骨，续筋疗伤。

【应用】

1. 用于肝肾虚损，久患痹证，腰膝疼痛，下肢无力，常与虎骨、桑寄生、独活、威灵仙等同用。若肾阳不足、虚火上浮、耳鸣、牙齿浮动疼痛难忍，可单用蜜炙为末服，亦可加入济生肾气丸中同用。

2. 用于骨折损伤，血瘀肿痛，闪挫或金疮，常与自然铜、虎骨、龟板等同用。如骨碎补散。内服或外用。亦可用鲜品与生姜同捣汁外敷，如打扑伤损方。

【用量用法】9～12克。入汤剂。外用适量。

【使用注意】阴虚火旺、实火诸证，忌用。

【参考】含橙皮甙、淀粉等。

益智仁（《本草拾遗》）

为姜科多年生草本植物益智 Alpinia oxyphylla Miq. 的成熟果实。主产于广东，海南岛、广西、云南、福建等地亦产。夏季果实由绿转红色时采收，晒干。生用或盐水炒用。

【性味归经】辛，温。归脾、肾经。

【功效】补肾固精，缩尿止遗，温脾止泻，摄涎唾。

【应用】

1. 用于肾虚不固所致的遗精早泄，尿频遗尿及白浊等，常与山药、乌药等同用，如缩泉丸。

2. 用于脾阳不足，虚寒腹泻及脾胃虚寒，食少多唾，与党参、白术、干姜等同用，可增强补气健脾温中之效。

此外，寒气凝滞、小腹控睾而痛者，用之散寒止痛，常与小茴香、乌头等同用，如益智仁汤。

【用量用法】3～9克。入汤剂。

【使用注意】阴虚火旺或因热而致遗精、尿频、崩漏等均忌服。

【参考】含挥发油，油中主要为桉油精、姜烯、姜醇等。

胡桃仁（《开宝本草》）

为胡桃科落叶乔木植物胡桃 Juglans regja L. 果实的核仁。主产于华北、西北、东北地区。秋季果熟时采收，除去肉质果皮，晒干敲破，取出种仁，生用或炒用。

【性味归经】甘，温。归肺、肾、大肠经。

【功效】补肾助阳，补肺敛肺，润肠通便。

【应用】

1. 用于肾阳虚亏、气血不足、腰痛如折、两足痿弱，常与补骨脂、杜仲同用，蒜为丸服，如青娥丸。

2. 用于虚寒喘咳或肺虚久咳，气喘。常与人参、生姜同用，共奏补气散寒之功，如人参胡桃汤。

3. 用于肾虚、精血不足之老人、虚人肠燥便秘。单用或与火麻仁、当归、肉苁蓉同用。

此外，又可用于泌尿系结石。炒焦研成糊状，可敷治皮炎、湿疹。

【用量用法】9～30 克。入汤剂。外用适量。

【参考】含脂肪油，其中主要为亚油酸、甘油酯。另含蛋白质、钙、磷、铁、胡萝卜素、维生素 B_2。

菟丝子（《本经》）

为旋花科一年生寄生性植物蔓草菟丝子 Cuscuta chinensis Lam. 和大菟丝子 C. japouica Choisy 的成熟种子。我国大部分地区均产。秋季种子成熟时采收，晒干，打下种子。

【性味归经】辛、甘，平。归肝、肾经。

【功效】补肾益精，养肝明目。

【应用】

1. 用于肾虚阳痿，遗精早泄，耳鸣头昏，小便频数，肾虚腰痛，白带等。以本品配枸杞子、覆盆子、五味子等，如五子衍宗丸。若肾虚湿邪下注而致膏淋，常与桑螵蛸、泽泻同用，如菟丝子丸。治肾虚腰痛，以本品配杜仲、山药末为丸服。

2. 用于肝肾不足，两目昏花，常与熟地、车前子同用，共奏补肝肾明目之功，如驻景丸。亦可与枸杞子、菊花等养肝明目药同用。

此外，可用于脾肾两虚，便溏腹泻，常与茯苓、山药、莲子等同用，如菟丝子丸。还可用于肝肾不足，胎元不固，胎漏下血，胎动欲坠，常与续断、桑寄生、阿胶等同用，如寿胎丸。浸酒外搽，又可治疗白癜风。

【用量用法】9～15 克。入汤剂。

【使用注意】肾火旺，大便燥结者忌用。

【参考】菟丝子含树脂甙、糖类。大菟丝子含糖甙、维生素 A 类物质。

菟丝子酊剂、浸剂能增强离体蟾蜍心脏的收缩力，对麻醉犬能使其血压下降，对离体子宫有兴奋作用。

沙苑子（《本草衍义》）

为豆科一年生草本植物扁茎黄芪（潼蒺藜）Astragalus complanatus R. Br. 的成熟种子。主产于内蒙古和东北、西北地区。秋末冬初种子成熟时采收，晒干。打下种子，生用或盐水炒用。

【性味归经】甘，温。归肝、肾经。

【功效】补益肝肾，固精，明目。

【应用】

1. 用于肾虚腰痛，遗精早泄，小便频数等。若治肾虚腰痛，可单用本品。若肾虚不固，遗精滑精，小便频数，常与芡实、莲须、龙骨等药配用，共奏补肾涩精之功，如金锁固精丸。

2. 用于肝肾不足、目昏眼花、视力减退，常与枸杞子、菟丝子、楮实子等同用。

【用量用法】9～15 克。入汤剂。

【使用注意】阴虚火旺及小便不利者，忌服。

【参考】含维生素A类物质、脂肪油、鞣质。有收缩子宫和抗利尿的作用。

冬虫夏草（《本草从新》）

为麦角菌科植物冬虫夏草菌 Cordyceps sinensis（Berk.）Sacc. 的子座及其寄主蝙蝠蛾科昆虫绿蝙蝠蛾 Hepialus varians Staudinger 幼虫的尸体。产于四川、云南、西藏等地。夏至前后挖取，晒干或烘干用。

【性味归经】甘，温。归肺、肾经。

【功效】滋肺补肾，化痰定喘。

【应用】用于肺虚或肺肾两虚的咳喘短气，痨嗽痰血，盗汗，阳痿，遗精及病后虚损等症。可单用或与其他补肺益肾药同用。若肺阴不足，痨嗽痰血，常与沙参、阿胶、川贝等同用，加强养阴清肺，化痰止血之效。

此外，用于阳痿遗精、腰膝酸痛，可单用浸酒或与鸡、鸭、猪肉炖服。亦可与助阳补肾药配伍应用，也可入丸散服。

【用量用法】5～10克。入汤剂。

【使用注意】有表邪者不宜用。

【参考】含虫草酸、冬虫夏草酸、蛋白质、脂肪、维生素 B_{12}。

浸剂能显著扩张离体豚鼠支气管，并能加强肾上腺素的作用。对离体兔肠管及离体豚鼠子宫平滑肌有抑制作用。对小白鼠有镇静、催眠作用。对结核杆菌、肺炎双球菌、链球菌等及皮肤真菌有抑制作用。

紫河车（《本草拾遗》）

为人的胎盘。收集健康产妇娩出的新鲜胎盘，剪去脐带，洗净附着的血液，反复浸漂后，置沙锅内煮至漂浮水面，取出撑开烘干用，或用鲜品。

【性味归经】甘、咸，温。归心、肺、肾经。

【功效】补肾益精，益气养血。

【应用】

1. 用于肾气不足，精血衰少所致的不育不孕或阳痿遗精，耳鸣头昏等，可单用。一般常随证配伍其他补肾益精等药。

2. 用于虚损消瘦，体倦乏力和肺虚喘咳，脾虚少食，以及产后缺乳等。气血不足，消瘦体倦，常与黄芪、党参同用。肺虚喘咳，常与党参、五味子同用。脾虚少食，可配山药、砂仁同用。

此外，又可用于肺痨咳嗽而脾肺气虚者，常与山药、党参、茯苓同用。症见肝肾亏损，骨蒸潮热者，亦可与龟板、地黄、黄柏同用。

【用量用法】每次 1.5～3 克。入丸、散或片剂。

【使用注意】本品为峻补剂，有实邪者忌用。

【参考】含蛋白质、糖、钙、维生素、免疫因子、女性激素、黄体酮、类固醇激素、促性腺激素、促肾上腺素皮质激素。能促进乳腺和女性生殖器官的发育。能增强抵抗力，有免疫作用和抗过敏作用。

锁　阳（《本草衍义补遗》）

为锁阳科肉质寄生植物锁阳 Cynomorium songaricum Rupr. 的肉质茎。主产于内蒙古、甘肃、青海、新疆等省。春、秋两季都可采收，而以春采者为佳。除去花序，置沙土中半埋半露，连晒带烫使之干燥、防霉。切片生用。

【性味归经】甘，温。归肝、肾、大肠经。

【功效】补肝益肾，润肠通便。

【应用】

1. 用于肾虚阳痿、遗精等，有与肉苁蓉类似的补肾阳、益精血的作用。常与肉苁蓉、菟丝子、金樱子等补肾固精药同用。

2. 用于肝肾不足、筋骨痿弱、行步艰难等，常与熟地、牛膝、虎骨等同用，以增强润燥养筋而起痿的作用，如虎潜丸。

3. 用于血虚、津伤、肠燥便秘。可单用本品熬膏服，或与肉苁蓉、火麻仁、生地等同用。

【用量用法】9～15 克。入汤剂。

【参考】含花色甙、三萜皂甙和鞣质。

阳起石（《本经》）

为硅酸盐类矿物阳起石 Actinolite 或阳起石石棉 Actinolite asbestus 的矿石。主产于河北、河南、山东、湖北等省。全年可采，挖出后去净泥土及夹杂石块。煅用。

【性味归经】咸，微温。归肾经。

【功效】温肾壮阳。

【应用】用于肾阳虚衰阳痿，遗精，早泄及女子不孕，崩漏，腰膝酸软等。如《普济方》单用本品煅研末，每服 6 克治阳痿。又如阳起石丸以本品配伍鹿茸等为丸服，治宫冷不孕。

【用量用法】3～6 克，入丸散服。

【使用注意】阴虚火旺者忌用。不宜久服。

【参考】阳起石含硅酸镁、硅酸钙等。

第十八章　收涩药

凡以收敛固涩为主要功效的药物，称为收涩药，又称固涩药。

收涩药味多酸涩，是一类具有多方面收敛固涩作用的药物。多用于正气虚乏而气、血、精、液耗散滑脱的病证。具体功效和适应范围主要有五个方面。

一、收敛止汗：一般具有敛汗止汗的功效。用于多种病因所致的卫阳不固，腠理疏松而出现的自汗、盗汗等津液外脱之证。

二、敛肺止咳：一般具有收敛肺气以止咳平喘的功效。用于肺气虚弱或啼肾两虚所致的久咳、虚喘等证。

三、涩肠止泻：一般具有收涩固肠止泻的功效。用于胃肠虚弱或脾肾阳衰所致的久泻、久痢、五更泄泻等胃肠滑脱不禁之证。

四、涩精缩尿：一般具有涩精、固精、缩尿的功效。用于肾阳虚惫，精关不固所致的遗精、滑精、早泄和因下元虚冷，膀胱失约所致的遗尿、尿频或余沥不止等证。

五、固崩止带：一般具有固崩止血、止带的功效。用于肝肾不足，冲任不固所致的崩漏下血、月经过多和脾胃虚弱或下焦湿热所致的带下不止、白淫等证。

应用收涩药的目的在于及时敛其耗散，防止由于滑脱不禁而导致正气渐衰，变生他证。收涩药仅能治病之标，不能治病之本。滑脱证的病因多是正气虚弱，所以临床常以收涩药佐使补虚药，共奏补虚固脱、标本兼治之功。如气虚自汗常与补气药同用；阴虚盗汗常与滋阴药同用；脾肾虚弱所致的久泻、久痢及带下不止，常与补益脾肾药同用；肾虚遗精、滑精、遗尿、尿频，常与补肾药同用；冲任不固，崩漏下血，常与补肝肾、固冲任药同用；肺肾虚损、久咳虚喘，常与补肺益肾纳气药同用等等。

凡外感实邪未解，或泻痢、咳嗽初起时不宜早用，以免留邪。而虚极欲脱之证，治当固本救脱，非收涩药独能奏效。

五味子　（《本经》）

为木兰科多年生落叶木质藤本植物五味子 Schisandra chinens is（Turcz.）Baill. 和华中五味子 Schisandra sphenanthera Rehd. et wils. 的成熟果实。前者习称"北五味子"，为传统使用的正品。后者习称"南五味子"。北五味子主产于东北、内蒙古、河北、山西等地。南五味子产于西南及长江流域以南地区。秋季果实成熟时采收，除去果枝，晒干。生用或经醋、蜜拌蒸晒干用。

【性味归经】酸、甘，温。归肺、心、肾经。

【功效】收敛固涩，益气生津，补肾宁心。

【应用】

1. 用于肺虚久咳，常与罂粟壳配伍，如五味子丸。肺肾不足之喘咳，可与六味地黄丸配伍，如都气丸。寒饮喘咳，肺气耗伤者，又常与细辛、干姜等温肺化饮药同用，如五味细辛汤。

2. 用于脾肾虚寒，五更泄泻，常与补骨脂、吴茱萸、肉豆蔻等同用，如四神丸。

3. 用于阳虚自汗，多与附子、白术等助阳固表药同用。阴虚盗汗，常与柏子仁、牡蛎、麻黄根等养阴止汗药同用，如柏子仁丸。若用于热伤气阴，心悸脉虚，口渴多汗，常与人参、麦门冬同用，如生脉散。

4. 用于心肾阴血亏损所致的虚烦心悸、失眠多梦等，常与生地黄、麦门冬、丹参等同用，如天王补心丹。

5. 用于遗精虚脱，可单用本品和蜜熬膏频服，如五味子膏。精关不固所致的滑精，常与桑螵蛸、龙骨等补肾固精药同用。

此外，以本品研末内服，对慢性肝炎转氨酶升高者，有降低作用。

【用量用法】2～6克。入汤剂。研末服，每次1～3克。

【参考】果实含五味子素、去氧五味子素（五味子甲素）、γ-五味子素（五味子乙素）、五味子醇、苹果酸、柠檬酸、维生素C、脂肪油、糖类、树脂等。能降低四氯化碳引起的动物谷—丙转氨酶升高，并对肝细胞有一定保护作用。能延长中枢神经系统的兴奋与抑制过程，并使之趋于平衡。能提高工作效能，减轻疲劳。能调节心血管系统，改善血液循环。对蛙心有强心作用。对呼吸有兴奋作用，并有祛痰止咳作用。又能调节胃液分泌，促进胆汁分泌。还能兴奋子宫，降低血压。煎剂对人型结核杆菌、枯草杆菌、痢疾杆菌、伤寒杆菌、金黄色葡萄球菌有较强的抑制作用。实验证明五味子种仁的醇提取物降酶作用显著，而果肉或种仁的水煎剂无效。

乌 梅（《本经》）

为蔷薇科落叶乔木植物梅树 Prunus mume（Sieb.）Sieb. et Zucc. 的未成熟果实（青梅）的加工熏制品。产于浙江、福建、云南等地。立夏前后采收，低温焙至果肉呈黄褐色，皮皱时，再焖至黑色即成。去核生用或炒炭用。

【性味归经】酸，平。归肝、脾、肺、大肠经。

【功效】敛肺，涩肠，生津，安蛔。

【应用】

1. 用于肺虚久咳，痰少或无痰者，常与罂粟壳、杏仁等同用，如一服散。

2. 用于气虚脾弱之久泻不止，常与党参、肉豆蔻等同用，如固肠丸。赤痢或久痢，可单用本品水煎服，或与椿白皮、诃子肉等同用。

3. 用于虚热烦渴，常与天花粉、麦门冬、葛根等同用，如玉泉丸。

4. 用于蛔厥腹痛呕吐，时发时止，甚则吐蛔，常与干姜、细辛、川椒等同用，如乌梅丸。

此外，还可用于便血、崩漏，多炒炭用，有收敛止血之功。本品若与常山同入煎剂，可减轻常山引起的呕吐。局部涂敷，可治胬肉和鸡眼，并能去腐肉。

现代用于胆道蛔虫病，常与使君子、苦楝皮等同用。

【用量用法】3～9克。入汤剂。外用适量。

【使用注意】外有表邪或内有实热积滞者，均不宜服用。

【参考】含枸橼酸、苹果酸、琥珀酸等有机酸。能使胆囊收缩，促进胆汁分泌。对蛋白质过敏性休克有对抗作用。对大肠杆菌、痢疾杆菌、伤寒杆菌、绿脓杆菌、霍乱弧菌、结核杆菌及皮肤真菌均有抑制作用。

椿白皮（《新修本草》）

为苦木科落叶乔木植物臭椿（樗）Ailanthus altissima（Mill.）Swingle. 的根皮或树皮。主产于山东、辽宁、河南、安徽等地。全年均可采集，剥取根皮或干皮，刮去外层粗皮，晒干。用时切段，生用或麸炒用。

【性味归经】苦、涩，寒。归大肠、胃、肝经。

【功效】清热燥湿，涩肠止泻，止血，止带。

【应用】

1. 用于湿热泻痢，常与黄柏、苍术、车前草等同用。久泻久痢，又常与诃子、五倍子、木香等同用。

2. 用于血热所致的月经过多或崩漏不止，常与龟板、黄芩、白芍等同用，如固经丸。亦用于痔漏下血，常与地榆、槐角等同用。

3. 用于湿热带下，常与黄柏、白芍等同用，如樗树根丸。

此外，本品还有杀虫功效，可治蛔虫病。有燥湿止痒作用，可煎汤外洗疮癣湿痒等。

【用量用法】3～9克。入汤剂。外用适量。

【参考】含臭椿内酯、乙酰臭椿内酯、植物甾醇、腊醇及鞣质等。对痢疾杆菌、伤寒杆菌有一定的抑制作用。

赤石脂（《本经》）

为单斜晶系的多水高岭土 Halloysite. 产于福建、山东、河南等地。全年均可采挖，拣去杂石，研粉水飞或火煅水飞用。

【性味归经】甘、酸、涩，温。归胃、大肠经。

【功效】涩肠止泻，止血生肌。

【应用】

1. 用于下焦不固，泻痢日久，滑泄不禁，常与禹余粮同用，如赤石脂禹余粮汤。虚寒下痢，脓血不止，常与干姜、粳米同用，如桃花汤。若用于脾虚久泻，可与人参、白术等健脾益气药配伍。

2. 用于虚寒性月经过多或崩漏不止，常与侧柏叶、乌贼骨同用，烧煅为末服，如赤石脂散。

3. 用于疮痈溃后久不收口，常与炉甘石、血竭、冰片等生肌敛疮药同用，研细末，掺于疮口，如八宝丹、珍珠散等。还可外用治湿疮流水、外伤出血等，有收湿、止血之功。

此外，现代因其具有吸附、被覆作用而有助于阻止毒物吸收，可用于磷、汞等内服中毒的解救。

【用量用法】9～12克。入汤剂。外用适量。

【使用注意】有湿热积滞者忌服。孕妇慎用。

【参考】主要含硅酸铝，尚含有硅、氧化铁和锰、镁、钙的氧化物等。有吸附、被覆作用，能吸附消化道内的有毒物质、细菌毒素及食物异常发酵的产物，并能保护消化道黏膜，制止胃肠道出血。能显著缩短家兔血浆再钙化时间。

莲　子（《本经》）

为睡莲科多年生水生草本植物莲 Nelumbo nucifera Gaertn. 的成熟种仁。产于湖南（湘莲）、福建（建莲）、江苏（湖莲）、浙江及南方各地池沼湖塘中。此外，山东、安徽、辽宁等地亦产。8～9月采收成熟的莲房，取出果实。坠于水中，沉于淤泥者，或经霜老熟而带有灰黑色果皮的果实，称"石莲子"。除去果皮，去胚芽，晒干用。

【性味归经】甘、涩，平。归脾、肾、心经。

【功效】补脾止泻，益肾固精，养心安神。

【应用】

1. 用于脾虚久泻，食欲不振，常与人参、茯苓、白术等健脾补气药同用，如参苓白术散。久痢不止，噤口痢，可单用石莲子为末，米汤调下，或与人参、黄连等同用。

2. 用于心肾不交及肾虚不固的遗精、滑精，常与沙苑子、芡实、龙骨等同用，如金锁固精丸。小便白浊，梦遗滑精，又常与益智仁、韭子等益肾固精药同用。

3. 用于心悸、虚烦不眠，常与麦门冬、茯神、柏子仁等清心安神药同用。

此外，还可用于妇女崩漏，白带过多等证。

【用量用法】9～18克。入汤剂。

【使用注意】大便燥结者不宜用。

附　荷叶　莲须　莲房　莲子心

1. 荷叶：为莲的叶片。味苦、涩，性平。能清暑利湿，升阳止血。用于暑热伤肺或暑温发汗后余邪未解，常与鲜金银花、鲜竹叶卷心、西瓜翠衣等同用，如清络饮。血热妄行，吐血衄血，又常与生艾叶、生侧柏叶、生地黄等同用，如四生丸。用量3～10克。入汤剂。

2. 莲须：为莲的雄蕊。味甘、涩，性平。能清心固肾，涩精止血。用于梦遗滑精，常与芡实、枸杞子、金樱子、山茱萸等同用。此外，还可用于咳嗽咯血及崩漏下血，多与侧柏叶、白及等止血药同用。用量2～6克。入汤剂。

3. 莲房：为莲的成熟花托，即莲蓬壳。味苦、涩，性温。能消瘀止血。用于崩漏下血尿血等，炒炭用。用量5～10克。入汤剂。

4. 莲子心：为莲果实中的青嫩胚芽。味苦，性寒。能清心除热，涩精止血。用于温热病烦热神昏，常与玄参、麦门冬、竹叶卷心等同用，如清宫汤。治吐血、遗精，可单用研末服。用量1.5～3克。亦可入汤剂。

金樱子 (《蜀本草》)

为蔷薇科常绿攀援灌木植物金樱子 Rosa laevigata Michx. 的成熟果实或除去瘦果的成熟花托（金樱子肉）。产于广东、四川、云南、湖南、贵州等地。9～10月果实成熟时采收，擦去刺，剥去瘦果，洗净晒干用。

【性味归经】酸、涩，平。归肾、膀胱、大肠经。

【功效】固精缩尿，涩肠止泻。

【应用】

1. 用于肾虚不固所致的遗精滑精、遗尿尿频，可单用本品熬膏服，如金樱子膏。亦常与补肾涩精的芡实配伍为丸，治男子遗精自浊，女子白淫白带等，如水陆二仙丹。

2. 用于脾虚久泻，常与党参、白术、山药等健脾补气药同用，亦可单味煎服。若久痢不止，则可与罂粟壳等同用。

此外，还可用于脱肛、子宫脱垂、崩漏等证，皆取其收涩作用。

【用量用法】6～18克。入汤剂。

【参考】含柠檬酸、苹果酸、鞣酸、树脂、维生素C、皂甙、糖类等。能促进胃液分泌而助消化。又能使肠黏膜分泌减少，故有止泻作用。煎剂在体外对金黄色葡萄球菌、大肠杆菌、绿脓杆菌、痢疾杆菌及流感病毒等均有抑制作用。

浮小麦 (《本草蒙筌》)

为禾本科一年生草本植物小麦 Triticum aestivum L. 未成熟的颖果。各地均产。以水淘之，浮起者为佳。

【性味归经】甘，凉。归心经。

【功效】益气，除热，止汗。

【应用】

1. 用于自汗、盗汗，皆可单用本品炒焦为末，每服6克，米汤调下频服。若用于体虚自汗不止，亦可与牡蛎、麻黄根、黄芪补气敛汗药同用，如牡蛎散。

2. 用于骨蒸劳热、妇人劳热，多与生地黄、麦门冬、地骨皮等滋阴清热药同用。

此外，还可用于男子血淋不止，单用本品以童便炒，研末，砂糖水调服。

【用量用法】15～30克。入汤剂。

【参考】含多量淀粉和维生素B等。

附　小麦

为小麦的成熟种子。味甘，性凉。能养心除烦，益肾，止渴。用于脏躁，烦热，消渴，泻痢，外伤出血，疗疮痈肿，烧烫伤等。妇女脏躁、悲伤欲哭，常与甘草、大枣同用，如甘麦大枣汤。疗疮痈肿、丹毒等，可用小麦面粉炒黄，醋调外敷患处。亦可用陈小麦1 000克，加水1 500毫升，浸泡3天后捣烂，过滤去渣，滤液沉淀后取沉淀物晒干，火炒至焦黄，研为细末。临用时将药末加醋调成糊状外敷。若疮痈已溃，敷疮口四周。每日更换2次，疗效显著。用量30～60克。入汤剂。外用适量。

麻黄根（《别录》）

为麻黄科植物草麻黄 Ephedra sinica Stapf. 或中麻黄 Ephedra intermedia Schrenk et C. A. Mey. 的干燥根及根茎。主产于内蒙古、辽宁、山西、河北、陕西、甘肃等地。秋末采挖，除去须根，洗净切段晒干用。

【性味归经】甘，平。归肺经。

【功效】止汗。

【应用】用于自汗、盗汗。本品为收敛止汗专药，其性能行周身肌表，实卫分而固腠理，以奏实表止汗之功。既可用于自汗，又可用于盗汗。若用于阳虚自汗，可以本品与参附汤同用。湿盛自汗，又常与黄芪、羌活、黄芩、猪苓等补气利湿药同用。产后虚汗不止，常与黄芪、当归等益气补血药同用，如麻黄根散。阴虚盗汗，可与补血滋阴的当归六黄汤同用。气虚不足，自汗盗汗，常与牡蛎、黄芪、浮小麦同用，如牡蛎散。

此外，亦可与蛤粉、牡蛎、龙骨、糯米等共研细粉，外扑全身或局部，以治汗出不止，预防发生大汗亡阳之证。

【用量用法】3～9克。入汤剂。

【使用注意】有表邪者忌用。

【参考】含生物碱。麻黄根的浸膏注射于猫及家兔的静脉，证明可使血压下降，呼吸幅度增大，而与麻黄浸膏的作用完全相反。麻黄根中所含的生物碱，除具有与麻黄根浸膏相同的作用外，尚可使离体蛙心的收缩减弱，以至于扩张期静止。对末梢血管有扩张作用。对肠管、子宫平滑肌呈收缩作用。

糯稻根须（《本草再新》）

为禾本科一年生草本植物糯稻 Oryza sativa L. 的干燥根须。各省均有栽培。9～10月糯稻收割后，挖取根须，除去泥土，洗净晒干用。

【性味归经】甘，平。归心、肝经。

【功效】益胃生津，止汗退热。

【应用】

1. 用于热病伤津，虚热烦渴，口干，汗出不止，或气虚自汗、阴虚盗汗兼口渴者，可单用本品煎服，亦可与浮小麦、牡蛎、大枣、白芍等同用，以增强止汗之功。

2. 用于阴虚劳热不退，可与沙参、麦冬、地骨皮等养阴清热药同用。

此外，现代还可用于肺结核、慢性肝炎等病而兼有潮热、盗汗者，常与丹参、女贞子等同用。

【用量用法】15～30克。入汤剂。

【参考】据报道，有以糯稻根须配伍大枣、槟榔等，治疗丝虫病。糯稻的茎叶可治传染性肝炎，亦可作预防用。

石榴皮（《别录》）

为石榴科落叶灌木植物或小乔木石榴 Punica granatum L 的果皮。全国大部分地区都有栽培。秋季果实成熟后收集果皮洗净，切块晒干用。

【性味归经】酸、涩，温。归胃、大肠经。

【功效】涩肠止泻，杀虫。

【应用】

1. 用于久泻不止，可单用本品研末服，米汤调下，如《普济方》神授散。妊娠暴泻不止，腹痛，常与当归、阿胶珠、艾叶炭等补血止泻药同用。久痢而兼有湿热者，常与黄连、黄柏等清热燥湿药同用，如黄连汤。

2. 用于虫积腹痛，可与槟榔、大黄等驱虫消积药同用。

此外，本品内服还可用于滑精，崩中带下等证。煎汤外洗可治痔疮出血、脱肛等。外用研末，以油调搽，可治疮癣、烧烫伤。

【用量用法】3～10克。入汤剂。外用适量。

【使用注意】痢疾初起忌服。

【参考】主要含鞣质，另有少量石榴皮素、黏液质、生物碱。果皮水煎液对金黄色葡萄球菌、变形杆菌、白喉杆菌、志贺氏痢疾杆菌、福氏痢疾杆菌均有杀灭作用。果皮水浸剂在试管内对各种皮肤真菌有不同程度的抑菌作用。

诃　子（《药性论》）

为使君子科落叶乔木植物诃子（诃黎勒）Terminalia chebula Retz. 的成熟果实。原产于印度、马来西亚、缅甸，现我国云南及广东、广西均产。7～8月采收，晒干，生用或煨用。果实去核，称"诃子肉"。

【性味归经】苦、酸、涩，平。归肺、大肠经。

【功效】涩肠，敛肺，利咽。

【应用】

1. 用于久泻、久痢、脱肛。本品能涩肠止泻，且药性平和，寒证热证均可选择配伍。用于久痢腹痛而有热者，常与黄连、木香、甘草等同用，如诃子散。虚寒久痢或脱肛，常与干姜、罂粟壳、陈皮等同用，如诃子皮散。脾胃虚弱之久泻、久痢，多与党参、白术、山药等同用。

2. 用于肺虚喘咳，或久嗽失音等证。本品能敛肺气止喘咳，又能清肺利咽。用于肺虚喘满气急，身重劳嗽，干咳无痰等，可与海浮石、栝楼仁、贝母、杏仁等止咳平喘药同用，如诃黎丸。久咳语言不出者，常与通草、杏仁、煨姜等降气止咳药同用，如诃子饮。失音不能言语者，常与甘草、桔梗同用，如诃子汤。

【用量用法】3～9克。入汤剂。敛肺清火利咽宜生用，涩肠止泻宜煨用。

【参考】含水解鞣质、诃子酸、诃子素等。对肠黏膜有收敛保护作用。诃子素有类似罂粟碱的缓解平滑肌痉挛的作用。对白喉杆菌、肺炎双球菌、痢疾杆菌等有较强的抑制作用，对伤寒杆菌、副伤寒杆菌亦有抑制作用。此外，又有抗流感病毒的作用。

肉豆蔻（《药性论》）

为肉豆蔻科高大乔木植物肉豆蔻 Myristica fragrans Houtt. 的成熟种仁。主产于马来西亚、印度尼西亚、斯里兰卡等国。我国广东有栽培。采收已成熟的果实，除去果皮，剥去假种皮（商品称为"肉豆蔻衣"或"肉豆蔻花"），击破壳状种皮，取出种仁干燥，面裹煨去油用。

【性味归经】辛，温。归脾、胃、大肠经。

【功效】涩肠止泻，温中行气。

【应用】

1. 用于脾胃虚寒，手足厥冷，滑泄不禁，常与附子、赤石脂、人参、诃子等温中健脾药同用，如肉豆蔻丸。脾肾阳虚，五更泄泻，常与补骨脂、吴茱萸、五味子等补肾助阳药同用，如四神丸。脾胃虚寒，久泻不止，常与党参、白术、肉桂等同用，如养脏汤。

2. 用于霍乱吐泻，腹胀疼痛，或小儿乳积吐泻，可与桂心、人参、炙甘草等补气健脾药同用，如肉豆蔻散。

3. 用于虚寒气滞，脘腹胀痛，食少呕吐，或气滞胸脘胀痛等证，常与木香、姜半夏、香附等行气止痛药同用。或与木香、诃子皮等同用，如肉豆蔻丸。

【用量用法】3～10克。入汤剂。

【使用注意】本品温中固涩。故湿热泻痢者忌用。

【参考】含挥发油（肉豆蔻油），油中含 d-蒎烯及 d-莰烯、肉豆蔻醚、沉香油醇、龙脑及松油脑。另含脂肪油，其中含蔻酸甘油酯、油酸甘油酯等。生肉豆蔻有滑肠作用，煨去油后则可减低其烈性。少量内服可增加胃液分泌，刺激胃肠壁蠕动，增进食欲，促进消化，并有轻微的制酵作用。但大量对胃肠道有抑制作用。服用过量可致中毒，导致昏迷、瞳孔散大及惊厥等。

罂粟壳（《开宝本草》）

为罂粟科一年或二年生草本植物罂粟 Papaver somniferun，L. 的成熟蒴果的外壳。原产于国外，我国部分地区的药物种植场有少量栽培，以供药用。夏季"割烟"后采收，去蒂及种子，晒干，醋炒或蜜炙用。

【性味归经】酸、涩，平。有毒。归肺、大肠、肾经。

【功效】敛肺止咳，涩肠止泻，止痛。

【应用】

1. 用于肺虚久咳不止，可单用本品，蜜炙研末服，如《世医得效方》即单用本品，去筋蜜炙为末，每服 1.5 克，蜜汤送下。虚劳喘咳自汗，常与乌梅、小麦等敛肺止汗药同用，如小百劳散。

2. 用于久泻久痢，常与陈皮、诃子、缩砂仁、炙甘草等温中止泻药同用，如罂粟散。若用于水泄不止，又常与乌梅、大枣等涩肠和中药同用。

3. 用于心腹筋骨诸痛，有良好的止痛功效，可单用或配入复方中应用。

此外，本品还可用于肾虚不固引起的遗精、滑精等证，有固肾涩精的功效。

【用量用法】3～10克。入汤剂。止咳宜蜜炙，止泻、止痛宜醋炙。

【使用注意】本品有毒，不可过量及持续服用。

【参考】含吗啡、可待因、那可丁、罂粟酸、罂粟碱等。有镇咳镇痛作用，能松弛胃肠平滑肌，使蠕动减少而止泻。又能缓解气管平滑肌痉挛。

芡　实（《本经》）

为睡莲科一年生草本植物芡 Euryale ferox Salisb. 的成熟种仁。主产于湖南、江苏、安徽、山东等地。8～9月采收，除去外皮，取出种子，压碎硬壳，取仁晒干，捣碎用。

【性味归经】甘、涩，平。归脾、肾经。

【功效】固肾涩精，补脾止泻，止带。

【应用】

1. 用于肾虚精关不固所致的遗精、滑精，常与沙苑子、龙骨等补肾涩精药同用，如金锁固精丸。肾虚阳痿、早泄、梦遗，常与莲须、山茱萸、白蒺藜、附子等温阳补肾药同用。

2. 用于脾虚久泻、久痢，常与党参、白术、山药、莲子等健脾止泻药同用。

3. 用于湿热带下，常与白果、山药、黄柏等同用。脾肾虚弱，白带不止，又常与白术、金樱子、泽泻等同用。

【用量用法】10～15克。入汤剂。

【参考】含蛋白质、脂肪、碳水化合物、钙、磷、铁、核黄素、抗坏血酸。

桑螵蛸（《本经》）

为螳螂科昆虫大刀螂 Tenodera sinens is Saussure 和小刀螂 Statjlia maculata (Thunberg)，或巨斧螳螂 Hierodaia patellifera（serville）的卵鞘。全国大部分地区均产。深秋至第二年春季均可采收，除去树枝及泥土，置沸水中浸杀其虫卵，或蒸透，晒干用。

【性味归经】甘、咸，平。归肝、肾经。

【功效】补肾助阳，涩精缩尿。

【应用】用于肾虚阳痿。遗精滑精，小便频数，心神恍惚，常与人参、龙骨、菖蒲等补气助阳药同用，如桑螵蛸散。若用于妊娠尿频不禁或产后遗尿、尿频，可单用本品为末，或与龙骨同用为末，米汤送服。本品尤适用于小儿遗尿，常与黄芪、益智仁、甘草等补气温阳缩尿药同用。

此外，还可用于白浊、白带及咽喉骨鲠等证。

【用量用法】3～10克。入汤剂。

【参考】含蛋白质及脂肪等。卵囊附着的蛋白质膜上，含有柠檬酸钙（六分子结晶水）的结晶。卵黄球含糖蛋白及脂蛋白。

覆盆子（《别录》）

为蔷薇科落叶灌木植物掌叶覆盆子 Rubus chingii Hu. 的未成熟果实。分布于华北地区。于6～8月果实尚青时采摘，入沸水中略浸过，晒干用。

【性味归经】甘、酸，微温。归肝、肾经。

【功效】补肝肾，涩精，缩尿，明目。

【应用】

1. 用于肝肾不足，相火妄动所致的滑精不禁，面色㿠白，悲愁欲哭等，常与巴戟天、人参、熟地黄等同用，如巴戟丸。肾虚不固，梦遗滑精，又常与沙苑子、山茱萸、芡实等补肾涩精药同用。

2. 用于肾虚遗尿、尿频，常与桑螵蛸、益智仁、金樱子等补肾缩尿药同用。

3. 用于肝肾不足，目暗不明，视物昏花，常与熟地黄、枸杞子、女贞子等滋补肝肾药同用。

【用量用法】3～10克。入汤剂。

【参考】含柠檬酸、苹果酸、水杨酸等有机酸及葡萄糖和少量抗坏血酸、维生素 A 类物质。

乌贼骨（《本经》）

为乌贼科动物曼氏无针乌贼 Sepiella maindronide Rochebrune 或金乌贼 Sepiaesculenta Hoyle 的内贝壳。亦称海螵蛸。产于我国辽宁、江苏、浙江、山东等省沿海。4～8 月捕捞，取其内贝壳洗净，晒干至无腥味，捣碎用。

【性味归经】咸、涩，微温。归肝、肾经。

【功效】收敛止血，固精止带，制酸止痛，收湿敛疮。

【应用】

1. 用于妇女崩漏下血，常与茜草、棕榈炭等收敛止血药同用，如固冲汤。用于肺、胃出血，常与白及同用，如乌及散。对于各种外伤出血，可单用或与蒲黄、生石灰等同用，研为细末敷患处。

2. 用于肾虚遗精、滑精，常与山茱萸、菟丝子、沙苑子等补肾固精药同用。妇女赤白带下，常与白芷、血余炭同用，如白芷散。

3. 用于胃痛泛酸，本品有制酸止痛功效。多与浙贝母同用，如乌贝散。

4. 用于湿疹湿疮，可与黄柏、青黛等研末外搽。对于溃疡多脓，疮痈破溃久不收口，可单用研末外敷，亦可与煅石膏、煅龙骨、枯矾、红升、冰片等敛疮生肌药同用，研末，撒敷患处。

此外，现代用于胃、十二指肠溃疡，常与白及、延胡索、蜂蜜等同用。本品还有消瘿散结之功，治气瘿，可与青木香、昆布等消坚散结药同用，如四海舒郁丸。还可用于目疾生翳，调蜂蜜点眼或配入明目去翳的复方中，有散翳之功。

【用量用法】6～12克。入汤剂。入丸散剂，每次 1.5～3 克。外用适量。

【使用注意】本品单味研末长期服用可致便秘，须同时给予润肠缓泻之剂。

【参考】主要含碳酸钙及少量磷酸钙、氯化钠、镁盐、胶质等。

五倍子（《本草拾遗》）

为倍蚜科昆虫五倍子蚜 Melaphis chinensis（Bell）Baker、倍蛋蚜 Melaphis peitan

Fsaiet Tang 等若干种蚜虫，在其夏寄生漆树科落叶灌木或小乔木植物盐肤木 Rhus chinensis Mill. 红麸杨 Rhus punjabensis Stew. var. sinica (Diels) Rehd. et wils. 青麸杨 Rhus potaninii Maxim. 等树叶上形成的虫瘿。我国大部分地区有分布，四川为主产地。秋季采摘，置沸水中略煮或蒸至表面呈灰色，杀死瘿内蚜虫，干燥。敲开，除去杂质，生用。

【性味归经】酸、涩，寒。归肺、大肠、肾经。

【功效】敛肺降火，涩肠止泻，止汗止血，解毒敛疮。

【应用】

1. 用于肺虚久咳，常与五味子、罂粟壳等敛肺止咳药同用。肺热痰嗽，常与天花粉、贝母、黄芩等清热泻火药同用。

2. 用于久泻不止，常与枯矾、诃子、五味子等涩肠止泻药同用，如玉关丸。亦可用于久痢，可单用本品为末制丸服用。

3. 用于自汗盗汗，可与荞麦面粉水和为饼，煨熟食之。亦可单用研末或与朱砂同研末，水调敷脐，具有收敛止汗的功效。

4. 用于崩漏下血、便血、尿血等，常与乌梅、艾叶炭等收敛止血药同用。外伤出血不止，可单用研末，撒布患处，如《圣济总录》的五倍子散。

5. 用于湿疹湿疮，溃疡湿烂，脱肛不收，阴挺湿痒等湿邪偏盛之证，可单用本品研末外搽外敷或煎汤熏洗，亦可与枯矾、黄柏等收敛燥湿药同用。对于痈、疽、疔等化脓性皮肤疾病及疮痈破溃后，烧烫伤治愈后遗留的瘢痕疙瘩，有解毒收敛功效，常与老醋、蜈蚣、冰片等解毒攻坚、破瘀止痛药同熬成膏外敷，如《赵炳南临床经验集》的黑布膏药。

此外，现代还用于士的宁等生物碱中毒的急救，服本品可使之沉淀，阻碍其吸收而解毒。

【用量用法】1.5～6 克。入汤剂。入丸散每次 0.5～1.5 克。外用适量。

【参考】含五倍子鞣质、没食子酸、树脂等。有收敛止泻、止血作用。对金黄色葡萄球菌、痢疾杆菌、伤寒杆菌、绿脓杆菌及皮肤真菌有显著的抗菌作用，并对流感病毒有抑制作用。

（姜学进）

第十九章　其他药

其他药主要包括外用药和催吐药、截疟药、软坚散结药、麻醉止痛药等在内的一部分药物。因这部分药物功效殊异，数量较少，不便单独成章，故并成一章为"其他药"。

外用药分别具有解毒消肿、化腐排脓、生肌敛疮，杀虫止痒等功效。适用于疮疡肿毒、瘰疬痰核、疥癣湿痒、跌打损伤、毒虫咬伤及五官疾病等证。由于上述病证发生的部位及表现不同，所以用药形式亦多种多样，如膏贴、涂搽、外敷、熏洗、吹喉、滴鼻、点眼等。其中有些药物可根据病情需要用于内服。

催吐药，又称涌吐药。具有促使呕吐的强烈作用，为吐法应用的一些药物。适用于误食毒物尚停留胃中未被吸收时的急救，或宿食停滞、胃脘胀痛，或痰涎壅盛、癫痫发狂等。催吐药作用强烈，大都具有毒性，所以现代较少应用。

截疟药一般具有清热解毒、截疟的作用。用于疟疾，能有效地控制疟疾的发作。某些药物兼能缓解疟疾的寒热症状。

软坚散结药一般具有软化或消散坚硬肿大的病理改变的作用。适用于瘿瘤、瘰疬、痰核、癥瘕痞块等。常与化痰药、活血化瘀药、行气止痛药等配伍应用。

麻醉止痛药主要具有麻醉止痛的作用。主要用于疮痈肿毒的麻醉割治排脓和骨伤麻醉整复等。既可内服，又可外用。

其他类药物大部分都具有不同程度的毒性，无论外用或内服都要十分慎重。如需内服，应如法炮制，制成丸、散等剂型。并要严格控制用量，且不可多服、久服，应中病即止。若外用，需经制备后使用，不可大面积外搽外敷，以免经皮肤、黏膜大量吸收，产生中毒现象。

雄　黄（《本经》）

为含砷的结晶矿石雄黄 Realgar（二硫化二砷 As_2S_2）。主产于湖南、贵州、云南、四川等地。质量最佳者称为"雄精"，次者为"腰黄"。采挖后除去杂质，研细或水飞用。

【性味归经】辛、苦，温。归心，肝、胃经。

【功效】解毒，杀虫。

【应用】

1. 用于痈疽疔疮，肿硬疼痛，常与乳香、没药、麝香等活血破瘀止痛药同用，为丸内服，如醒消丸。还可以单用，研末外敷，如《千金方》治疗肿，以针刺疗肿四周及中心，外涂雄黄末。还可与其他解毒消肿药配伍外用，增强消肿止痛功效，如《经验广集》雄吴散治对口肿痛，即以本品与吴茱萸同用，研末麻油调搽患处。

2. 用于疥癣，湿疮，痔瘘等，常单用为末，醋调搽或以动植物油调搽。也可与其他清热燥湿药配伍外用，如二味拔毒散治风湿诸疮，红肿痛痒及疥疮等，即以本品与白矾同用研末，茶水调敷患处，或与白矾、硼砂等同用，如枯痔散。

3. 用于毒蛇咬伤，本品具有良好的解毒急救之功。如《山东医刊》方，以雄黄、生五灵脂各 30 克，共研细末，每服 6 克，日 4～8 次，开水送服。另取雄黄末 60 克，香油 30 克，调涂患处，每日更换 2～3 次。凡毒蛇咬伤，无论病情轻重，急将此药灌服或鼻饲，治疗效果显著。

4. 用于虫积腹痛，常与槟榔、牵牛子等驱虫药同用，如牵牛丸。

此外，还可用于哮喘、疟疾、惊痫等，有燥湿祛痰、截疟、定惊等功效。

【用量用法】0.3～0.9 克，入丸、散剂。外用适量，研末调涂或烧烟熏治。

【使用注意】孕妇忌服。不可久服，宜中病即止。切忌火煅，煅烧后即分解氧化为三氧化二砷（As_2O_3），即砒霜，有剧毒。本品能从皮肤、黏膜吸收，故不能大面积外用或长期持续外用。

【参考】主要含硫化砷，其中含砷 75％、硫 24％及其他杂质。对金黄色葡萄球菌、绿脓杆菌等有杀灭作用。对各种皮肤真菌有抑制作用。

轻　粉（《本草拾遗》）

为水银、明矾、食盐等用升华法制成的汞化合物（Hg_2Cl_2）。主产于山西、陕西、湖南、贵州、四川等地。避光保存，研末用。

【性味归经】辛，寒。燥烈有毒。归大肠、小肠、肾经。

【功效】外用攻毒杀虫，内服利水通便。

【应用】

1. 用于疥癣，常与硫黄、吴茱萸等同用，研末，麻油调搽患处，如神捷散。疮疡溃烂，久不收敛，常与当归、血竭、紫草、白蜡、麻油等制成药膏，贴患处，能生肌敛疮，如生肌玉红膏。若用于黄水疮、臁疮等，常与黄柏、蛤粉、煅石膏等清热燥湿药同用，研朱，麻油调搽患处。

2. 用于水湿中阻，水肿胀满，二便不通，常与大黄、牵牛、甘遂等泻下利水消肿药同用，如舟车丸。

【用量用法】外用适量，研末调涂或干撒患处。内服 0.1～0.2 克。入丸、散剂。

【使用注意】本品毒性剧烈，内服不可过量或持续服用，以防中毒。服后要及时漱口，以免口腔糜烂。孕妇忌服。

【参考】含氯化亚汞。对多种皮肤真菌及金黄色葡萄球菌有较强的抑制作用，对梅毒螺旋体有微弱的抑制作用。内服至肠道，遇碱及胆汁，小部分变成易溶的二价汞离子。二价汞离子能抑制肠对电解质与水的吸收，并刺激肠壁使肠蠕动增强而发生腹泻。二价汞离子被吸收后，还可与肾小管细胞中含巯基酶结合，抑制酶的活性，影响再吸收功能而有利尿作用。过量能引起肾炎。

升　药（《外科正宗》）

为以水银为主要原料，配以火硝、明矾等。采用升华方法炼制而成的一类传统化学制剂，统称为升药。因炼制配方不同，又主要有"大升丹"和"小升丹"之分。大升丹，亦称

"红升丹"，是由水银、火硝、明矾、皂矾、雄黄、朱砂炼制而成。小升丹，亦称"三仙丹"，或称"红粉"是由水银、火硝、明矾三药炼制而成（现改用水银、硝酸为原料生产）。又因升华温度不同，升药的颜色也不同，橙红色或鲜红色者习称"红升"，黄色者习称"黄升"。各地均产，以河北、湖北、湖南、江苏、山东等地产量为多。研极细末入药。

【性味】辛，热。有大毒。归脾、肺经。

【功效】拔毒提脓，去腐生肌，燥湿杀虫。

【应用】

1. 用于痈疽溃后，脓出不畅，或腐肉不去，新肉难生，或形成脓瘘窦道，久不收口。红升丹、三仙丹，均有化阴回阳、脱腐生新之功，皆为疡科外治要药。但三仙丹的腐蚀作用较红升丹为弱。若疮面紫暗污秽者用之，可使疮面红活，如京红散：红升丹 30 克，冰片 10 克，共研细末。疮面有腐肉者，以此药掺于腐肉上，药量以肉眼可见如桌面浮尘为宜。疮面紫暗污秽者，撒药更宜薄，以微见药粉为度。若形成瘘管窦道，脓水清稀，久不收口者用之可化除管壁、拔毒提脓，如滚脓丹：红升丹 30 克，老广丹 10 克，麝香 1.5 克，冰片 4.5 克，共研细末，掺疮上。或以面糊和药，搓为药捻，插入瘘管中，清稀脓水可变稠脓，疮内死骨、异物亦能随脓提出。

2. 用于湿疮、湿疹、顽癣，二丹具有燥湿杀虫之功。治黄水疮，可用龟板散：龟板 600 克，黄连 30 克，红粉 15 克，冰片 3 克，各研极细末，和匀，花椒油调敷。治湿疹、顽癣，可用红粉 1 克，硫黄 15 克，蛇床子 9 克，白芷 6 克，樟脑 1.5 克，各研极细末，和匀，花椒油调敷。

现代用于骨结核、骨髓炎形成瘘管经久不愈，疗效显著。

【用量用法】不可内服。外用适量。应与燥湿敛疮生肌药同用，制成散剂作掺药，用量占全方剂量的 1/10 左右。撒于疮面上，亦须薄匀为宜。

【使用注意】升药拔毒去腐作用强烈。故疮疡腐肉已去或脓水已净者和手足、背部、口眼附近、乳头、脐中、关节部位及阴蚀、下疳等均不宜用。务须研极细末。若乳钵研不细，用量过大，用之必痛。

【参考】升药主要含氧化汞。其溶液在试管中对绿脓杆菌、乙型溶血性链球菌、大肠杆菌及金黄色葡萄球菌均有不同程度的抑菌作用。游离出的微量汞离子能和病原菌呼吸酶中的硫氢基结合而发挥抑菌作用。

明　矾（《本经》）

为明矾石 Alunite 的提炼品。产于湖北、安徽、浙江、福建等地。生用或火煅研末用。火煅者称枯矾。

【性味归经】酸，寒。归肺、肝、脾、胃、大肠经。

【功效】解毒杀虫，燥湿止痒，止血止泻，清热消痰。

【应用】

1. 用于痈肿疮毒，本品有解毒消肿之功，既可内服，又可外用。治痈肿疮毒，常与黄蜡同用，为丸内服，如蜡矾丸。并可与铅丹同用，研末外敷，如二仙散。小儿口疮，常以枯矾、朱砂研末，外撒舌上，如白矾散。毒虫蛇犬咬伤，常与雄黄、黄蜡同用，如雄矾丸。

2. 用于遍身生癣，常与羊蹄根同用，研末醋调外搽，如《疡医大全》白矾散。还可与铜绿、硼砂各等份为末，麻油调搽，如碧玉散。

3. 用于湿疹湿疮，瘙痒难忍，常与硫黄、雄黄、黄连等燥湿杀虫药同用，研末外搽或外敷。还可与生艾叶、苍耳叶煎汤外洗患处。治小儿脓耳，以枯矾、冰片、蛇蜕共研细末，擦净脓水，以少许吹耳内。

4. 用于吐血衄血不止，常与儿茶同用，研末内服。老人久泻不止，常与煨诃子、石榴皮等同用，研末内服。休息痢，常与硝石、硫黄等同用，研末内服。

5. 用于癫痫发狂，本品有清热消痰之功。治风痰壅盛，喉中声如曳锯，常与牙皂、半夏、甘草等祛风消痰药同用，如稀涎干缗汤。痰阻心窍、精神失常，常与郁金同用，如白金丸。

此外，单用本品研末内服，可治湿热黄疸。还可用于钩吻中毒的急救，常与当归、白芍、牡丹皮、柴胡、附子等同用，如白矾汤。

【用量用法】1～3克。入丸、散剂。外用适量。

【使用注意】体虚胃弱及无湿热痰火者忌服。

【参考】主要含硫酸钾铝。能刺激胃黏膜而引起反射性呕吐。在肠内不易吸收，能制止黏膜分泌而奏止泻作用。能与血清蛋白结合成为难溶于水的蛋白化合物而沉淀，对局部有收敛止血作用。

大　蒜（《本草经集注》）

为百合料多年生草本植物大蒜 Allium sativum L. 的鳞茎。全国各地均产。五月叶枯时采挖，晾干入药。

【性味归经】辛，温。归脾、胃、肺经。

【功效】解毒，消肿，杀虫。

【应用】

1. 用于疮痈肿毒，癣疮，本品有良好的解毒消肿之功。如《食疗本草会纂》方，治一切肿毒，用独头蒜三四枚，捣烂，入麻油和匀，厚贴患处，干则更换。治头癣、体癣，可用蒜切片外涂或捣烂外敷。

2. 用于肺痨、顿咳（百日咳）、痢疾、泄泻，本品解毒作用甚强。治肺痨可用紫皮蒜去皮30克，放入沸水中煮1～1.5分钟捞出，将粳米30克放煮蒜水中煮成稀粥，再将蒜放入粥中。另加白及粉3克和蒜粥同食。每日早晚各1次，连服3个月。治顿咳，以紫皮蒜30克捣烂，加2倍凉开水，泡12小时，滤汁，加白糖适量，每服1汤匙（5岁以下小儿减半），每日3次，连服10～15天。治痢疾、泄泻，可生食大蒜，或单用煎服。

3. 用于妇女阴肿作痒，有杀虫止痒之功。可单用本品煎汤熏洗。

此外，现代用于细菌性痢疾、阿米巴痢疾、流行性感冒、流行性脑脊髓膜炎、流行性乙型脑炎的预防和治疗，均有较好疗效。

【用量用法】3～5枚。生食，煎汤服、煮食均可，或制成糖浆服。外用适量。

【使用注意】本品外敷能引起皮肤发红、灼热、起泡，故不可敷之过久。

【参考】含挥发油、蛋白质、脂肪、碳水化合物、抗坏血酸、钙、磷、铁等。挥发油中含大蒜辣素、蒜素以及多种烯丙基、丙基和甲基组成的硫醚化合物等。此外，挥发油中尚含有大蒜新素。体外试验证明，大蒜制剂对金黄色葡萄球菌、痢疾杆菌、枯草杆菌、伤寒杆菌、副伤寒杆菌、大肠杆菌、霍乱弧菌、白喉杆菌、肺炎球菌均有拮抗作用。对脑炎球菌、结核杆菌、皮肤真菌、白色念珠菌、隐球菌有抑制作用。有较强的抗原虫作用。并有降压、降脂和激活纤溶蛋白酶作用。对小鼠 S_{180} 和大鼠淋巴肉瘤均有抑制作用。

斑　蝥（《本经》）

为芫菁科昆虫南方大斑蝥 Mylabris phalerata Pallas 的虫体。主产于辽宁、河南、山东、江苏等地。于夏、秋晨露未干时捕捉，置布袋中，放沸水内烫死，晒干。用时去头、足、翅，生用。或与糯米同炒至黑黄色，去米，研末用。

【性味归经】辛，寒。有毒。归大肠、小肠、肝、肾经。

【功效】攻毒蚀疮，破血散结。

【应用】

1. 用于痈疽、顽癣、瘰疬、狂犬咬伤。本品毒性很大，外用能使皮肤发红起泡，故有攻毒蚀疮之功。如《仁斋直指方》治痈疽顽硬不破，或破而肿硬无脓，用本品为末和蒜捣膏，以少许贴患处，脓出即去药。《外台秘要》治干癣积年生痂，搔之黄水流出，逢值阴雨即痒，用本品微炒为末，蜜调敷之。《经验方》治瘰疬内消方，以本品与粟米同炒，去米，配伍薄荷末、乌鸡子清为丸内服。《医方大成论》治狂犬咬伤，用斑蝥 21 枚，糯米 1 勺，分 3 次炒，去斑蝥，以米为粉，空腹冷水调服。

2. 用于血瘀经闭不通，常与桃仁、大黄等活血通经药同用，研末为丸服，如斑蝥通经丸。

3. 用于癥瘕积聚，有消癥散结之功。《沈氏尊生书》治癥瘕如孕，以本品与玄明粉同用。

此外，现代用于多种癌肿有一定疗效。如《中药大辞典》方，用鸡蛋打一小孔放入去头、足、翅的斑蝥 1～3 枚，烤熟去斑蝥，食蛋，每日 1 只，治肝癌、胃癌有效。用于斑秃，本品酒浸液外涂患处，有促进毛发生长作用。

【用量用法】0.03～0.06 克。入丸、散剂。外用适量。

【使用注意】本品外涂皮肤，能使皮肤发红起泡，故内服宜谨慎。内服中毒后，可出现口咽部烧灼感，恶心呕吐，腹部绞痛及尿血，中毒性肾炎等症状。严格控制内服剂量。孕妇忌用。

【参考】含斑蝥素。水煎剂对皮肤真菌有抑制作用。斑蝥素对小鼠肉瘤 180 略有抑制作用，能使瘤组织呈碎块及糜烂状。临床上治疗肝癌有效。对皮肤、黏膜有发红发泡作用。斑蝥素自胃肠道吸收，皮肤也能吸收少量，排泄主要通过肾脏。斑蝥素有剧烈毒性，30 毫克即可使人死亡。

蟾　酥（《药性论》）

为蟾蜍科动物中华大蟾蜍 Bufo bufo gargarizans Cantor 和黑眶蟾蜍 Bufomelanostictus Schneider 的耳后腺所分泌的白色浆液，经收集干燥而成。蟾蜍在全国大部分地区都有分布。多在早春于河溏中集中捕捉，采集其腺体中的白色浆液，涂在玻璃板、竹箸上或圆形的模型中晒干贮存。用时以碎块置酒或牛奶中溶化，然后风干或晒干研细末用。

【性味归经】甘、辛，温。有毒。归心、胃经。

【功效】解毒消肿，止痛开窍。

【应用】

1. 用于痈疽疔疮，咽喉肿痛，常与牛黄、麝香、朱砂、珍珠等清热解毒药同用。如著名中成药六神丸。若疮毒内攻，出现麻木、神昏、呕吐等危症，常与雄黄、麝香等同用为丸内服，除解毒消肿外，还兼有开窍护心之功，如《外科正宗》蟾酥丸。

2. 用于暴发吐泻腹痛，甚则昏厥，常与茅术、丁香、麝香、雄黄等解毒止痛、开窍醒神药同用，如痧症蟾酥丸。

3. 用于牙痛，可单用本品少许外搽，或以六神丸数粒，研末搽患处，止痛效果良好。亦可与川乌、白芷、草乌、风茄子等同用，为细末外敷，用于痈肿剧痛及割治麻醉等，如《种福堂公选良方》麻药方。

【用量用法】0.015～0.03克。入丸、散剂。外用适量。

【使用注意】孕妇忌服。外用不可入目。

【参考】含蟾毒、胆固醇、β-谷甾醇、蟾酥甲碱、肾上腺素、精氨酸等。有强心、升高血压、兴奋呼吸等作用。有抗炎作用。对局部感染金黄色葡萄球菌和链球菌的家兔，以本品的注射液肌注，能阻止病灶扩散，使周围红肿消退。有止痛及局部麻醉作用。有抗白血病、抗肿瘤作用。此外，对放射物质引起的白细胞减少症，有升高白细胞的作用。

附　蟾皮

为蟾蜍的皮。性味辛凉，微毒。功能清热解毒。利水消肿。适用于痈疽肿毒，疳积腹胀等，现代亦用于喘咳痰多及肿瘤。用量 3～6 克。入汤剂。煎汤或研末服。外用可剥取鲜蟾皮，以外皮着患处贴敷。本品所含主要成分，一般与蟾酥相似。

硫　黄（《本经》）

为天然硫黄矿 Sulphur 的提炼加工品。主产于山西、山东、河南等地。供内服的硫黄须与豆腐同煮制用，称"制硫黄"。用时研细末。

【性味归经】酸，温。有毒。归肾、大肠经。

【功效】外用杀虫止痒，内服益火助阳，通便。

【应用】

1. 用于疥癣、秃疮、天疱疮、阴蚀瘙痒及阴疽恶疮等多种皮肤病症。常与解毒燥湿、杀虫止痒药配伍外用。治疥疮，本品具有良好的杀疥之功，常与轻粉、大风子、铅丹等同用，如扫疥方。顽癣瘙痒，常与冰片、枯矾等同用。阴蚀瘙痒，常与蛇床子、明矾、苦参等同用，煎汤熏洗。治疥疮有脓者，常与樟脑、川椒、枯矾为末，麻油调外用，如樟脑散。

2. 用于肾火衰微，下元虚冷诸证。本品内服能补命门不足，益火助阳。治肾阳不足，不能纳气之寒喘，常与附子、肉桂、黑锡等补肾助阳药同用，如黑锡丹。命门火衰所致的阳痿、腰膝冷痛、尿频等，当与鹿茸、补骨脂等温肾壮阳药同用。

3. 用于脾肾虚寒，吐泻不止。可单用本品研末服用，亦可配入复方。《急救良方》治伤暑吐泻，与清暑利湿的滑石各等份共研细末，每服 6 克，米汤送下。若用于上盛下虚，里寒外热，痰饮，伏暑，霍乱，泄泻如水，常与硝石、玄精石、五灵脂、青皮等散寒利气药同用，如来复丹。

4. 用于虚冷便秘，常与制半夏同用，如半硫丸。

【用量用法】1～3 克。入丸散剂。外用适量。

【使用注意】阴虚火旺及孕妇忌服。

【参考】主要成分为非金属硫。外用与皮肤分泌物接触后，产生硫化氢及五硫黄酸，有溶解角质及杀灭皮肤寄生虫和抑制皮肤真菌的作用。内服后，在肠中产生硫化氢等，能刺激肠壁，增强肠蠕动而起缓泻作用。

铅　丹（《本经》）

为金属铅经加工制成的氧化铅（Pb_3O_4），又名黄丹。主产于广东、河南、福建等地。原药用或炒用。

【性味归经】辛，微寒。有毒。归心、肝经。

【功效】外用解毒止痒，收敛生肌。内服截疟。

【应用】

1. 用于痈疽疮疡溃烂；脓水淋漓，久不收口者，常与煅石膏、轻粉、冰片等同用，研末外敷，如《全国中药成药处方集》桃花散。

2. 用作熬制硬膏药（黑膏药）的原料，本品有敛疮、收湿、解毒、消肿、生肌的功效。且因其与油脂熬炼时，能发生皂化而凝结成富有黏性的膏剂（油酸铅），易于粘贴，故为中药传统制剂中硬膏药熬制的主要基质。

3. 用于疟疾，可单用本品内服，如《鬼遗方》治疟疾方。亦可配入复方，如《存仁堂方》用本品与青蒿同用，研末内服。但现代较少应用。

【用量用法】0.3～0.6 克。入丸、散剂。外用适量。

【使用注意】不宜过量或持续内服，以防积蓄中毒。

【参考】含四氧化三铅或一氧化铅及过氧化铅。能直接杀灭细菌、寄生虫，并有制止黏液分泌的作用。

炉甘石（《本草纲目》）

为天然菱锌矿石 Smithsonite（碳酸锌 Zn_nCO_3）。常存于铅锌矿的氧化带。主产于广西、湖南、四川等地。采挖后除去泥土杂石，制用，称"制炉甘石"，有火煅、醋淬及火煅后用三黄汤（黄连、黄柏、大黄）淬等制法，晒干研末，水飞后用。

【性味归经】甘，平。归肝、胃经。

【功效】明目去翳，收湿敛疮，解毒。

【应用】

1. 用于眼睑湿烂、多泪、红肿疼痛及目生翳障、胬肉等，本品为眼科常用外用药。治烂弦风眼、目赤翳障，常与黄连、黄柏等清热泻火药同用，如炉甘石散。目赤肿痛、多眵多泪、翳膜遮睛，用本品火煅后以黄连汁淬之，与冰片、朱砂、珍珠粉等同用，如玉华丹。

2. 用于湿疹，疮疡多脓，或黄水浸淫，久不收口等，常与冰片、枯矾、煅石膏等同用，研末外掺。现代用于皮肤慢性溃疡、下肢溃疡等不易愈合的创面，有良好的防腐生肌作用。

【用量用法】外用适量。水飞点眼，研末撒或调敷。

【参考】主要含碳酸锌。煅烧后为氧化锌。能部分溶解并吸收创面分泌液，呈收敛、保护作用。对葡萄球菌有抑制作用。

硼　砂（《日华子本草》）

为硼砂矿石 Borax 提炼出的结晶体（四硼酸二钠 $Na_2B_4O_7$）。主产于西藏、青海等地。须置于密闭容器中保存，防止风化。生用或火煅用。

【性味归经】甘、咸，凉。归肺、胃经。

【功效】外用清热解毒，防腐。内服清肺化痰。

【应用】

1. 用于口舌糜烂，咽喉肿痛，声哑，常与冰片、朱砂等清热泻火药同用，如冰硼散。小儿鹅口疮，又常与雄黄、冰片、甘草等解毒清热药同用，如四宝丹。目赤肿痛或目生翳膜，可单用本品水溶化点眼，或与炉甘石、玄明粉等共研细末点眼，如白龙丹。

2. 用于肺热痰嗽，咳痰黏稠，喉痛声哑，常与天花粉、青黛、贝母等清热化痰药同用。阴虚内热痰稠者，常与天门冬、麦门冬等同用。

此外，还可用煅硼砂研末，点两眼内眦及龈交穴，治闪腰岔气及落枕。

【用量用法】1.5～3克。入丸、散剂，或化水服。外用适量。

【使用注意】多外用，内服宜慎。

【参考】主要成分为四硼酸二钠。对羊毛样小孢子癣菌、白色念珠菌等有较强的抑制作用。因其为碱性，故对局部有清洁去垢的作用。对皮肤黏膜有收敛、保护作用。口服后由小便排泄，能促进尿液分泌和防治尿道炎症。在尿为酸性时，能使尿变为碱性。

皂　矾（《新修本草》）

为硫酸盐类矿物水绿矾 Melanterite 的矿石或化学合成品。产于山东、湖南、甘肃、新疆、陕西等地。采得后，除去杂质，密闭贮藏，防变色或受潮。生用或醋煅用。煅制后，称绛矾或红矾。

【性味归经】酸，凉。归肝、脾经。

【功效】解毒燥湿，杀虫止痒，补血。

【应用】

1. 用于疮毒疥癣，可单用本品研末外用，亦可与其他解毒燥湿、杀虫止痒药配伍应用。如《摘元方》用大枣去核，包绿矾煅研，油调外敷，治耳生烂疮。《万氏家抄方》以绿矾3份，雄黄7份，硼砂5份的比例配方，研末吹口中，治喉疮毒盛。《良方汇录》用绿矾、花椒、冰片、樟脑等研末外用治疥疮。《普济方》以本品与苦楝子同用，研末外搽治头癣。

2. 用于黄肿病，面色萎黄浮肿，心悸气促，肢倦无力等，常与苍术、黄酒曲等同用，如三丰伐木丸。或与红枣、苍术等同用，如绛矾丸。

此外，现代用于治钩虫病，常与槟榔、使君子等驱虫药同用。还可用于缺铁性贫血，常与大枣、党参、白术等补气养血药同用。

【用量用法】0.8～1.6克。入丸、散剂。外用适量。

【使用注意】内服有时能引起呕吐、腹泻、腹痛、头晕等不良反应，凡胃病及3个月内有呕血史者不宜服用。孕妇禁用。服药期间忌饮茶。

【参考】主要含硫酸亚铁，因产地不同，常含有少量的铜、铝、镁、锌等杂质。有一定的腐蚀作用，内服多量能刺激胃肠壁黏膜而引起炎症。本品为二价铁，易于吸收，内服少量，对于低血素性贫血、失血后贫血有显著疗效。

蛇床子 （《本经》）

为伞形科一年生草本植物蛇床 Cnidium monnieri（L.）Cuss. 的果实。全国各地均产。以广东、广西、江苏、安徽等地产量为多。夏季果实成熟时割取全株，晒干，打下果实，筛净，生用。

【性味归经】辛、苦，温。归肾经。

【功效】温肾壮阳，散寒祛风，燥湿杀虫。

【应用】

1. 用于男子肾虚阳痿，女子宫寒不孕，常与五味子、菟丝子等份同用，研末作蜜丸服，如《千金方》三子丸。

2. 用于寒湿带下，湿痹腰痛，本品有散寒祛风燥湿之功。如《方脉正宗》治寒湿带下，即以本品与山茱萸、南五味子、车前子、香附等同用。若用于湿痹腰痛，重着无力，当与川续断、桑寄生、杜仲等益肾祛湿药同用。

3. 用于阴囊湿痒，常与苦参、威灵仙、土大黄等祛风燥湿药同用，煎汤熏洗，如《医宗金鉴》蛇床子汤。治妇女阴痒，常与苦参、明矾、黄柏等清热燥湿药同用，煎汤外洗。

【用量用法】3～10克。入汤剂。外用适量。

【参考】含香豆精类成分蛇床子素及挥发油。醇提取物皮下注射，能延长小白鼠交尾期，并能使去势的小鼠重新出现交尾期，还能使子宫及卵巢的重量增加，有类似性激素样作用。在体外有抑制新城病毒、流感病毒的作用。蛇床子提取物有驱虫作用。

常　山（《本经》）

为虎耳草科落叶小灌木植物黄常山 Dichroa febrifuga Lour. 的根。分布于长江以南各省和甘肃、陕西南部及四川等地。秋季挖取根部，除去须根，切片，晒干。生用或酒炒用。

【性味归经】苦、辛，寒。有毒。归肺、心、肝经。

【功效】涌吐痰饮，截疟。

【应用】

1. 用于胸中痰饮，本品善上行涌吐。如《千金方》以常山与甘草、蜂蜜同用，煎汤服，有较强的涌吐作用，治胸中痰饮积聚。

2. 用于疟疾，本品有清热截疟的功效。对疟疾初发，寒热往来，常与柴胡、黄芩等同用，如加味小柴胡汤。患疟疾而兼感暑热，壮热烦渴者，常与青蒿、知母等清退虚热药同用，如清瘴汤。若兼感风寒，寒重热轻，可与柴胡、桂枝等同用。疟疾发热而见寒湿阻滞，胸闷苔腻者，又常与草果、陈皮、厚朴等同用，如截疟七宝饮。

【用量用法】5～10克。入汤剂。涌吐可生用，截疟宜酒炒用。

【使用注意】本品作用剧烈，能损正气，体虚者慎用。

【参考】含常山碱甲、乙、丙，常山次碱等。常山碱甲、乙、丙三种对疟原虫有较强的抑制作用，其中以常山丙碱的作用最强。临床治疗疟疾，证明能迅速控制症状和清除血中疟原虫。常山煎剂有解热作用。对阿米巴原虫及甲型流感病毒有抑制作用。此针，对子宫有兴奋作用。对已受孕子宫的作用更加明显。

露蜂房（《本经》）

为胡蜂科昆虫大黄蜂 Polistes mandarinus Saussure 的巢，或连蜂蛹在内的巢。全国各地均有分布，南方地区尤多。随时可采。晒干或略蒸取出死蛹、死蜂，晒干，剪成小块，生用或炒用。

【性味归经】甘，平。有毒。归肝、肾、胃经。

【功效】解毒疗疮，散结定痛，祛风除痹，兴阳益肾。

【应用】

1. 用于痈疽恶疮、瘰疬等，本品具有攻毒散结、消肿定痛之功。既可内服，又可外用。如《简要集众方》治妇人乳痈，汁不出，内结成脓肿，以蜂房6克，水煎服。对于痈疽、瘰疬及各种肿毒疮疖，未溃或已溃，皆可以本品与杏仁、黄芪、蛇蜕、元参、血余炭等熬膏贴敷患处。未成脓者消散，已成脓者自溃，已溃者拔毒生肌，收口而愈，如《圣惠方》蜂房膏。

2. 用于风火牙痛，可单用本品煎水漱口。

3. 用于历节风痹，肿痛不消，甚至变形，本品具有祛风蠲痹之功，常与淫羊藿、鹿衔草、川乌、穿山甲等同用。又如《乾坤生意秘韫》方，以本品配伍独头蒜、百草霜外敷，治风痹疼痛。

4. 用于肾虚阳痿、遗尿失禁。本品有温阳益肾之功。可单用本品，焙研为末，每服 3～6 克，黄酒或开水送服。亦可与其他温阳补肾药同用。

此外，现代用以治乳癌、肺癌、胃癌及癌肿转移引起的淋巴结肿大等，常与蜈蚣、全蝎、守宫等同用，效果显著。还可用于皮肤瘾疹瘙痒，咽喉肿痛，痰嗽久咳，百日咳等，常可单用或配入复方。

【用量用法】6～12 克，入汤剂。研末服用，每次 1.5～3 克。外用适量。

【使用注意】气血虚弱者不宜服。

【参考】含蜂蜡、树脂、挥发油、钙、铁等。本品醇、醚及丙酮浸出液皆有促进血液凝固的作用，尤以丙酮浸出液作用最强。并有增强心脏运动、利尿和一时性降血压作用。

守　宫（《本草纲目》）

为壁虎科动物无蹼壁虎 Gerro suinhouna Gunther 或其他几种壁虎的全体。主产于江苏、山东、安徽等地。夏、秋两季捕捉烘干用。

【性味】咸，寒。有小毒。

【功效】散结止痛，祛风定惊。

【应用】

1. 用于瘰疬、疮痈、恶疽肿瘤，本品有破坚散结止痛之功。治瘰疬结核，可单用研末服。亦可与昆布、海藻、牡蛎、元参等软坚散结药同用。对于疮痈肿毒作痛，《医方摘要》用本品研末油调外敷，具有消肿止痛作用。治附骨阴疽、流痰走注、顽疮不敛，常与蜈蚣、全蝎、海马等解毒散结药同用，如虞成英氏祖传治骨痨秘方"龙虎十将丹"。

现代用于食道癌、胃癌等，可每日用一二条，米炒至焦黄色，研末，分二三次，黄酒送服，有一定疗效。

2. 用于历节风痛、中风瘫痪、风痉惊痫，本品有祛风定惊之功。治历节风痛，常与蛴螬、地龙、乳香、麝香等同用，为丸服，如《圣济总录》麝香丸。中风瘫痪，手足走痛，常与罂粟壳、乳香、没药、甘草等同用，如《医学正传》如神救苦散。破伤风，证见角弓反张、筋脉拘急、口噤，常与白附子，天南星等同用。若用于小儿惊风，抽搐痰壅，可与朱砂、琥珀、冰片、珍珠、麝香、牛黄等同用，如著名成药"盐蛇散"。

此外，现代用于骨结核、骨髓炎等阴疽顽疮、死骨瘘管、肿硬坚核，常与其他攻毒破坚、生肌敛疮药同用，疗效显著。

【用量用法】2～5 克，入汤剂。研末吞服，每次 1～1.5 克。外用适量。

【使用注意】血虚气弱者不宜服。

【参考】将壁虎制成"壁虎组织液"，用于治疗慢性疾病。对于神经衰弱、消化不良、食欲不振等效果较好。对顽固性头痛、视神经萎缩亦有效。对切口瘘（多见于胃肠、胆囊、脓肿引流、外伤清创、妇产科等手术后）、腹壁瘘，用守宫末外用，对促进肉芽生长，有一定作用。对于肺结核、淋巴结核、肾结核、骨结核，有明显疗效。

马钱子 （《本草纲目》）

为马钱科常绿乔木植物马钱 Strychnos nux-vomica L. 及同科木质大藤本植物皮氏马钱（云南马钱）Strychnos pierriana A. W. Hill 的成熟种子。马钱的种子又称"番木鳖"。马钱主产于印度、越南、泰国。皮氏马钱产于我国云南、海南岛等地。夏秋摘取成熟果实，取出种子，洗净附着果肉，晒干。经炮制后入药。炮制方法有两种。①取沙子放锅内炒热后，再放入马钱子，待马钱子炒至外面呈棕黄色并膨胀时取出，研末备用。②马钱子放水中煮沸，水浸软化后，剥去种皮，切薄片晾干。以麻油置锅内烧热，入马钱子片炸至膨胀焦黄，取出，再以草纸吸净油，研末备用。炮制后的马钱子称"制马钱子"

【性味归经】苦，寒。有毒。归肝、脾经。

【功效】通络散结，消肿止痛。

【应用】

1. 用于痈疽或跌打损伤肿痛，本品有良好的通络散结、消肿止痛之功，为疡科、伤科要药。如三龙丸，亦名青龙丸，由马钱子 120 克，甘草水浸 3 日，刮去皮毛切片，晒干，香油炸至焦黄色。穿山甲 36 克，土炒黄。僵蚕 36 克，炒断丝。三药共研细末，米饭和匀为丸梧桐子大，每服 10 丸。治疗疮肿毒及跌扑闪腰、伤筋挛疼，或贴骨痈疽、头颈瘰疬、乳串结核等。凡痈疽初起，每晚临睡时按部位用引经药煎汤送下，连服二三次。成脓者服之能溃，已溃者忌服。如跌扑内伤，内有瘀血不能言语者，可以桃仁、红花、当归、黄酒煎汤送下，每早晚各服 1 次。

2. 用于风湿痹痛或拘挛麻木，常与乳香、没药、麻黄、苍术、全蝎等祛风通络药同用。亦可与地龙配伍，研末服用，治上述病证，如九转回生丹（马钱子散）。

此外，现代用于多种肿瘤，有一定效果。

【用量用法】1 日量，0.3～0.9 克，入丸、散剂。外用适量。

【使用注意】本品毒性较大，必须炮制后药用。服用过量，可引起肢体颤动、惊厥、呼吸困难，甚至昏迷等中毒症状，故应严格控制用量。孕妇忌服。

【参考】含番木鳖碱（士的宁），马钱子碱，番木鳖次碱等。能兴奋中枢神经系统，特别对脊髓有高度选择性。对大脑皮层，能增强兴奋和抑制过程，大剂量可使听、视、嗅、触觉敏感度增强。也可兴奋自主神经中枢，增进胃肠蠕动和食欲，刺激骨髓造血机能。动物实验表明有抗肿瘤、祛痰止咳作用。对嗜血流感杆菌有抑制作用。对皮肤致病性真菌有不同程度的抑制作用。

血　竭 （《新修本草》）

为棕榈科高大藤本植物麒麟竭 Daemonorops draco Bl. 及同属植物的果实和树干渗出的树脂。或为龙舌兰科乔木植物柬埔寨龙血树 Dracaena cambodiana Pierre.，从含脂木质中用有机溶媒提取而得的树脂。主产于广东、台湾等地。国外产于南亚、非洲、南美等地区。麒麟血竭须采摘并收集果实鳞片间泌出的树脂，布包入热水中软化成团，取出放冷待干。研末用。

【性味归经】甘、咸，平。归心、肝经。

【功效】内服活血散瘀止痛，外用止血生肌敛疮。

【应用】

1. 用于跌打损伤、瘀血肿痛，具有散瘀止痛之功，为伤科骨科要药。治跌打损伤、闪腰岔气、骨折等，常与乳香、红花、麝香等活血化瘀、止痛药同用，如七厘散。亦可用于产后败血冲心，胸满气喘，可单用本品研末，温酒调服，如《朱氏集验医方》血竭散。

2. 用于吐血衄血、外伤出血及疮痈溃后久不收口者，本品有止血、生肌敛疮之功。治鼻衄不止，可单用或与蒲黄等份研末，吹鼻孔。瘰疬已破，脓水不止，或一切恶疮，年久不愈者，可配伍铅丹（炒紫色），研末外撒或调敷患处，如《圣济总录》血竭散。

此外，还可用于妇女瘀血经闭、痛经，以及一切瘀血阻滞所致的心腹刺痛或肢臂顽痛等。

【用量用法】每次 1~1.5 克，入丸、散剂。外用适量。

【使用注意】无瘀血者不宜服。

【参考】麒麟血竭是一种树脂酯和血竭树脂鞣醇的混合物，含 57%~82% 另含无定形的血竭白素约 2.5%，黄色血竭树脂烃约 14%，不溶性树脂 0.3%，植物性渣滓 18.4%，赭朴吩 0.03%，灰分 8.3%。有抗菌作用。血竭水浸剂（1∶2）在试管内对董色毛癣菌、石膏样毛癣菌、许兰氏黄癣菌等多种致病真菌有不同程度的抑制作用。

木槿皮（《本草拾遗》）

为锦葵科落叶灌木植物木槿 Hibiscus syriacus L. 的根皮或茎皮。全国各地均有栽培，南方有野生。四川产者，称川槿皮。夏、秋剥取根、茎皮，切片晒干，生用。

【性味归经】甘、苦，凉。归大肠、肝、脾经。

【功效】清热利湿，杀虫止痒。

【应用】

1. 用于肺痈、肠痈，常与蒲公英、鱼腥草、苡仁、红藤等清热解毒药同用。湿热下注，赤白带下，可单用本品水煎服或与其他燥湿止带药同用。

2. 用于皮肤疥癣，本品有良好的杀虫止痒之功，为治皮肤疥癣良药。如《王仲勉经验方》以本品为末，醋调敷，治头面钱癣。《养虫经验合集》用川槿皮 500 克，晒燥为末，和榆树皮末 120 克，以 5 000 克白酒浸泡 7 日，蘸酒擦患处，治牛皮癣、癞。

【用量用法】3~10 克。入汤剂。外用适量。

【使用注意】无湿热者不宜服。

【参考】根含鞣质、黏液质。根茎的醇浸液在试管内能抑制革兰氏阳性菌、痢疾杆菌及伤寒杆菌。

附　土荆皮

为松科植物金钱松 Pseudolarix Kaempferi Gord. 的树皮或根皮。味辛性温。功专杀虫止痒。主要用于皮肤疥癣。现用于治疗局限性神经性皮炎，有良好效果。以土荆皮 60 克，蛇床子、百部根各，30 克，五倍子 24 克，密陀僧 18 克，轻粉 6 克，共研细末备用。先以皂角水洗净患处，再以原醋调药末成糊，涂敷患处，每日换 1 次。或以纱布包药糊，日擦数次，直至痊愈。本品只可外用，不可内服。浸酒涂擦或研末调敷。

丝瓜络 (《本草纲目》)

为葫芦科一年生攀援草本植物丝瓜 Luffa eylindrica (L.) Roem. 的果络（成熟果实中的维管束）。全国各地均有栽培。秋季摘取成熟果实，晒干，搓去外皮及果肉，剪去两端，去掉种子，切碎。生用或炒炭用。

【性味归经】甘，平。归肺、胃、肝经。

【功效】祛风通络，解毒消肿，凉血止血。

【应用】

1. 用于风湿痹痛，筋脉拘挛或胸胁疼痛，以及乳汁不通等。本品有祛风通络之功。治痹痛拘挛，常与桑枝、秦艽、海风藤等祛风通络药同用。胸胁疼痛，多与栝楼皮、桔梗、枳壳等宽胸理气药同用。《简便单方》用之烧存性研末酒服，治妇女血脉壅滞，乳汁不通。

2. 用于痈疽疮肿，本品有解毒消肿之功。常与金银花、蒲公英、地丁等清热解毒药同用，也可用鲜品捣汁外涂。

3. 用于血痢、便血及妇女崩漏，本品有凉血止血之功。可单用炒炭研末服，亦可与其他凉血止血药配伍应用。

【用量用法】10～15 克。入汤剂。外用适量。

【参考】含木聚糖及甘露糖、半乳聚糖、纤维素等。

瓦楞子 (《别录》)

为软体动物蚶科泥蚶 Arca granosa Linnaeus 和毛蚶 Arca suberenata Lischke. 或魁蚶 Area inflata; Reeve 的贝壳。主产于浙江、山东、江苏及辽宁等地的海滨地带。全年可采。洗净泥沙、入沸水略煮，去肉留壳，干燥。碾碎或碾粉，或煅碎用。

【性味归经】咸，平。归肺、胃、肝经。

【功效】消痰化瘀，软坚散结，制酸止痛。

【应用】

1. 用于瘰疬、瘿瘤等，有消痰散结之功。常与海藻、昆布等软坚散结药同用，如含化丸。

2. 用于癥瘕痞块、瘀血痛经，有化瘀散结之功，常与桃仁、香附等活血通经、行气止痛药同用，如《女科指掌》瓦楞子丸。

3. 用于胃痛泛酸、嗳气，本品有良好的制酸止痛之功，常与乌贼骨、陈皮等同用，研末服。

现代用于胃、十二指肠溃疡，常与甘草粉配伍，制成散剂服用，有一定疗效。

【用量用法】10～30 克。入汤剂。宜久煎。研末服，每次 1～3 克。消痰散结宜生用，制酸止痛宜煅用。

【参考】含碳酸钙、磷酸钙和硅酸盐等。中药瓦楞子丸治疗晚期血吸虫病肝脾肿大，经过追踪复查，肝脏缩小有效率达93%，脾脏缩小率达86.6%，证明瓦楞子丸有远期疗效。

（姜学进）

附 录

一、药性歌括四百味

人参 人参味甘，大补元气，止渴生津，调营养卫。

黄芪 黄芪性温，收汗固表，托疮生肌，气虚莫少。

白术 白术甘温，健脾强胃，止泻除湿，兼祛痰痞。

茯苓 （白茯苓 赤茯苓） 茯苓味淡，渗湿利窍，白化痰涎，赤通水道。

甘草 甘草甘温，调和诸药，炙则温中，生则泻火。

当归 当归甘温，生血补心，扶虚益损，逐瘀生新。

白芍 白芍酸寒，能收能补，泻痢腹痛，虚寒勿与。

赤芍 赤芍酸寒，能泻能散，破血通经，产后勿犯。

生地 生地微寒，能消温热，骨蒸烦劳，养阴凉血。

熟地 熟地微温，滋肾补血，益髓填精，乌须黑发。

麦门冬 麦门甘寒，解渴祛烦，补心清肺，虚热自安。

天门冬 天门甘寒，肺痿肺痈，消痰止嗽，喘热有功。

黄连 黄连味苦，泻心除痞，清热明眸，厚肠止痢。

黄芩 黄芩苦寒，枯泻肺火，子清肠火，湿热皆可。

黄柏 黄柏苦寒，降火滋阴，骨蒸湿热，下血堪任。

栀子 栀子性寒，解郁除烦，吐衄胃痛，火降小便。

连翘 连翘苦寒，能消痈毒，气聚血凝，温热堪逐。

石膏 石膏大寒，能泻胃火，发渴头痛，解肌立妥。

滑石 滑石沉寒，滑能利窍，解渴除烦，湿热可疗。

贝母 贝母微寒，止嗽化痰，肺痈肺痿，开郁除烦。

大黄 大黄苦寒，实热积聚，蠲痰逐水，疏通便闭。

柴胡 柴胡味苦，能泻肝火，寒热往来. 疟疾均可。

前胡 前胡微寒，宁嗽化痰，寒热头痛，痞闷能安。

升麻 升麻性寒，清胃解毒，升提下陷，牙痛可逐。

桔梗 桔梗味苦，疗咽肿痛，载药上升，开胸利壅。

紫苏 （紫苏叶 紫苏梗） 紫苏叶辛，风寒发表，梗下诸气，消除胀满。

麻黄 麻黄味辛，解表出汗，身热头痛，风寒发散。

葛根 葛根味甘，祛风发散，温疟往来，止渴解酒。

薄荷 薄荷味辛，最清头目，祛风散热，骨蒸宜服。

防风 防风甘温，能除头晕，骨节痹痛，诸风口噤。

荆芥　荆芥味辛，能清头目，表汗祛风，治疮消瘀。

细辛　细辛辛温，少阴头痛，利窍通关，风湿皆用。

羌活　羌活微温，祛风除湿，身疼头痛，舒筋活络。

独活　独活辛苦，颈项难舒，两足湿痹，诸风能除。

知母　知母味苦，热渴能除，骨蒸有汗，痰咳皆舒。

白芷　白芷辛温，阳明头痛，风热瘙痒，排脓通用。

藁本　藁本气温，除头巅顶，寒湿可祛，风邪可屏。

香附　香附味甘，快气开郁，止痛调经，更消宿食。

乌药　乌药辛温，心腹胀痛，小便滑数，顺气通用。

枳实　枳实味苦，消食除痞，破积化痰，冲墙倒壁。

枳壳　枳壳微寒，快气宽肠，胸中气结，胀满堪尝。

白蔻　白蔻辛温，能祛瘴翳，温中行气，止呕和胃。

青皮　青皮苦温，能攻气滞，削坚平肝，安胃下食。

陈皮　陈皮辛温，顺气宽膈，留白和胃，消痰去白。

苍术　苍术苦温，健脾燥湿，发汗宽中，更祛瘴疫。

厚朴　厚朴苦温，消胀泄满，痰气泻痢，其功不缓。

南星　南星性热，能治风痰，破伤强直，风搐自安。

半夏　半夏味辛，健脾燥湿，痰厥头痛，嗽呕堪入。

藿香　藿香辛温，能止呕吐，发散风寒，霍乱为主。

槟榔　槟榔辛温，破气杀虫，祛痰逐水，专除后重。

大腹皮　腹皮微温，能下膈气，安胃健脾，浮肿消去。

香薷　香薷味辛，伤暑便涩，霍乱水肿，除烦解热。

扁豆　扁豆微温，转筋吐泻，下气和中，酒毒能化。

猪苓　猪苓味淡，利水通淋，消肿除湿，多服损肾。

泽泻　泽泻甘寒，消肿止渴，除湿通淋，阴汗自遏。

木通　木通性寒，小肠热闭，利窍通经，最能导滞。

车前子　车前子寒，溺涩眼赤，小便能通，大便能实。

地骨皮　地骨皮寒，解肌退热，有汗骨蒸，强阴凉血。

木瓜　木瓜味酸，湿肿脚气，霍乱转筋，足膝无力。

威灵仙　威灵苦温，腰膝冷痛，消痰痃癖，风湿皆用。

牡丹皮　牡丹苦寒，破血通经，血分有热，无汗骨蒸。

玄参　玄参苦寒，清无根火，消肿骨蒸，补肾亦可。

沙参　沙参味甘，消肿排脓，补肝益肺，退热除风。

丹参　丹参味苦，破积调经，生新去恶，祛除带崩。

苦参　苦参味苦，痈肿疮疥，下血肠风，眉脱赤癞。

龙胆草　龙胆苦寒，疗眼赤痛，下焦湿肿，肝经热烦。

五加皮　五加皮温，祛痛风痹，健步坚筋，益精止沥。

防己　防己气寒，风湿脚痛，热积膀胱，消痈散肿。

地榆　地榆沉寒，血热堪用，血痢带崩，金疮止痛。

茯神　茯神补心，善镇惊悸，恍惚健忘，兼除怒恚。

远志　远志气温，能驱惊悸，安神镇心，令人多记。

酸枣仁　酸枣味酸，敛汗驱烦，多眠用生，不眠用炒。

菖蒲　菖蒲性温，开心利窍，去痹除风，出声至妙。

柏子仁　柏子味甘，补心益气，敛汗润肠，更疗惊悸。

益智仁　益智辛温，安神益气，遗溺遗精，呕逆皆治。

甘松　甘松味香，善除恶气，治体香肌，心腹痛已。

小茴香　小茴性温，能除疝气，腹痛腰疼，调中暖胃。

大茴香　大茴味辛，疝气脚气，肿痛膀胱，止呕开胃。

干姜　干姜味辛，表解风寒，炮苦逐冷，虚寒尤堪。

附子　附子辛热，性走不守，四肢厥冷，回阳功有。

川乌　川乌大热，搜风入骨，湿痹寒痛，破积之物。

木香　木香微温，散滞和胃，诸风能调，行肝泻肺。

沉香　沉香降气，暖胃追邪，通天彻地，气逆为佳。

丁香　丁香辛热，能除寒呕，心腹疼痛，温胃可晓。

砂仁　砂仁性温，养胃进食，止痛安胎，行气破滞。

荜澄茄　荜澄茄辛，除胀化食，消痰止哕，能逐寒气。

肉桂　肉桂辛热，善通血脉，腹痛虚寒，温补可得。

桂枝　桂枝小梗，横行手臂，止汗舒筋，治手足痹。

吴茱萸　吴萸辛热，能调疝气，脐腹寒痛，酸水能治。

延胡索　延胡气温，心腹卒痛，通经活血，跌扑血崩。

薏苡仁　薏苡味甘．专除湿痹，筋节拘挛，肺痈肺痿。

肉豆蔻　肉蔻辛温，脾胃虚冷，泻痢不休，功可立等。

草豆蔻　草蔻辛温，治寒犯胃，作痛呕吐，不食能食。

诃子　诃子味苦，涩肠止痢，痰嗽喘急，降火敛肺。

草果　草果味辛，消食除胀，截疟逐痰，解瘟辟瘴。

常山　常山苦寒，截疟除痰，解伤寒热，水胀能宽。

良姜　良姜性热，下气温中，转筋霍乱，酒食能攻。

山楂　山楂味甘，磨消肉食，疗疝催疮，消膨健胃。

神曲　神曲味甘，开胃进食，破结逐痰，调中下气。

麦芽　麦芽甘温，能消宿食，心腹膨胀，行血散滞。

苏子　苏子味辛，祛痰降气，止咳定喘，更润心肺。

白芥子　白芥子辛，专化胁痰，疟蒸癖块，服之能安。

甘遂　甘遂苦寒，破癥消痰，面浮蛊肿，利水能安。

大戟　大戟甘寒，消水利便，腹胀癥坚，其功瞑眩。

芫花　芫花寒苦，能消胀蛊，利水泻湿，止咳痰吐。

商陆（赤商陆　白商陆）　商陆苦寒，赤白各异，赤者消风，白利水气。

海藻　海藻咸寒，消瘿散疬，除胀破癥，利水通闭。

牵牛子　牵牛苦寒，利水消肿，蛊胀痃癖，散滞除壅。

葶苈　葶苈辛苦，利水消肿，痰咳癥瘕，治喘肺痈。

瞿麦　瞿麦苦寒，专治淋病，且能堕胎，通经立应。

三棱　三棱味苦，利血消癖，气滞作痛，虚者当忌。

五灵脂　五灵味甘，血滞腹痛，止血用炒，行血用生。

莪术　莪术温苦，善破痃癖，止痛消瘀，通经最宜。

干漆　干漆辛温，通经破瘕，追积杀虫，效如奔马。

蒲黄　蒲黄味甘，逐瘀止崩，止血须炒，破血用生。

苏木　苏木甘咸，能行积血，产后血经，兼医扑跌。

桃仁　桃仁甘平，能润大肠。通经破瘀，血瘕堪尝。

姜黄　姜黄味辛，消痈破血，心腹结痛，下气最捷。

郁金　郁金味苦，破血行气，血淋溺血，郁结能舒。

金银花　金银花甘，疗痈无对，未成则散，已成则溃。

漏芦　漏芦性寒，祛恶疮毒，补血排脓，生肌生肉。

白蒺藜　蒺藜味苦，疗疮瘙痒，白癜头疮，翳除目朗。

白及　白及味苦，功专收敛，肿毒疮疡，外科最善。

蛇床子　蛇床辛苦，下气温中，恶疮疥癞，逐瘀祛风。

天麻　天麻味甘，能驱头眩，小儿惊痫，拘挛瘫痪。

白附子　白附辛温，治面百病，血痹风疮，中风痰症。

全蝎　全蝎味辛，却风痰毒，口眼㖞斜，风痫发搐。

蝉蜕　蝉蜕甘寒，消风定惊，杀疳除热，退翳侵睛。

僵蚕　僵蚕味咸，诸风惊痫，湿痰喉痹，疮毒瘢痕。

蜈蚣　蜈蚣味辛，蛇虺恶疮，镇惊止痉，堕胎逐瘀。

木鳖子　木鳖甘寒，能追疮毒，乳痈腰痛，消肿最速。

蜂房　蜂房咸苦，惊痫瘈疭，牙痛肿毒，瘰疬乳痈。

白花蛇　花蛇温毒，瘫痪㖞斜，大风疥癞，诸毒称佳。

蛇蜕　蛇蜕咸平，能除翳膜，肠痔蛊毒，惊痫搐搦。

槐花　槐花味苦，痔漏肠风，大肠热痢，更杀蛔虫。

鼠粘子　鼠粘子辛，能除疮毒，瘾疹风热，咽痛可逐。

茵陈蒿　茵陈味苦，退疸除黄，泻湿利水，清热为凉。

红花　红花辛温，最消瘀热，多则通经，少则养血。

蔓荆子　蔓荆子苦，头痛能医，拘挛湿痹，泪眼堪除。

马兜铃　兜铃苦寒，能熏痔漏，定喘消痰，肺热久嗽。

百合　百合味甘，安心定胆，止嗽消浮，痈疽可啖。

秦艽　秦艽微寒，除湿荣筋，肢节风痛，下血骨蒸。

紫菀　紫菀苦辛，痰喘咳逆，肺痈吐脓，寒热并济。

款冬花　款花甘温，理肺消痰，肺痈喘咳，扑劳除烦。

金沸草 金沸草温，消痰止嗽，明目袪风，逐水尤妙。
桑皮 桑皮甘辛，止嗽定喘，泻肺火邪，其功不浅。
杏仁 杏仁温苦，风寒喘嗽，大肠气闭，便难切要。
乌梅 乌梅酸温，收敛肺气，止渴生津，能安泻痢。
天花粉 天花粉寒，止渴祛烦，排脓消毒，善除热痰。
栝楼 栝楼仁寒，宁嗽化痰，伤寒结胸，解渴止烦。
密蒙花 密蒙花甘，主能明目，虚翳青盲，服之效速。
菊花 菊花味甘，除热祛风，头晕目赤，收泪殊功。
木贼 木贼味甘，祛风退翳，能止月经，更消积聚。
决明子 决明子甘，能祛肝热，目痛收泪，仍止鼻血。
犀角 犀角酸寒，化毒辟邪，解热止血，消肿毒蛇。
羚羊角 羚羊角寒，明目清肝，祛惊解毒，神志能安。
龟甲 龟甲味甘，滋阴补肾，止血续筋，更医颅囟。
鳖甲 鳖甲咸平，劳嗽骨蒸，散瘀消肿，去痞除癥。
桑寄生 桑上寄生，风湿腰痛，止漏安胎，疮疡亦用。
火麻仁 火麻味甘，下乳催生，润肠通结，小水能行。
山豆根 山豆根苦，疗咽肿痛，敷蛇虫伤，可救急用。
益母草 益母草苦，女科为主，产后胎前，生新去瘀。
紫草 紫草咸寒，能通九窍，利水消膨，痘疹最要。
紫葳 紫葳味酸，调经止痛，崩中带下，癥瘕通用。
地肤子 地肤子寒，去膀胱热，皮肤瘙痒，除热甚捷。
楝根皮 楝根性寒，能追诸虫，疼痛立止，积聚立通。
樗根白皮 樗根味苦，泻痢带崩，肠风痔漏，燥湿涩精。
泽兰 泽兰甘苦，痈肿能消，打扑伤损，肢体虚浮。
牙皂 牙皂味辛，通头利窍，敷肿痛消，吐风痰妙。
芜荑 芜荑味辛，驱邪杀虫，痔瘘癣疥，化食除风。
雷丸 雷丸味苦，善杀诸虫，癫痫蛊毒，治儿有功。
胡麻仁 胡麻仁甘，疗肿恶疮，熟补虚损，筋壮力强。
苍耳子 苍耳子苦，疥癣细疮，驱风湿痹，瘙痒堪尝。
蕤仁 蕤仁味甘，风肿烂弦，热胀胬肉，眼泪立痊。
青葙子 青葙子苦，肝脏热毒，暴发赤障，青盲可服。
谷精草 谷精草辛，牙齿风痛，口疮咽痹，眼翳通用。
白薇 白薇大寒，疗风治疟，人事不知，昏厥堪却。
白蔹 白蔹微寒，儿疟惊痫，女阴肿痛，痈疔可啖。
青蒿 青蒿气寒，童便熬膏，虚热盗汗，除骨蒸劳。
茅根 茅根味甘，通关逐瘀，止吐衄血，客热可去。
大小蓟 大小蓟苦，消肿破血，吐衄咯唾，崩漏可辍。
枇杷叶 枇杷叶苦，偏理肺脏，吐哕不止，解酒清上。

射干　射干味苦，逐瘀通经，喉痹口臭，痈毒堪凭。

鬼箭羽　鬼箭羽苦，通经堕胎，杀虫祛结，驱邪除乖。

夏枯草　夏枯草苦，瘰疬瘿瘤，破癥散结，湿痹能瘳。

卷柏　卷柏味辛，癥瘕血闭，风眩痿躄，更驱鬼疰。

马鞭草　马鞭味苦，破血通经，癥瘕痞块，服之最灵。

鹤虱　鹤虱味苦，杀虫追毒，心腹卒痛，蛔虫堪逐。

白头翁　白头翁寒，散癥逐血，瘰疬疝疝，止痛百节。

旱莲草　旱莲草甘，生须黑发，赤痢堪止，血流可截。

慈姑　慈姑辛苦，疗肿痈疽，恶疮瘾疹，蛇虺并施。

榆白皮　榆皮味甘，通水除淋，能利关节，敷肿痛定。

钩藤　钩藤微寒，疗儿惊痫，手足瘛疭，抽搐口眼。

豨莶草　豨莶草苦，追风除湿，聪耳明目，乌须黑发。

辛夷　辛夷味苦，鼻塞流涕，香臭不闻，通窍之剂。

续随子　续随子辛，恶疮蛊毒，通经消积，不可过服。

海桐皮　海桐皮苦，霍乱久痢，疳𧌐疥癣，牙疼亦治。

石楠叶　石楠味辛，肾衰脚弱，风淫湿痹，堪为妙药。

大青叶　大青气寒，伤寒热毒，黄汗黄疸，时疫宜服。

侧柏叶　侧柏叶苦，吐衄崩痢，能生须眉，除湿之剂。

槐实　槐实味苦，阴疮湿痒，五痔肿痛，止血极莽。

瓦楞子　瓦楞子咸，妇人血块，男子痰癖，癥瘕可瘥。

棕榈子　棕榈子苦，禁泄涩痢，带下崩中，肠风堪治。

冬葵子　冬葵子寒，滑胎易产，癃利小便，善通乳难。

淫羊藿　淫羊藿辛，阴起阳兴，坚筋益骨，志强力增。

松脂　松脂味甘，滋阴补阳，驱风安脏，膏可贴疮。

覆盆子　覆盆子甘，肾损精竭，黑须明眸，补虚续绝。

合欢皮　合欢味甘，利人心志，安脏明目，快乐无虑。

金樱子　金樱子涩，梦遗精滑，禁止遗尿，寸白虫杀。

楮实　楮实味甘，壮筋明目，益气补虚，阳痿当服。

郁李仁　郁李仁酸，破血润燥，消肿利便，关格通导。

密陀僧　密陀僧咸，止痢医痔，能除白癜，诸疮可治。

优龙肝　优龙肝温，治疫安胎，吐血咳逆，心烦妙哉。

石灰　石灰味辛，性烈有毒，辟虫立死，堕胎甚速。

穿山甲　穿山甲毒，痔癣恶疮，吹奶肿痛，通络散风。

蚯蚓　蚯蚓气寒，伤寒温病，大热狂言，投之立应。

蟾蜍　蟾蜍气凉，杀疳蚀癖，瘟疫能辟，疮毒可祛。

刺猬皮　刺猬皮苦，主医五痔，阴肿疝痛，能开胃气。

蛤蚧　蛤蚧味咸，肺痿血咯，传尸劳疰，服之可却。

蝼蛄　蝼蛄味咸，治十水肿，上下左右，效不旋踵。

桑螵蛸　桑螵蛸咸，淋浊精泄，除疝腰痛，虚损莫缺。

田螺　田螺性冷，利大小便，消肿除热，醒酒立见。

水蛭　水蛭味咸，除积瘀坚，通经堕产，折伤可痊。

贝子　贝子味咸，解肌散结，利水消肿，目翳清洁。

海螵蛸　海螵蛸咸，漏下赤白，癥瘕疝气，阴肿可得。

青礞石　青礞石寒，硝煅金色，坠痰消食，疗效莫测。

磁石　磁石味咸，专杀铁毒，若误吞针，系线即出。

花蕊石　花蕊石寒，善止诸血，金疮血流，产后血涌。

代赭石　代赭石寒，下胎崩带，儿疳泻痢，惊痫呕噫。

黑铅　黑铅味甘，止呕反胃，瘰疬外敷，安神定志。

狗脊　狗脊味甘，酒蒸入剂，腰背膝痛，风寒湿痹。

骨碎补　骨碎补温，折伤骨节，风血积痛，最能破血。

茜草　茜草味苦，便衄吐血，经带崩漏，损伤虚热。

王不留行　王不留行，调经催产，除风痹痛，乳痈当唉。

狼毒　狼毒味辛，破积癥瘕，恶疮鼠瘘，止心腹痛。

藜芦　藜芦味辛，最能发吐，肠滑泻痢，杀虫消蛊。

蓖麻子　蓖麻子辛，吸出滞物，涂顶肠收，涂足胎出。

荜茇　荜茇味辛，温中下气，疝癖阴疝，霍乱泻痢。

百部　百部味甘，骨蒸劳瘵，杀疳蛔虫，久嗽功大。

京墨　京墨味辛，吐衄下血，产后崩中，止血甚捷。

女贞子　女贞子苦，黑发乌须，强筋壮力，去风补虚。

瓜蒂　瓜蒂苦寒，善能吐痰，消身肿胀，并治黄疸。

罂粟壳　粟壳性涩，泻痢嗽怯，劫病如神，杀人如剑。

巴豆　巴豆辛热，除胃寒积，破癥消痰，大能通利。

夜明砂　夜明砂粪，能下死胎，小儿无辜，瘰疬堪裁。

斑蝥　斑蝥有毒，破血通经，诸疮瘰疬，水道能行。

蚕砂　蚕砂性温，湿痹瘾疹，瘫风肠鸣，消渴可饮。

胡黄连　胡黄连苦，治劳骨蒸，小儿疳痢，盗汗虚惊。

使君子　使君曰温，消疳消浊，泻痢诸虫，总能除却。

赤石脂　赤石脂温，保固肠胃，溃疡生肌，涩精泻痢。

青黛　青黛咸寒，能平肝木，惊痫疳痢，兼除热毒。

阿胶　阿胶甘平，止咳脓血，吐血胎崩，虚羸可啜。

白矾　白矾味酸，化痰解毒，治症多能，难以尽述。

五倍子　五倍苦酸，疗齿疳䘌，痔痢疮脓，兼除风热。

玄明粉　玄明粉辛，能蠲宿垢，化积消痰，诸热可疗。

通草　通草味甘，善治膀胱，消痈散肿，能医乳房。

枸杞　枸杞甘平，添精补髓，明目祛风，阴兴阳起。

黄精　黄精味甘，能安脏腑，五劳七伤，此药大补。

何首乌　何首乌甘，添精种子，黑发悦颜，强身延年。

五味子　五味酸温，生津止渴，久嗽虚劳，肺肾枯竭。

山茱萸　山茱性温，涩精益髓，肾虚耳鸣，止腰膝痛。

石斛　石斛味甘，却惊定志，壮骨补虚，善驱冷痹。

破故纸　破故纸温，腰膝酸痛，兴阳固精，盐酒妙用。

薯蓣　薯蓣甘温，理脾止泻，益肾补中，诸虚可治。

苁蓉　从蓉味甘，峻补精血，若骤用之，更动便滑。

菟丝子　菟丝甘平，梦遗滑精，腰痛膝冷，添髓壮筋。

牛膝　牛膝味苦，除湿痹痿，腰膝酸痛，小便淋沥。

巴戟天　巴戟辛苦，大补虚损，精滑梦遗，强筋固本。

仙茅　仙茅味辛，腰足挛痹，虚损劳伤，阳道兴起。

牡蛎　牡蛎微寒，涩精止汗，崩带胁痛，老痰祛散。

川楝子　楝子苦寒，膀胱疝气，中湿伤寒，利水之剂。

萆薢　萆薢甘苦，风寒湿痹，腰背冷痛，添精益气。

续断　续断味辛，接骨续筋，跌扑折损，且固遗精。

龙骨　龙骨味甘，梦遗精泄，崩带肠痈，惊痫风热。

人发　人之头发，补阴甚捷，吐衄血晕，风惊痫热。

鹿茸　鹿茸甘温，益气补阳，泄精尿血，崩带堪尝。

鹿角胶　鹿角胶温，吐衄虚羸，跌扑伤损，崩带安胎。

腽肭脐　腽肭脐热，补益元阳，固精起痿，疹癣劳伤。

紫河车　紫河车甘，疗诸虚损，劳瘵骨蒸，滋培根本。

枫香脂（白胶香）　枫香味辛，外科要药，瘙疹瘾疹，齿痛亦可。

檀香　檀香味辛，开胃进食，霍乱腹痛，中恶秽气。

安息香　安息香辛，驱除秽恶，开窍通关，死胎能落。

苏合香　苏合香甘，祛痰辟秽，蛊毒痉痫，梦魇能去。

熊胆　熊胆味苦，热蒸黄疸，恶疮虫痔，五疳惊痫。

硇砂　硇砂有毒，溃痈烂肉，除翳生肌，破癥消毒。

硼砂　硼砂味辛，疗喉肿痛，膈上热痰，噙化立中。

朱砂　朱砂味甘，镇心养神，祛邪解毒，定魄安魂。

硫黄　硫黄性热，扫除疥疮，壮阳逐冷，寒邪敢当。

龙脑　龙脑味辛，目痛窍闭，狂躁妄语，真为良剂。

芦荟　芦荟气寒，杀虫消疳，癫痫惊搐，服之立安。

天竺黄　天竺黄甘，急慢惊风，镇心解热，化痰有功。

麝香　麝香辛温，善通关窍，辟秽安惊，解毒甚妙。

乳香　乳香辛苦，疗诸恶疮，生肌止痛，心腹尤良。

没药　没药苦平，治疮止痛，跌打损伤，破血通用。

阿魏　阿魏性温，除癥破结，止痛杀虫，传尸可灭。

水银　水银性寒，治疥杀虫，断绝胎孕，催生立通。

轻粉　轻粉性燥，外科要药，杨梅诸疮，杀虫可托。

砒霜　砒霜大毒，风痰可吐，截疟除哮，能消沉痼。

雄黄　雄黄苦辛，辟邪解毒，更治蛇虺，喉风息肉。

珍珠　珍珠气寒，镇惊除痫，开聋磨翳，止渴坠痰。

牛黄　牛黄味苦，大治风痰，定魄安魂，惊痫灵丹。

琥珀　琥珀味甘，安魂定魄，破瘀消癥，利水通涩。

血竭　血竭味咸，跌扑伤损，恶毒疮痈，破血有准。

石钟乳　石钟乳甘，气乃慓悍，益气固精，治目昏暗。

阳起石　阳起石甘，肾气乏绝，阳痿不起，其效甚捷。

桑椹子　桑椹子甘，解金石燥，清除热渴，染须发皓。

蒲公英　蒲公英苦，溃坚消肿，结核能除，食毒堪用。

石韦　石韦味苦，通利膀胱，遗尿或淋，发背疮疡。

篇蓄　萹蓄味苦，疗瘃疽痔，小儿蛔虫，女人阴蚀。

鸡内金　鸡内金寒，溺遗精泄，禁痢漏崩，更除烦热。

鲤鱼　鲤鱼味甘，消水肿满，下气安胎，其功不缓。

芡实　芡实味甘，能益精气，腰膝酸痛，皆主湿痹。

石莲子　石莲子苦，疗噤口痢，白浊遗精，清心良剂。

藕　藕味甘寒，解酒清热，消烦逐瘀，止吐衄血。

龙眼　龙眼味甘，归脾益智，健忘怔忡，聪明广记。

莲须　莲须味甘，益肾乌须，涩精固髓，悦颜补虚。

石榴皮　石榴皮酸，能禁精漏，止痢涩肠，染须尤妙。

陈仓米　陈仓谷米，调和脾胃，解渴除烦，能止泻痢。

莱菔子　莱菔子辛，喘咳下气，倒壁冲墙，胀满消去。

砂糖　砂糖味甘，润肺利中，多食损齿，温热生虫。

饴糖　饴糖味甘，和脾润肺，止渴消痰，中满休食。

麻油　麻油性冷，善解诸毒，百病能治，功难悉述。

白果　白果甘苦，喘嗽白浊，点茶压酒，不可多嚼。

胡桃　胡桃肉甘，补肾黑发，多食生痰，动气之物。

梨　梨味甘酸，解酒除渴，止嗽消痰，善驱烦热。

榧实　榧实味甘，主疗五痔，蛊毒三虫，不可多食。

竹茹　竹茹止呕，能除寒热，胃热咳哕，不寐安歇。

竹叶　竹叶味甘，退热安眠，化痰定喘，止渴消烦。

竹沥　竹沥味甘，阴虚痰火，汗热烦渴，效如开锁。

莱菔根　莱菔根甘，下气消谷，痰癖咳嗽，兼解面毒。

灯草　灯草味甘，运利小便，癃闭成淋，湿肿为最。

艾叶　艾叶温平，温经散寒，漏血安胎，心痛即安。

绿豆　绿豆气寒，能解百毒，止渴除烦，诸热可服。

川椒　川椒辛热，祛邪逐寒，明目杀虫，温而不猛。

266

胡椒　胡椒味辛，心腹冷痛，下气温中，跌扑堪用。

石蜜　石蜜甘平，入药炼熟，益气补中，润燥解毒。

马齿苋　马齿苋寒，青盲白翳，利便杀虫，癥痛咸治。

葱白　葱白辛温，发表出汗，伤寒头痛，肿痛皆散。

胡荽　胡荽味辛，上止头痛，内消谷食，痘疹发生。

韭　韭味辛温，祛除胃寒，汁清血瘀，子医梦泄。

大蒜　大蒜辛温，化肉消谷，解毒散痈，多用伤目。

食盐　食盐味咸，能吐中痰，心腹卒痛，过多损颜。

茶　茶茗性苦，热渴能济，上清头目，下消食气。

酒　酒通血脉，消愁遣兴，少饮壮神，过多损命。

醋　醋消肿毒，积瘕可去，产后金疮，血晕皆治。

淡豆豉　淡豆豉寒，能除懊憹，伤寒头痛，兼理瘴气。

莲子　莲子味甘，健脾理胃，止泻涩精，清心养气。

大枣　大枣味甘，调和百药，益气养脾，中满休嚼。

生姜　生姜性温，通畅神明，痰嗽呕吐，开胃极灵。

桑叶　桑叶性寒，善散风热，明目清肝，又兼凉血。

浮萍　浮萍辛寒，发汗利尿，透疹散邪，退肿有效。

柽柳　柽柳甘咸，透疹解毒，熏洗最宜，亦可内服。

胆矾　胆矾酸寒，涌吐风痰，癫痫喉痹，烂眼牙疳。

番泻叶　番泻叶寒，食积可攻，肿胀皆逐，便秘能通。

寒水石　寒水石咸，能清大热，兼利小便，又能凉血。

芦根　芦根甘寒，清热生津，烦渴呕吐，肺痈尿频。

银柴胡　银柴胡寒，虚热能清，又兼凉血，善治骨蒸。

丝瓜络　丝瓜络甘，通络行经，解毒凉血，疮肿可平。

秦皮　秦皮苦寒，明目涩肠，清火燥湿，热痢功良。

紫花地丁　紫花地丁，性寒解毒，痈肿疔疮，外敷内服。

败酱　败酱微寒，善治肠痈，解毒行瘀，止痛排脓。

红藤　红藤苦平，消肿解毒，肠痈乳痈，疗效迅速。

鸦胆子　鸦胆子苦，治痢杀虫，疟疾能止，赘疣有功。

白鲜皮　白鲜皮寒，疥癣疮毒，痹痛发黄，湿热可逐。

土茯苓　土茯苓平，梅毒宜服，既能利湿，又可解毒。

马勃　马勃味辛，散热清金、咽痛咳嗽，吐衄失音。

橄榄　橄榄甘平，清肺生津，解河豚毒，治咽喉痛。

蕺菜（鱼腥草）　蕺菜微寒，肺痈宜服，熏洗痔疮，消肿解毒。

板蓝根　板蓝根寒，清热解毒，凉血利咽，大头瘟毒。

西瓜　西瓜甘寒，解渴利尿，天生白虎，清暑最好。

荷叶　荷叶苦平，暑热能除，升清治泻，止血散瘀。

大豆卷　豆卷甘平，内清湿热，外解表邪，湿热最宜。

佩兰 佩兰辛平，芳香辟秽，祛暑和中，化湿开胃。

冬瓜子 冬瓜子寒，利湿清热，排脓消肿，化痰亦良。

海金沙 海金沙寒，淋病宜用，湿热可除，又善止痛。

金钱草 金钱草咸，利尿软坚，通淋消肿，结石可痊。

赤小豆 赤小豆平，活血排脓，又能利水，退肿有功。

泽漆 泽漆微寒，逐水捷效，退肿祛痰，兼消瘰疬。

葫芦 葫芦甘平，通利小便，兼治心烦，退肿最善。

半边莲 半边莲辛，能解蛇毒，痰喘能平，腹水可逐。

海风藤 海风藤辛，痹证宜用，除湿祛风，通络止痛。

络石藤 络石微寒，经络能通，祛风止痛，凉血消痈。

桑枝 桑枝苦平，通络祛风，痹痛拘挛，脚气有功。

千年健 千年健温，除湿祛风，强筋健骨，痹痛能攻。

松节 松节苦温，燥湿祛风，筋骨酸痛，用之有功。

伸筋草 伸筋草温，祛风止痛，通络舒筋，痹痛宜用。

虎骨 虎骨味辛，健骨强筋，散风止痛，镇惊安神。

乌梢蛇 乌梢蛇平，无毒性善，功同白花，作用较缓。

夜交藤 夜交藤平，失眠宜用，皮肤痒疮，肢体酸痛。

玳瑁 玳瑁甘寒，平肝镇心，神昏痉厥。热毒能清。

石决明 石决明咸，眩晕目昏，惊风抽搐，劳热骨蒸。

香橼 香橼性温，理气疏肝，化痰止呕，胀痛皆安。

佛手 佛手性温，理气宽胸，疏肝解郁，胀痛宜用。

薤白 薤白苦温，辛滑通阳，下气散结，胸痹宜尝。

荔枝核 荔枝核温，理气散寒，疝瘕腹痛，服之俱安。

柿蒂 柿蒂苦涩，呃逆能医，柿霜甘凉，燥咳可治。

刀豆 刀豆甘温，味甘补中，气温暖肾，止呃有功。

九香虫 九香虫温，胃寒宜用，助阳温中，理气止痛。

玫瑰花 玫瑰花温，疏肝解郁，理气调中，行瘀活血。

紫石英 紫石英温，镇心养肝，惊悸怔忡，子宫虚寒。

仙鹤草 仙鹤草涩，收敛补虚，出血可止，劳伤能愈。

三七 三七性温，止血行瘀，消肿定痛，内服外敷。

百草霜 百草霜温，止血功良，化积止泻，外用疗疮。

降香 降香性温，止血行瘀，辟恶降气，胀痛皆除。

川芎 川芎辛温，活血通经，除寒行气，散风止痛。

月季花 月季花温，调经宜服，瘰疬可治，又消肿毒。

刘寄奴 刘寄奴苦，温通行瘀，消胀定痛，止血外敷。

自然铜 自然铜辛，接骨续筋，既散瘀血，又善止痛。

皂角刺 皂角刺温，消肿排脓，疮癣瘾痒，乳汁不通。

虻虫 虻虫微寒，逐瘀散结，癥瘕蓄血，药性猛烈。

268

蛰虫　蛰虫咸寒，行瘀通经，破癥消瘕，接骨续筋。

党参　党参甘平，补中益气，止渴生津，邪实者忌。

太子参　太子参凉，补而能清，益气养胃，又可生津。

鸡血藤　鸡血藤温，血虚宜用，月经不调，麻木酸痛。

冬虫夏草　冬虫夏草，味甘性温，虚劳咯血，阳痿遗精。

锁阳　锁阳甘温，壮阳补精，润燥通便，强骨养筋。

葫芦巴　葫芦巴温，逐冷壮阳，寒疝腹痛，脚气宜尝。

杜仲　杜仲甘温，腰痛脚弱，阳痿尿频，安胎良药。

沙苑子　沙苑子温，补肾固精，养肝明目，并治尿频。

玉竹　玉竹微寒，养阴生津，燥热咳嗽，烦渴皆平。

鸡子黄　鸡子黄甘，善补阴虚，除烦止呕，疗疮熬涂。

谷芽　谷芽甘平，养胃健脾，饮食停滞，并治不饥。

白前　白前微温，降气下痰，咳嗽喘满，服之皆安。

胖大海　胖大海淡，清热开肺，咳嗽咽痛，音哑便秘。

海浮石　海浮石咸，清肺软坚，痰热喘咳，瘰疬能痊。

海蛤壳　海蛤壳咸，软坚散结，清肺化痰，利尿止血。

昆布　昆布咸寒，软坚清热，瘿瘤癥瘕，瘰疬痰核。

海蜇　海蜇味咸，化痰散结，痰热咳嗽，并消瘰疬。

荸荠　荸荠微寒，痰热宜服，止渴生津，滑肠明目。

禹余粮　禹余粮平，止泻止血，固涩下焦，泻痢最宜。

小麦（浮小麦）　小麦甘凉，除烦养心，浮麦止汗，兼治骨蒸。

贯众　贯众微寒，解毒清热，止血杀虫，预防瘟疫。

南瓜子　南瓜子温，杀虫无毒，血吸绦蛔，大剂吞服。

铅丹　铅丹微寒，解毒生肌，疮疡溃烂，外敷颇宜。

樟脑　樟脑辛热，开窍杀虫，理气辟浊，除痒止痛。

炉甘石　炉甘石平，去翳明目，生肌敛疮，燥湿解毒。

大枫子　大枫子热，善治麻风，疥疮梅毒。燥湿杀虫。

孩儿茶　孩儿茶凉，收湿清热，生肌敛疮，定痛止血。

木槿皮　木槿皮凉，疥癣能愈，杀虫止痒，浸汁外涂。

蚤休　蚤休微寒，清热解毒，痈疽蛇伤，惊痫发搐。

番木鳖　番木鳖寒，消肿通络，喉痹痈疡，瘫痪麻木。

二、中药化学成分的有关常识

我国劳动人民通过长期的医药实践，不但发现和发明创造了种类繁多的中药，而且还认识到：药物疗效的因素，取决于它们所含的某种成分。如重视"道地药材"，讲究采收时节和方法，注意保存、炮制和制剂的选择，以全其性味，起到了稳定中药所含某种或某些有效物质及其含量的作用。脏器疗法，以动物的脏器补人体的脏器，是为了补充与人体类似的某种物质。至于矿物丹药和酒、醋、百药煎（五倍子鞣质制剂）及射罔膏（乌头碱制剂）等的制取和应用，则证明我国早就进入了药物化学领域。并且曾经做了很多实验研究工作，对药物化学的产生和发展有着深刻的影响。但是，由于历史的原因和科学技术的限制，前人不可能进一步指出这些有效物质究竟是什么，以及不同物质可能具有的不同疗效。

要正确地回答上面提出的问题，有必要借助在临床观察和药理实验配合下的中药化学来完成。中药化学就是用化学的知识和方法研究中药的化学成分（主要是有效成分）的一门科学。从中药化学的观点来看，所有中药均由化学成分组成，中药的疗效主要是由其中所含的某种或某些有效成分所产生的。

了解中药化学成分的常识，有助于理解中药治病的道理，探索中西医药在理论上的结合；同时也有助于正确地对中药进行炮制、制剂等。此外，还有助于发现中药的新用途，寻找某些中药的代用品，开辟新药源等。

（一）中药化学成分简介

中药的来源绝大多数是植物，中药的化学成分较为复杂，种类很多，目前的认识还很不够。因此，这里仅以植物性中药为主（矿物药的化学成分除外），对下列主要类型的化学成分，着重就其与医疗作用有关的方面加以介绍。

1. 生物碱　生物碱广泛存在于生物界（主要为植物界），是一类含氮的有机化合物，有类似碱的性质。大多数生物碱具有苦味，为无色的结晶型固体，只有少数生物碱具有颜色（如小檗碱为黄色），或为油状液体（烟碱）。游离的生物碱一般都不溶或难溶于水，能溶于乙醇、乙醚、氯仿等有机溶剂。当一种植物药含有生物碱时，往往同时含有几种以至数十种生物碱。植物药中的生物碱，多数是以生物碱盐的形式存在的。

含生物碱的药物很多，常见的有槟榔、常山、黄连、乌头、延胡索、曼陀罗、钩藤、番木鳖、麻黄等。

生物碱大多具有比较强的作用，如槟榔碱能驱绦虫，常山碱能抗疟，小檗碱能抗菌消炎，乌头碱有镇痛及局部麻醉作用，延胡索乙素能镇静、镇痛，阿托品能解除平滑肌痉挛、抑制腺体分泌，东莨菪碱对大脑皮质有显著的抑制作用，钩藤碱能降低血压，士的宁有兴奋脊髓的作用，麻黄碱能平喘。因此，生物碱是中药中比较重要的一类化学成分。

2. 甙类　是一种由糖和非糖部分组成的化合物。甙类分子中的非糖部分称为甙元。

270

甙类大多数是无色、无臭、味苦的中性晶体。如甙元部分有特殊的结构，则能使甙显色，如黄酮甙多呈黄色。中药的甙类成分种类多，范围广，溶解度差别很大。一般说来，大多数可溶于水或乙醇，有的也溶于氯仿和乙酸乙酯，但难溶于乙醚和苯。含甙类的中药都含有与其共存的酶。甙和酶共存于同一器官的不同细胞中。甙类与稀酸作用或遇到相应的酶（在药材破碎、细胞壁破坏时），则可被水解（酶解）生成糖和甙元或次级甙。甙类分解成甙元后，一般在水中的溶解度下降，疗效也相应降低。在多数情况下，多种结构相似的甙类或游离甙元共存于同一药物中。

甙元可以是多种多样的化合物，由于甙元的结构不同或医疗作用不一，甙又分为如下种类。

(1) 黄酮甙　黄酮甙的甙元为黄酮类化合物，广泛存在于植物界。含黄酮类化合物及其甙的中药很多，如槐花、陈皮、黄芩、葛根、罗布麻叶、广豆根等。黄酮类有显著的医疗作用，如芸香甙（芦丁）具有维生素 p 样的作用，黄芩素有降压、解热、利尿、抑菌等作用，葛根黄酮甙能增加冠状动脉和脑动脉血流量，槲皮素有祛痰作用，紫檀素有抗癌作用。

(2) 蒽醌甙　蒽醌甙的甙元为蒽醌类。蒽醌类及其甙大多数是黄色或橙红色晶体。它们在中药中也较常见，含此类成分的中药主要有大黄、虎杖、何首乌、决明子、茜草等。蒽醌甙类成分主要具有泻下作用。此外，如大黄酸、大黄素尚有广谱抗菌作用及抗肿瘤、利尿作用。

(3) 皂甙　皂甙的甙元目前所知有甾体化合物和三萜类化合物。它是广泛存在于植物界的一类特殊的甙，化学结构比较复杂。由于其水溶液振摇时能产生持久性蜂窝状泡沫，与肥皂泡相似，故名皂甙。皂甙多为白色粉末，味苦而辛辣。含皂甙的中药很多，常见的有桔梗、皂荚、远志、桑寄生、柴胡、雪胆、甘草、人参等。皂甙有发生泡沫的性质和乳化剂的作用。内服对消化道黏膜有一定的刺激性，能反射性地引起呼吸道、消化道黏液腺分泌，故含皂甙类的中药多有祛痰止咳作用，但大量则可引起呕吐。一些含皂甙的药物内服时又能增加肠黏膜的吸收能力。此外，皂甙尚有多方面的作用，如远志皂甙有镇静作用，桑寄生中的皂甙有祛风湿作用，柴胡皂甙有解热、镇静、镇痛、止咳等作用，雪胆皂甙有抗菌消炎作用，甘草酸有显著的肾上腺皮质激素样作用，人参皂甙有强壮作用等。皂甙的水溶液多有溶血作用，因此，含皂甙的中药不能静脉注射，但口服无害。

(4) 强心甙　强心甙是自然界存在的一类对心脏具有显著作用的甙类。小量有强心作用，可用于心力衰竭及心律失常等心脏疾病；大量或长时间应用有不良反应。强心甙类多溶于甲醇、乙醇等有机溶剂，在一般有机溶剂中溶解度不太大；在水中的溶解度因不同的强心甙而异。常见含强心甙的中药有罗布麻、杠柳等。

(5) 香豆精甙　香豆精甙的甙元为香豆精类。甙元大多有香气、能挥发，但多数香豆精甙没有香气，不能挥发。香豆精类及其甙均能溶于水、乙醇、氢氧化钠溶液。香豆精及其甙在植物界分布亦广，常见含此类成分的中药有白芷、矮地茶、茵陈等。此类成分仍有多方面的医疗作用，如白芷素有显著的扩张冠状动脉作用，矮地茶素有止咳作用，茵陈的香豆精类有利胆、平喘作用。

（6）其他甙类

含氰甙 也叫氰甙。水解（酶解）后生成的甙元性质不稳定，容易分解产生微量的氢氰酸。氢氰酸是能溶于水的剧毒气体，小量有镇咳作用，并对呼吸中枢有抑制作用；用量过大则使呼吸中枢麻痹而中毒致死。含氰甙的中药有杏仁、桃仁等。

酚甙 酚甙是甙元分子上的酚基与糖结合而成的甙类。含酚甙的中药主要有牡丹皮、徐长卿、虎杖等。酚甙或其甙元亦具有一定的医疗作用，如牡丹皮酚有抗菌、止痛、解痉、降压作用，芪三酚甙外用有止血收敛作用。

含硫甙 含硫甙的甙元为含硫基，其水解产物多具挥发性。有特殊气味的异硫氰酸的脂类与一般甙类不同。天然的含硫甙不多，只有十字花科的一些植物如芥、白芥、播娘蒿的种子中含有。外用可作发泡引赤剂，内服常有一定的祛痰作用。

生物碱甙 甙元为生物碱。如中药龙葵、贝母等均含有甙元。

此外，尚有吲哚甙、树脂甙、苦味甙等，有的也可见于某些中药。

3. 挥发油 挥发油是一些具有芳香气或其他特殊气味的油状物，在常温下能挥发，并易随水蒸气蒸馏，所以叫挥发油，又叫香精油、精油。大多有刺激性辛辣味。某些挥发油冷却时可有结晶析出，此种结晶常称为脑，如薄荷脑等。挥发油易溶于乙醇等有机溶剂及脂肪油中，在水中溶解度极小，呈油状液体。不过溶于水中的微量挥发油，一般已可发生医疗作用。挥发油大多为混合物，化学组成很复杂，可能含醇、脂、酸、醛、酮、酚、烃、萜等类化合物。一种挥发油常包含几种乃至许多种化合物，但以某一种或几种成分占较大比例。

含挥发油的中药很多，常见的有丁香、薄荷、鱼腥草、芸香草、当归、柴胡、佩兰、茵陈、砂仁等。

中药中的挥发油有较广泛的医疗作用，如丁香油及其丁香酚有局部麻醉、镇痛、防腐作用，薄荷油作用于局部有止痛、止痒作用，鱼腥草油及其癸酰乙醛有抗菌消炎作用，芸香油及其胡椒酮有平喘、止咳、祛痰作用，当归油有镇痛作用，柴胡油有退热作用，佩兰油有抗流感病毒作用，砂仁油能祛风健胃等。各种挥发油的医疗作用，主要决定于其中所含的某种化合物。决定各种中药挥发油疗效的化合物，目前有的清楚，有的并不清楚。

4. 有机酸（不包括氨基酸） 有机酸游离存在不多，一般可与钾、钠、钙等结合成有机酸盐、有的则与生物碱结合成盐。有机酸一般能溶于乙醇、丙酮、乙醚、氯仿等，但其在水中的溶解度差异很大。有机酸广泛存在于植物中，未成熟的果实中含量较高。中药中的白芍、四季青、金银花、女贞、马齿苋等均含有，动物药斑蝥等亦含有。

大多数有机酸无明显的医疗作用，但某些有机酸却有一定的医疗价值，如苯甲酸能祛痰、防腐，绿原酸、原儿茶酸能抗菌消炎，齐墩果酸有强心利尿作用，抗坏血酸（维生素C）有止血、降血脂等作用，斑蝥素有抗肝癌等作用。

5. 鞣质 又叫单宁或鞣酸，是一类复杂的酚类化合物。常为无定形粉末，有涩味及收敛性。能溶于水，乙醇及乙酸乙酯，能与蛋白质、黏液、生物碱盐、重金属盐结合生成沉淀，露置于空气中特别是碱性溶液中，易于氧化变成红棕色沉淀，遇高铁盐产生蓝色或蓝绿色。

具有复杂结构和上述通性的鞣质，一般又大体分成缩合鞣质与可水解鞣质两类。缩合鞣质不能产生水解，但其水溶液经长时间放置或与稀酸共煮可产生鞣红。中药中含有的鞣质多属此类，常见的有虎杖、儿茶、钩藤等。可水解鞣质能在稀酸或酶的作用下，水解为相应简单的物质。含可水解鞣质的中药，有五倍子、大黄、石榴皮等。有的中药则含有两类鞣质，如诃子、地榆等。

基于鞣质的上述理化性质，医疗上常作为收敛止血、止泻、治烧伤的药物，同时又有抗菌消炎作用。又可作生物碱、重金属中毒的解毒剂。由于缩合鞣质对肝脏等的毒性很小，故其药用价值较可水解鞣质大。

6. 氨基酸 氨基酸是广泛存在于动植物中的一种含氮有机物质。它的分子中同时含有氨基和羧基，故称氨基酸。氨基酸为无色结晶，大部分溶于水，难溶于有机溶剂。

含氨基酸的中药有使君子、南瓜子、天门冬、地龙、蜈蚣等。

有些氨基酸具有一定的医疗作用，如使君子氨基酸有驱蛔作用，南瓜子氨基酸能驱除绦虫、抑制血吸虫，天冬酰胺有镇咳、祛痰作用。

7. 蛋白质和酶 蛋白质是由各种 α—氨基酸结合组成的一类高分子化合物。大多能溶于水而成胶体溶液，只有少数蛋白质能溶于稀乙醇。蛋白质性质不稳定，受热或经紫外线照射等会凝结变性。起催化作用的酶，也属于蛋白质。它们共存于生物体细胞内。

含蛋白质或酶的中药，有天花粉、雷丸、麦芽等。

蛋白质或酶也是不可忽视的具有一定医疗作用的成分。如天花粉蛋白质可作中期妊娠引产，雷丸蛋白分解酶可破坏绦虫、蛔虫虫体，淀粉酶能帮助淀粉类食物的消化。

8. 糖类 糖类常分为单糖、低聚糖、多糖三类。单糖如葡萄糖、果糖、鼠李糖；低聚糖如蔗糖、麦芽糖，均易溶于水，味甜。单糖又可溶于乙醇，低聚糖则不溶。多糖类主要有淀粉、菊糖、树胶、果胶、黏液质及纤维素、木质素等。淀粉不溶于冷水和有机溶剂，加水煮糊时则糊化成黏液状溶液；菊糖可溶于水，不溶于有机溶液；树胶、果胶、黏液质都是植物中的黏性成分，在水中呈黏稠润滑的液体；纤维素、木质素都不溶于水及有机溶剂。

糖类是植物药中最常见的成分，占植物重量的 50％～80％。其中单糖、低聚糖多无特殊作用；多糖一般也无特殊作用，如纤维素、木质素基本上是中药的残渣。但近年发现某些多糖有重要的医疗作用，如猪苓中的多糖能抑制肿瘤，海带聚糖有降血脂作用等。

9. 油脂和蜡 油脂是脂肪酸的甘油酯所组成的混合物。习惯上分为油（脂肪油）和脂肪。常温下为液体的称为油，植物油脂多属之；常温下为固体或半固体油的称脂肪，动物油脂多属之。植物的木栓质、角质（表皮层）也属于脂肪类物质。蜡与油脂相似，常温下是固体（存在于植物体表）。木栓质、角质和蜡基本上无药用价值。

脂肪油多有特殊的臭味，常呈黄色，无挥发性，易受脂酶水解，易溶于挥发油、乙醚、氯仿等。此外，还易氧化腐败。

含油脂的植物药很多，主要在一些植物的种子中，含量多在 50％ 左右，如火麻仁、杏仁、巴豆、薏苡仁、大风子、鸦胆子。

含油脂丰富的中药一般可用作润肠通便药，如火麻仁、杏仁等；巴豆油则为刺激性泻药。有的脂肪油还有特殊的疗效，如苡仁油能抗癌，大风子油可治麻风病，鸦胆子油能腐蚀赘疣等。此外，油脂和蜡尚可用于软膏、膏药、栓剂，或作为注射油的原料。

10. 树脂　树脂是一类化学组成较为复杂的混合物，是植物的一类代谢产物，多与树胶、挥发油、有机酸共存。若树脂中混有多置树胶。称胶树脂类；若混有多量挥发油，称油树脂类，如松油脂（松节含有）；若二者均混有，称油胶树脂类，如没药；若混有多量芳香酸、挥发油，称香树脂类，如苏合香、安息香；与糖结合为甙形式存在的，称糖树脂，如牵牛子脂（牵牛子含有）。常为无定形固体、质脆，受热时先软化而后变为液体，不溶于水而溶于乙醇等有机溶剂。

通常中药里树脂含量较低，无医疗价值，但上述一些主要含树脂的中药仍有医疗作用。如没药作用于局部防腐消炎、止痛作用，苏合香脂有减慢心率、回升冠状动脉窦血流量、降低心肌耗氧量等作用，安息香有抗菌、祛痰作用，牵牛子脂有泻下作用，松香等可作为硬膏的基质。

11. 无机成分　植物类中药的无机成分主要为钾、钙、镁、碘的盐类，它们或与有机物质结合存在，或成为特殊形状的结晶。大多数无机盐能溶于水，而不溶于有机溶剂。

近年来，发现有些中药的无机盐有一定的医疗作用，如夏枯草的钾盐有一定的降压、利尿作用，马齿苋所含氯化钾等钾盐有兴奋子宫的作用。

12. 植物色素类　植物色素的范围很广，如黄酮类、蒽醌、萜类色素、叶绿素等。但通常所说的色素，主要是指萜类色素、叶绿素。萜类色素如胡萝卜素色素、藏红花酸等。叶绿素是分布很广的色素，几乎所有绿色植物均含大量的叶绿素。叶绿素和萜类色素一样，难溶于水，能溶于乙醇、乙醚等有机溶剂。叶绿素的可溶性盐类或含叶绿素丰富的鲜叶，外用时有一定的抗菌消炎作用和促进肉芽生长的作用。

上述其他的多种色素，或无明显的医疗价值，或已在有关类型化学成分里作了介绍（如黄酮甙、蒽醌甙等），故一并从略。

（二）中药化学成分与其疗效的关系

纷繁复杂的中药化学成分，并不是任何一种都具有医疗作用。前面已经说过，保证中药疗效的某种物质，就是中药所含的某种有效成分。所谓有效成分，就是具有一定医疗作用的化学成分（或者说具有生理活性的化学成分）；反之，则叫做无效成分。根据有效成分的概念，从中药化学成分简介中，我们可以得出这样的结论：各类化学成分一般都存在着有效成分（无论是一类化学成分，或某类化学成分的一部分）。不过，就各类化学成分比较而言，生物碱、甙类（黄酮甙、蒽醌甙、皂甙、强心甙、香豆精甙等）、挥发油、鞣质类的化学成分，一般都具有较明显的医疗作用，作药用的也较多。反之，如树脂、油脂、蜡、糖类、蛋白质、色素等，并非多数都具有医疗作用，故作药用的也较少。

一种中药往往含有多种化学成分，但究竟哪种化学成分具有医疗作用呢？现具体分析如下：

1. 某些化学成分，如小檗碱、阿托品、大黄酸、矮茶素、胡椒酮、五倍子鞣质等，已证明为有效成分，若某药含有其中的化学成分，且含量较高，或同时与该药效用相符，则可能为某药的有效成分。如小檗碱早就被证明是黄连抗菌消炎（清热解毒）的有效成分。现知黄柏、马尾连等也含有较多的小檗碱，同时它们也具有与黄连类似的抗菌消炎（清热解毒）的作用，所以小檗碱也是黄柏等多种中药的有效成分。但是，如果本来属于有效成分的化学成分在某药里含量甚微，不足以显示那种有效成分的医疗作用，且与某药的效用无关，如肉桂、槟榔等都含微量的鞣质，但不显鞣质的作用，则不能作为解释某药效用的依据。

2. 未经证明为有效成分或无效成分的化学成分，有待于药理研究和临床观察的结果来判断。临床用之有效而尚未发现其有效成分的中药，应该以临床疗效为线索，进一步寻找其有效成分，不可轻率地否定其医疗作用。

有效成分都能用一定的分子式或结构式表示，并有一定的理化性质常数（如溶解度、沸点等），又称有效的单体，如麻黄碱、延胡索乙素、小檗碱、黄芩甙、棉皮素等。如果尚未提纯成单体而是混合物，一般称为有效部分或有效部位，如黄芩素（黄芩的多种黄酮的混合物）、麻黄生物碱、芸香油、佩兰油等。它们能够代表或部分代表原中药的疗效。

中药的某些化学成分是否为有效成分，这需要有一个认识的过程。有效成分与无效成分也是相对的，如黄酮类，早年认为是无用的色素，现在则认为是一类在药物方面很有发展前途的化学成分；氨基酸、糖类过去也不大理解其医疗价值，而现在我们已经知道某些氨基酸、糖类具有一定的医疗作用。因此，对于中药化学成分不能被目前的认识水平所局限，要看到中药化学成分的研究随着中药的临床应用和药理实验的进展，将会从中药这个伟大宝库中找出更多的新型的有效成分。

一般地说，不同的有效成分，往往有不同的作用，但是有些不同的有效成分，也有相同的作用，如皂甙一般有祛痰作用，槲皮素、薩菜素、胡椒酮等也有祛痰作用。

某一中药含有多种有效成分，可产生不同的作用。如矮地茶含有矮茶素、黄酮甙，可分别产生止咳、祛痰作用；甘草含有甘草次酸、黄酮甙，可分别产生肾上腺皮质激素样作用，缓解胃肠平滑肌痉挛作用；罂粟壳含有吗啡、可待因，可分别产生镇痛、镇咳作用。这说明了中药的功效和应用的多样性。但一药含多种有效成分时，常因含量多少、作用强弱等的不同而有主次之分，不可等量齐观。

某一中药含有多种有效成分时，它们之间还可产生相互作用，从而影响中药的疗效：

（1）协同作用　如麻黄的麻黄碱、伪麻黄碱均有平喘的作用；延胡索乙素、丑素均有镇痛作用，均能互相协同而增强疗效。

（2）相互制约、相反相成的作用　如大黄所含大黄蒽醌衍生物有较强的泻下作用，大黄鞣质有收敛止泻的作用，二者相互作用的结果，使大黄能致泻而又不会造成剧烈的腹泻。故使用大黄较单服大黄蒽醌衍生物副作用小。

（3）对抗作用　如附子含有乌头碱和消旋去甲乌药碱，前者不耐热，对心脏具有一定的毒性，能使心率减慢，节律不齐；后者耐热，有强心作用。二者俱存，则两种不同的作用可发生对抗。故用附子强心回阳时，须久煎使乌头碱水解而降低其毒性。

对于中药只注意有效成分是不够的，必须看到中药里有的化学成分在某种情况下仍有其药用意义。如一些有机酸并不具有医疗作用，但它能和中药本来不溶于水的有效成分生物碱结合，生成能溶于水的生物碱盐，这样就能使有效成分生物碱得以在煎剂里充分溶解，发挥医疗作用。又如皂甙，在强心甙伴有皂甙时，它可以促进强心甙的吸收，从而发挥了强心甙的作用。像这样的化学成分，不能认为与中药的医疗作用无关，故有人特别把它们称为有关成分或辅助成分。

中药的化学成分，在复方中由于相互作用可能有所变化。因此，原来的某些化学成分，可能由于这种变化而显示某种意外的医疗作用。某些方剂在临床上的疗效，前人认为"不可思议"，从组成方剂的药物所含的有效成分进行药理分析，也不可能解释这样意外的医疗作用，其原因除对单味药的化学成分认识有限外，可能就是这种相互作用的结果。

还应提到的是，中药的化学成分除少数外，一般不够稳定，它要受到采集、保存、炮制、制剂等因素的影响。同时，产地的自然条件（如气候、土壤等），也是影响中药化学成分的重要因素，这些都直接关系中药的疗效，在分析中药的疗效时必须加以注意。

三、引用方剂索引

二　　画

二冬膏（《张氏医通》）麦冬　天冬　蜂蜜

主治：肺胃燥热，咳嗽痰黏。

二母散（《医方考》）　知母　贝母

主治：肺热咳嗽，或阴虚燥咳痰稠者。

二仙汤（《中医方剂临床手册》上海中医学院。又名仙茅汤）　仙茅　淫羊藿　当归　巴戟天　黄柏　知母

主治：更年期综合征，高血压，闭经以及其他慢性疾病见有肾阴、肾阳不足而有虚火上炎者。

二甲复脉汤（《温病条辨》）　生鳖甲　生牡蛎　干地黄　阿胶　麦冬　生白芍　炙甘草　麻仁

主治：热病后期，阴伤，虚风内动，脉沉数，舌干齿黑，手指蠕动，甚则痉厥。

二至丸（《证治准绳》）　女贞子　旱莲草

主治：肝肾阴虚，头晕目眩，失眠多梦，腰膝酸软，以及阴虚出血，须发早白等。

二妙散（《丹溪心法》）　黄柏　苍术

主治：湿热下注所致的下肢痿软无力，或足膝红肿热痛。或湿热带下，或下部湿疮等。

二陈汤（《和剂局方》）　半夏　陈皮　白茯苓　甘草　生姜　乌梅

主治：湿痰咳嗽。证见咳嗽痰多色白，胸膈胀满，恶心呕吐，头眩心悸，舌苔白润，脉滑等。

二神丸（《普济本事方》卷二方）　补骨脂　肉豆蔻　大枣　生姜

主治：脾胃虚弱，全不进食。

十灰散（《十药神书》）　大蓟　小蓟　茅根　侧柏叶　荷叶　山栀　茜草根　大黄　棕榈皮　牡丹皮

主治：血热妄行所致的咯血、衄血、便血及崩漏等。

十全大补汤（《和剂局方》）　熟地　当归　川芎　白芍　人参　茯苓　白术　甘草　黄芪　肉桂　大枣　生姜

主治：诸虚不足。证见面色萎黄，脚膝无力，不进饮食，或喘咳，遗精，失血，以及妇女崩漏，月经不调，痈疽溃久不敛等。

十补丸（《济生方》卷一方）　炮附子　五味子　山茱萸　山药　牡丹皮　鹿茸　肉桂　茯苓　泽泻　蜂蜜

主治：肾脏虚弱，面色黧黑，足冷足肿，耳鸣耳聋，肢体羸瘦，足膝软弱，腰膝疼痛，小便不利。

十补丸（《杂病源流犀烛·身形门》卷二十八方）　附子　防风　胡芦巴　木香　巴戟天　肉桂　川楝子　延胡索　荜澄茄　小茴香　补骨脂　盐　黑豆　酒　糯米粉　朱砂

主治：寒疝厥冷及奔豚等证而致的阳痿。

十枣汤（《伤寒论》）　大戟　芫花　甘遂　大枣

主治：悬饮，胁下有水气及水肿腹胀，属于实证者。

丁香柿蒂汤（《证因脉治》）　丁香　柿蒂　人参　生姜

主治：胃气虚寒，失于和降所致的呃逆、呕吐食少等。

七味白术散（《六科准绳》）　人参　白茯苓　白术　木香　葛根　藿香叶　甘草

主治：脾胃虚弱，发热，口渴，纳减，腹泻等。

七宝美髯丹（《医方集解》引邵应节方）　何首乌　当归身　枸杞子　菟丝子　补骨脂　白茯苓　牛膝

主治：精血亏虚，羸弱周痹，腰酸脚软，头晕眼花，须发早白及肾虚不孕。

七厘散（《良方集腋》）　血竭　儿茶　乳香　没药　冰片　红花　麝香　朱砂

主治：跌打损伤，筋断骨折，瘀滞肿痛，或外伤出血。

八正散（《和剂局方》）　木通　车前子　山栀子　滑石　瞿麦　萹蓄　大黄　炙甘草

主治：湿热下注，发为热淋、石淋。证见尿频涩痛，淋沥不畅，甚或癃闭不通，小腹胀满，口燥咽干等。

八宝丹（《验方新编》鲍相璈）　龙骨　炉甘石　血竭　乳香　没药　赤石脂　冰片　轻粉

主治：溃疡不敛。

八珍汤（《正体类要》璩）　人参　白术　白茯苓　甘草　熟地　当归　川芎　白芍　生姜　大枣

主治：气血两虚。证见面色苍白或萎黄，头晕目眩，四肢倦怠，气短懒言，心悸怔忡，食欲不振，舌质淡，苔薄白，脉细弱或虚大无力。

八厘散（《医宗金鉴》）　苏木　乳香　没药　自然铜　血竭　红花　番木鳖　丁香　麝香

主治：跌打损伤，瘀滞疼痛。

人参胡桃汤（《济生方》）　人参　胡桃　生姜

主治：肺肾不足的喘急胸闷。不能睡卧。

人参养荣汤（《和剂局方》）　人参　白术　茯苓　甘草　熟地　当归　白芍　黄芪　桂心　五味子　远志　陈皮

主治：积劳虚损，气血衰少等。

人参蛤蚧散（《卫生宝鉴》）　人参　蛤蚧　杏仁　甘草　知母　桑白皮　茯苓　贝母

278

主治：久病体虚，兼有肺热之气喘咳嗽，痰中带血，或面目浮肿等。

九味羌活汤（《此事难知》） 羌活 防风 苍术 细辛 川芎 白芷 生地黄 黄芩 甘草

主治：外感风寒湿邪。证见恶寒发热，无汗头痛，肢体酸痛，口苦微渴，舌苔白，脉浮。

三 画

三龙丸（见 296 页青龙丸）

三才汤（《温病条辨》） 天冬 生地 人参

主治：热病气阴两伤，舌干口渴，或津亏消渴。

三才封髓丹（《卫生宝鉴》卷六方。又名三才封髓丸） 天门冬 熟地黄 人参 黄柏 砂仁 炙甘草

主治：虚火上炎，梦遗失精。

三才封髓丹（《证因脉治》卷二方） 天门冬 人参 熟地

主治：肾经咳嗽，真阴涸竭者。

三子丸（《千金方》） 五味子 菟丝子 蛇床子

主治：阳痿、宫冷不孕。

三子养亲汤（《韩氏医通》） 苏子 莱菔子 白芥子

主治：咳嗽喘逆，痰多胸痞，食少难消，舌苔白腻，脉滑等。

三仁汤（《温病条辨》） 白蔻仁 生苡仁 杏仁 滑石 白通草 竹叶 厚朴 半夏

主治：湿温初起。证见头痛身重，胸闷不饥，午后身热，苔白不渴，脉濡等。

三丰伐木丸（《广温热论》卷二引张三丰方。又名伐木丸） 苍术 黄酒曲 皂矾

主治：黄胖病，面色萎黄浮肿，心悸气促，肢倦无力等。

三甲复脉汤（《温病条辨》） 生龟板 生鳖甲 生牡蛎 阿胶 生地 麦冬 生白芍 炙甘草

主治：温热病后期，阴血亏损，肝风内动，手足心热，手指蠕动，痉厥，或内伤杂病，阴虚阳亢，头晕目眩，耳鸣心悸等。

三妙丸（《医学正传》） 黄柏 苍术 牛膝

主治：湿热下注，足膝肿痛，或两脚麻木，或如火烙。

三拗汤（《和剂局方》） 麻黄 杏仁 甘草 生姜

主治：风寒外束，肺气壅遏，鼻塞声重，胸满气喘，咳嗽多痰。

三物备急丸（《金匮要略》） 巴豆 干姜 大黄

主治：寒邪食积，阻结肠道，卒然心腹胀痛，痛如锥刺，矢气不通，甚至气急暴厥者。

三棱丸（《六科准绳》） 三棱 莪术 牛膝 延胡索 蒲黄 蕳蒿 牡丹皮 芫花 白芷 当归 干地龙 干姜 大黄

主治：妇人经脉不通，气痛、带下、血瘕。

下瘀血汤（《金匮要略》）　大黄　桃仁　䗪虫

主治：产妇腹痛，有瘀血著于脐下。或血瘀而致经水不利等。

大半夏汤（《金匮要略》）　半夏　人参　白蜜

主治：反胃呕吐。

大补阴丸（《丹溪心法》）　熟地　龟板　知母　黄柏　猪脊髓　蜂蜜

主治：肝肾阴虚，虚火上炎。证见骨蒸潮热，盗汗，咳嗽咯血，或烦热易饥，足膝疼痛等。

大定风珠（《温病条辨》卷二方）　白芍　生地　麦门冬　阿胶　生龟板　生牡蛎　炙甘草　生鳖甲　麻仁　五味子　生鸡蛋黄

主治：热邪久羁，热灼真阴，表邪入里，或因妄攻，神倦瘛疭，脉气虚弱，舌绛少苔，时时欲脱者。

大承气汤（《伤寒论》）　大黄　芒硝　厚扑　枳实

主治：阳阴腑实证。证见热盛便秘，腹部胀满，疼痛拒按，烦躁谵语，舌苔焦黄起刺，脉实有力。或热结旁流，下利清水臭秽。或热厥、痉病、发狂之属于里热实证者。

大陷胸汤（《伤寒论》）　大黄芒硝　甘遂

主治：水饮与热邪结聚所致的结胸证。

大陷胸丸（《伤寒论》）　大黄　芒硝　甘遂　葶苈子　杏仁　白蜜

主治：结胸证，项亦强，如柔痉收。

大黄䗪虫丸（《金匮要略》）　水蛭　䗪虫　桃仁　大黄　虻虫　干漆　蛴螬　生地　芍药　黄芩　杏仁　甘草

主治：五劳虚极羸瘦，干血内结，肌肤甲错，两目黯黑，妇女经闭不通。

大黄牡丹汤（《金匮要略》）　大黄　芒硝　牡丹皮　桃仁　冬瓜子

主治：肠痈初起。证见右少腹疼痛拒按，或右足屈而不伸，恶寒发热等。

千金散（《寿世保元》）　全蝎　天麻　胆星　僵蚕　朱砂　冰片　牛黄　黄连　甘草

主治：小儿痰喘，急慢惊风欲死。

川芎茶调散（《和剂局方》）　川芎　白芷　防风　细辛　羌活　荆芥　薄荷　甘草　茶

主治：外感风邪，头目昏重，偏正头痛，或肢体疼痛等。

小青龙汤（《伤寒论》）　麻黄　桂枝　细辛　干姜　五味子　半夏　芍药　甘草

主治：外感风寒，内停水饮。证见恶寒发热，喘咳痰多而清稀等。

小承气汤（《伤寒论》）　大黄　厚朴　枳实

主治：阳明腑实证，热结便秘，腹痛胀满。或痢疾初起，腹痛胀满，里急后重者。

小定风珠（《温病条辨》卷三方）　生鸡子黄　阿胶　生龟板　童便　淡菜

主治：温病既厥且哕，脉细而劲者。

小建中汤（《伤寒论》）　桂枝　芍药　生姜　大枣　甘草　饴糖

主治：虚劳里急，腹中时痛，喜得温按，按之则痛减。或虚劳心中悸动，虚烦不宁，面色无华。或虚劳阳虚发热。

小活络丹（《和剂局方》） 制川乌 制草乌 制天南星 地龙 乳香 没药

主治：中风手足不仁，日久不愈，经络中有湿痰死血，而见腿臂间有一二点作痛。或风寒湿邪留滞经络，筋脉挛痛，肢体屈伸不利，或疼痛游走不定等。

小柴胡汤（《伤寒论》） 柴胡 黄芩 半夏 生姜 人参 大枣 甘草

主治：伤寒邪在少阳。证见寒热往来，胸胁苦满，口苦，咽干，目眩等。或妇人伤寒，热入血室，以及疟疾、黄疸等杂病见少阳证者。

小陷胸汤（《伤寒论》） 黄连 栝楼实 半夏

主治：痰热互结所致的小结胸证。证见胸脘痞闷，按之则痛等。

小蓟饮子（《济生方》） 小蓟 蒲黄 藕节 生地 木通 滑石 淡竹叶 当归 栀子 炙甘草

主治：下焦热结所致的血淋、尿血等。

己椒苈黄丸（《金匮要略》） 防己 椒目 葶苈子 大黄

主治：肠间有水气，证见腹满，口舌干燥者。或水饮停聚所致的喘咳，肿满等。

四　　画

天王补心丹（《摄生秘旨》） 生地 玄参 柏子仁 酸枣仁 远志 桔梗 五味子 当归身 天冬 麦冬 人参 丹参 白茯苓

主治：阴亏血少。证见虚烦心悸，睡眠不安，精神衰疲，梦遗健忘，不耐思虑等。

天台乌药散（《医学发明》） 天台乌药 茴香 木香 青皮 高良姜 槟榔 巴豆 川楝子

主治：寒凝气滞的小肠疝气，少腹痛引睾丸。

天麻丸（《普济方》） 天麻 川芎

主治：头晕欲倒，神昏多睡，偏正头痛，项急，肩臂拘挛，肢节烦痛，皮肤瘙痒等。

天麻钩藤饮（《杂病证治新义》） 天麻 钩藤 石决明 黄芩 栀子 川牛膝 杜仲 桑寄生 益母草 夜交藤 茯神

主治：肝阳上亢，肝风内动所致的头痛眩晕，耳鸣眼花，震颤失眠，甚或半身不遂等。

贝母散（《证治准绳》） 贝母 杏仁 紫菀 款冬花 麦冬

主治：小儿久嗽气急。

木瓜煎（《本事方》） 木瓜 乳香 没药 生地

主治：筋急项强，不可转侧。

木香槟榔丸（《儒门事亲》） 木香 槟榔 青皮 陈皮 大黄 莪术 黄连 黄柏 香附子 黑牵牛

主治：积滞内停。证见脘腹痞满胀痛，大便秘结，以及赤白痢疾，里急后重等。

木香调气散（《医宗必读》卷六方。又名木香匀气散） 白豆蔻 丁香 檀香 木

香　藿香　炙甘草　砂仁

主治：七情内伤，气逆为病，痰潮昏塞，牙关紧急，与中风相似，但身冷，脉沉应气口，经灌服苏合香丸醒后，无痰体实者。及寒湿气滞，脘腹胀痛等。

木香调气散（《杂病源流犀烛·内伤外感门》卷十八方）　木香　乌药　香附　枳壳　青皮　陈皮　厚朴　川芎　苍术　砂仁　桂枝　甘草　生姜

主治：气郁，胸满胁痛，脉沉涩。

五子衍宗丸（《摄生众妙方》）　枸杞子　覆盆子　五味子　车前子　菟丝子

主治：肾虚阳痿，遗精滑精及不育等。

五仁丸（《世医得效方》）　桃仁　杏仁　郁李仁　松子仁　柏子仁　陈皮

主治：肠燥便秘。

五皮饮（《麻科活人全书》）　茯苓皮　大腹皮　生姜皮　五加皮　陈橘皮

主治：水肿。

五皮散（《华氏中藏经》一名五皮饮）　茯苓皮　桑白皮　大腹皮　生姜皮　陈橘皮

主治：水肿。

五加皮散（《保婴撮要》）　五加皮　川牛膝　木瓜

主治：小儿行迟。

五苓散（《伤寒论》）　茯苓　泽泻　猪苓　白术　桂枝

主治：外有表证，内停水湿所致发热烦渴，水入则吐，小便不利。或水湿内停所致水肿、泄泻、小便不利。或水饮内停，胁下动悸等。

五味子丸（《卫生家宝方》）　五味子　罂粟壳　白糖

主治：肺虚久咳。

五味消毒饮（《医宗金鉴》）　蒲公英　野菊花　紫花地丁　紫背天葵子　金银花

主治：各种疔毒、痈疮疖肿。

五虎追风散（山西省·史全恩家传方，录自广州中医学院主编《方剂学》）　全蝎　天南星　蝉蜕　僵蚕　天麻　朱砂

主治：破伤风。

不二散（《拔萃方》）　蜈蚣　雄黄　猪胆汁

主治：肿毒恶疮。

不换金正气散（《和剂局方》）　藿香　苍术　厚朴　陈皮　半夏　甘草

主治：湿阻中焦，兼有外感。证见脘腹胀满，食欲不振，恶心呕吐，泄泻，恶寒发热等。

瓦楞子丸（《万氏家抄方》）　瓦楞子　醋

主治：一切气血癥瘕。

止痉散（经验方，录自广州中医学院主编《方剂学》）　全蝎　蜈蚣

主治：急慢惊风、中风面瘫、破伤风等痉挛抽搐者。

止痛灵宝散（《外科精要》）　皂角刺　栝楼　乳香　没药　甘草　络石藤

282

主治：肿疡毒气凝聚作痛。

止嗽散（《医学心悟》） 荆芥 桔梗 陈皮 紫菀 百部 白前 甘草
主治：风邪犯肺。证见咳嗽咽痒，恶风发热。

内消散（《医宗金鉴》） 金银花 贝母 皂角刺 穿山甲 知母 天花粉 乳香 半夏 白及
主治：痈疽发背，对口疔疮，乳痈，无名肿毒，一切恶疮。

内消瘰疬丸（《疡医大全》） 夏枯草 连翘 玄参 青盐 海粉 海藻 川贝母 薄荷叶 天花粉 白蔹 熟大黄 生甘草 生地 桔梗 枳壳 当归 硝石
主治：瘰疬。

牛黄散（《证治准绳》） 牛黄 朱砂 蝎尾 钩藤 天竺黄 麝香
主治：温热病及小儿惊风，壮热神昏，痉挛抽搐等。

牛黄解毒丸（录自《常用中成药》） 牛黄 黄芩 生大黄 生石膏 雄黄 冰片 桔梗 甘草
主治：热毒郁结所致的咽喉肿痛溃烂，牙龈肿痛，口舌生疮，痈疽疔毒等。

牛膝汤（《千金方》） 牛膝 当归 瞿麦 通草 滑石 冬葵子
主治：胞衣不下。亦可用于尿血，小便不利，尿道涩痛等。

升降散（《伤寒温疫条辨》卷四方） 僵蚕 蝉蜕 姜黄 生大黄 蜂蜜 黄酒
主治：温病表里三焦大热，其证不可名状者。

升麻葛根汤（《小儿药证直诀·阎氏小儿方论》） 升麻 葛根 芍药 甘草
主治：麻疹未发。或发而未透。证见发热恶风，目赤流泪等。亦治温疫。

手拈散（《医学心悟》） 没药 五灵脂 延胡索 香附
主治：血瘀气滞之胃痛。

化虫丸（《医方集解》） 使君子 槟榔 鹤虱 苦楝根皮 芜荑 铅粉 枯矾
主治：诸虫积。证见腹痛时作，痛剧时呕吐清水，或吐蛔。

化血丹（《医学衷中参西录》） 三七 花蕊石 血余炭
主治：咯血、吐衄及二便下血而有瘀滞者。

化斑汤（《温病条辨》） 犀角 玄参 石膏 知母 粳米 生甘草
主治：温热病，热毒炽盛，气血两燔。证见神昏谵语，身热发斑。

化癥回生丹（《温病条辨》） 桃仁 三棱 苏木 干漆 人参 大黄 水蛭 虻虫 乳香 没药 鳖甲胶 益母膏 熟地 白芍 当归尾 公丁香 杏仁 麝香 阿魏 川芎 两头尖 姜黄 肉桂 川椒炭 藏红花 五灵脂 降真香 香附 吴茱萸 延胡索 小茴香炭 良姜 艾叶炭 苏子霜 蒲黄炭
主治：瘀滞癥瘕，经闭及跌扑损伤，瘀滞疼痛等。

月华丸（《医学心悟》卷三方） 天冬 麦冬 生地 熟地 山药 百部 沙参 川贝母 阿胶 茯苓 獭肝 三七 白菊花 霜桑叶
主治：阴虚咳嗽，劳瘵久嗽。

乌药汤（《济阴纲目》） 乌药 香附 当归 木香 甘草
主治：妇女经行腹痛。

乌梅丸（《伤寒论》） 乌梅 细辛 当归 附子 桂枝 蜀椒 干姜 黄连 黄柏 人参

主治：蛔厥。证见腹痛时作，手足厥逆，烦闷呕吐，吐蛔。又治久痢。

乌梅丸（《圣惠方》） 乌梅 黄连 蜡

主治：天行下痢不能食。

匀气散（《和剂局方》卷三方） 丁香 檀香 木香 白豆蔻仁 藿香叶 甘草 砂仁

主治：气滞不匀，胸膈虚痞，宿食不消，脘腹刺痛，恶心呕吐。

匀气散（《医学入门》卷七方） 人参 茯苓 白术 青皮 陈皮 白芷 乌药 甘草 木香

主治：小儿气滞，痘出不快，及肉腠厚密身痛。

六一散（《伤寒标本》） 滑石 甘草

主治：感受暑湿。证见身热，心烦口渴，小便不利，或呕吐泄泻。亦治膀胱湿热，小便赤涩以及砂淋等。

六君子汤（《校注妇人良方》卷二十四方） 人参 白术 茯苓 甘草 陈皮 半夏 生姜 大枣

主治：脾虚兼痰，气短咳嗽，痰白清稀，或呕吐，食欲不振。

六君子汤（《世医得效方》卷五方） 人参 甘草 茯苓 白术 肉豆蔻 诃子肉 生姜 大枣

主治：脏腑虚怯，心腹胀满，呕哕不食，肠鸣泄泻。

六味汤（《咽喉秘集》） 桔梗 僵蚕 荆芥穗 薄荷 防风 生甘草

主治：风热壅盛所致的咽喉肿痛。

六味地黄丸（《小儿药证直诀》） 熟地黄 干山药 山茱萸 牡丹皮 白茯苓 泽泻

主治：肾阴不足。证见腰膝酸软，头晕目眩，耳鸣耳聋，潮热盗汗，遗精，消渴等。

六神丸（雷氏方见《中国医学大辞典》） 蟾酥 牛黄 雄黄 珍珠粉 麝香 冰片

主治：喉痹肿痛，痈疽发背，无名肿毒。

火府丹（《本事方》） 黄芩 生地 木通

主治：心经蕴热，小便赤少，五淋涩痛。

巴戟丸（《和剂局方》） 高良姜 肉桂 吴茱萸 紫金藤 青盐 巴戟天

主治：肾阳不足，腰胯沉重，百节酸痛，四肢无力，以及妇女子宫久冷，月经不调，或多或少，赤白带下。

<h2 style="text-align:center">五　画</h2>

玉女煎（《景岳全书》） 石膏 知母 熟地 麦冬 牛膝

主治：胃热阴虚。证见头痛牙痛，齿松牙衄，口舌生疮，烦热口渴等。

玉关丸（《景岳全书》） 枯矾　诃子　五味子　文蛤　白面

主治：肠风血脱，崩漏带下，以及泻痢滑泄等。

玉泉丸（《沈氏尊生书》） 麦冬　天花粉　葛根　人参　茯苓　乌梅　甘草　生黄芪　蜜黄芪

主治：消渴证及热病伤津，口渴多饮。

玉泉散（《百代医宗》） 葛根　天花粉　五味子　生地　麦冬　甘草　糯米

主治：消渴证，烦渴多饮。

玉壶丸（《和剂局方》） 生半夏　生南星　天麻（生姜汤下）

主治：风痰吐逆，头晕目眩，咳嗽痰盛，呕吐涎沫。

玉真散（《外科正宗》） 防风　白芷　羌活　天麻　南星　白附子

主治：破伤风。

玉液汤（《医学衷中参西录》） 生黄芪　葛根　知母　天花粉　生山药　生鸡内金　五味子

主治：消渴。

甘麦大枣汤（《金匮要略》） 甘草　小麦　大枣

主治：妇人脏躁，喜悲伤欲哭。

甘草附子汤（《金匮要略》） 甘草　附子　桂枝　白术

主治：风湿相搏，骨节痛烦掣痛，不得屈伸，近之则痛剧，汗出短气，小便不利，恶风不欲去衣，或身微肿者。

甘遂通结汤（录自天津市南开医院编《中西医结合治疗急腹症》） 甘遂末（冲）　大黄　厚朴　木香　桃仁　赤芍　生牛膝

主治：重型肠梗阻，肠腔积液较多者。

甘露消毒丹（《温病条辨》） 滑石　黄芩　茵陈　石菖蒲　川贝母　木通　藿香　射干　连翘　薄荷　白豆蔻

主治：湿温时疫，邪在气分，湿热并重。

左金丸（《丹溪心法》） 黄连　吴茱萸

主治：肝火旺。证见胁肋胀痛，呕吐吞酸。

石韦散（《圣济总录》） 石韦　槟榔（姜汤送服）

主治：咳嗽。

石决明丸（《证治准绳》） 石决明　菟丝子　熟地黄　知母　山药　北细辛　五味子

主治：肝虚血少，日久目昏等。

石斛夜光丸（《原机启微》） 石斛　菊花　菟丝子　青葙子　枸杞子　生地黄　熟地黄　草决明　天门冬　人参　茯苓　五味子　麦门冬　杏仁　干山药　牛膝　蒺藜苁蓉　川芎　炙甘草　枳壳　防风　黄连　乌犀角　羚羊角

主治：神水宽大渐散，昏如雾露中行，渐睹空中有黑花，睹物成二体，久则光散不收及内障神水淡绿色、淡白色者。

龙胆泻肝汤（录自《医方集解》） 龙胆草　柴胡　黄芩　栀子　木通　泽泻　车

前子　生地黄　当归尾　甘草

主治：肝胆实火上炎所致的胁痛，头痛，口苦，目赤，耳聋，耳肿。肝经湿热下注之阴肿阴痒，带下，小便淋浊等。

龙骨汤（《备急千金要方》卷十五方）　龙骨　甘草　大黄　赤石脂　石膏　桂心　寒水石　天花粉　酒

主治：小儿壮热，渴欲引饮，下痢。

龙骨汤（《圣济总录》卷十四方）　龙骨　远志　茯苓　防风　当归　人参　炙甘草　桂　生姜　大枣

主治：风惊恐，恍惚多忘，神气怯弱。

平胃散（《和剂局方》）　苍术　厚朴　陈皮　甘草　生姜　大枣

主治：湿浊中阴所致的脘腹胀满，不思饮食，体重倦怠，呕恶吞酸，大便溏薄，舌苔厚腻等。

四生丸（《妇人良方》）　生地黄　生柏叶　生荷叶　生艾叶

主治：血热妄行所致的吐血、衄血、咯血等。

四君子汤（《和剂局方》）　人参　白术　茯苓　炙甘草

主治：脾胃气虚。证见面色萎黄，倦怠无力，食少便溏等。

四妙勇安汤（《验方新编》）　金银花　玄参　当归　甘草

主治：脱疽。

四苓散（《明医指掌》）　茯苓　泽泻　茯苓　白术

主治：内伤饮食，有湿而见小便赤少，大便溏泄。亦可用于水肿小便不利。

四物汤（《和剂局方》）　当归　川芎　熟地　白芍

主治：营血虚滞。证见惊惕头晕，目眩耳鸣，唇爪无华，妇人月经量少，或经闭，痛经等。

四宝丹（《疡医人全》）　硼砂　雄黄　冰片　甘草

主治：鹅口疮。

四逆汤（《伤寒论》）　附子　干姜　炙甘草

主治：少阴病。证见四肢厥逆，恶寒蜷卧，吐利腹痛，不利清谷，神疲欲寐，脉沉微细。亦可用于亡阳证，冷汗自出，四肢厥逆，脉微欲绝。

四神丸（《内科摘要》）　补骨脂　肉豆蔻　五味子　吴茱萸　生姜　大枣

主治：脾肾虚寒之久泄，五更泄泻等。

生化汤（《景岳全书·妇人规》卷六十一引钱氏方）当归　川芎　炙甘草　炮姜　桃仁　熟地黄（一方无熟地黄）　大枣

主治：产后恶露不行，小腹疼痛。

生肌玉红膏（《外科正宗》）　白芷　当归　血蝎　白蜡　轻粉　甘草　紫草　麻油

主治：疮疡、湿疹、阴痒及烫伤、火伤等诸般溃烂证。

生脉散（《内外伤辨惑论》）　人参　麦冬　五味子

主治：热伤气阴，口渴多汗，体倦气短，脉弱者。亦治久咳伤肺，气阴两伤，干

286

咳短气，自汗之证。

失笑散（《和剂局方》） 五灵脂 蒲黄 醋

主治：瘀血停滞所致的月经不调，少腹急痛，痛经，产后恶露不行，心腹疼痛。亦治瘀滞胸痛，脘腹疼痛等。

仙方活命饮（《校注妇人良方》） 金银花 甘草节 赤芍 穿山甲 皂角刺 白芷 贝母 防风 当归尾 天花粉 乳香 没药 陈皮

主治：疮疡肿毒初起，红肿焮痛。

仙灵脾散（《圣惠方》） 仙灵脾 威灵仙 苍耳子 桂心 川芎

主治：行痹走注疼痛，或肢体麻木。

白及枇杷丸（《证治准绳》） 白及 枇杷叶 藕节 阿胶 鲜生地汁

主治：肺阴不足，干咳咯血之证。

白龙丹（《证治准绳》） 硼砂 炉甘石 冰片 玄明粉

主治：一切火热眼，及翳膜胬肉。

白头翁汤（《伤寒论》） 白头翁 黄连 黄柏 秦皮

主治：湿热泻痢，热毒血痢，发热腹痛，下痢脓血，里急后重等。

白花蛇酒（《濒湖集简方》） 白花蛇 全蝎 羌活 天麻 防风 独活 白芷 升麻 当归 五加皮 赤芍 甘草

主治：诸风无新久，手足缓弱，口眼㖞斜，语言蹇涩，或筋脉挛急，肌肉顽痹，皮肤瘙痒，骨节疼痛，或生恶疮，疥癞等疾。

白芥子散（《证治准绳》） 白芥子 木鳖子 没药 桂心 木香

主治：营卫运行失度，痰滞经络，肩臂肢体疼痛麻痹。

白虎汤（《伤寒论》） 石膏 知母 粳米 甘草

主治：伤寒阳明经热盛，或温病邪在气分，壮热，烦渴，脉洪大等实热亢盛之证。

白虎加人参汤（《伤寒论》） 石膏 知母 粳米 甘草 人参

主治：热病气津两伤。证见身热，烦渴不止，汗多，脉大无力。

白前汤（《千金方》） 白前 紫菀 半夏 大戟

主治：咳喘浮肿，喉中痰鸣，属于实证者。

白通汤（《伤寒论》） 附子 干姜 葱白

主治：少阴病，下利，脉微者。

白蒺藜散（《张氏医通》） 白蒺藜 菊花 蔓荆子 草决明 炙甘草 连翘 青葙子

主治：肝肾虚热生风，目赤多泪。

白蔹散（《鸡峰普济方》） 白蔹 白及 络石藤

主治：疮疡溃后不敛者。

白蔹丸（《济生方》卷六方） 鹿茸 白蔹 狗脊 艾 醋 糯米

主治：室女冲任虚寒，带下纯白。

白僵蚕散（《证治准绳》） 白僵蚕 荆芥 桑叶 木贼 甘草 细辛 旋覆花

主治：风热头痛，迎风泪出。

玄麦甘桔汤（录自《中药成药制剂手册》） 玄参 麦冬 甘草 桔梗

主治：内热所致的口渴，咽喉干痒肿痛，咳嗽。

归脾汤（《济生方》） 龙眼肉 酸枣仁 茯神 白术 炙甘草 黄芪 人参 木香 当归 远志 生姜 大枣（后二味乃《校注妇人良方》补入）

主治：思虑过度，劳伤心脾。证见心悸怔忡，健忘失眠，以及妇女月经超前，量多色淡，或淋沥不止等。

半夏厚朴汤（《金匮要略》） 半夏 厚朴 苏叶 茯苓 生姜

主治：痰气郁结，咽中如有物阻的梅核气。亦治湿痰咳嗽或呕吐等。

半夏白术天麻汤（《医学心悟》） 半夏 白术 茯苓 天麻 橘红 甘草 生姜 大枣

主治：风痰所致的眩晕，头痛等。

加味甘桔汤（《疡医大全》卷十二方） 甘草 桔梗 荆芥 牛蒡子 贝母 薄荷

主治：时毒。

加味甘桔汤（《笔花医镜》卷二方） 甘草 桔梗 川贝母 百部 白前 橘红 旋覆花 茯苓

主治：肺郁哮喘，咽痛。胸满痛等。

加味甘桔汤（《外科真诠》） 生地黄 玄参 枳壳 桔梗 牛蒡子 防风 连翘 金银花 穿山甲 牡丹皮 蒲公英 甘草

主治：结喉痈，肿甚堵塞咽喉，汤水不下。

加味地黄丸（《医宗金鉴》） 鹿茸 五加皮 熟地黄 山药 山茱萸 茯苓 牡丹皮 泽泻 麝香

主治：精血不足，筋骨无力，或小儿发育不良，骨软行迟，囟门不合等。

加味逍遥散（《女科撮要》） 丹皮 栀子 柴胡 白芍 当归 茯苓 白术 甘草 生姜 薄荷

主治：肝气郁结，胁肋胀痛，或头痛，月经不调，痛经等。

加减葳蕤汤（《重订通俗伤寒论》） 生葳蕤 生葱白 淡豆豉 薄荷 桔梗 白薇 甘草 红枣

主治：阴虚之体，感冒风热。证见发热咳嗽，痰稠难出，咽干口渴等。

六　　画

地骨皮汤（《圣济总录》） 地骨皮 知母 鳖甲 柴胡 秦艽 贝母 当归

主治：虚劳，阴阳不和，有偏胜，早晚潮热。

地榆丸（《证治准绳》） 地榆 黄连 木香 乌梅 诃子肉 当归 阿胶

主治：泻痢或血痢经久不愈。

达原饮（《瘟疫论》卷上方。原名达原散） 槟榔 厚朴 知母 芍药 黄芩 草果 甘草

主治：瘟疫或疟疾邪伏膜原，先憎寒而后发热，继之但热而不憎寒，或昼夜发热，

日晡益甚，头疼身痛，脉数。

达原饮（《张氏医通》卷十三方）　黄芩　槟榔　知母　生姜　大枣

主治：疫疟壮热，多汗而渴。

芍药汤（《医学六书》）　芍药　木香　槟榔　黄边　黄芩　当归　甘草　大黄　官桂

主治：湿热痢。证见腹痛，里急后重，便脓血，肛门灼热等。

芍药甘草汤（《伤寒论》）　芍药　甘草

主治：脘腹挛急作痛，或四肢拘挛作痛。

夺命丹（《外科全生集》）　金银花　黄连　蚤休　赤芍　甘草　细辛　蝉蜕　僵蚕　防风　泽兰　羌活　独活　青皮

主治：痈肿疔毒。

夺命散（《济生方》）　水蛭　大黄　黑牵牛

主治：伤损，瘀血内阻，心腹疼痛，大小便不通。

百合固金汤（《慎斋遗书》）　百合　熟地黄　生地黄　玄参　贝母　桔梗　生甘草　麦冬　芍药　当归

主治：肺肾阴亏，虚火上炎。证见咽喉燥痛，咳嗽气喘，痰中带血等。

百花膏（《济生方》）　百合　款冬花　蜜

主治：久咳不已，或痰中带血。

百部丸（《鸡峰普济方》卷十一方）　百部　生地黄（取汁熬成稀膏）

主治：肺虚证。

百部丸（《鸡峰普济方》卷十一方）　百部　五味子　干姜　紫菀　甘草　桂枝　升麻　蜜

主治：感寒壅肺，咳嗽微喘。

扫疥散（《疡科选粹》卷六方）　大黄　蛇床子　黄连　狗脊　黄柏　苦参　大枫子　木鳖子　水银（茶末捣杀）　硫黄　雄黄　黄丹　轻粉

主治：疥疮，热疮，即遍身疮疖。

托里消毒散（《医宗金鉴》）　生黄芪　当归　金银花　皂角刺　白芷　川芎　白芍　桔梗　人参　白术　茯苓　甘草

主治：痈疽脓已成，因气血不足而内溃迟滞者。

托里黄芪汤（《圣济总录》）　黄芪　当归　人参　桂心　茯苓　远志　麦冬　五味子

主治：诸疮溃后，脓多内虚。

至宝丹（《和剂局方》）　生乌犀屑　生玳瑁屑　琥珀　朱砂　雄黄　龙脑　麝香　牛黄　安息香　金箔　银箔

主治：中暑、中恶、中风及温病因于痰浊内闭所致的神昏，以及小儿惊厥属于痰浊内闭者。

当归散（《金匮要略》）　白术　当归　芍药　川芎　黄芩

主治：妊娠小便不利之证。

当归六黄汤（《兰室秘藏》）　当归　生地黄　熟地黄　黄连　黄柏　黄芩　黄芪

主治：阴虚有热。证见发热盗汗，五心烦热。面赤口干，舌红苔黄，脉数者。

当归龙荟丸（《医学六书》）　当归　胆草　栀子　青黛　黄连　黄柏　黄芩　大黄　芦荟　木香　麝香（蜜丸，生姜汤下）

主治：肝胆实火之头晕头痛，目赤肿痛，烦躁易怒及抽搐等。

当归红花饮（《麻科活人全书》）　当归　红花　牛蒡子　连翘　葛根　甘草（一书有升麻，一书有生白芍、桔梗）

主治：疹已出而复收。或热郁血滞，斑疹色暗者。

当归补血汤（《内外伤辨惑论》）　黄芪　当归

主治：劳倦内伤，血虚气弱。证见肌热面赤，烦渴欲饮，脉洪大而虚，重按无力，以及妇女产后血虚发热，头痛，或疮疡溃后，久不愈合者。

当归建中汤（《千金翼方》）　当归　桂枝　甘草　大枣　芍药　生姜　饴糖

主治：产后虚羸不足，腹中疼痛不止，或少腹拘急，痛引腰背，不能饮食等属于营血内虚之证。

当归贝母苦参丸（《金匮要略》）　当归　贝母　苦参

主治：妊娠小便不利之证。

当归生姜羊肉汤（《金匮要略》）　当归　生姜　羊肉

主治：寒疝腹中痛，及胁痛里急者。

当归四逆加吴茱萸生姜汤（《伤寒论》）　当归　桂枝　细辛　芍药　甘草　通草　大枣　吴茱萸　生姜　酒

主治：内有久寒，手足厥寒，脉细欲绝，及受寒腹痛，痛经等。

肉豆蔻丸（《太平圣惠方》卷八十四方）　肉豆蔻　木香　诃子皮　朱砂　人参　麝香　面糊

主治：小儿脾胃气逆，呕吐不止。

肉豆蔻丸（《太平圣惠方》卷九十三方）　肉豆蔻　胡黄连　砒霜　巴豆　糯米

主治：小儿疳痢不止。

肉豆蔻丸（《鸡峰普济方》卷十二方）　肉豆蔻　赤石脂　钟乳粉　石斛　干姜　附子　椒　当归　茯苓　龙骨　人参　诃子皮　桂　面糊

主治：脾胃俱寒，寒湿气胜，心腹绞痛，胁肋牵痛，手足厥，身冷，胃哽呕吐，不思饮食，无力怠惰嗜卧，滑泄频数，米谷完出，久痢滑肠，或便脓血，腹痛肠鸣，里急后重等。

肉豆蔻丸（《圣济总录》卷四十五方）　肉豆蔻　人参　天雄　当归　大腹　地榆　三棱　黄连　白术　木香　茯苓　桂　黄芩　炮姜　赤石脂　桃仁　粟米

主治：脾胃虚弱，冷物积滞，脐部撮痛，饮食无味。

肉豆蔻丸（《痘疹世医心法》卷十一方）　肉豆蔻　木香　砂仁　龙骨　诃子肉　赤石脂　枯矾　面糊

主治：协寒而痢。

肉苁蓉丸（《证治准绳》）　肉苁蓉　熟地黄　菟丝子　五味子　山药

主治：肾虚精亏，肾阳不足之阳痿、尿频等。

朱砂安神丸（《医学发明》）　朱砂　黄连　炙甘草　当归　生地

主治：心火亢盛，灼伤阴血所致的心神不安，胸中烦热，惊悸怔忡，失眠多梦等。

竹叶柳蒡汤（《先醒斋医学广笔记》）　淡竹叶　柽柳　牛蒡子　蝉衣　荆芥穗　玄参　麦冬　薄荷叶　葛根　知母　甘草

主治：痧疹透发不出，烦闷躁乱，喘咳及咽喉肿痛者。

竹叶石膏汤（《伤寒论》）　竹叶　石膏　麦冬　半夏　人参　炙甘草　粳米

主治：热病之后，余热未清。气阴两伤。证见虚羸少气，气逆欲吐，纳呆，舌质光红少苔，脉细数。胃阴不足，胃火上逆。证见口舌糜烂，口渴，舌质红绛而干，脉细数。或消渴病，胃火炽盛，消谷善饥。或小儿夏季热。

自然铜散（《张氏医通》）　自然铜　乳香　没药　当归身　羌活（骨伤用骨碎补，酒浸捣绞取汁冲服）

主治：跌扑骨折，瘀阻肿痛。

舟车丸（《景岳全书》录刘河间方）　大黄　黑牵牛　甘遂　大戟　轻粉　芫花　青皮　陈皮　木香　槟榔

主治：水肿水胀，形气俱实，大小便秘者。亦用于胸胁积液等。

刘寄奴散（《普济本事方》卷六方）　刘寄奴。为末，掺患处

主治：金疮。

冰硼散（《外科正宗》）　冰片　硼砂　玄明粉　朱砂

主治：咽喉口齿肿毒碎烂，及痰火久嗽，音哑咽痛等。

决明丸（《证治准绳·类方》第七册方）　决明子　菊花　防风　车前子　川芎　细辛　栀子仁　蔓荆子　玄参　茯苓　山药　生地黄　蜜　桑枝汤送下

主治：眼见黑花不散。

决明丸（《杂病源流犀烛·面部门》卷二十二方）　麦冬　当归　车前子　石决明　茺蔚子　细辛　枸杞子　泽泻　生地黄　黄连　防风　枳壳　青葙子　蜜　麦冬汤送下

主治：斑痘后期毒热上攻，两目生翳。

安神定志丸（《医学心悟》卷四方）　茯苓　茯神　人参　远志　石菖蒲　龙齿　蜜　朱砂

主治：惊恐不安，睡卧不宁，梦中惊跳怵惕。

安神定志丸（《杂病源流犀烛·脏腑门》卷六方）　人参　白术　茯苓　茯神　菖蒲　远志　麦门冬　酸枣仁　牛黄　朱砂　龙眼肉　蜜

主治：健忘。

安胎饮（《寿世保元》卷七方）　当归身　白芍药　陈皮　熟地黄　川芎　苏梗　黄芩　白术　砂仁　甘草

主治：妊娠气血虚弱不能养胎而致的半产。

安胎饮（《妇科玉尺》卷二方）　人参　白术　甘草　陈皮　川芎　当归　白芍药

苏梗　黄芩　香附　砂仁

主治：胎动不安。

安胎饮（《揣摩有得集》）　泽兰叶　黄芩　沙参　白芍药　生甘草　砂仁　地骨皮　麦门冬　竹叶　灯心草

主治：妊娠血热，胎动不安。

安宫牛黄丸（《温病条辨》）　牛黄　麝香　犀角　郁金　黄芩　黄连　雄黄　山栀子　朱砂　梅片　珍珠　金箔

主治：温热病。邪热内陷心包，痰热壅闭心窍所致高热烦躁，神昏谵语，或舌蹇肢厥，以及中风窍闭、小儿惊厥属于痰热内闭者。

异功散（《小儿药证直诀》）　人参　白术　茯苓　炙甘草　陈皮

主治：脾胃虚弱而兼气滞。证见饮食减少，消化不良，大便溏薄，胸脘痞闷不舒等。

防己饮（《丹溪心法》卷三方）　白术　木通　防己　槟榔　川芎　甘草梢　犀角　苍术　黄柏　生地黄

主治：脚气。

防己黄芪汤（《金匮要略》）　防己　白术　黄芪　生姜　大枣　甘草

主治：风水或风湿。证见汗出恶风，肢体面目浮肿，小便不利等。

防风汤（《备急千金要方》卷八方）　防风　川芎　白芷　牛膝　狗脊　萆薢　白术　羌活　葛根　附子　杏仁　麻黄　生姜　石膏　薏苡仁　桂心

主治：偏风。

防风汤（《宣明论》卷二方）　防风　甘草　当归　赤茯苓　杏仁　官桂　黄芩　秦艽　葛根　麻黄　生姜　大枣　酒

主治：行痹，行走不定。

导气汤（《医方简义》）　川楝子　小茴香　吴茱萸　木香

主治：寒疝，以及偏坠，小肠疝痛。

导赤散（《小儿药证直诀》）　木通　生地　甘草梢　竹叶

主治：心经有热。证见口舌生疮，心胸烦热，渴欲饮冷，或心移热于小肠，尿时刺痛。

导赤散（《医方简义》）　木通　车前子　生地黄　淡竹叶　生甘草

主治：心移热于小肠，口糜淋痛。

导痰汤（《济生方》）　陈皮　半夏　茯苓　枳实　南星　生姜　甘草

主治：痰涎壅盛，胸膈留饮。证见咳嗽恶心，发热背寒，饮食少思，及中风痰盛，语涩眩晕等。

阳和汤（《外科全生集》）　鹿角胶　肉桂　姜炭　熟地黄　麻黄　白芥子　甘草

主治：一切阴疽，贴骨疽，流注，鹤膝风等属于阴寒之证。

如意金黄散（《外科正宗》）　天花粉　黄柏　姜黄　白芷　大黄　紫厚朴　陈皮　甘草　苍术　南星

主治：外科一切顽恶肿毒。如痈疽、发背、疔肿、跌扑损伤、湿痰流毒、大头时肿、漆疮、火丹、风热天泡、肌肤赤肿、干湿脚气、乳痈、小儿丹毒等。

红藤煎（录自山西省中医研究所编《中医方药手册》） 红藤 紫花地丁 连翘 金银花 没药 乳香 丹皮 延胡索 甘草（一方有大黄）

主治：肠痈。

七　　画

寿胎丸（《医学衷中参西录》） 川续断 桑寄生 菟丝子 阿胶

主治：肝肾不足，滑胎。

远志丸（《济生方》） 远志（甘草汤泡去骨） 茯神 朱砂 龙齿 人参 石菖蒲 白茯苓（一作枣仁）

主治：因事有所大惊，梦寐不宁，登高涉险，神不守舍，心老恐怯，以及心肾不足，梦遗滑精。

完带汤（《傅青主女科》卷上方） 白术 山药 人参 白芍药 车前子 苍术 甘草 陈皮 荆芥穗 柴胡

主治：带下色白或淡黄，无臭，倦怠便溏，面色㿠白，舌质淡或正常，苔白，脉缓或弱。

杏苏散（《温病条辨》） 杏仁 紫苏 陈皮 生姜 苦桔梗 茯苓 半夏 甘草 前胡 枳壳 大枣

主治：外感凉燥，痰湿内阻。证见头微痛，恶寒无汗，咳嗽痰稀，鼻塞嗌塞等。亦用于外感风寒，发热恶寒，头痛鼻塞，咳嗽胸闷之证。

杜仲丸（《圣济总录》） 杜仲 枣肉（糯米汤下）

主治：妇人胞胎不安。

杞菊地黄丸（《医级》） 枸杞子 菊花 熟地黄 山茱萸 干山药 泽泻 牡丹皮 白茯苓

主治：肝肾阴虚而眼花歧视，或枯涩疼痛。

苇茎汤（《千金方》） 苇茎 冬瓜子 薏苡仁 桃仁

主治：肺痈。证见咳吐腥臭黄痰脓血，胸中隐隐作痛，咳时尤甚。

苍耳散（《济生方》）苍耳子 辛夷 香白芷 薄荷叶（葱、茶适量煎汤送服）

主治：鼻渊头痛，不闻香臭，时流浊涕等症。

苎根汤（《小品方》） 苎麻根 干地黄 当归 阿胶 芍药 甘草

主治：胎动，腰腹痛，下血。

苏子降气汤（《和剂局方》） 紫苏子 厚朴 陈皮 半夏 前胡 肉桂 川当归 炙甘草 生姜 大枣

主治：上实下虚，痰涎壅盛，咳喘上气，胸膈满闷等。

苏合香丸（《和剂局方》） 苏合香油（入安息香膏内） 麝香 丁香 白术 白檀香 青木香 乌犀屑 香附子 朱砂 诃子 安息香 沉香 荜茇 龙脑 熏陆香

主治：寒邪或痰湿闭塞气机所致的闭证。如中风昏迷，痧胀昏厥，或时疫霍乱导致昏迷等。

赤石脂散（《圣惠方》）　赤石脂　侧柏叶　乌贼骨

主治：妇女漏下，数年不瘥。

更衣丸（《先醒斋医学广笔记》）　芦荟　朱砂

主治：热结便秘而见烦躁易怒，失眠者。

还少丹（《仁斋直指方论》卷九方）　山药　牛膝　茯苓　山茱萸　茴香　续断　菟丝子　杜仲　巴戟天　肉苁蓉　五味子　楮实　远志　熟地黄　蜜　盐汤送下

主治：心肾不足，精血虚损，身体虚羸，目暗耳鸣等。

还少丹（《普济方》卷二百二十五引《经验良方》）　山药　牛膝　远志　山茱萸　茯苓　五味子　巴戟天　肉苁蓉　石菖蒲　楮实　茴香　枸杞子　杜仲　熟地黄　蜜　枣肉　酒

主治：一切虚损，神志俱耗，筋力顿衰，腰脚沉重，肢节倦怠，血气羸乏，小便赤涩。

两仪膏（《景岳全书·新方八阵》卷五十一方）　人参　熟地黄　蜜

主治：气血两虚，身体消瘦，短气乏力。

连须葱白汤（《类证活人书》）　连须葱白　生姜

主治：伤寒已发汗或未发汗，头痛如裂。

吴茱萸汤（《伤寒论》）　吴茱萸　人参　生姜　大枣

主治：胃中虚寒，食谷欲呕，胃脘作痛，吞酸嘈杂。或厥阴头痛，干呕吐涎沫。或少阴病吐利，手足厥冷，烦躁欲死等。

牡蛎散（《和剂局方》）　牡蛎　麻黄根　黄芪　小麦

主治：体虚卫外不固。证见自汗，夜卧更甚，心悸惊惕，短气烦倦等。

何人饮（《景岳全书》）　何首乌　人参　当归　陈皮　煨生姜

主治：疟疾久发不止，气血两虚者。

含化丸（《证治准绳》）　海藻　昆布　海蛤　海带　瓦楞子　文蛤　诃子　五灵脂　猪靥

主治：瘿瘤、甲状腺大而声音嘶哑者。

含巴绛矾丸（录自《血吸虫防治研究文集》）　绛矾　巴豆霜

主治：晚期血吸虫病肝硬化腹水。

沉香汤（《奇效良方》卷三十九方）　沉香　紫苏　赤芍药　木通　槟榔　吴茱萸　生姜

主治：脚气冲心，烦闷气促，脚膝酸痛。

沉香四磨汤（《卫生家室》）　沉香　乌药　木香　槟榔

主治：冷气攻冲，心腹作痛。

沉香降气汤（《和剂局方》卷三方。又名沉香降气散）　香附　沉香　砂仁　炙甘草　盐

主治：阳明壅滞，气不升降，胸膈不舒，脘腹胀满，喘促短气，干呕烦满，咳嗽痰涎，脾湿洞泄，两肋虚鸣，脐下撮痛，脚气上冲，肢体浮肿等。

294

沙参麦冬汤（《温病条辨》） 沙参 麦冬 天花粉 玉竹 生扁豆 生甘草 冬桑叶

主治：燥伤肺胃，津液亏损，而见咽干口渴，干咳少痰，舌红少苔等。

麦门冬汤（《金匮要略》） 麦门冬 半夏 人参 甘草 粳米 大枣

主治：胃有虚热，津液不足，气火上逆而致的肺痿证。证见咳唾涎沫，气喘短气，咽干口燥，舌干红少苔，脉虚数。

麦门冬汤（《外台秘要》卷三十六方） 麦门冬 炙甘草 枳实 黄芩 人参 龙骨

主治：小儿夏季服药大下后，胃中虚，热渴。

麦门冬汤（《类证活人书》卷二十方） 麦门冬 石膏 寒水石 炙甘草 桂心

主治：婴儿未满百日，伤寒鼻衄，身热呕逆。

麦门冬汤（《三因极一病证方论》卷十一方） 麦门冬 生芦根 竹茹 白术 炙甘草 茯苓 橘皮 人参 葳蕤 生姜 陈米

主治：上焦伏热，腹满不欲食，食入胃未定，汗出，身背皆热，或食入先吐而后下。

羌活胜湿汤（《内外伤辨惑论》） 羌活 独活 藁本 防风 甘草 川芎 蔓荆子

主治：风湿在表。证见头痛头重，一身尽痛，难以转侧，恶寒微热，苔白脉浮等。

诃黎勒丸（《脾胃论》） 诃子 母丁香 椿根白皮

主治：休息痢。

补中益气汤（《脾胃论》） 黄芪 人参 白术 当归 橘皮 炙甘草 升麻 柴胡

主治：脾胃气虚，中气下陷。证见身热有汗，头痛恶寒，渴喜热饮，少气懒言，四肢乏力，及脱肛、子宫下垂、胃下垂、久泻久痢等。

补阴丸（《丹溪心法》卷三方） 黄柏 知母 熟地黄 龟板 白芍药 陈皮 牛膝 锁阳 当归 虎骨 酒 羊肉

主治：阴虚有热，筋骨痿软。

补阴丸（《杂病源流犀烛·脏腑门》卷七方） 黄柏 知母 龟板 枸杞子 杜仲 侧柏叶 砂仁 五味子 甘草 猪脊髓 地黄

主治：阴虚有火，小便黄赤。

补阳还五汤（《医林改错》） 黄芪 当归尾 川芎 赤芍 桃仁 红花 地龙

主治：中风后，气虚血滞。证见半身不遂，口眼㖞斜，语言蹇涩等。

补肺汤（《永类钤方》） 黄芪 五味子 桑白皮 熟地黄 人参 紫菀

主治：肺气亏虚，气短喘咳，语言无力，声音低弱，以及劳嗽潮热、盗汗。

补肺阿胶汤（《小儿药证直诀》原名阿胶散，又名补肺散） 阿胶 马兜铃 牛蒡子 杏仁 糯米

主治：肺虚火盛，喘咳咽干痰少，或痰中带血。

补骨脂丸（录自《本草纲目》） 补骨脂 菟丝子 胡桃肉 沉香 乳香 没药

主治：下元虚败，脚手沉重，阳痿。

良附丸（《良方集腋》） 高良姜　香附　生姜汁

主治：肝郁气滞，胃有寒凝之胃脘疼痛，胸闷胁痛，痛经等。

附子理中丸（《和剂局方》） 附子　干姜　人参　白术　炙甘草

主治：脉微肢厥，昏睡露睛，或寒中内脏之霍乱吐利，转筋，口噤，四肢强直等脾肾阳虚之阴寒重证。

鸡鸣散（《证治准绳》） 木瓜　吴茱萸　陈皮　槟榔　紫苏叶　桔梗　生姜

主治：寒湿郁结所致的湿脚气。证见足胫肿重无力，行动不便，麻木冷痛，或挛急上冲，甚至胸闷泛恶，以及风湿流注，发热恶寒，脚足痛不可忍，筋浮肿者。

驱尿石汤（《北京中草药制剂选编》） 王不留行　金钱草　海金沙　冬葵子　车前子　石韦　怀牛膝　泽泻　滑石　枳壳

主治：泌尿系结石。

八　　画

青龙丸（《外科方外奇方》又名三龙丸） 番木鳖　炒甲片　白僵蚕

主治：一切疔疮肿毒，贴骨痈疽，颈项瘰疬，以及乳串结核，痰气凝滞，硬块成毒，小儿痘后痈疽等。

青皮丸（《沈氏尊生书》） 青皮　山楂　麦芽　神曲　草果

主治：食痛饱闷，噫败卵气。

青州白丸子（《和剂局方》） 天南星　半夏　白附子　川乌

主治：手足顽麻，半身不遂，口眼㖞斜，痰涎壅盛，以及小儿惊风，大人头风等。

青娥丸（《和剂局方》） 杜仲　补骨脂　胡桃

主治：肾虚腰痛脚弱，腰间重坠，起坐困难。

青蒿鳖甲汤（《温病条辨》） 青蒿　鳖甲　细生地　丹皮　知母

主治：温病后期，邪热未尽，深伏阴分，阴液已伤。证见夜热早凉，热退无汗，舌红少苔，脉数等。亦可用于慢性病，由于阴虚内热所致的潮热证。

青黛石膏汤（《重订通俗伤寒论》） 青黛　鲜生地（捣汁）　生石膏　升麻　黄芩　焦栀子　葱头

主治：热郁阳明，热极而发紫黑斑，脉洪数者。亦治血热妄行的吐血、咯血、衄血等。

苓桂术甘汤（《金匮要略》） 茯苓　桂枝　白术　炙甘草

主治：脾虚不运，水湿停蓄，或停饮所致的头眩、心悸、咳嗽等。

枇杷清肺饮（《医宗金鉴·外科心法要诀》卷五十六方） 人参　甘草　枇杷叶　桑白皮　黄连　黄柏

主治：肺风粉刺。证见面鼻起疙瘩，色赤肿痛，破出白粉汁，日久结成形如黍米白屑。

郁李仁汤（《圣济总录》） 郁李仁　桑白皮　赤小豆　白茅根　陈橘皮　紫苏

主治：水肿胸满气急

虎潜丸（《丹溪心法》） 熟地黄　白芍药　知母　黄柏　龟板　锁阳　虎骨　干

296

姜　陈皮

主治：肝肾阴亏，精血不足。证见筋骨痿软，腰膝酸楚，腿足瘦弱，步履乏力等。

昆布丸（《广济方》）　昆布　海藻　海蛤　通草　羊靥

主治：气瘿。证见胸膈满塞，咽喉颈项渐粗。

易黄汤（《傅青主女科》）　黄柏　芡实　山药　车前子　白果

主治：脾虚湿热带下。证见带下黏稠量多，色白兼黄，其气腥臭，头眩且重，乏力等。

固冲汤（《医学衷中参西录》）　生黄芪　白术　海螵蛸　茜草　龙骨　牡蛎　山茱萸　生杭芍　棕边炭　五倍子

主治：冲脉不固，脾胃虚弱。证见血崩或月经过多，色淡质稀，心悸气短等。

固肠汤（《证治准绳》）　乌梅肉　肉豆蔻　诃子肉　罂粟壳　苍术　人参　茯苓　木香

主治：久泻不止。

固经汤（《妇人大全良方》）　樗根白皮　龟板　香附　白芍　黄芩　黄柏

主治：血虚有热，经水不止，崩漏紫黑成块。

知柏地黄丸（《医宗金鉴》）　知母　黄柏　熟地黄　山茱萸　干山药　白茯苓　泽泻　牡丹皮

主治：阴虚火旺，证见骨蒸潮热，盗汗梦遗。

金刚丸（《张氏医通》）　川草薢　肉苁蓉　杜仲　菟丝子　鹿胎　紫河车　巴戟肉

主治：肾虚骨痿，不能起动。

金沸草散（《类证活人书》）　旋覆花　生姜　半夏　细辛　前胡　荆芥　赤芍药　甘草　枣了

主治：伤寒，中脘有痰，令人壮热，项强筋急，时发寒热。

金铃子散（《圣惠方》）　金铃子　延胡索

主治：肝气郁滞，气郁化火所致的胸腹胁肋疼痛，或痛经，疝气痛，时发时止等。

金锁固精丸（《医方集解》）　沙苑蒺藜　芡实　龙骨　牡蛎　莲子粉

主治：肾虚不固。证见遗精滑泄，神疲乏力，四肢酸软，腰痛耳鸣等。

狗脊饮（验方，录自《中国医学大辞典》）　狗脊　杜仲　续断　川牛膝　桂枝　秦艽　海风藤　宣木瓜　桑枝　松节　当归身　虎骨胶　熟地

主治：气血亏虚，兼感风邪。证见手足麻木，行动不利等。

肥儿丸（《医宗金鉴》）　人参　白术　茯苓　黄连　胡黄连　使君子肉　神曲　麦芽　山楂　甘草　芦荟

主治：小儿疳积，腹痛，面色萎黄，消瘦。

炙甘草汤（《伤寒论》）　炙甘草　人参　阿胶　干地黄　桂枝　麦门冬　麻仁　生姜　大枣

主治：气虚血少。证见虚羸少气，心悸心慌，脉结代或虚数等。

疝气内消丸（《北京市中药成方选集》）　小茴香　吴茱萸　橘核　川楝子　荔枝

核　沉香　肉桂　甘草　白术　补骨脂　制附子

主治：厥阴肝经寒凝气滞所致的小肠疝气。

泻心汤（《金匮要略》）　黄连　黄芩　大黄

主治：心胃火炽，迫血妄行，以致吐衄便秘。或三焦炽热，目赤口疮，牙龈肿痛。或外科痈肿属于热毒炽盛者。

泻白散（《小儿药证直诀》）　桑白皮　地骨皮　炙甘草　粳米

主治：肺热咳嗽气喘。

泽兰汤（《备急千金要方》卷三方）　泽兰　当归　生地黄　甘草　生姜　芍药　大枣

主治：产后恶露不尽，腹痛不除，小腹急痛，痛引腰背，少气力。

泽兰汤（《疡医大全》卷三十六方）　泽兰叶　当归　牡丹皮　赤芍药　青木香　红花　桃仁

主治：因损伤致肠中瘀血，二便秘涩。

泽泻汤（《金匮要略》）　泽泻　白术

主治：痰饮所致的眩晕。亦治泄泻。

炉甘石散（《证治准绳·类方》第七册方）　炉甘石（用黄柏　黄连煎浓汁滤净，投入炉甘石，晒干）　冰片　黄连　乳汁

主治：目外障，白睛伤破，烂弦风眼。

炉甘石散（《张氏医通》卷十五方）　炉甘石（童便　黄连煎汁，芽茶煎汁淬，放地上出火气）　冰片　麝香

主治：烂沿风眼。

定喘汤（《摄生众妙方》）　黄芩　桑白皮　白果　麻黄　苏子　甘草　款冬花　杏仁　半夏

土治：风寒外来，痰热内蕴所致的哮喘。证见痰多气急，痰稠色黄，或有表证，恶寒发热等。

建瓴汤（《医学衷中参西录》）生地黄　生牡蛎　生龙骨　怀牛膝　生赭石　生山药　生杭芍　柏子仁

主治：肝阳上亢引起的头痛眩晕，耳鸣目胀，心悸健忘，梦多失眠，脉弦硬而长等。

参附汤（《校注妇人良方》）　人参　附子

主治：元气大亏，阳气暴脱。证见手足厥冷，汗出，呼吸微弱，脉微等。

参苓白术散（《和剂局方》）　人参　白术　白茯苓　甘草　山药　莲子肉　白扁豆　缩砂仁　薏苡仁　桔梗　大枣

主治：脾胃气虚挟湿。证见四肢无力，形体虚羸，饮食不化，或吐或泻，胸脘痞塞，面色萎黄等。

参茸固本丸（验方，录自《中国医学大辞典》）　人参　当归身　熟地黄　枸杞子　鹿茸　白芍药　小茴香　陈皮　白术　黄芪　牛膝　桂心　巴戟肉　菟丝子　山药　茯神　肉苁蓉　炙甘草

主治：诸虚百损，五劳七伤，元气不足。证见畏寒肢冷，腰痛耳鸣，四肢酸软，形体瘦弱，精神疲乏，阳痿早泄，宫冷不孕，小便频数等。

参赭镇气汤（《医学衷中参西录》） 党参 山茱萸 生赭石 生芡实 苏子 生山药 生龙骨 生牡蛎 生杭芍

主治：阴阳两虚，喘逆迫急，有将脱之势。亦治肾虚不摄，冲气上干，致胃气不降而作满闷。

驻景丸（《和剂局方》） 菟丝子 熟地黄 车前子

主治：肝肾亏虚，眼昏生翳。

九　　画

珍珠散（《张氏医通》） 珍珠 炉甘石 血竭 象皮 赤石脂 琥珀 龙骨 钟乳石（甘草汤煮） 朱砂 冰片

主治：外证溃烂不长肉。

枯痔散（录自广东中医学院主编《外伤科学》） 白砒 白矾 硼砂 雄黄 硫黄

主治：痔疮。

枳术丸（《脾胃论》引张洁古方） 枳实 白术

主治：脾胃虚弱，饮食停滞。证见脘腹痞满，不思饮食等。

枳实导滞丸（《内外伤辨惑论》） 枳实 大黄 黄连 黄芩 神曲 白术 茯苓 泽泻

主治：积滞内阻，蕴湿生热。证见胸腹痞满，下痢泄泻，腹痛后重，或大便秘结，小便短赤等。

枳实消痞丸（《兰室秘藏》） 枳实 厚朴 半夏曲 白术 干生姜 炙甘草 麦芽 白茯苓 人参 黄连

主治：脾胃虚弱，寒热互结所致的心下痞满，不欲饮食，体弱倦怠，或胸腹痞胀，食少不化，大便不畅者。

枳实薤白桂枝汤（《金匮要略》） 枳实 薤白 桂枝 栝楼 厚朴

主治：胸痹，气结在胸，心中痞满，气从胁下上逆抢心者。

柏子仁丸（《本事方》） 柏子仁 人参 牡蛎 五味子 半夏曲 白术 麻黄根 枣肉 净麸

主治：虚烦不眠，惊悸怔忡，盗汗。

栀子柏皮汤（《伤寒论》） 肥栀子 黄柏 甘草

主治：肝胆湿热郁结所致的黄疸，发热，小便短赤等。

柿蒂汤（《济生方》） 柿蒂 丁香 生姜

主治：胸满呃逆不止，属寒呃而胃气不虚者。

胡芦巴丸（《和剂局方》） 吴茱萸 川楝子 巴戟天 茴香 川乌 胡芦巴

主治：疝气，偏坠阴肿，小腹有形如卵，上下来去痛不可忍，或绞结绕脐攻刺，呕恶闷乱等。

胡芦巴丸（《杨氏家藏方》） 胡芦巴 补骨脂 木瓜

主治：寒湿脚气，腿膝冷痛，行步无力。

胡芦巴丸（《圣济总录》） 胡芦巴 附子 硫黄

主治：肾脏虚冷，腹胁胀满。

荆防败毒散（《摄生众妙方》） 荆芥 防风 羌活 柴胡 前胡 川芎 枳壳 独活 茯苓 桔梗 甘草

主治：外感风寒湿，以及时疫疟疾、痢疾，疮疡具有风寒表证者。

草还丹（《扶寿精方》） 山茱萸 破故纸 当归 麝香

主治：肾阳不足之阳痿，滑精，腰酸神疲。

茵陈蒿汤（《伤寒论》） 茵陈 栀子 大黄

主治：湿热黄疸。

茵陈五苓散（《金匮要略》） 茵陈 猪苓 泽泻 白术 茯苓 桂枝

主治：湿热黄疸，湿邪偏重，小便不利显著者。

茵陈四逆汤（《玉机微义》） 茵陈 附子 干姜 炙甘草

主治：寒湿黄疸。证见手足逆冷，脉沉微细等。

茵陈术附汤（《医学心悟》卷二方） 茵陈 炙甘草 白术 附子 干姜 肉桂

主治：寒湿阻滞而致的阴黄，身目熏黄，身冷不渴，小便自利，脉沉细。

茵陈术附汤（《医醇賸义》卷三方） 茵陈 白术 茯苓 当归 附子 陈皮 半夏 砂仁 薏苡仁 姜皮

主治：同上方。

荔香散（《景岳全书》） 荔枝核 木香

主治：心腹胃脘久痛，屡触屡发者。

牵牛丸（《沈氏尊生书》） 槟榔 牵牛 大黄 雄黄

主治：蛔虫等肠道寄生虫病。

牵正散（《杨氏家藏方》） 白附子 僵蚕 全蝎

主治：中风面瘫。口眼㖞斜，甚或面部肌肉抽动。

骨碎补散（《圣惠方》） 骨碎补 自然铜 虎胫骨 败龟板 没药 胡桃仁

主治：金疮伤筋断骨，痛不可忍。

钩藤饮（《医宗金鉴》） 钩藤钩 天麻 羚羊角 全蝎 人参 炙甘草

主治：小儿急惊。证见牙关紧闭，手足抽搐，惊悸壮热，眼目窜视等。

咳血方（《丹溪心法》卷二方） 青黛 栝楼 诃子 海粉 栀子 蜜 姜汁

主治：肝火灼肺，咳嗽痰中带血。

香苏散（《和齐局方》） 紫苏叶 香附子 陈皮 炙甘草

主治：外感风寒，内有气滞，证见形寒身热，身痛无汗，胸脘痞闷，不思饮食等。

香连丸（《兵部手集方》） 木香 黄连 （与吴茱萸同炒，去吴茱萸）

主治：湿热痢疾，脓血相兼，腹痛，里急后重等。

香附芎归汤（《妇科玉尺》卷二方） 香附 川芎 当归 白芍药 艾叶 熟地黄 麦门冬 杜仲 橘红 甘草 青蒿

主治：血虚有寒，经水后期。

香参丸（《沈氏尊生书》） 木香 苦参 甘草

主治：湿热痢疾。

香砂枳术丸（《摄生秘剖》） 木香 砂仁 枳实 白术

主治：脾虚食少，或有宿食不消，胸脘痞闷等。

香砂六君子丸（录自《中国医学大辞典》） 人参 白术 茯苓 炙甘草 法半夏 陈皮 木香 砂仁 生姜 大枣

主治：中虚气滞，痰湿内阻。证见胸中满闷，食难运化，呕恶，腹痛，肠鸣泄泻等。

香砂六君子汤（录自《中国医学大辞典》） 人参 白术 茯苓 甘草 砂仁 木香 半夏 陈皮 生姜

主治：气虚痰饮，呕恶痞闷，纳减消瘦，及脾胃不和，变生诸证。

香薷散（《和剂局方》） 香薷 白扁豆 厚朴（姜制）

主治：暑月乘凉饮冷，外感于寒，内伤于湿所致恶寒发热，头重头痛，无汗，胸闷，或四肢倦怠，腹痛吐泻，舌苔白腻等。

复元活血汤（《医学发明》） 大黄 桃仁 红花 当归 炮山甲 柴胡 栝楼根 甘草

主治：跌打损伤，瘀血留于胁下，痛不可忍者。

保赤丸（录自1977年版《中华人民共和国药典》） 巴豆霜 六曲 天南星 朱砂

主治：小儿冷积，停乳停食，腹部胀满，大便秘结，痰多，惊悸不安。

保和丸（《丹溪心法》） 莱菔子 山楂 神曲 陈皮 半夏 茯苓 连翘

主治：食积停滞。证见胸脘痞满，腹胀时痛，嗳腐吞酸，厌食恶心，或大便泄泻。

追虫丸（《证治准绳·类方》第八册方） 黑牵牛子（取头末） 槟榔 雷丸 木香 茵陈 皂角 苦楝皮

主治：虫积腹痛。

胆道驱蛔汤（遵义医学院经验方·见《中西医结合治疗急腹症》） 木香 延胡索 使君子 槟榔 厚朴 大黄

主治：胆道蛔虫病。

胆道排石汤（天津南开医院经验方·见《中西医结合治疗急腹证》） 金钱草 茵陈 郁金 枳壳 木香 生大黄

主治：胆石症发作期。

独圣散（《校注妇人良方》卷一方） 防风不拘量，为末每服6克，食前加酒煮白面，清水调下。

主治：肝经有风，血崩不止。

独圣散（《外科精要》卷下方） 香附（姜汁浸）不拘量，为末每服6克，白水调下。

主治：气血凝滞而致的痈疽。

独活寄生汤（《千金方》） 独活 桑寄生 干地黄 杜仲 牛膝 细辛 秦艽 茯苓 肉桂心 防风 川芎 人参 甘草 当归 芍药

主治：痹证日久，肝肾两亏，气血不足。证见腰膝冷痛，肢节屈伸不利，酸软气弱或麻木不仁，畏寒喜温等。

活络效灵丹（《医学衷中参西录》） 丹参 乳香 没药 当归

主治：气血凝滞所致的心腹疼痛，腿臂疼痛，及风湿痹痛，跌打瘀肿，癥瘕积聚及疮疡初起等。

济生肾气丸（《济生方》卷四方。又名加味肾气丸、资生肾气丸） 炮附子 茯苓 泽泻 山茱萸 炒山药 车前子（酒蒸） 牡丹皮 官桂 川牛膝 熟地黄 蜜

主治：肾虚腰重，脚肿，小便不利。

宣郁通经汤（《傅青主女科》） 白芍 黄芩 柴胡 当归 牡丹皮 黑山栀 白芥子 香附 川郁金 生甘草

主治：肝郁有热，经前腹痛。

宣痹汤（《温病条辨》） 防己 薏苡仁 滑石 杏仁 连翘 山栀 半夏 晚蚕砂 赤小豆皮

主治：湿热痹证。证见寒战热炽，骨节烦痛，面目萎黄，小便短赤等。

穿山甲散（《校注妇人良方》卷七方） 穿山甲 鳖甲 赤芍药 炒大黄 干漆 桂心 川芎 芫花 当归 麝香

主治：癥瘕瘀血，心腹作痛。

养心汤（《证治准绳》） 柏子仁 酸枣仁 五味子 茯苓 人参 黄芪 茯神 半夏曲 当归 川芎 远志 辣桂 甘草

主治：心虚血少，惊惕不安。

养脏汤（《和剂局方》） 人参 白术 肉桂 白芍药 木香 诃子 当归 肉豆蔻 炙甘草 罂粟壳

主治：泻痢日久，脾胃虚寒，滑脱不禁，甚至脱肛。

前列腺汤（《北京市中草药制剂选编》） 王不留行 赤芍 红花 败酱草 丹参 泽兰叶 桃仁

主治：慢性前列腺炎。

前胡散（《证治准绳》） 前胡 桑白皮 贝母 杏仁 麦门冬 炙甘草 生姜

主治：咳嗽涕唾稠粘，心胸不利，时有烦热。

姜芩四物汤（《经验方》） 姜黄 黄芩 丹皮 元胡 香附 熟地 当归 川芎 赤芍

主治：血热月经先期，血量较多，色紫红，稠黏，心烦，口渴喜凉饮，大便秘，小便黄。

姜黄散（《杂病源流犀烛·内伤外感门》卷二十三方） 姜黄 细辛 白芷 盐

主治：风热虫牙痛。

姜黄散（《中医临证备要》） 羌活 姜黄 白术 甘草

主治：风冷乘袭足太阳经，背痛板滞，牵连项后，肩胛不舒，兼有感寒。

姜黄汤（《经验方》） 姜黄 牛膝 川芎 肉桂 泽兰 桃仁 苏木 乳香 没药

主治：妇人血脏久冷，月经不调，脐腹刺痛。

首乌延寿丹（《世补斋医书》）　何首乌　女贞子　旱莲草　豨莶草　菟丝子　杜仲　牛膝　桑叶　金银花　生地　桑椹　金樱子　黑芝麻

主治：阴虚血虚，腰膝酸软，眩晕目暗，耳鸣失眠，须发早白。

神术散（《和剂局方》）　苍术　白芷　川芎　藁本　细辛　羌活　甘草

主治：四时瘟疫，发热憎寒，头痛项强，身体疼痛。

神应丸（《证治准绳》）　威灵仙　桂心　当归

主治：风湿或跌打损伤，腰痛如折，牵引脊膂，俯仰艰难。

神消散（《证治准绳》）　木贼　蝉蜕　谷精草　黄芩　蛇蜕　炙甘草　苍术

主治：风热目赤翳障。

神捷散（《圣济总录》）　轻粉　吴茱萸　石硫黄　赤小豆　白蒺藜　白芜荑

主治：疥疮。

神效托里散（《外科精要》）　忍冬藤叶　黄芪　当归　甘草节

主治：痈疽发背，肠痈乳痈，无名肿毒，焮毒肿痛，憎寒发热。

冠心苏合丸（录自《中药知识手册》）　苏合香　檀香　冰片　乳香　青木香

主治：冠心病心绞痛。

绛矾丸（《医方考》原名枣矾丸）　绛矾　红枣　苍术　厚朴　陈皮　甘草

主治：中满腹胀黄肿。

举元煎（《景岳全书》）　人参　黄芪　白术　升麻　炙甘草

主治：气虚下陷，血崩血脱，亡阳垂危等。

十　　画

蚕矢汤（《霍乱论》）　蚕砂　薏苡仁　黄连　陈吴萸　黄芩　大豆黄卷　陈木瓜　制半夏　通草　焦山栀

主治：湿热内蕴，霍乱吐泻。证见腹痛转筋，口渴烦躁等。

秦艽鳖甲散（《卫生宝鉴》）　秦艽　青蒿　鳖甲　知母　地骨皮　柴胡　当归　乌梅

主治：骨蒸劳热，肌肉消瘦，唇红颊赤，四肢困倦，夜有盗汗。

桂附八味丸（录自《医方集解》）　肉桂　附子　熟地　山茱萸　山药　茯苓　泽泻　牡丹皮

主治：肾阳不足，腰膝酸痛，小腹拘急，水肿，小便不利，或阳痿，尿频遗尿，尺脉微弱，以及痰饮喘咳，或肾不纳气，喘急欲脱等。亦治消渴、脚气。

桂枝汤（《伤寒论》）　桂枝　白芍　炙甘草　生姜　大枣

主治：外感风寒表虚证。证见发热头痛，汗出恶风，或鼻鸣干呕，舌苔薄白，脉浮缓等。

桂枝附子汤（《金匮要略》）　桂枝　附子　生姜　甘草　大枣

主治：风湿相搏，身体疼烦，不能自转侧。

桂枝茯苓丸（《金匮要略》） 桂枝 茯苓 桃仁 丹皮 芍药

主治：妇人小腹有癥块，及血瘀经闭，痛经。

桂枝甘草汤（《伤寒论》） 桂枝 炙甘草

主治：发汗过多，心阳不足，其人叉手自冒心，心下悸欲得按者。

桂苓丸（《张氏医通》卷十六方） 桂枝 茯苓 蜜

主治：肾气上逆，水泛为痰，逆冲膈上，及冒暑烦渴，饮水过多，腹胀，小便不利。

桔梗白散（录自《金匮要略》） 桔梗 巴豆 贝母

主治：肺痈，咳而胸满，时出浊唾腥臭，久久吐脓如米粥。亦治寒实结胸无热证者。

桃红四物汤（《医宗金鉴》） 桃仁 红花 熟地黄 当归 川芎 白芍

主治：瘀血阻滞引起的月经不调及癥瘕。亦治损伤瘀痛等。

桃花散（《全国中药成药处方集》） 煅石膏 东丹 轻粉 冰片

主治：痈疽疮疡溃烂，脓水淋漓，久不收口者。

益母丸（《医学入门》） 益母草 当归 赤芍 木香

主治：血滞经闭，产后血瘀腹痛，癥瘕。

益脾饼（《医学衷中参西录》） 白术 熟枣肉 干姜 鸡内金

主治：脾胃虚寒，饮食减少，长作泄泻，完谷不化。

泰山盘石散（《景岳全书·妇人规》） 人参 黄芪 当归 续断 黄芩 白术 川芎 白芍药 熟地黄 砂仁 炙甘草 糯米（一方无当归）

主治：妇人血气两虚，或肥而不实，或瘦而血热，或肝脾素虚，倦怠少食，屡有堕胎之患者。

都气丸（《医宗己任编》） 熟地黄 山茱萸 干山药 泽泻 牡丹皮 白茯苓 五味子

主治：肾阴虚而喘，面赤呃逆者。

真武汤（《伤寒论》） 附子 白术 茯苓 白芍 生姜

主治：脾肾阳虚，水气内停，小便不利，肢体浮肿，四肢沉重疼痛，恶寒腹痛，下利，舌淡，脉沉等。

柴胡疏肝散（《景岳全书》） 柴胡 芍药 陈皮 香附 川芎 枳壳 炙甘草

主治：肝气郁结，胁肋疼痛，寒热往来。

柴葛解肌汤（《伤寒六书》） 柴胡 葛根 黄芩 石膏 芍药 甘草 羌活 白芷 桔梗 生姜 大枣

主治：感冒风寒，寒郁化热。证见恶寒渐轻，而身热增盛，头痛肢楚，目痛鼻干，心烦不眠，眼眶痛等。

逍遥散（《和剂局方》） 柴胡 芍药 当归 白术 茯苓 生姜 炙甘草 薄荷

主治：肝郁血虚所致的两胁作痛，头痛目眩，口燥咽干，神疲食少，或见往来寒热，或月经不调，乳房作胀等。

莪术散（《证治准绳》） 莪术 川芎 当归 白芍 熟地 白芷

主治：血瘀或血瘀气滞经闭腹痛，产后血瘀作痛，癥瘕。

鸭掌散（《摄生方》）　银杏　麻黄　炙甘草

主治：哮喘痰嗽。

夏枯草散（《张氏医通》卷十五方）　夏枯草　香附　炙甘草　茶

主治：肝虚目珠疼痛，至夜痛剧。

透脓散（《外科正宗》）　生黄芪　当归　川芎　穿山甲　皂角刺

主治：痈疽诸毒，内脓已成，不溃者。

射干兜铃汤（《痧胀玉衡》）　射干　桑白皮　马兜铃　桔梗　贝母　玄参　花粉　金银花　菊花　甘草　薄荷

主治：肺热咳嗽，痰黄稠者。

射干麻黄汤（《金匮要略》）　射干　麻黄　生姜　细辛　紫苑　款冬花　五味子　大枣　半夏

主治：痰饮，咳而上气，喉中有水鸡声者。

胶艾汤（《金匮要略》）　干地黄　当归　芍药　甘草　阿胶　艾叶　川芎

主治：妇女冲任虚损所致的崩漏下血，月经过多，产后或小产损伤冲任，下血不止，或妊娠下血，腹中疼痛者。

凉惊丸（《中国医学大辞典》引钱乙方）　龙胆草　青黛　龙脑　麝香　钩藤钩　黄连　牛黄　防风

主治：小儿惊风，发热痉挛等。

消乳汤（《医学衷中参西录》）　知母　穿山甲　栝楼　丹参　乳香　金银花　连翘　没药

主治：乳痈肿痛。

消瘰丸（《医学心悟》）　玄参　贝母　牡蛎

主治：瘰疬痰核。

消瘿汤（《中药临床手册》引浙江中医研究所方）　海藻　牡蛎　黄药子　昆布　土贝母

主治：甲状腺功能亢进，甲状腺肿。

海金沙散（《医学发明》）　海金沙　牵牛子　甘遂

主治：脾湿太过，通身肿满，喘不得卧，腹胀如鼓。

海藻玉壶汤（《医宗金鉴》）　海藻　陈皮　连翘　川芎　当归　甘草　昆布　贝母　青皮　半夏　独活　海带

主治：瘿瘤。

涤痰汤（《奇效良方》卷一方）　制南星　制半夏　枳实　茯苓　橘红　石菖蒲　人参　竹茹　甘草　生姜

主治：中风痰迷心窍，舌强不能言。

润肠丸（《济生方》）　肉苁蓉　沉香　麻子仁汁

主治：发汗利小便，亡津液，大便秘结。

益血润肠丸（《沈氏尊生书》）　火麻仁　当归　熟地　杏仁　荆芥　枳壳　肉苁

305

蓉　苏子　蜂蜜

主治：老人、产妇及体弱者，因津枯血少所致的肠燥便秘。

益胃汤（《温病条辨》）　麦冬　细生地　玉竹　冰糖　沙参

主治：热病伤津，或病退胃阴未复，舌干口渴，食欲不振。亦可用于消渴证。

益智汤（《景岳全书·古方八阵》卷五十八方）　鹿茸　巴戟　枸杞子　熟地黄　肉苁蓉　牛膝　炮附子　桂心　山茱萸　白芍药　炙甘草　防风

主治：肾经亏损，遗精白浊，四肢烦倦，时发蒸热等。

宽胸丸（《中药临床应用》引中医研究院西苑医院方）　檀香　荜茇　延胡索　细辛　高良姜　冰片

主治：冠心病心绞痛。

调胃承气汤（《伤寒论》）　大黄　芒硝　甘草

主治：阳明燥热内结。证见恶热，口渴便秘，腹痛拒按等。亦治肠胃积热引起的发斑，口齿喉痛及疮疡等。

逐风汤（《医学衷中参西录》）　黄芪　当归　羌活　独活　全蝎　蜈蚣

主治：中风抽掣及破伤后受风抽掣者。

通关散（《丹溪心法附余》）　细辛　猪牙皂

主治：中恶客忤或痰厥所致猝然口噤气塞，不省人事，牙关紧闭，痰涎壅盛属闭证、实证者。

桑杏汤（《温病条辨》）　桑叶　杏仁　象贝　沙参　香豉　栀皮　梨皮

主治：外感温燥。证见头痛身热，口渴，干咳无痰，或痰少而黏，舌红，苔白而燥，脉浮数等。

桑菊饮（《温病条辨》）　桑叶　菊花　杏仁　桔梗　连翘　薄荷　芦根　甘草

主治：外感风热及温病初起。证见发热头昏头痛，咳嗽，咽喉肿痛等。

桑麻丸（《医级》）　嫩桑叶　黑胡麻子　白蜜

主治：肝阴不足，眼目昏花，咳久不愈，肌肤甲昏，麻痹不仁。

桑螵蛸散（《本草衍义》）　桑螵蛸　远志　菖蒲　龙骨　茯神　人参　龟板　当归

主治：心神恍惚，健忘，小便频数。

栝楼薤白白酒汤（《金匮要略》）　栝楼　薤白　白酒

主治：胸痹喘息咳唾，胸背痛，短气，寸口脉沉而迟，关上小紧数。

栝楼薤白半夏汤（《金匮要略》）　栝楼　薤白　半夏　白酒

主治：胸痹不得卧，心痛彻背者。

十 一 画

理中丸（《伤寒论》）　人参　干姜　白术　炙甘草

主治：脾胃虚寒。证见脘腹冷痛，泄泻，呕吐，腹满不食。或阳虚失血，及小儿慢惊，病后喜唾涎沫，以及胸痹等证由中焦虚寒而致者。

理中安蛔汤（《万病回春》）　人参　白术　茯苓　川椒　乌梅　炮姜

主治：中阳不足，脾胃虚寒，便溏尿清，腹痛肠鸣，蛔从口吐出，或从粪便出，手足不温，舌白脉虚者。

蛇床子汤（《医宗金鉴·外科心法要诀》卷六十九方）　威灵仙　蛇床子　当归尾　土大黄　苦参　砂仁壳　老葱头

主治：肾囊风。

菖蒲郁金汤（《温病全书》）　鲜石菖蒲　竹沥　炒山栀　竹叶　丹皮　连翘　广郁金　菊花　滑石　牛蒡子　姜汁　玉枢丹末

主治：湿温病，湿热酿痰，蒙蔽心包。证见身热不甚，胸脘痞闷，时或神昏谵语等。

萆薢分清饮（《丹溪心法》）　川萆薢　益智仁　石菖蒲　乌药

主治：膏淋白浊。证见小便频数，混浊不清，白如米泔，积如膏糊。

菟丝子丸（《世医得效方》）　菟丝子　鹿茸　附子　肉苁蓉　桑螵蛸　五味子　牡蛎　鸡内金

主治：肾虚小便多，或小便不禁。

菊芎饮（《上池秘录》）　菊花　川芎　蔓荆子　羌活　防风　旋覆花　枳壳　石膏　甘草

主治：风热头痛。

黄土汤（《金匮要略》）　灶心黄土　干地黄　附子　阿胶　白术　黄芩　甘草

主治：脾阳不足所致的大便下血，以及吐血、衄血、妇人血崩，血色黯淡，四肢不温等。

黄龙汤（《伤寒六书》）　人参　当归　大黄　芒硝　厚朴　枳实　甘草

主治：里实热结而气血虚者。

黄芪汤（录自《医部全录》）　黄芪　生地　麦冬　栝楼根　茯苓　五味子　炙甘草

主治：诸渴证。

黄芪桂枝五物汤（《金匮要略》）　黄芪　桂枝　白芍　生姜　大枣

主治：血痹证。证见身体不仁，如风痹状。

黄芩汤（《伤寒论》）　黄芩　白芍　大枣　甘草

主治：湿热泄泻，痢疾。

黄芩滑石汤（《温病条辨》）　黄芩　滑石　通草　白蔻仁　茯苓皮　猪苓　大腹皮

主治：湿温邪在中焦，湿热并重。证见发热身痛，汗出热解，继而复热，渴不多饮，或不渴者。

黄连汤（《千金方》）　黄连　黄柏　干姜　当归　阿胶　炙甘草　酸石榴皮

主治：赤白痢，久痢不止。

黄连阿胶汤（《伤寒论》）　黄连　黄芩　白芍　阿胶鸡子黄

主治：阴虚火旺，心中烦热，失眠。或热病后期，余热未清，阴液亏损，虚烦不得眠。以及心火亢盛，迫血妄行所致的吐血、衄血等。

黄连解毒汤（《外台秘要》引崔氏方）　黄连　黄芩　黄柏　栀子

主治：三焦热盛。证见大热烦扰，口燥咽干，错语不眠，或吐衄发斑，以及外科痈肿疔毒等。

黄连解毒汤（《外科正宗》）　黄连　黄芩　黄柏　栀子　连翘　牛蒡子　甘草灯心草

主治：疔毒攻心，内热口干，烦闷恍惚，脉实者。

黄连橘皮竹茹半夏汤（《温热经纬》）　黄连　橘皮　竹茹　半夏

主治：胃热呕哕。

控涎丹（《三因方》）　甘遂　大戟　白芥子

主治：痰涎伏在胸膈上下，忽然胸背、颈项、腰胯痛不可忍，筋骨牵引钓痛，走易不定，或手足冷痹，或令头痛不可忍，或神志昏倦多睡，或饮食无味，痰唾稠黏，夜间喉中痰鸣，多流涎唾等。

救逆汤（《伤寒论》）即桂枝去芍药加蜀漆牡蛎龙骨救逆汤）　桂枝　炙甘草　生姜　牡蛎　龙骨　大枣　蜀漆

主治：伤寒脉浮，医者以火迫劫之，亡阳惊狂，卧起不安者。

银翘散（《温病条辨》）　金银花　连翘　薄荷　桔梗　淡竹叶　生甘草　荆芥穗淡豆豉　牛蒡子　芦根

主治：外感风热及温病初起。证见发热头痛，微恶风寒，无汗或有汗不畅，口渴，或咳嗽，咽喉肿痛，脉浮数。

猪苓汤（《伤寒论》）　猪苓　茯苓　泽泻　滑石　阿胶

主治：水热互结，小便不利，发热口渴，或见心烦不眠，或兼咳嗽、呕恶等。亦治淋疾尿血。

旋覆花汤（《圣济总录》）　桔梗　桑白皮　大黄　鳖甲　柴胡　槟榔　旋覆花甘草

主治：支饮，胸膈实痞，呼吸短气。

旋复代赭汤（《伤寒论》）　旋覆花　半夏　生姜　人参　代赭石　甘草　大枣

主治：胃气虚弱，痰浊内阻，胃气上逆而致心下痞硬，噫气不除，反胃呕吐，吐涎沫等。

麻子仁丸（《伤寒论》）　麻子仁　大黄　厚朴　枳实　杏仁　芍药

主治：肠胃燥热，大便硬。小便数。

麻药方（《神福堂公选良方》卷三方）　白芷　生半夏　天南星　肉桂　乳香　没药　胡椒　川乌　三七　蟾酥　草乌　丁香　麝香　花蕊石　风茄子

主治：用于外科手术麻醉。外敷。

麻黄汤（《伤寒论》）　麻黄　桂枝　杏仁　甘草

主治：外感风寒表实证。证见恶寒发热，头身疼痛，无汗而喘，脉浮紧等。

麻黄根散（《圣惠方》）　麻黄根　当归　黄芪

主治：产后虚汗不止。

麻黄杏仁甘草石膏汤（《伤寒论》）　麻黄　杏仁　甘草　石膏

主治：热邪壅肺而致喘咳者。

麻黄杏仁薏苡甘草汤（《金匮要略》）　麻黄　杏仁　薏苡仁　炙甘草

主治：汗出当风，或久伤取冷所致之风湿。证见一身尽痛，发热，日晡所剧者。

麻黄细辛附子汤（《伤寒论》）　麻黄　细辛　附子

主治：阳虚外感，恶寒发热，脉反沉者。

清气化痰丸（录自《医方考》）　黄芩　胆南星　枳实　栝楼仁　陈皮　杏仁　茯苓　半夏（姜汁为丸）

主治：痰热内结。证见咳嗽痰黄，黏稠难咯，胸膈痞满，甚则气急呕恶等。

清肠饮（《疡医大全》）　金银花　地榆　麦门冬　玄参　薏苡仁　黄芩　当归　生甘草

主治：肠痈。

清肺汤（《三因极一病证方论》卷八方）　薏苡仁　防己　杏仁　冬瓜仁　鸡子白　苇叶

主治：肺实热、肺壅，汗出若露，上气喘逆，咳嗽，咽中塞，如呕状。短气客热，或唾脓血。

清胃汤（《医宗金鉴》）　石膏　黄连　生地黄　牡丹皮　黄芩　升麻

主治：胃中实火上炎，牙缝出血，牙龈肿痛，口舌生疮等。

清络饮（《温病条辨》）　鲜银花　鲜扁豆花　西瓜翠衣　鲜荷叶边　鲜竹叶心　丝瓜皮

主治：暑伤肺经气分之轻证，或暑温病经发汗后，余邪未解。证见身热，口渴不甚，但头目不清，昏眩微胀等。

清带汤（《医学衷中参西录》）　生山药　生龙骨　生牡蛎　海螵蛸　茜草

主治：妇女赤白带下。

清宫汤（《温病条辨》）　玄参心　连心麦冬　莲子心　竹叶卷心　连翘心　犀角尖

主治：外感温病，发汗而汗出过多，耗伤心液，以致邪陷心包，出现神昏谵语等。

清骨散（《证治准绳》）　银柴胡　地骨皮　青蒿　胡黄连　知母　秦艽　鳖甲　甘草

主治：虚劳骨蒸，或低热日久不退。证见唇红颧赤，形瘦盗汗等。

清热保津法附方（《时病论》）　鲜石斛　鲜生地　麦冬　天花粉　连翘　参叶

主治：温热有汗，风热化火，热病伤津，温疟舌苔变黑等。

清凉散（《万病回春》）　山豆根　连翘　桔梗　牛蒡子　黄芩　黄连　栀子　薄荷　防风　贝母　甘草

主治：热毒壅结，咽喉肿痛。

清营汤（《温病条辨》）　犀角　生地黄　玄参　竹叶心　麦冬　丹参　黄连　银

花　连翘

　　主治：温热病，邪热初入营分。证见身热夜甚，口渴或不渴，时有谵语，心烦不眠，或斑疹隐隐，舌绛而干，脉细数等。

　　清瘟败毒饮（《疫疹一得》）　生石膏　小生地　栀子　桔梗　赤芍　鲜竹叶　犀角　牡丹皮　玄参　知母　黄连　黄芩　连翘　甘草

　　主治：温热病，肺胃热毒壅盛，气血两燔。证见大热烦躁，渴饮干呕，头痛如劈，昏狂谵语，或有吐衄斑疹，或惊厥并见，舌绛唇焦，脉洪数等。

　　清瘴汤（《内科学》上海中医学院编）　青蒿　柴胡　茯苓　知母　陈皮　半夏　黄芩　黄连　枳实　常山　竹茹　益元散（布包）

　　主治：温疟、瘴疟。证见热甚寒微，或壮热不寒，面红目赤，烦渴引饮，胸闷呕吐，肢节烦痛，小便热赤，大便秘结或自利，甚则神昏谵语。

　　清燥救肺汤（《医门法律》）　杏仁　麦冬　桑叶　石膏　甘草　人参　胡麻仁　真阿胶　枇杷叶

　　主治：温燥伤肺。证见头痛身热，干咳无痰，气逆而喘，咽喉干燥，鼻燥，心烦口渴，舌干无苔等。

　　羚羊角散（《和剂局方》）　羚羊角　决明子　黄芩　龙胆草　升麻　甘草　车前子　栀子仁

　　主治：成人及小儿一切风热毒，上攻眼目，暴发赤肿，或生疮疼痛，隐涩羞明。

　　羚角钩藤汤（《通俗伤寒论》）　羚羊角　霜桑叶　双钩藤　滁菊花　鲜生地　京贝母　生白芍　生甘草　淡竹茹　茯神木

　　主治：热病邪传厥阴，壮热神昏，烦闷躁扰，手足搐搦，发为痉厥等。

　　密蒙花散（《和剂局方》）　密蒙花　菊花　木贼　石决明　白蒺藜　羌活

　　主治：风气攻注，两眼昏暗，羞明多泪，隐涩难开，渐生翳膜。及久患偏头痛，牵引两眼，渐觉细小，昏涩隐痛，并暴赤肿痛等。

　　续断丸（《扶寿精方》）　续断　杜仲　牛膝　萆薢　木瓜　破故纸

　　主治：腰痛并脚酸腿软。

　　续断丸（《妇人良方》）　川续断　黄芪　熟地黄　当归　乌贼骨　五味子　龙骨　赤石脂　牛角腮　甘草　地榆　艾叶　附子　干姜　川芎

　　主治：妇人经水不止，口干心烦，四肢赢乏，饮食减少。

十 二 画

　　琥珀散（《灵苑方》）　琥珀　当归　莪术　乌药

　　主治：妇人心膈迷闷，腹脏撮痛，气急气闷，经水不通。

　　款冬花汤（《圣济总录》）　款冬花　杏仁　贝母　知母　桑白皮　五味子　炙甘草

　　主治：暴发咳嗽。

　　葛花解酲汤（《脾胃论》）　葛花　人参　白蔻仁　橘皮　青皮　木香　猪苓　白

茯苓　神曲　泽泻　干生姜　白术砂仁

主治：饮酒太过，呕吐痰逆，心神烦乱，胸膈痞塞，手足战摇，饮食减少，小便不利。

葛根汤（《伤寒论》）　葛根　麻黄　生姜　桂枝　炙甘草　芍药　大枣

主治：太阳病，项背强几几，无汗恶风。或太阳病无汗而小便反少，气上冲胸，口噤不得语，欲作刚痉者。

葛根芩连汤（《伤寒论》）　葛根　黄芩　黄连　炙甘草

主治：外感表证未解，热邪入里。证见身热下利，胸脘烦热，口干作渴等。

葱豉汤（《肘后备急方》）　葱白（连须）　淡豆豉

主治：外感风寒轻证。

葶苈大枣泻肺汤（《金匮要略》）　葶苈　大枣

主治：痰涎壅盛，咳喘胸满。

葵子茯苓丸（《金匮要略》）　葵子　茯苓

主治：妊娠有水气，身重，小便不利，洒淅恶寒，起即头眩。

越婢汤（《金匮要略》）　麻黄　生姜　石膏　炙甘草　大枣

主治：风水。证见发热或无大热，汗出或无汗，恶风，或渴，一身悉肿，脉浮等。

越婢加术汤（《金匮要略》）　麻黄　石膏　生姜　甘草　大枣　白术

主治：里水。一身面目黄肿，小便不利，脉沉。

雄矾丸（《医方集解》）　白矾　雄黄　黄蜡

主治：一切痈肿恶疮，或毒虫、蛇、犬咬伤。

椒梅汤（《增补万病回春》卷五方）　川椒　乌梅　枳实　木香　肉桂　厚朴　干姜　川楝子　槟榔　砂仁

主治：虫积腹痛，四肢冷，面白唇红，舌有白点。

紫金锭（《惠直堂经验方》）　雄黄　朱砂　山慈菇　山文蛤　千金子　当门子红芽大戟

主治：瘟疫瘴疟，神志不清。或误食毒物，恶心呕吐，腹痛泄泻，以及痈疽发背，疔肿恶疮等。

紫金丹（《本事方》）　信石　淡豆豉

主治：多年喘急哮嗽，夕不得卧。

紫草快斑汤（《张氏医通》）　紫草　蝉蜕　赤芍　甘草　木通

主治：血热毒盛致斑疹不畅，色不红活等。

紫草消毒饮（《张氏医通》）　紫草　牛蒡子　连翘　山豆根　荆芥　甘草

主治：痘疹血热咽痛。

紫菀汤（《医方集解》录王海藏方）　紫菀　知母　贝母　阿胶（蛤粉炒）　桔梗人参　茯苓　五味子　甘草

主治：肺虚劳热久嗽，吐痰吐血。

紫雪丹（《和剂局方》）　犀角屑　羚羊角屑　石膏　寒水石　磁石　滑石　青木

311

香　沉香　玄参　升麻　甘草　朱砂　丁香　朴硝　硝石　麝香　黄金

主治：温热病，邪热内陷心包而致的高热烦躁，神昏谵语，痉厥，以及小儿热极惊厥等。

紫葳散（《沈氏尊生书》）　紫葳　当归　红花　赤芍　延胡索　刘寄奴　肉桂　白芷　牡丹皮

主治：血滞经闭，发热腹胀。

黑锡丹（《和剂局方》）　附子　肉桂　黑锡　硫黄　阳起石　破故纸　胡芦巴　金铃子　木香　肉豆蔻　沉香　茴香

主治：真元不足，上盛下虚，痰壅气喘，汗出肢厥，脉沉微。或寒疝腹痛，男子阳痿精冷，女子血海虚寒等。

稀涎散（《传家秘宝》）　晋矾（即明矾）　猪牙皂角

主治：风涎潮于上膈，痹气不通。

舒筋汤（《妇人良方》）　羌活　海桐皮　当归　芍药　姜黄　白术　甘草

主治：风湿所伤，肩臂作痛，经络不利，及腰下作痛。

痛泻要方（《景岳全书》引刘草窗方）　防风　白术　陈皮　白芍

主治：肝郁脾虚。证见肠鸣腹痛，大便泄泻，泻必腹痛。

痧药丸（《全国中药成药处方集》吉林、哈尔滨方。又名痧药蟾酥丸）　蟾酥　天麻　雄黄　朱砂　麻黄　甘草　苍术　大黄　丁香　麝香　糯米粥

主治：痧症。

温经汤（《金匮要略》）　当归　川芎　吴茱萸　生姜　芍药　人参　桂枝　阿胶　牡丹皮　半夏　麦门冬　甘草

主治：冲任虚寒，瘀血阻滞之月经不调，或前或后，或逾期不止，或一月再行，傍晚发热，手心发热，唇口干燥，或小腹冷痛，或久不受孕等。

温胆汤（《千金方》）　半夏　陈皮　茯苓　枳实　竹茹　生姜　大枣　甘草

主治：痰热上扰，胆胃不和，虚烦不眠，眩晕心悸，痰多呕吐等。

温脾汤（《千金方》）　人参　附子　干姜　大黄　甘草

主治：冷积便秘，或久痢赤白，腹痛，手足不温，脉沉弦。

滑石散（《圣济总录》）　木通煎汤，送服滑石粉

主治：热淋，小便赤涩热痛。

滋血汤（《和剂局方》）　当归　牡丹皮　川芎　马鞭草　荆芥穗　赤芍药　枳壳　肉桂

主治：妇人血热气虚，经候涩滞不通，致使血聚，肢体麻木，肌热生疮，周身痛倦，将成劳瘵等

普济消毒饮（《医方集解》录李东垣方）　黄芩　黄连　陈皮　柴胡　桔梗　板蓝根　连翘　牛蒡子　玄参　马勃　薄荷　僵蚕　升麻　甘草

主治：大头瘟。证见恶寒发热，头面红肿焮痛，咽喉不利，舌燥口渴等。

遂心丹（《济生方》）　甘遂　辰砂　猪心

主治：风痰迷心癫痫。

寒降汤（《医学衷中参西录》） 生赭石 生杭芍 竹茹 牛蒡子 清半夏 栝楼仁 粉甘草

主治：因热而胃气不降，吐血、衄血等。

犀角大青汤（《伤寒活人书括》） 犀角 大青叶 栀子 淡豆豉

主治：温热病，热毒入于血分。证见壮热神昏，烦躁，发斑疹，其色紫暗，或兼咽喉肿痛等。

犀角地黄汤（《千金方》） 犀角 生地黄 牡丹皮 赤芍药

主治：热甚动血，血热妄行所致的吐衄、尿血、便血，斑色紫暗，舌绛起刺，或蓄血发狂等。

犀黄丸（《外科全生集》） 犀黄 麝香 乳香 没药 黄米饭

主治：乳癌、横痃、瘰疬、痰核、流注、痈毒等。

疏凿饮子（《济生方》） 泽泻 赤小豆 茯苓皮 槟榔 羌活 秦艽 商陆 大腹皮 生姜皮 椒目 木通

主治：遍身水肿，喘息口渴，二便不利者。

十 三 画

蜈蚣星风散（《医宗金鉴·外科心法要诀》卷七十五方） 蜈蚣 江鳔 天南星 防风

主治：破伤风之邪在表，寒热拘急，口噤咬牙者。

蒿芩清胆汤（《重订通俗伤寒论》） 青蒿脑 淡竹茹 仙半夏 赤茯苓 青子芩 生枳壳 陈广皮 碧玉散

主治：少阳湿热痰浊证。证见寒热如疟，寒轻热重，口苦膈闷，吐酸苦水，或呕吐黄涎而粘，甚则干呕呃逆，胸胁胀痛等。

蒲黄散（《证治准绳》） 蒲黄 冬葵子 生地

主治：膀胱热甚，血淋涩痛。

暖肝煎（《景岳全书》） 肉桂 沉香 乌药 当归 枸杞 小茴香 茯苓 生姜

主治：肝肾阴寒，小腹疼痛，疝气等。

蜂房膏（《圣惠方》） 露蜂房 玄参 黄芪 蛇蜕皮 杏仁 乱发 黄丹

主治：瘰疬脓水不干。

十 四 画

酸枣仁汤（《金匮要略》） 酸枣仁 知母 茯苓 川芎 甘草

主治：虚劳虚烦不得眠。

截疟七宝饮（《杨氏家藏方》） 常山 草果 槟榔 厚朴 青皮 陈皮 炙甘草

主治：疟疾数发不止，痰湿甚而体壮者。

磁朱丸（《千金方》）　磁石　朱砂

主治：心肾不交所致的心悸失眠，耳鸣耳聋，视物昏花。亦治癫痫。

蝉花散（《一草亭目科全书》）　蝉蜕　菊花　木贼　谷精草　羌活　甘草　蒺藜
草决明　防风　山栀　川芎　蒙花　荆芥穗　蔓荆子　黄芩

主治：肝经风热，目赤目翳，多泪等。

腐尽生肌散（《医宗金鉴》）　儿茶　血竭　乳香　没药　冰片　麝香　旱三七

主治：疮疡不敛。

缩泉丸（《校注妇人良方》）　益智仁　山药　乌药

主治：下元虚冷。小便频数及小儿遗尿。

豨桐丸（《养生经验合集》）　豨莶草　臭梧桐

主治：感受风湿，或嗜饮冒风，内湿外邪以致两脚软酸疼痛，不能步履，或两手
牵绊不能仰举，状似风瘫。亦治中风手足不遂。

十　五　画

增液汤（《温病条辨》）　生地　玄参　麦冬

主治：阳明温病，津液不足。证见大便秘结，口渴，舌干红，脉细稍数或沉而无
力。

增液承气汤（《温病条辨》）　生地　玄参　麦冬　大黄　芒硝

主治：阳明温病，热结阴亏，燥屎不行，下之不通者。

樗树根丸（《摄生众妙方》）　黄柏　芍药　良姜　樗树根皮

主治：湿热下注，带下赤白，淋漓腥臭。

樟脑散（《不知医必要》）　樟脑　硫黄　川椒　枯矾

主治：疥疮有脓者。

撮风散（《证治准绳》）　蜈蚣　蝎梢　钩藤　直僵蚕　朱砂　麝香

主治：小儿撮口，手足抽搐。

镇肝熄风汤（《医学衷中参西录》）　生赭石　生牡蛎　生龙骨　生杭芍　怀牛膝
生龟板　玄参　天冬　川楝子　生麦芽　茵陈　甘草

主治：阴虚阳亢，肝风内动所致的眩晕头痛，目胀耳鸣。或肢体不利，口眼㖞斜，
或眩晕颠扑，昏不知人等。

镇惊丸（《医部全录》）　珍珠　真琥珀　辰砂　青皮　生甘草　雄黄　青黛　真
礞石　芦荟　柴胡　天麻　乳香　胆星　天竺黄（甘草膏为丸）（慢惊参术汤下，急惊
薄荷姜蜜汤下。）

主治：急慢惊风。

十 六 画

橘皮汤（《金匮要略》） 橘皮 生姜

主治：胃失和降，恶心呕哕。

橘皮竹茹汤（《金匮要略》） 橘皮 竹茹 生姜 人参 大枣 甘草

主治：胃虚有热之哕逆症。

醒消丸（《外科全生集》） 乳香 没药 麝香 雄精

主治：红肿痈毒。

醒脾丸（《普济本事方》卷十方） 厚朴 白术 天麻 硫黄 全蝎 防风 人参 肉桂

主治：小儿慢脾风，因吐利后虚困昏睡，欲生风痫。

醒脾散（《古今医统》） 天麻 僵蚕 全蝎 白附子 人参 白术 茯苓 木香 生姜 大枣 甘草

主治：小儿吐泻不止，作慢惊。

薏苡附子败酱散（《金匮要略》） 薏苡仁 附子 败酱草

主治：肠痈脓已成者。

整骨麻药方（《医宗金鉴》） 川乌 草乌 风茄子（即曼陀罗） 姜黄 羊踯躅 麻黄

主治：骨折。外敷镇痛。

赞育丹（《景岳全书》） 熟地 白术 当归 枸杞子 杜仲 仙茅 巴戟天 山茱萸 淫羊藿 肉苁蓉 韭子 蛇床子 附子 肉桂 蜜

主治：阳痿精衰，虚寒无子等。

十七画以上

礞石滚痰丸（《养生主论》） 青礞石 沉香 黄芩 大黄

主治：实热顽痰，咳喘胸痞，大便秘结，以及癫狂等。

藿朴夏苓汤（《医原》） 藿香 半夏 厚朴 赤苓 淡豆豉 杏仁 生苡仁 白蔻仁 猪苓 泽泻

主治：湿温病初期。证见身热不渴，肢体倦怠，胸闷口腻，舌苔白滑，脉濡缓者。

藿香正气散（《和剂局方》） 藿香 紫苏 白芷 半夏曲 厚朴 大腹皮 茯苓 白术 陈皮 苦桔梗 生姜 大枣 炙甘草

主治：外感风寒，内伤湿滞。证见发热恶寒，头痛，胸膈满闷，脘腹疼痛，恶心呕吐，肠鸣泄泻，舌苔白腻等。

鳖甲煎丸（《金匮要略》） 鳖甲 乌扇 桃仁 大黄 䗪虫 丹皮 柴胡 黄芩 鼠妇 干姜 芍药 葶苈 石韦 厚朴 瞿麦 紫葳 阿胶 蜂蜜 赤硝 蜣螂 半

夏　人参　桂枝

主治：久疟、疟母，肝脾肿大，胁肋疼痛。

鳖甲丸（《圣惠方》）　鳖甲　川大黄　琥珀

主治：经闭、癥瘕。

蟾酥丸（《绛囊撮要》）　蟾酥　上西黄　真茅术　朱砂　明雄黄　麝香　丁香

主治：诸般痧症。

麝香汤（《圣济总录》）　麝香　木香　桃仁　吴茱萸　槟榔

主治：厥心痛。

蠲痹汤（《百一选方》）　羌活　防风　姜黄　当归　黄芪　赤芍　炙甘草

主治：风痹。证见项背拘急，肩肘臂痛，举动艰难等。

蠲痹汤（《医学心悟》）　羌活　秦艽　当归　桂心　海风藤　独活　川芎　木香　乳香　桑枝　炙甘草

主治：风寒湿痹，肢体关节疼痛，或沉重麻木，得热则减，遇寒冷则加剧者。

四、中药索引

全国中等中医药学校

《中药学》教学大纲（草案）

（供中医药学校各专业用）

中华人民共和国卫生部中医司印发

一 九 八 五 年 十 二 月

一、前　　言

中药学主要是研究中药的性能和临床应用等基本理论和基本知识的一门学科。是中医专业基础课程之一，起着沟通基础课和临床课的桥梁作用。

本课程在教学中，要以辩证唯物主义和历史唯物主义的哲学思想为指导，运用启发式教授法，贯彻理论联系实践和少而精的原则，培养学生分析问题和解决问题的能力，使学生能掌握中药学的基本理论、基本知识和基本技能。

教学内容分总论、各论两部分。总论重点讲授中药的性能和中药的应用两章。各论收载常用药物380味左右（不包括附药），按功效分为19章。课堂讲授不少于300味（不包括附药），其中包括重点药150味左右，一般药150味左右，其余药物供学生参考。

中药的功效和应用，是本课程教学的重点内容，数量繁多，内容复杂，要求运用中医理论分析功效，讲清功效概念，以功效联系应用、配伍。在教学过程中，除了要讲清药物的共性，突出个性以外，对功效类同的药物，还要采用归纳对比的方法讲授，并且要注意前后有关内容的联系及学生的接受能力，由浅入深，循序渐进，充分发挥学生学习的积极性主动性。

本门课程应以课堂讲授为主，力求生动活泼，简明扼要，通俗易懂，不引或少引旁证。采用布置作业，组织讨论，加强辅导等方法，既要抓好平时教学，又要重视单元复习和总复习。为了使学生能牢固的掌握所学的中药知识，在条件允许的情况下，可采用观看中药标本、电视、幻灯等多种直观教学方法，教师亦可自编歌诀，帮助学生记忆。

教学计划规定本门课程总时数为166学时，课堂讲授120学时，复习讨论36学时，考试或考查6学时，机动4学时。

二、教学内容与要求

总　　论

第一章　中药的起源与发展

【教学内容】

第一节中药与中药学的概念。第二节中药学的发展概况。

【教学要求】

1. 了解中药与中药学的概念。

2. 了解中药与中药学的起源与发展。掌握《神农本草经》、《新修本草》、《证类本草》、《本草纲目》、《本草纲目拾遗》等著作的作者、年代和主要内容等。

第二章　中药的采收

【教学内容】采收原则及注意的问题。

【教学要求】了解中药采收季节与疗效的关系，以及植物药的不同药用部分的一般采收季节和应注意的问题。

第三章　中药的性能

【教学内容】

第一节性味。第二节升降浮沉。第三节归经。第四节药物的毒性。

【教学要求】

1. 理解四性五味、升降浮沉、归经、药物的毒性的概念及其对临床用药的指导意义。

2. 掌握四性五味的作用和适应证；性与味之间的关系。

3. 掌握升浮与沉降的不同作用及适应证；升降浮沉与性味、质地的关系，影响升降浮沉的因素。

4. 掌握归经理论；性味、升降浮沉与归经的关系。

5. 掌握应用有毒药物的注意事项。

第四章　中药的炮制

【教学内容】

第一节炮制的目的。第二节炮制的方法。

【教学要求】了解中药炮制的目的、常用炮制方法及其应用。

第五章　中药的作用

【教学内容】第一节配伍。第二节用药禁忌。第三节剂量。第四节煎服法。

【教学要求】

1. 掌握配伍的目的及药物"七情"的意义。

2. 掌握配伍禁忌及妊娠用药禁忌的具体内容。

3. 了解用药剂量与疗效的关系和确定用量的依据。

4. 了解煎药法中先煎、后下、包煎、另炖、烊化、冲服等不同要求及服用法。

各　论

第一章　解表药

【教学内容】概说包括解表药的含义、作用、适应范围、分类、配伍原则及注意事项。（以下各章概说内容同上）

【教学要求】掌握解表药的含义、作用、适应范围、配伍原则及注意事项。

第一节　辛温解表药

【教学内容】

1. 概说包括性味、作用及适应范围。

2. 具体药共21味（重点药7味，一般药5味，参考药5味，附药4味）。重点药：麻黄、桂枝、紫苏（附：苏梗）、荆芥、防风、细辛、白芷。一般药：香薷、羌活、藁本、辛夷、生姜（附：生姜皮）。参考药：葱白、石胡荽、苍耳子（附：苍耳草、苍耳虫）、芸香草、柽柳。

【教学要求】

1. 掌握重点药的性味、功效、主要应用及配伍。

2. 掌握一般药的性味、功效及主要应用。

3. 掌握个别药的特殊用量用法及使用注意。

4. 掌握功效类似药的异同点。

5. 了解具体药物的入药部分和生用、制用的不同作用。

第二节　辛凉解表药

【教学内容】

1. 概说包括性味、作用及适应范围。

2. 具体药共15味（重点药5味，一般药5味，参考药2味，附药3味）。重点药：薄荷、蝉蜕、葛根（附：葛花）、柴胡、升麻。一般药：牛蒡子、桑叶、菊花（附：野菊花）、蔓荆子、淡豆豉（附：大豆黄卷）。参考药：浮萍、木贼。

【教学要求】同上。

第二章　清热药

【教学内容】概说同上。

【教学要求】同上。

第一节　清热泻火药

【教学内容】

1. 概说包括性味、作用及适应范围。

2. 具体药共 12 味（重点药 4 味，一般药 5 味，参考药 3 味）。重点药：石膏、知母、栀子、夏枯草。一般药：芦根、天花粉、竹叶、淡竹叶、密蒙花。参考药：谷精草、青葙子、鸭跖草。

【教学要求】

1. 掌握石膏的用量用法。

2. 其余方面同上。

第二节　清热燥湿药

【教学内容】

1. 概说包括性味、作用及适应范围。

2. 具体药共 7 味（重点药 4 味，一般药 1 味，参考药 1 味，附药 1 味）。重点药：黄芩、黄连（附：马尾连）、黄柏、龙胆草。一般药：苦参。参考药：白鲜皮。

【教学要求】同上。

第三节　清热解毒药

【教学内容】

1. 概说包括作用、适应范围及配伍原则。

2. 具体药共 42 味（重点药 10 味，一般药 12 味，参考药 14 味，附药 6 味）。重点药：金银花（附：忍冬藤）、连翘（附：连翘心）、大青叶（附：板蓝根）、紫花地丁、蒲公英、牛黄、鱼腥草、射干、白头翁、败酱。一般药：穿心莲、蚤休、半枝莲、半边莲、土茯苓、山豆根（附：北豆根）、马勃、马齿苋、秦皮、红藤、白花蛇舌草、垂盆草。参考药：四季青、金果榄、酸浆、凤尾草、天葵子（附：天葵草）、白蔹、千里光、金荞麦、青黛、漏芦、山慈姑、地锦草、绿豆（附：绿豆衣）、鸦胆子。

【教学要求】

1. 掌握牛黄的用量用法。

2. 其余方面同上。

第四节　清热凉血药

【教学内容】

1. 概说包括作用、适应范围及配伍原则。

2. 具体药共 7 味（重点药 4 味，一般药 2 味，附药 1 味）。重点药：犀角（附：水牛角）、生地、玄参、牡丹皮。一般药：赤芍、紫草。

【教学要求】

1. 掌握犀角的用量用法。

2. 其余方面同上。

第五节　清退虚热药

【教学内容】

1. 概说包括作用、适应范围及配伍原则。

2. 具体药共 5 味（重点药 2 味，一般药 3 味）。重点药：青蒿、地骨皮。一般药：白薇、银柴胡、胡黄连。

【教学要求】同上。

第三章 泻下药

【教学内容】概说同上。

【教学要求】同上。

第一节 攻下药

【教学内容】

1. 概说包括性味、作用及适应范围。

具体药共5味（重点药1味，一般药1味，参考药2味，附药1味）。重点药：大黄。一般药：芒硝（附：元明粉）。参考药：番泻叶、芦荟。

【教学要求】

1. 掌握大黄、芒硝的用量用法及使用注意。

2. 其余方面同上。

第二节 润下药

【教学内容】

1. 概说包括作用、适应范围及配伍原则。

2. 具体药共2味（重点药1味，一般药1味）。重点药：火麻仁。一般药：郁李仁。

【教学要求】同上。

第三节 峻下药

【教学内容】

1. 概说包括作用、适应范围。

2. 具体药共6味（重点药2味，一般药3味，参考药1味）。重点药：甘遂、巴豆。一般药：大戟、芫花、牵牛子。参考药：商陆。

【教学要求】

1. 掌握甘遂、巴豆、大戟、芫花的用量用法及使用注意。

2. 掌握有毒药物的炮制及配伍。

3. 其余方面同上。

第四章 祛风湿药

【教学内容】

1. 概说包括祛风湿药的含义、作用、适应范围、配伍原则及注意事项。

2. 具体药共25味（重点药8味，一般药6味，参考药9味，附药2味）。重点药：独活、威灵仙、秦艽、片姜黄、木瓜、桑寄生、五加皮、白花蛇（附：乌梢蛇、蛇蜕）。一般药：防己、豨莶草、徐长卿、虎骨、桑枝、鹿衔草。参考药：伸筋草、老鹳草、络石藤、海风藤、海桐皮、臭梧桐、寻骨风、千年健、钻地风。

【教学要求】

1. 掌握虎骨的用量用法。

2. 其余方面同上。

第五章　芳香化湿药

【教学内容】

1. 概说包括芳香化湿药的含义、作用、适应范围、配伍原则及注意事项。

2. 具体药共 10 味（重点药 4 味，一般药 3 味，参考药 1 味，附药 2 味）。重点药：藿香、苍术、厚朴、砂仁（附：砂仁壳）。一般药：佩兰、白豆蔻（附：豆蔻壳）、草果。参考药：草豆蔻。

【教学要求】同上。

第六章　利水渗湿药

【教学内容】

1. 概说包括利水渗湿药的含义、作用、适应范围、配伍原则及注意事项。

2. 具体药共 22 味（重点药 8 味，一般药 5 味，参考药 5 味，附药 4 味）。重点药：茯苓（附：茯苓皮）、泽泻、薏苡仁、车前子（附：车前草）、滑石、木通（附：通草）、金钱草、茵陈蒿。一般药：猪苓、海金沙、石韦、萹蓄、萆薢。参考药：瞿麦、地肤子、冬瓜皮（附：冬瓜子）、赤小豆、地耳草。

【教学要求】

1. 理解利水退肿，利尿通淋、利湿退黄等功效概念。

2. 了解木通与通草古今名称不同及金钱草的品种。

3. 其余方面同上。

第七章　温 里 药

【教学内容】

1. 概说包括温里药的含义、作用、适应范围、配伍原则及注意事项。

2. 具体药共 15 味（重点药 5 味，一般药 3 味，参考药 2 味，附药 5 味）。重点药：附子（附：川乌头、草乌头）、干姜（附：炮姜）、肉桂、吴茱萸、小茴香。一般药：高良姜、花椒（附：椒目）丁香（附：母丁香）。参考药：荜茇、荜澄茄。

【教学要求】

1. 理解温中、回阳、温经等功效概念。

2. 掌握附子、肉桂的用法及使用注意。

3. 其余方面同上。

第八章　行 气 药

【教学内容】

1. 概说包括行气药的含义、作用、适应范围、配伍原则及注意事项。

2. 具体药共 24 味（重点药 5 味，一般药 8 味，参考药 7 味，附药 4 味）。重点药：橘皮（附：橘核、橘叶、化橘红）、枳实（附：枳壳）、木香、香附、薤白。一般药：青皮、佛手、乌药、沉香、川楝子、檀香、荔枝核、柿蒂。参考药：刀豆、八月札、娑罗子、玫瑰花、绿萼梅、甘松、香橼。

【教学要求】

1. 理解行气、破气、降气、疏肝等功效概念。

2. 了解柑橘类药物的功效特点。

3. 其余方面同上。

第九章　消　食　药

【教学内容】

1. 概说包括消食药的含义、作用、适应范围、配伍原则。

2. 具体药共 6 味（重点药 3 味，一般药 2 味，附药 1 味）。重点药：山楂、莱菔子、鸡内金。一般药：神曲、麦芽（附：谷芽）。

【教学要求】同上。

第十章　驱　虫　药

【教学内容】

1. 概说包括驱虫药的含义、作用、适应范围、配伍原则及注意事项。

2. 具体药共 10 味（重点药 3 味，一般药 6 味，附药 1 味）。重点药：使君子、槟榔（附：大腹皮）、贯众。一般药：苦楝皮、南瓜子、鹤草芽、雷丸、鹤虱、榧子。

【教学要求】

1. 掌握槟榔、苦楝皮、雷丸、榧子等药的用量用法及使用注意。

2. 其余方面同上。

第十一章　止　血　药

【教学内容】

1. 概说包括止血药的含义、作用、适应范围、配伍原则及注意事项。

2. 具体药共 23 味（重点药 10 味，一般药 8 味，参考药 1 味，附药 4 味）。重点药：仙鹤草、白及、大蓟（附：小蓟）、地榆、三七（附：菊叶三七、景天三七）、苎麻根、紫珠、茜草、蒲黄、艾叶。一般药：白茅根、槐花（附：槐角）、侧柏叶、棕榈炭、藕节、血余炭、花蕊石、灶心土。参考药：断血流。

【教学要求】

1. 理解凉血止血、收敛止血、化瘀止血和温经止血的功效概念。

2. 掌握三七的用量用法，蒲黄的使用注意。

3. 其余方面同上。

第十二章　活血祛瘀药

【教学内容】

1. 概说包括活血祛瘀药的含义、作用、适应范围、配伍原则及注意事项。

2. 具体药共 31 味（重点药 10 味，一般药 8 味，参考药 8 味，附药 5 味）。重点药：川芎、延胡索、郁金、姜黄、莪术、丹参、益母草（附：茺蔚子）、红花（附：番红花）、牛膝（附：土牛膝）、虎杖。一般药：乳香（附：没药）、三棱、鸡血藤（附：鸡血藤膏）、桃仁、五灵脂、穿山甲、䗪虫、水蛭。参考药：降香、苏木、泽兰、月季花、王不留行、刘寄奴、自然铜、虻虫。

【教学要求】
1. 理解祛瘀、破瘀、祛瘀生新、引血下行等功效的概念。
2. 了解郁金、姜黄和莪术的来源及川牛膝和怀牛膝的品种。
3. 其余方面同上。

第十三章　化痰止咳平喘药

【教学内容】概说包括化痰止咳平喘药的含义、作用、适应范围、分类、配伍原则及注意事项。

【教学要求】同上。

第一节　温化寒痰药

【教学内容】
1. 概说包括作用、适应范围及配伍原则。
2. 具体药共 10 味（重点药 3 味，一般药 3 味，参考药 1 味，附药 3 味）。重点药：半夏、天南星（附：胆南星）、旋覆花（附：金沸草）。一般药：白芥子、白附子、白前。参考药：皂荚（附：皂角刺）。

【教学要求】
1. 了解半夏、天南星的炮制方法。
2. 掌握旋覆花的用法及使用注意。
3. 其余方面同上。

第二节　清化热痰药

【教学内容】
1. 概说包括作用、适应范围及配伍原则。
2. 具体药共 18 味（重点药 5 味，一般药 6 味，参考药 3 味，附药 4 味）。重点药：桔梗、川贝母（附：浙贝母）、栝楼（附：栝楼壳、栝楼仁）、竹茹（附：竹沥）、礞石。一般药：前胡、天竺黄、海浮石、海蛤壳、海藻、昆布。参考药：胖大海、黄药子、苘菜。

【教学要求】同上。

第三节　止咳平喘药

【教学内容】
1. 概说包括作用、适应范围及配伍原则。
2. 具体药共 15 味（重点药 5 味，一般药 6 味，参考药 3 味，附药 1 味）。重点药：杏仁、百部、紫菀、葶苈子、银杏（附：银杏叶）。一般药：款冬花、紫苏子、桑白皮、枇杷叶、马兜铃、矮地茶。参考药：洋金花、千日红、白毛夏枯草。

【教学要求】
1. 理解泻肺、润肺等功效概念。

2. 掌握马兜铃的使用注意。

3. 其余方面同上。

第十四章 安神药

【教学内容】

1. 概说包括安神药的含义、作用、适应范围、配伍原则和注意事项。

2. 具体药共10味（重点药3味，一般药5味，附药2味）。重点药：朱砂、龙骨（附：龙齿）、酸枣仁。一般药：磁石、琥珀、远志、柏子仁、合欢皮（附：合欢花）。

【教学要求】

1. 理解重镇安神、养心安神的功效概念。

2. 掌握重镇安神药的用量用法及使用注意。

3. 其余方面同上。

第十五章 平肝息风药

【教学内容】

1. 概说包括平肝息风药的含义、作用、适应范围、配伍原则及注意事项。

2. 具体药共15味（重点药8味，一般药5味，参考药1味，附药1味）。重点药：羚羊角（附：山羊角）、石决明、牡蛎、代赭石、钩藤、天麻、全蝎、地龙。一般药：珍珠母、刺蒺藜、决明子、蜈蚣、僵蚕。参考药：罗布麻。

【教学要求】

1. 理解平肝潜阳、熄风止痉等功效概念。

2. 掌握羚羊角、全蝎、蜈蚣的用量用法。

3. 掌握代赭石、钩藤的使用注意。

4. 其余方面同上。

第十六章 开窍药

【教学内容】

1. 概说包括开窍药的含义、作用、适应范围、配伍原则及注意事项。

2. 具体药共4味（重点药2味，一般药2味）。重点药：麝香、冰片。一般药：苏合香、石菖蒲。

【教学要求】

1. 掌握本章药的用量用法及使用注意。

2. 其余方面同上。

第十七章 补虚药

【教学内容】概说同上。

【教学要求】掌握补虚药的含义、作用、适应范围、配伍原则及注意事项。

第一节 补气药

【教学内容】

1. 概说包括性味、作用、适应范围及配伍原则。

2. 具体药共 15 味（重点药 5 味，一般药 5 味，参考药 2 味，附药 3 味）。重点药：人参（附：人参叶）、黄芪、白术、山药、甘草。一般药：党参、太子参、扁豆（附：扁豆花、扁豆衣）大枣、蜂蜜。参考药：灵芝、饴糖。

【教学要求】

1. 掌握人参的用量用法及使用注意；甘草的使用注意。

2. 理解大补元气、补心气、补脾气、补肺气等功效概念。

3. 其余方面同上。

第二节　补 血 药

【教学内容】

1. 概说包括作用、适应范围及注意事项。

2. 具体药共 9 味（重点药 5 味，参考药 2 味，附药 2 味）。重点药：当归、熟地黄、何首乌（附：夜交藤）、白芍、阿胶（附：黄明胶）。参考药：桑椹、龙眼肉。

【教学要求】同上。

第三节　补 阴 药

【教学内容】

1. 概说包括性味、作用、适应范围及使用注意。

2. 具体药共 15 味（重点药 5 味，一般药 8 味，附药 2 味）。重点药：北沙参（附：南沙参）、麦门冬、石斛、龟板（附：龟板胶）、鳖甲。一般药：天门冬、玉竹、黄精、百合、枸杞子、墨旱莲、女贞子、黑芝麻。

第四节　补 阳 药

【教学内容】

1. 概说包括性味、作用、适应范围及使用注意。

2. 具体药共 23 味（重点药 6 味，一般药 10 味，参考药 4 味，附药 3 味）。重点药：鹿茸（附：鹿角、鹿角胶、鹿角霜）、山茱萸、杜仲、续断、补骨脂、蛤蚧。一般药：巴戟天、肉苁蓉、淫羊藿、仙茅、狗脊、骨碎补、益智仁、胡桃仁、菟丝子、沙苑子。参考药：冬虫夏草、紫河车、锁阳、阳起石。

【教学要求】

1. 掌握鹿茸、蛤蚧的用量用法。

2. 其余方面同上。

第十八章　收 涩 药

【教学内容】

1. 概说包括收涩药的含义、作用、适应范围、配伍原则及注意事项。

2. 具体药共 23 味（重点药 6 味，一般药 12 味，附药 5 味）。重点药：五味子、乌梅、椿白皮、赤石脂、莲子（附：荷叶、莲须、莲房、莲子心）、金樱子。一般药：浮小麦（附：小麦）、麻黄根、糯稻根须、石榴皮、诃子、肉豆蔻、罂粟壳、芡实、桑螵蛸、覆盆子、乌贼骨、五倍子。

【教学要求】

1. 理解收敛止汗、敛肺止咳、涩肠止泻、涩精缩尿、固崩止带等功效概念。

2. 其余方面同上。

第十九章 其他药

【教学内容】

1. 概说包括作用、适应范围及注意事项。

2. 具体药共23味（重点药7味，一般药7味，参考药7味，附药2味）。重点药：雄黄、轻粉、升药、明矾、大蒜、斑蝥、蟾酥（附：蟾皮）。一般药：硫黄、铅丹、炉甘石、硼砂、皂矾、蛇床子、常山。参考药：露蜂房、守宫、马钱子、血竭、木槿皮（附：土荆皮）、丝瓜络、瓦楞子。

【教学要求】

1. 掌握剧毒药的用量用法及使用注意。

2. 其余方面同上。

三、课时分配表

内 容	学 时	内 容	学 时
总　　论	10	开　窍　药	2
解　表　药	10	补　虚　药	14
清　热　药	14	收　涩　药	4
泻　下　药	4	其　他　药	4
祛　风　湿　药	4		
芳香化湿药	4		
利水渗湿药	6		
温　里　药	4		
行　气　药	6	复　习　讨　论	36
消　食　药	2	考　试　考　查	6
驱　虫　药	2	机　　动	4
止　血　药	6		
活血祛瘀药	8		
化痰止咳平喘药	8		
安　神　药	4		
平肝息风药	4	合　　计	166

四、使用说明

1. 本大纲主要针对中医士（四年制）专业教学要求编写的，也可供针灸士、中药士、护士专业教学参考。

2. 本大纲所规定的重点药和一般药，各校可根据当地用药习惯予以适当调整，但课堂讲授的药物不得少于 300 味。

3. 本大纲规定的课时分配，各校可根据教学的具体情况，予以适当调整。

4. 本大纲所载的参考药，各校可根据当地用药情况选择讲解或供学生自学，原则上不列入考试范围。